颧种植

Zygomatic Implants:
Theory and Clinical Practice

理论与临床

主　编　吴轶群

副主编　王　凤　周国辉

编　者　（按姓氏笔画排序）

于德栋　上海交通大学医学院附属第九人民医院　　　易颖煜　上海交通大学医学院附属第九人民医院

王　凤　上海交通大学医学院附属第九人民医院　　　周子超　上海交通大学医学院附属第九人民医院

王少海　同济大学附属东方医院　　　　　　　　　　周文洁　上海交通大学医学院附属第九人民医院

王宁涛　上海交通大学医学院附属第九人民医院　　　周国辉　Brånemark Osseointegration Centre 百年

王跃平　上海交通大学医学院附属第九人民医院　　　　　　　茂骨整合中心

王婷婷　上海交通大学医学院附属第九人民医院　　　周凯华　上海交通大学医学院附属第九人民医院

王豪伟　上海交通大学医学院附属第九人民医院　　　周梦琪　上海交通大学医学院附属第九人民医院

王慧珊　上海交通大学医学院附属第九人民医院　　　赵　凯　上海交通大学医学院附属第九人民医院

曲行舟　上海交通大学医学院附属第九人民医院　　　洪国峰　香港大学牙医学院

孙媛元　上海交通大学医学院附属第九人民医院　　　顾雨薇　上海交通大学医学院附属第九人民医院

纪荣明　海军军医大学　　　　　　　　　　　　　　陶宝鑫　上海交通大学医学院附属第九人民医院

李超伦　上海交通大学医学院附属第九人民医院　　　黄　伟　上海交通大学医学院附属第九人民医院

吴轶群　上海交通大学医学院附属第九人民医院　　　谭　宇　上海交通大学医学院附属第九人民医院

沈意涵　上海交通大学医学院附属第九人民医院　　　樊圣祈　上海交通大学医学院附属第九人民医院

林承重　上海交通大学医学院附属第九人民医院

绘　图　王佳怡　蒋欣珂　孙媛元

人民卫生出版社

·北　京·

图书在版编目（CIP）数据

颧种植理论与临床 / 吴轶群主编 . -- 北京 ： 人民
卫生出版社，2024. 9. -- ISBN 978-7-117-36854-4

Ⅰ. R782. 12

中国国家版本馆 CIP 数据核字第 2024WJ3699 号

人卫智网	www.ipmph.com	医学教育、学术、考试、健康，
		购书智慧智能综合服务平台
人卫官网	www.pmph.com	人卫官方资讯发布平台

颧种植理论与临床

Quanzhongzhi Lilun yu Linchuang

主　　编：吴轶群

出版发行：人民卫生出版社（中继线 010-59780011）

地　　址：北京市朝阳区潘家园南里 19 号

邮　　编：100021

E - mail：pmph @ pmph.com

购书热线：010-59787592　010-59787584　010-65264830

印　　刷：北京华联印刷有限公司

经　　销：新华书店

开　　本：889×1194　1/16　　印张：38

字　　数：883 千字

版　　次：2024 年 9 月第 1 版

印　　次：2024 年 10 月第 1 次印刷

标准书号：ISBN 978-7-117-36854-4

定　　价：398.00 元

打击盗版举报电话：010-59787491　E-mail：WQ @ pmph.com

质量问题联系电话：010-59787234　E-mail：zhiliang @ pmph.com

数字融合服务电话：4001118166　E-mail：zengzhi @ pmph.com

序　一

近年来，随着口腔种植学的飞速发展，口腔种植技术的不断提高，口腔种植适应证的持续拓展，口腔种植修复目前已成为牙齿缺失的首选修复方案。然而，上颌后牙区种植常因为骨质结构疏松，牙齿缺失后的骨吸收以及上颌窦气化造成种植难度增加，尤其是牙槽骨严重萎缩的无牙颌，上颌窦气化常可达前磨牙区甚至前牙区，骨量极度缺乏，成为口腔种植医生所面临的极大挑战。随着人口老龄化的加剧，越来越多的无牙颌患者需要种植修复，如何用最好的方法解决患者缺牙的痛苦，是我们口腔医生需要不断思考和探索的。

颧种植技术自 20 世纪 80 年代由"口腔种植学之父"Brånemark 教授发明、应用至今，经过不断发展与临床检验，可以有效解决上颌骨量严重不足的种植修复难题。颧种植技术能够避免大量的植骨手术，缩短治疗时间，同时因其良好的初期稳定性，可以实现即刻负载，极大地减少了患者的手术次数和痛苦。然而，颧种植技术因其操作难度大，相关解剖结构复杂，风险相对较高，被誉为口腔种植技术的"珠穆朗玛峰"，对口腔种植医生提出了极高的要求。因此，安全、精准地实施颧种植手术，是我们每位使用这项技术的医生必须追求的。

吴轶群教授是国内外知名的颧种植领域专家，其团队潜心钻研颧种植手术近二十载，积累了数以百计的颧种植病例与手术经验，并在国际上发表了大量具有影响力的论文。其团队最先将导航技术引入颧种植手术，开启了颧种植的"精准时代"，极大地增加了手术的精确度，降低了手术风险，为国际同行高度认可。《颧种植理论与临床》的出版凝聚了吴轶群教授团队多年的心血，填补了颧种植领域尚未有国内专家著作的空白。全书从解剖学基础、外科手术方法、导航应用、修复设计等方面展开，条分缕析地向读者呈现全方位的颧种植视角，同时本书遵循循证医学的理念，将国际最新的研究成果带给读者，结合中国专家的临床经验和心得体会，对于已开展或者即将开展颧种植技术的医生具有重要的指导意义。

值此《颧种植理论与临床》出版之际，我表示衷心祝贺！相信本书对推动我国颧种植技术的规范健康发展具有重要价值，也希望口腔同道能从这本书中汲取营养，精进医术，造福更多的患者！

张志愿

2024 年 8 月

序　二

口腔种植学为人类牙颌面缺损修复提供了非常好的技术和理论。邱蔚六院士曾将其誉为"上帝赋予人类的粒子"。口腔种植修复使众多缺牙患者和相当多因肿瘤和创伤造成的牙颌软硬组织缺损的患者获得功能重建与修复。然而，在缺牙患者中约 1/3 患者存在余留牙槽骨量不足的现状，形成种植修复的"瓶颈"。

吴轶群教授主编的《颧种植理论与临床》专著的问世，开启了从根本上解决这个问题的先河。吴轶群教授是颧种植领域的佼佼者，其临床实践的数量和水平都被公认是一流的。我向同仁推荐这本专著，因为本书不但详述了吴轶群教授多年积累的成功经验，同时也从颧翼解剖学、生物力学、CT 和 CBCT 影像学依据、数字化计算机导航、机器人、放疗患者的对策、多学科协作等方面提供了宝贵的经验和成功的资料；从守护医学链条的高度强调了颧种植的随访、评估和并发症的处理等内容，展现了他雄厚的实践和深度钻研的积淀。本书可以说是一本颧种植的"百科全书"，从中可以寻找到有关颧种植的基础与临床遇到问题的答案。本书为口腔种植学的发展和建设奠定了一块基石！感谢吴轶群教授的贡献！

刘宝林

2024 年 8 月

序　三

在口腔种植学领域,上颌骨重度骨量不足及先天性外胚层发育不良是当今口腔种植修复的难点,是临床上非常棘手的种植病例,颧种植技术以其卓越的临床效果和广阔的应用前景,逐渐成为解决上颌后牙区重度骨量不足乃至整个上颌骨重度萎缩问题的理想选择。传统口腔种植技术在面对复杂病例时,常常受限于骨量的缺乏,而颧种植技术则凭借其独特的优势,突破了这一瓶颈,展现出广泛的应用潜力。

《颧种植理论与临床》一书系统而深入地探讨了颧种植技术的理论基础与临床应用。全书分为16章,涉及颧种植的历史背景、解剖学基础、基本手术操作过程、静态数字化导板、动态种植导航技术、双侧双颧技术的应用及并发症的预防与处理。内容全面且翔实。作者团队是国内最早开展颧种植技术,在编写过程中,结合了多年临床经验和最新科研成果,为读者提供了一部高水平、高质量的学术著作。

颧种植技术在严重萎缩的上颌骨病例,能部分或全部避免骨增量治疗程序,其主要优点一是避免大量植骨手术,二是治疗周期明显缩短,常规种植3个月恢复咀嚼功能,条件适合的患者甚至可以即刻负载,术后马上恢复咀嚼功能,大大减少了患者的手术次数和痛苦。书中不仅包含了大量的理论分析,还附有丰富的临床案例和影像资料。通过这些生动的实例,读者能够更加直观地理解和掌握颧种植技术的核心要点。尤其是在手术操作部分,作者详细描述了每一个步骤的技术要领和注意事项,为临床医生提供了宝贵的参考。

本书适合从事口腔种植学的临床医生、研究人员和医学生阅读,也为那些希望深入了解颧种植技术的专业人士提供了重要的研究资源。通过本书的学习,读者不仅能够掌握颧种植技术的理论和实践,还能在临床工作中灵活应用,提高手术的成功率和患者的满意度。

我坚信《颧种植理论与临床》的出版对颧种植技术的发展起到积极推动作用,为上颌骨重度骨量不足及先天性外胚层发育不良患者带来福音,成为口腔种植领域的重要参考书。本书能够为广大口腔种植医生提供宝贵的知识资源,助力你们在临床实践中取得更大的成就。

2024 年 8 月

Foreword Four

Everything related to zygomatic implants started to me in 1998, when a young patient showing a totally atrophied maxilla came to my office asking for an implant based therapy. She was an "oral handicapped" person and she was asking for a predictable treatment. It was surprising to me to see we had no documented tools or techniques to solve this problem. As a very young medical doctor and Oral and Maxillofacial surgeon I was familiarized with more dramatic problems (facial deformities, oncological and reconstructive surgery…) and it was really confusing to see there were very little clinical studies and/or research on this topic: the implantological management of the extremely resorbed maxilla.

Dr. Malevez, from Université Libre de Bruxelles was starting to give courses in Brussells at this moment and had been working on them in collaboration with Götheborg Brånemark Osseointegration Centre: they all had very high survival (nearly 100%) rates and showed very promising results.

I attended a course in March 1999 and started with this technique one month later. It was really impressive to check the predictability of this concept, and from 1999 to 2004, I was using these implants by means of a two-stage approach, waiting 6 months to load the prosthesis.

From 2002 to 2004 some clinical studies started to be published (Bedrossian, Malevez), including a multicenter study involving 16 centers (Hirsch, et al. 2004): all of them showed very high survival rates with low level of complications. That's why, encouraged by my own results and by the scientific literature, we started with the immediate function protocol in 2004. It was the topic of my PhD dissertation and the origin of different clinical studies, papers and training and education activities.

In those days, zygomatic implants were used in combination with standard implants, but the problem of the total absence of bone in the maxilla remained unsolved, because we still needed a graft for the anterior maxilla.

Dr. Chantal Malevez had experience in the placement of 4 well distributed zygomatic implants using a 2-stage approach, and with her collaboration, I decided to start a prospective study on the quad zygoma concept using immediate loading protocol. Very good results have been published on that (Davó, 2010, 2013).

During the last decade, advantages of zygomatic implants in terms of avoiding the need of bone grafting, shortening treatment duration and reduction of morbidity have been extensively recognized. However, despite the high short-and long-term success rates of these implants, there is no consensus in the literature about the ideal surgical technique for their placement. The goal of all these different approaches is to insert the apical part of the implant at the level of the zygoma bone. Nevertheless, the relationship of the rest of the implant with the sinus membrane and sinus cavity and with the lateral wall of the maxilla varies from one technique to the other. So the different approaches have represented an evolution of the technique in order to:

1. Minimize the potential sinus complications.

2. Improve the emergence of the implant on the alveolar crest, without compromising the reported high survival rates for this implant.

Furthermore, different changes on the design of the implant have been performed in order to facilitate these approaches, and more and more manufacturers of implants are interested on the development of new designs.

In 2011, Aparicio developed a classification system based on basic skeletal forms of the zygomatic buttress-alveolar crest complex and implant pathways present in different clinical situations. The Zygoma Anatomy Guided Approach was proposed a logical and eclectic way of placement the implants depending on the anatomy of the patient (Aparicio, 2011).

We have learned that with a good planning and a good selection of patients, the complications can be prevented and managed. It has been clearly stated it is necessary to check the sinus health before the placement of the zygoma implants, and the functional endoscopic nasal surgery is the appropriate therapy for patients presenting recurrent sinus problems wearing zygoma implants.

Different meta-analysis and systematic reviews have been published showing impressive results for the zygoma concepts and for the quad concept. The first randomized clinical trial comparing zygoma implants and grafts (biomaterials) was published some years ago (Esposito & Davó, 2018). In this study, we showed better results for zygomatic implants, not only from the survival rates perspective but also from the time of treatment. Zygoma implants rehabilitate patients presenting extremely resorbed maxillae in 1 day and biomaterials in more than one year.

Guided surgery and specially navigation remains controversial but promising, since very little studies have been performed on this topic. Recent studies have shown very high success rates using navigation for quad approach.

I visited Shanghai, China in 2015 for the first time and was impressed by the high scientific level related to zygoma implants. I came back in 2019 and I experienced the use of navigations systems applied to zygoma implants. For all these reasons "zygoma concept" is now spread all over the world and many patients are rehabilitated in a safe, quick and predictable way by using it.

Dr. Rubén Davó MD, MsC, PhD, OMFS

Maxillofacial and Oral surgery

Medical Director, Chief, Maxillofacial surgery and dentistry,

Vithas Medimar Hospital Alicante, España, Spain

Vithas Davó Instituto Dental

序 四 译 文

　　我和颧种植这一技术结缘于 1998 年。当时，有位罹患重度萎缩无牙上颌的年轻患者来到我的诊所，要求种植治疗。作为一位"口腔残障"人士，她希望能从我这里获得可靠的治疗方案，但当我查阅文献后发现竟然没有一项技术能提供给她。作为一个年轻的口腔颌面外科医生，我也曾遇到过各种颌面部疾病的患者，他们有些罹患颌面部畸形，有些肿瘤切除需要进行重建，但让我困惑的是：对帮助这类严重萎缩无牙颌的患者，我们几乎不能给出一项基于临床研究的种植治疗方案。

　　彼时，布鲁塞尔自由大学的 Chantal Malevez 医生与瑞典哥德堡大学 Brånemark 骨结合中心已经开展了颧种植的合作研究，她开始在比利时布鲁塞尔介绍颧种植这项新技术。他们使用颧种植治疗这类患者获得了非常高的成功率（接近 100%），结果令人振奋。

　　我在 1999 年 3 月参加了 Malevez 医生举办的颧种植课程，1 个月以后开始用这项技术治疗我的患者。1999 年至 2004 年间，我在诊所里不断验证这一技术的可靠性，当时，我采用的是延期负荷的方案，即把颧种植体植入后 6 个月再进行修复。

　　在 2002 年至 2004 年间，一些颧种植相关的研究陆续发表（Bedrossian，Malevez），其中一项涉及了 16 个中心的多中心研究（Hirsch，et al. 2007）。这些研究结果均表明，颧种植能获得很高的成功率及较低的并发症率。受到这些文献结果和我自身经验的鼓舞，我们从 2004 年开始对颧种植进行了即刻负载。我的博士学位答辩也是关于这个主题，至此开启了后续的临床研究、论著、一系列的培训和教育活动。

　　那时，颧种植体是和常规种植体连接在一起修复的。对于上颌极度萎缩完全没有牙槽骨的患者，仍然需要接受上颌前牙区的植骨。因此，颧种植技术并没有完全解决他们的问题。

　　Chantal Malevez 医生有在一位患者两侧颧骨共放置 4 枚分布良好的颧种植体的经验，她对这些种植体进行了延期修复。在与她的合作中，我决定开展一项前瞻性研究，内容就是使用 4 枚颧种植体进行上颌即刻负载。最终发现这种方法能获得很好的临床结果（Davó，2010，2013）。

　　过去的 10 年，人们逐步认识到了颧种植治疗严重萎缩无牙上颌的优势：避免骨移植、缩短治疗周期、减少并发症。虽然文献中颧种植体的短期和长期高成功率已得到证实，但并没就如何理想地实现植入达成共识。技术上更多关注于种植体尖端植入到颧骨段，但种植体的剩余部分和上颌窦黏膜、上颌窦、上颌窦侧壁的位置关系众说纷纭。因此，亟须对植入方案进行汇总和革新来解决以下两个问题：减少术后潜在上颌窦炎的风险；在不影响种植体高留存率的前提下改善其在牙槽嵴出点的位置。

　　改良种植体外形设计有利于实现理想的手术植入，越来越多的供应商致力于研发颧种植体新的设计。

　　Aparicio 基于个体之间解剖结构的差异，于 2011 年提出了解剖引导颧种植体植入（zygoma

anatomy guided approach，ZAGA）这一概念，即基于个体化颧骨、上颌骨解剖外形引导下的颧种植体路径的合理、折中的方法。

通过良好的术前规划和病例筛选可以更好地预防和处理相关并发症。因此，有必要在手术前检查上颌窦的健康状态。同时，术后如反复发生上颌窦问题，就有必要实施鼻内镜手术。

多个系统性综述已证实了双侧双颧这种方法良好的结果。几年前，我们开展了首个临床随机对照试验（Esposito & Davó，2018），用以比较颧种植和植骨（包括采用生物材料）治疗重度萎缩无牙颌患者的效果。结果表明，颧种植在种植体留存率和治疗时间上均有优势。使用颧种植在 1 天内就能重建这类患者的口腔功能，而植骨法则需要 1 年以上。

2015 年，我首次访问上海，本书作者科学开展颧种植治疗给我留下了深刻的印象。2019 年我再次回访，现场参观了导航引导颧种植体植入手术。综上所述，颧种植治疗这一理念已播散到世界各地，更多的患者已从中受益，得益于这种安全、快捷、可预期性的治疗方法。

鲁本·达沃

医学博士、医学硕士、哲学博士、口腔颌面外科专科医生

西班牙阿里坎特综合医院口腔颌面外科主任

达沃牙科诊所

前　言

在口腔医学的浩瀚星空中,口腔种植学无疑是璀璨星辰之一,不仅照亮了无数患者重拾笑容的道路,也引领着口腔修复技术的前沿探索。颧种植体植入术作为解决上颌骨重度萎缩及缺损问题的创新技术,正逐步成为口腔种植领域的一颗新星。根据国家统计局发布数据,截至2023年末,全国65周岁及以上老年人口达到2.17亿人,占全国人口的15.4%。在这一庞大的老年人群体中,口腔健康问题尤为突出,其中骨量不足是制约种植牙技术应用的主要因素之一。在老龄化社会背景下,颧种植体技术展现出了其独特的优势,这些优势不仅体现在技术本身的高效与精准上,还深刻契合了老年人口腔健康的需求,巧妙地绕开了骨量不足的限制,为老年缺牙患者提供了新的修复方案。

颧种植技术在治疗严重萎缩无牙上颌方面具有独到特点,能够避免复杂骨增量手术、缩短治疗周期、实现即刻负载及短期内恢复患者口颌功能等。由于颧种植体的固位力主要来自颧骨,使得其初期稳定性不会受上颌牙槽骨萎缩程度的影响,即使是牙槽嵴几乎无骨的患者也能够获得足够的初期稳定性进而实现即刻负载。该技术对患者生活质量的恢复立竿见影,从而得到广大患者和医生的青睐。但同时,颧种植手术技术敏感性高,并发症后果严重,要求术者具备扎实的口腔颌面外科技术与解剖学知识。在此背景下,我们深感荣幸能够编撰并推出这本《颧种植理论与临床》专著,旨在为口腔医学界同仁提供一本结构清晰、内容翔实、数据丰富的参考书。

颧种植体植入术自问世以来,便以其独特的解剖优势和显著的临床效果受到了广泛关注,颧种植体卓越的长期留存率为众多上颌骨萎缩的患者带来了福音。近年来,随着3D打印、静态导板、动态导航以及机器人等数字化技术的快速发展,颧种植体植入术在精准度和患者舒适度等方面均取得了显著进步。

本书旨在全面、系统地介绍颧种植技术的理论基础、手术技巧、并发症处理及最新研究进展等。全书共分为16章,每一章均围绕颧种植技术的核心问题进行深入阐述。从该技术的历史背景、发展现状及其在临床应用中的重要意义,详细阐述颧骨的解剖结构、生物力学特性及颧种植体的设计原理,为后续的手术操作提供坚实的理论基础。围绕手术技巧与操作规范介绍术前检查、影像学评估、患者教育及手术方案设计等关键环节,确保手术的安全性和有效性。结合大量临床案例和高清手术照片,详细讲解颧种植体植入的手术步骤、技巧要点及注意事项,帮助读者掌握手术精髓。在并发症与风险管理上,系统梳理颧种植体植入术可能出现的并发症,如感染、神经损伤、种植体松动等,并提出相应的预防和处理策略。

在本书撰写过程中,国内外多家学术组织也聚焦颧种植技术的发展、普及与规范,纷纷提出尽早建立该技术的共识。国内外关于颧种植技术的共识均强调了该技术在治疗严重萎缩无牙上颌方面的独特优势,同时也指出了手术的高技术要求和潜在风险。通过制定和实施共识、标准,可以规范颧种植技术的临床应用,提高手术成功率和患者满意度,推动该技术的进一步发展。

国内首部《颧种植技术专家共识》的发布就是其中之一。中华口腔医学会于 2020 年 11 月立项,委托上海交通大学医学院附属第九人民医院吴轶群领衔,携手北京大学口腔医院、四川大学华西口腔医院、空军军医大学第三附属医院、武汉大学口腔医院、香港齿科和颌面外科中心等国内 17 家院校的专家,共同完成了中华口腔医学会团体标准《颧种植技术专家共识》(T/CHSA 017—2023)的制定。该项目历经 2 年多时间,经过多次修改和专家会议讨论后正式发布,并于 2023 年 6 月 1 日开始实施。

与此同时,国际口腔种植学会(ITI)在 2022 年初组织全球颧种植领域的主要专家开展颧种植共识的制定工作,并于 2023 年 5 月在德国法兰克福召开了颧种植共识研讨会,来自全球的 24 位该领域专家进行了定稿讨论,本书 3 位作者吴轶群、周国辉、樊圣祈应邀全程参加了本次会议。随后,ITI 于 2023 年 9 月发布了关于颧种植体的共识报告,旨在为颧种植体的使用提供共识声明和临床建议。

在本书编撰过程中,编者查阅了国内外相关领域的最新文献和研究成果,引用了大量权威数据,并加入了丰富的临床案例作为支撑。颧种植体植入术作为口腔种植领域的一项重要技术革新,正逐步改变着上颌骨萎缩、先天性无牙及上颌骨缺损患者的命运。我们相信,通过本书的出版,能够进一步推动颧种植技术的发展和普及,为更多患者带来希望和福音。同时,我们也期待与广大口腔医学同仁携手共进,共同探索口腔种植学的未知领域,为人类的口腔健康事业贡献智慧和力量。最后,衷心感谢所有为本书编写、审阅和出版付出辛勤努力的同仁们!特别感谢凌小婉、闫利君、卞晓玲、马慧慧护士团队收集病例相关资料,感谢王佳怡、蒋欣珂、孙媛元医生绘制本书插画。

愿本书能够成为您手中的一把利剑,助您在口腔种植学的征途中披荆斩棘、勇往直前,更好地为广大人民群众的口腔健康服务。

吴轶群

2024 年 8 月

目　　录

第一章　颧种植、倾斜种植与微创化手术

第二章　颧种植的解剖学基础

第三章　倾斜种植技术的生物力学基础及临床应用概述

第四章　颧 骨 测 量

第五章　术前检查和评估

第六章 颧种植手术外科植入

第七章 双侧双颧种植

第八章 数字化技术在颧种植中的应用

第九章　颧种植的数字化导板手术

第十章　颧种植手术导航系统的发展及临床应用

第十一章　即　刻　负　载

第十二章　最　终　修　复

第十三章　上颌骨缺损的颧种植修复治疗

第十四章　颧种植及多学科治疗在先天缺牙患者中的应用

第十五章　并发症预防和处理

第十六章　颧种植预后评价及软组织增量技术的应用

第一章

颧种植、倾斜种植与微创化手术

01

第一节　倾斜种植与无植骨种植技术的发展

现代医学模式逐步践行着以患者为中心的治疗理念。该模式不是简单把人视为一个生物体来治疗，而是认为人是一个具有社会、文化、心理和精神特征的复杂整体。以患者为中心的治疗并不是一种虚无缥缈的概念，它代表着任何临床决策都应该能够尊重患者个人的选择权、需要和价值观，医患双方在商讨各种诊断和治疗方案时应根据现有循证医学（evidence based medicine）证据来进行选择。在不影响治疗效果的前提下，医师应尽可能减少对患者的创伤，同时最大限度地尊重患者的治疗意愿。

口腔种植修复领域也在潜移默化地践行这一患者为中心的治疗理念，体现在临床工作的各个方面。面对种植区域骨量不足的情况，为减少制取自体骨瓣修复局部骨缺损造成的创伤，临床医师逐步尝试着使用人工骨移植材料部分或完全替代自体来源的骨块，还有一些学者选择充分利用颌面部剩余骨量，采用不植骨的方案进行倾斜种植（titled implant）。这些方法都能大幅减少患者的手术痛苦，提高诊疗的舒适度，降低并发症的发生率。

基于修复效果制订外科治疗计划是口腔种植的基本原则之一。要想修复效果长期稳定，种植体必须具有良好的骨结合（osseointegration），以确保种植体获得长期稳定的效果，这需要受植区拥有合适的骨量来容纳种植体。

一、骨量不足与骨增量

从口腔种植诞生开始，其发展一直受到骨量不足的制约，种植区域骨量充足是早期种植治疗的适应证之一。种植手术同期植骨在早年是不可想象的，骨量不足患者必须先接受植骨手术，恢复理想的牙槽嵴高度和宽度后，才有可能接受种植。在人工骨移植材料研发和大规模临床应用之前，供骨区（donor site）都源于患者自身，凡是身体上能够制取自体骨的各部位都被开发了出来。供骨区一般有口内来源和口外来源两大类。前者包括下颌外斜线及升支、颏部、上颌结节、种植术区周边；后者主要包括髂骨、肋骨、腓骨和颅骨外板（图 1-1-1）。

自体骨移植一度成为牙槽骨缺损修复方法的主流，并且在很长一段时间内都被作为绝对的"金标准"。这种操作在恢复了某一区域牙槽骨缺损的同时也造成了另一区域——取骨区的创伤。引导骨再生技术（guided bone regeneration，GBR）的发明和推广使得口腔种植手术适应证得到了拓展，其在不同类型的小型骨缺损中大显身手。

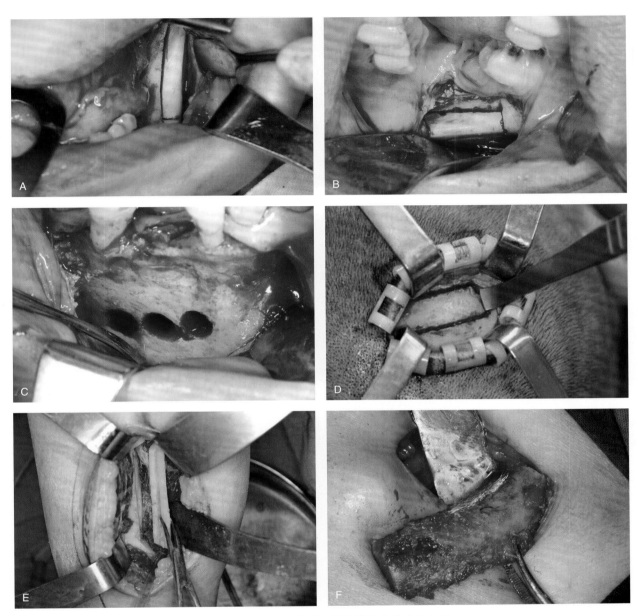

图 1-1-1 口内及口外来源的自体块状骨移植供区

A.下颌升支 B.外斜线 C.颏部 D.颅骨外板 E.腓骨 F.髂骨

随着种植技术的发展,临床工作中涌现出了各种骨增量技术,如骨挤压、骨劈开、经由牙槽嵴顶上颌窦底提升、侧壁开窗上颌窦底提升、骨牵引等,这些技术改良层出不穷、优胜劣汰。经过 20 多年的临床实践,学者们逐渐发现,牙槽嵴水平骨增量效果相对可靠,而垂直骨增量方面,无论是外科操作还是骨高度的获得都很困难,尤其是缺损范围大、垂直骨丧失严重的患者,治疗更是棘手。

二、无牙颌垂直骨增量的困境

上颌后牙区骨量不足主要由三种因素引起:一是上颌窦气化(sinus pneumatization);二是各种原因引起的牙槽嵴垂直骨吸收;三是由以上两种因素联合导致。当上颌骨向内、向后吸收后,上下颌之间的关系呈现出对刃殆或反殆状态,颌间距离变大。骨缺损产生的原因不同,解决的方案也各异。如果上颌后牙区骨量不足仅仅是由于上颌窦气化引起,那么上颌窦底提升骨增量是一种行之有效的解决办法;如果缺损是由于牙槽嵴垂直骨吸收引起的,就需要考虑垂直骨增量;当上颌窦气化和牙槽嵴垂直骨缺损两个因素兼有时,垂直骨增量和上颌窦底提升术常联合应用(图 1-1-2)。

　　临床工作中,由于上颌窦底提升的手术方法成熟、风险可控,临床远期效果良好,同时,考虑到种植体冠/根比并不是种植体临床应用的限制因素,故很多医师在面对上颌后牙区牙槽嵴垂直骨吸收时,仍会选用上颌窦底提升的方法,而较少采用技术难度高、并发症风险大的后牙区垂直骨增量方法。

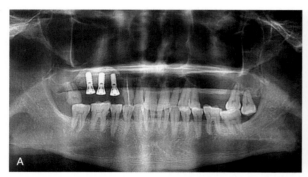
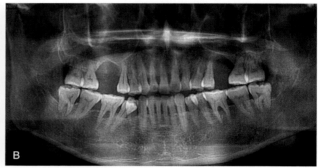
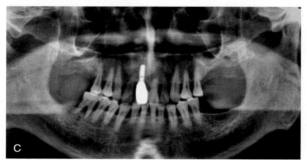

图 1-1-2　上颌后牙区骨缺损的三种不同情形

A. 上颌窦气化导致双侧上颌后牙区可用骨高度不足,右侧上颌后牙区进行了侧壁开窗上颌窦底提升,植入常规种植体,左侧上颌后牙区可见菲薄的骨高度　B. 牙槽嵴垂直向吸收导致双侧上颌第一磨牙区可用骨高度不足　C. 上颌窦气化合并牙槽嵴垂直向吸收,两者共同作用导致后牙区骨高度不足

　　长期以来,相对于局部牙槽骨垂直性骨缺损,上颌全颌萎缩一直是口腔种植领域的超级难题,其困难体现在,上颌牙槽嵴几乎没有可用骨量允许常规种植体植入,这给临床医师带来了巨大的挑战(图 1-1-3)。

　　面对上颌骨量严重萎缩的患者,为创造种植体植入的条件,只能选择一期植骨。外科技术上解决这类问题的方法大多非常复杂,包括口外来源大范围自体块状骨移植、牵张成骨术、上颌窦底提升骨增量等(图 1-1-4)。这些方法创伤大、治疗周期长,存在供区、受区并发症风险。在这些临床技术中,上颌窦底提升骨增量的治疗效果最为可靠,拥有充足的证据和长期稳定的临床效果,相关文献中其他外科技术的治疗效果存在一定异质性,成功率报道不一。

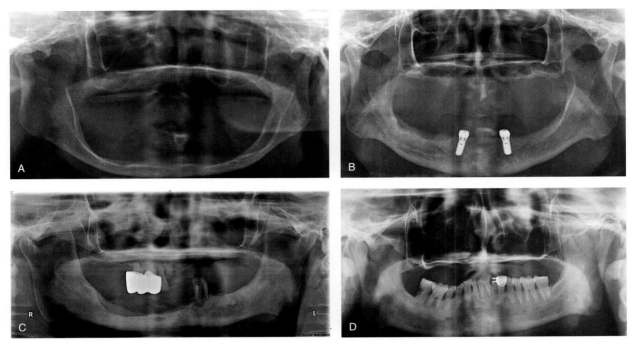

图 1-1-3　全景片示严重萎缩的无牙颌和终末牙列

A. 全颌重度萎缩　B. 严重萎缩的无牙上颌　C. 上下颌终末牙列，颌骨重度萎缩

D. 严重萎缩的无牙上颌及尚完整的下颌牙列

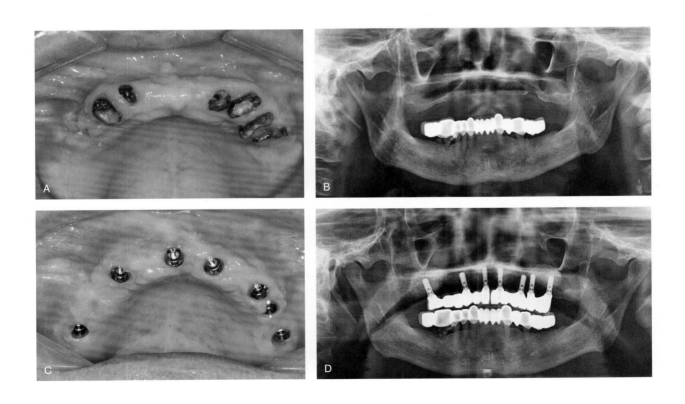

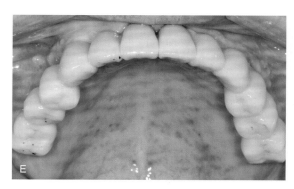

图 1-1-4 双侧上颌后牙区骨高度不足，双侧上颌窦底提升骨增量后常规种植

A. 术前口内照　B. 术前全景片显示上颌双侧后牙区骨高度不足　C. 骨增量后植入常规种植体，注意种植体在上颌弓的均匀分布　D. 最终修复后，全景片显示双侧上颌窦底区域种植体周围高密度影像　E. 戴入最终修复体后口内照

大型块状骨移植技术在临床上应用多年，20 世纪 80 年代至 90 年代间的许多文献对这一技术进行了回顾性研究，报道显示植骨成功率从 50%~95% 不等。在某种程度上，大面积块状骨移植的成功率依赖于外科团队的技术和经验。文献报道中关于植骨区种植体长期留存率差异也很大。显然，一些外科经验非常丰富的机构所报道的骨瓣成功率高和种植体成功率高，是很难被大多数临床机构的医师轻易复制的。

大面积自体块状骨移植的缺点包括供区、受区外科并发症风险，手术时间长、费用高等。供区并发症常见局部感觉异常、麻木、感染。受区并发症包括创口开裂，移植物暴露、感染、吸收等。在上颌大面积块状骨移植后，为防止移植物受压造成吸收或失败，通常要等到移植骨块成活后，患者才被允许配戴半口活动义齿。这样就大大延长了患者"无牙"的时间，影响了基本的口颌功能，造成患者生活质量大幅下降。在外科操作方面，由于上颌严重萎缩，受区余留骨量严重不足，也很难获得移植骨块稳定的固位，同时，受区软组织不足使得创口关闭变得十分困难。上述这些不利因素都会增加移植骨块吸收的风险，特别是在大面积垂直骨增量后，骨高度的有效维持是一大难题，一旦发生创口开裂，就会直接导致早期骨吸收，造成植骨失败。另外，移植物的质地也会影响到它的表现，有文献报道以骨松质为主要成分的髂骨会发生较为严重的延期吸收，这也会对植入的种植体产生负面影响。

三、微创外科概念在口腔种植中的产生

寻求一种简单、微创、长期可靠、治疗时间短、治疗费用低的方法是临床医师的追求，也符合基于患者为中心的这一治疗理念。

微创手术（minimal invasive surgery）旨在减少外科创伤，缩短愈合时间，简化治疗程序。自 20 世纪 80 年代中期以来，这一理念被医患双方逐渐接受和推崇。种植领域中的不翻瓣种植就是一个典型的例子，在骨量充足的前提下，借助数字化导板，无须切开黏骨膜翻瓣，直接在理想的位置植入种植体，患者体验良好。上颌后牙区骨量受上颌窦这一解剖结构的限制，同时具有骨质疏松的特点，在这一区域进行非植骨的"微创治疗"，可以考虑采用倾斜种植或短种植体。其基本思路是除了充分利用上颌牙槽骨余留骨量，还应进一步充分利用上颌结节、翼板等邻近解剖区域的骨量（图 1-1-5）。

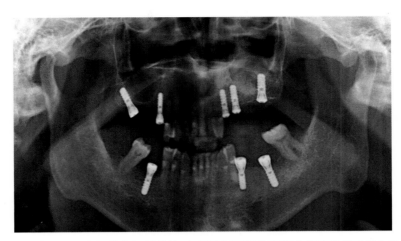

图 1-1-5　上颌右侧利用上颌结节倾斜种植,左侧进行了侧壁开窗上颌窦底提升轴向种植体植入

四、倾斜种植的临床应用

事物的发展有其内在规律,常常循环往复,螺旋上升。口腔种植技术的发展也不例外。种植牙技术初始阶段要求患者必须有良好的骨量,这在一定程度上限制了该技术的应用和推广。后来,各种骨移植技术日臻成熟,拓宽了口腔种植的适应证。在倾斜种植和颧种植技术应用之前,植骨恢复牙槽嵴形态是种植前的必经之路。

起初,将种植体倾斜一定的角度植入上颌余留牙槽骨来获得固位,实属无奈之举。后来在临床实践中,一些学者逐步尝试这种方法,并且发现临床效果不错。之后学者们通过大量体外生物力学实验,在理论上逐步证实了倾斜种植技术的可行性。而在临床中,当面对大面积骨缺损特别是垂直向骨缺损,预估外科手术创伤大、植骨效果不佳时,大家意识到通过倾斜种植技术,不植骨种植(graftless solution)也是一种选择。

不同于单牙、部分牙缺失,无牙颌患者对于即刻恢复咬合功能的需求迫切,种植体植入后即刻负载对于无牙颌患者有着特殊的意义。一旦进行大面积骨增量,患者就会有很长一段时间处于"无牙"状态,大大影响他们的生活质量和工作社交。不植骨倾斜种植技术使得骨量不足无牙颌即刻负载成为可能,这也是该技术能在临床广泛开展的社会基础。

第二节　上颌后牙区骨量不足的解决方案

上颌后牙区骨量不足种植的解决方法、基本策略有三个方向(表 1-2-1),一是改变种植体的尺寸,采用减长减径种植体;二是改变种植体的植入位置和角度,利用牙槽嵴余留骨量或邻近颌面部其他解剖结构骨量植入种植体,如颧种植、翼上颌种植等;三是在骨缺损区采用骨增量方法进行重建后,植入常规种植体。常见的植骨方案包括：侧壁开窗上颌窦底提升术、经由牙槽嵴顶上颌窦底提升术、块状骨移植术和牵张成骨术。

表 1-2-1　上颌后牙区骨量不足的解决方法

方法	优点	临床应用限制
减长减径种植体	无须进行植骨； 手术创伤小、恢复时间短； 费用低	不能应用于极度萎缩位点； 可能受冠/根比倒置的影响； 生物力学不理想； 种植体穿出平台偏离不利于修复
改变种植体的植入位置和角度	无须进行植骨； 手术创伤小、恢复时间短	多应用于全口修复重建，不适于单牙或多牙缺失； 技术敏感，需要学习实践，特别是颧种植技术； 需要与前牙区轴向种植体连接共同受力，而后者可能也需要进行骨增量； 容易产生语音、卫生维护不良的问题
骨增量	适用于部分缺牙和全口牙缺失； 无牙颌患者在后牙区植入种植体，在生物力学方面更有优势	新骨形成需要等待额外时间，治疗周期拉长； 费用增加； 增加了骨增量相关并发症的风险； 不能实现即刻负载

一、上颌窦底提升术

自 1976 年以来，侧壁开窗上颌窦底提升术逐步发展趋于成熟，已成为一项常规骨增量术式，用以解决上颌后牙区骨高度不足的问题。侧壁开窗上颌窦底提升术是指自上颌窦侧壁制备骨窗，完整剥离上颌窦底黏膜，在上颌窦底骨壁与上颌窦黏膜间创造的腔隙内植入骨移植材料，进行上颌窦底骨增量。术中应尽量防止发生各种原因导致的上颌窦黏膜穿孔。相较经由牙槽嵴顶上颌窦底提升术，在侧壁开窗提升术中一旦发现上颌窦黏膜穿孔，可在直视下进行相应处理（图 1-2-1）。

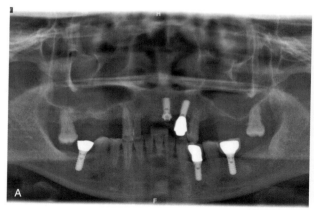
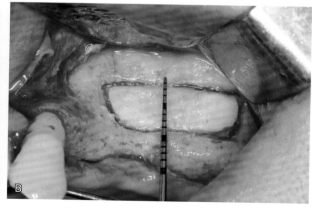

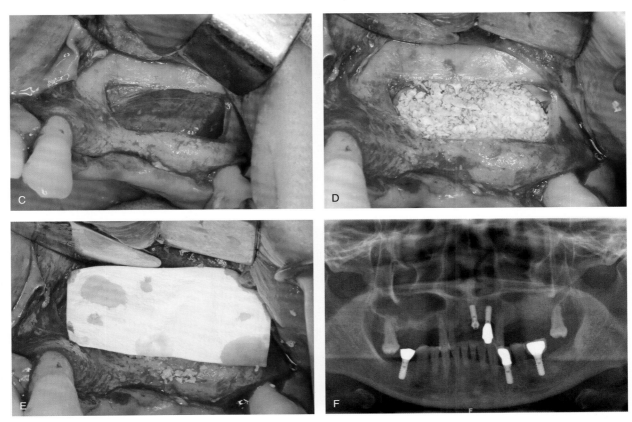

图 1-2-1　侧壁开窗上颌窦底提升骨增量

A. 术前全景片显示左侧上颌后牙区骨高度不足　B. 上颌窦侧壁制备骨窗　C. 分离提升上颌窦底黏膜, 获得骨增量空间
D. 放置人工骨移植材料　E. 骨窗覆盖胶原膜　F. 术后全景片显示左侧上颌窦底骨增量区域高密度影像

　　1994 年, 由 Summers 提出了经由牙槽嵴顶上颌窦底提升术, 相较侧壁开窗上颌窦底提升术, 该术式外科创伤小、手术时间短、术后反应轻。目前大样本长期随访的证据仍支持其适用于剩余骨高度 (residual bone height, RBH) 介于 5~7mm 之间的患者, RBH 最低不应小于 4mm。该术式首先根据术前检查 RBH 确定种植位点, 术中扩孔备洞至上颌窦底下 1~2mm 后, 改用尖端无刃的机械骨凿进行窦底提升, 在窦底造成人为的"青枝骨折", 后改用直径较大的提升工具, 将骨移植材料经由牙槽嵴顶推入上颌窦底形成的间隙内。随着该术式的不断发展, 有学者发现上颌窦黏膜具有诱导骨再生的潜能, 经由牙槽嵴顶提升后可以不进行骨增量。在对未行骨增量经由牙槽嵴顶提升术患者随访期间, X 线片上仍可以观察到种植体根端近远中有新骨生成。有研究者把经由牙槽嵴顶提升是否进行骨增量对种植体留存率的影响进行了比较, 结果表明使用骨移植材料后种植体尖端能获得更多的新骨, 但是否进行骨增量在种植体留存率未发现有显著性差异。目前, 在经由牙槽嵴顶提升术中对于上颌窦黏膜完整性的判断仍是一个问题。上颌窦底提升术最常见的并发症为上颌窦黏膜穿孔, 发生率为 7%~44% 不等, 此外, 出血、感染和上颌窦炎也有可能发生。

二、短种植体

面对上颌后牙区垂直骨高度不足,使用短种植体可以避免复杂的骨增量手术,减少手术创伤,避免供区并发症风险,缩短治疗时间。早期综述认为,使用≤8mm的种植体会增加种植体失败的风险。随着种植体材料和表面处理的进步,人们对于短种植体的临床表现也在不断更新。在2011—2014年间,统计共有8篇短种植体相关的临床随机对照试验。在这些研究中,研究者们比较了短种植体与植入骨增量区域的常规种植体两者间的临床表现,随访期间两组种植体存留率相当,未发现存在统计学差异。在2015年的欧洲骨结合大会中,基于上述研究提出了关于短种植体临床应用的共识,认为≤8mm的种植体用于后牙区能避免复杂的骨增量手术,当后牙区垂直骨高度不足时,短种植体可以作为优先考虑的种植修复方式。需要指出的是,上述研究的随访时间在8~18个月不等,短种植的长期临床表现目前尚缺乏数据支持。

近年来,也有学者把短种植体定义为≤6mm的种植体。2018年的第六届国际口腔种植学会(ITI)共识会议中,研究者们总结了在上颌后牙区使用≤6mm短种植体与>6mm种植体的临床差异,两者1~5年存留率未发现显著差异(前者平均存留率为96%,后者为98%),但当负载时间超过5年后,≤6mm短种植体相较于常规种植体存留率显著降低。因此,负载时间被认为是短种植体存留率降低的负影响因素。

虽然短种植体应用在后牙区可以避免复杂的骨增量手术,减少手术创伤,患者治疗满意度好,但仍需综合考虑其适应证。2018年的ITI共识研讨会建议:①当有足够的垂直骨高度时,常规种植体仍作为首选;②短种植体可以作为垂直骨高度不足时骨增量手术的替代方法,以降低骨增量手术带来的风险;③目前尚无证据表明短种植体是否适合即刻负载;④推荐使用直径≥4mm的短种植体;⑤上部修复建议使用联冠;⑥短种植体仍面临咬合力过重的风险,当单颗后牙缺失或患者有口腔副功能(parafuction)问题时,谨慎使用短种植体;⑦种植体维护时应严格检查,并评估咬合变化(图1-2-2~图1-2-4)。

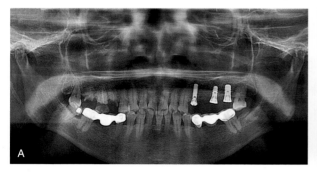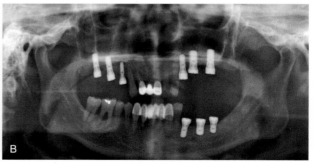

图 1-2-2   短种植体在上下颌后牙区的临床应用
A. 在上颌的应用   B. 在下颌的应用

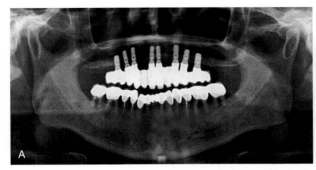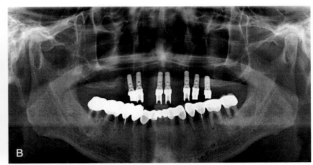

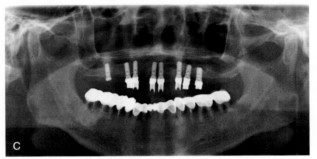

图 1-2-3　短种植体在无牙上颌中的应用

A. 上颌后牙区骨高度不足,植入短种植体　B. 右侧短种植体负载多年后失败脱落

C. 右侧上颌窦底提升骨增量后植入常规尺寸种植体

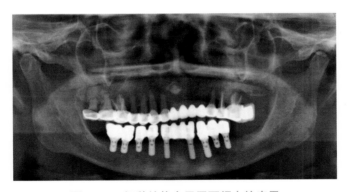

图 1-2-4　短种植体在无牙下颌中的应用

三、翼上颌种植

出于解剖限制、患者心理因素或系统性疾病等,部分患者无法进行上颌窦底提升骨增量手术,且无法在前磨牙区放置 45° 以内的倾斜种植体,此时可以考虑采用翼上颌种植(图 1-2-5)的方法。

1989 年,Tulasne 最早提出利用翼上颌区域的骨量进行种植修复。翼上颌种植通常与前牙区的常规种植体或颧种植体联合使用。文献报道,翼上颌种植体的长期留存率能达到 90.7%,随着种植体表面处理的优化,翼上颌种植体的留存率可提高到 96%~99%,与上颌后牙区骨移植术后常规种植体留存率相当,甚至还高于后者。翼上颌种植植入路径经由上颌结节穿过腭骨椎突一直到达翼突,无须进行额外的植骨手术。翼上颌种植体需穿通翼突上颌缝致密骨密质,以及翼突骨密质,到达翼窝以获得初期稳定性,种植体长度不应小于 15mm,植入扭矩应能达到 30~40N·cm,此时,翼上颌种植体可用于行即刻负载。

由于翼上颌种植体穿过上颌结节和腭骨,指向蝶骨的翼突,毗邻上颌动脉、腭降动脉、翼静脉丛,在放置翼上颌种植体时,需要全面考虑这些解剖位点和种植体的三维位置关系,防止术中损伤知名动脉及翼静脉丛产生出血及血肿。虽然发生率低,但翼上颌种植术后会存在口腔 - 上颌窦相通的风险,导致出现局部上颌窦黏膜增厚。由于翼上颌种植体的入点位置靠后,也有学者认为翼上颌种植的植入位置不利于修复和后期清洁维护。

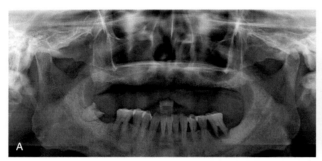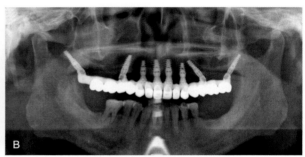

图 1-2-5　翼上颌种植
A.术前全景片显示双侧上颌前牙区、前磨牙区和上颌结节区有一定骨量
B.最终修复后,全景片显示翼上颌种植联合前部轴向和倾斜植入完成无牙上颌重建修复

关于倾斜种植,有学者提出了穿上颌窦近中倾斜种植的方法。如患者鼻外侧壁有 2mm 以上的骨量,且在入点牙槽嵴处有足够的骨量能保证种植体的初期稳定性,可以选用穿上颌窦种植的方法。术中进行上颌窦侧壁开窗,使用上颌窦黏膜剥离子小心剥离上颌窦近中前侧壁的窦膜,由远中斜向近中倾斜植入种植体,种植体尖端应穿通牙槽嵴顶、上颌窦底及上颌窦鼻内侧缘骨密质共三层骨密质。为获得良好的初期稳定性,种植体可以轻微突至鼻黏膜下,同时术中在上颌窦底植入骨移植材料(图 1-2-6,图 1-2-7)。

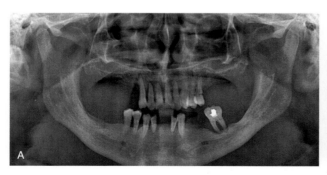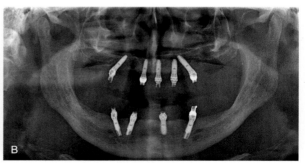

图 1-2-6　沿上颌窦前壁近中倾斜种植
A.术前全景片显示双侧上颌磨牙区骨量不足　B.术后全景片显示种植体沿上颌窦前壁倾斜植入,避让上颌窦

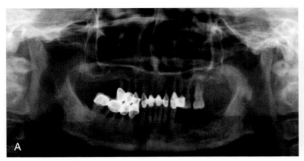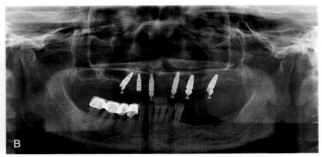

图 1-2-7 穿上颌窦近中倾斜种植

A. 术前全景片显示右侧上颌磨牙及前磨牙区骨量不足　B. 术后全景片显示右侧远中种植体穿过上颌窦近中倾斜种植

四、颧种植

颧种植技术最早提出和应用是为了解决上颌骨缺损患者的口颌功能重建问题。1989 年，Brånemark 教授率领其团队在瑞典哥德堡大学宣布发明了这一技术。事实上，在此之前，他们采用这一方法已经治疗了一批颌骨缺损和唇腭裂患者，并进行了较长时间的随访观察。随后，这一技术逐步推广至全球。在全世界医疗机构中，临床经验丰富、技术熟练的口腔外科医师、口腔种植科医师用它来解决和治疗一些疑难种植患者。

按照哥德堡 Brånemark 教授团队的设计和推荐，最初颧种植植入路径采用的是传统上颌窦内法，强调四层骨密质固位，即牙槽嵴腭部、上颌窦底壁、上颌骨颧突、颧骨外层，按照传统方法植入的颧种植体能够获得良好的初期稳定性和长期稳定的种植体留存率。通过长期实践发现，传统法缺点也很明显，由于种植体头部在牙槽嵴分布的位置不理想，偏向腭侧的入点会造成部分患者有异物感和不适，小部分患者会影响修复后发音。此外，采用传统法颧种植体大段位于上颌窦腔内，一些学者怀疑部分患者术后发生的上颌窦黏膜增厚和炎症与此有关。此后，颧种植术式在世界各地都有不少改良，更强调修复引导外科植入的理念，以获得颧种植体头部在牙槽嵴顶的相对理想修复位置，同时也不再强调要穿越上颌窦腔进入颧骨的路径。

颧种植技术治疗严重萎缩无牙颌应该满足两点：一是种植体在颧骨区域获得最大的固位力；二是种植体头部在牙槽嵴能够获得可以接受的修复位置。随着该技术的广泛应用，颧种植技术的精髓逐渐明确，其核心是种植体需要在颧骨得到足够强大的固位力，且不依赖牙槽嵴部分的骨支持。如何充分利用颧骨骨量，尽可能提高颧种植体与颧骨的接触面积变得至关重要。随着医学影像技术和计算机技术的飞速发展，临床医师在术前能够充分研究患者术区的解剖结构，设计出最佳方案，理论上是可以基于患者的个性化骨量和颌位关系，为其设计出一个完美的治疗计划。当然，如何将术前治疗计划不折不扣地转移到术中才是至关重要的。目前全世界的从业者都在费尽心思，通过各种术式、转移技巧、外科导板、导航技术等手段，将术前设计变为现实，已取得了一定的临床效果。

第三节　颧种植技术需求的社会基础

一、老龄化问题与无牙颌

由于科技的进步，人类的预期寿命普遍延长。全球 60 岁及以上人口以每年 3% 的速度递增，2017 年达到 9.62 亿，约占世界总人口的 13%。欧洲作为老龄化较严重的区域，60 岁及以上人口比例高达 25%。美洲、亚洲、大洋洲老龄化的步伐正在加快。预计到 2050 年，除非洲外，所有地区的老年人口比例都将接近或超过 25%，全球老龄化趋势已难逆转。

自 2000 年以来，中国人口的老龄化程度正在加速。2017 年，全国 60 周岁及以上人口 24 090 万人，占总人口的 17.3%，其中 65 周岁及以上人口 15 831 万人，占总人口的 11.4%。老龄化导致的无牙颌是目前必须面对的问题。

据第四次全国口腔健康流行病学调查报告，全国 65~74 岁年龄组平均存留牙数为 22.50 颗，城、乡分别为 23.01 颗、21.96 颗，城市高于农村：男、女分别为 22.49 颗、22.50 颗，差别不明显。全国 65~74 岁年龄组无牙颌率为 4.5%。

由于人口增长和老龄化，全世界牙科疾病的累积负担急剧增加，未经治疗的患者人数从 1990 年的 25 亿上升到 2015 年的 35 亿，其中无牙颌患者有 2.76 亿，患病率高峰在 75~79 岁。伤残调整寿命是指从发病到死亡所损失的全部健康寿命，包括因早死所致的寿命损失（year of lost life，YLL）和疾病所致伤残引起的健康寿命损失（years lived with disability，YLD）两部分。牙科疾病罕有直接导致死亡者，牙科疾病伤残调整寿命年的估计基于健康寿命损失，而健康寿命损失仅根据没有得到牙科治疗的人群来估计。在 1990—2015 年间，全世界因牙科疾病而增加的伤残调整寿命增加 64%，无牙颌是其中导致伤残调整寿命的主要原因。

二、牙周病与无牙颌

牙周病是口腔两大类主要疾病之一，在世界范围内均有较高的患病率。流行病学统计研究发现，我国牙周病的患病率居于龋病之上，而由牙周病导致的牙列缺失情况亦十分严峻。

1982—1984 年，我国卫生部抽样调查发现中小学生牙周炎患病率为 0.87%。1995—1997 年完成的第二次全国口腔健康流行病学调查表明，牙周炎的患病率随年龄的增加而逐渐升高，65~74 岁人群无牙颌占 10.5%，平均存留牙数为 20.27 颗。2005—2007 年的第三次全国口腔健康流行病学调查显示，65~74 岁人群口腔健康及卫生保健状况不良，无牙颌率 6.9%，平均存留牙数为 20.97 颗，牙周附着丧失 ≥4mm 者占 72.2%。2015—2017 年的第四次全国口腔健康流行病学调查显示中国人牙周健康仍有待提升，65~74 岁人群无牙颌率降至 4.5%，平均存留牙数为 22.5 颗，但 35~44 岁人群牙龈出血率为 87.4%，比 10 年前上升了 10.1%。老年人群无牙颌率呈下降趋势，不过考虑到口内仅剩需拔除残根者也计为有牙，因此实际无牙颌率应高于调查数值，同时牙周健康问题也不容忽视（图 1-3-1）。

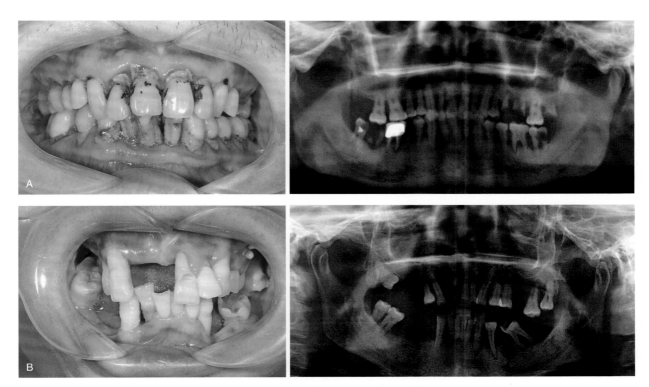

图 1-3-1　重度牙周炎（口内照和全景片）
A. 口腔卫生状况差，重度慢性牙周炎　B. 重度慢性牙周炎致牙列缺损

在 2005—2015 年的 10 年间，我国居民口腔健康知识水平有一定程度的提高。在第四次全国口腔健康流行病学调查发现，我国居民口腔健康知识知晓率为 60.1%，在调查人群中 84.9% 的人对口腔保健持积极态度。虽然我国居民的口腔保健意识有所增强，但较其他发达国家尚有一定差距。

美国于 1988—2000 年进行了 2 次全国牙周病流行病学调查，结果显示牙周炎患病率由 7.3% 降至 4.2%。分析原因是由于民众健康意识的增强及不良习惯的改变，如戒烟等。瑞典 1973 年的流行病学调查结果显示，引入预防牙科保健系统 30 年后，瑞典人群 40~80 岁无牙颌率由 14% 下降到了 3%，牙周健康人数由 8% 上升至 44%。

与较低的国民口腔健康水平相对应的是，我国口腔医师资源的稀缺。根据智研咨询发布的《2019—2025 年中国口腔医疗市场全景调查及发展前景预测报告》，目前我国每百万人口中牙医数量仅 137 人，而日本早在 1984 年就已实现每百万人 500 名牙医的目标，我国牙医人数与发达国家差距显著，拥有巨大的提升空间。

三、无牙颌修复方式

目前无牙颌修复的主要方式包括全口总义齿、种植体支持的覆盖义齿、种植体支持的固定义齿三大类。

全口总义齿是无牙颌患者传统和主要修复方式，主要优点是价格低廉、维护简单；但缺点也显而易见，其舒适感差，长期配戴活动义齿会使颌骨出现持续性萎缩吸收，进而产生义齿固位不良等问题。随着种植技术的日益成熟和人民生活水平及经济能力的普遍提高，越来越多的无牙颌患者选择种植修复。

文献数据表明，下颌牙列缺失患者对种植体支持的覆盖义齿的满意度远高于传统总义齿。在成功率方面，支持覆盖义齿的种植体，10 年成功率高于 93%。下颌无牙颌多数情况下 2 枚种植体就能为覆盖义齿提供传统总义齿无法达到的固位和稳定。McGill 共识研讨会上提出 2 枚种植体支持的覆盖义齿是无牙下颌患者的首选治疗方案（图 1-3-2）。

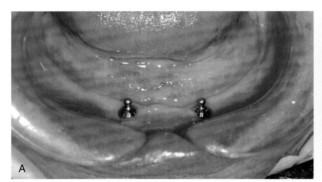
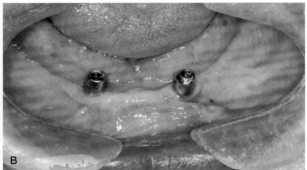
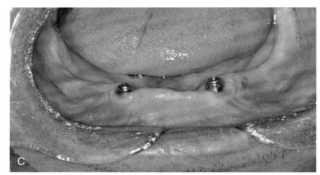

图 1-3-2　下颌 2 枚种植体支持的覆盖义齿
A. 球帽基台　B. 套筒冠基台　C. Locator 基台

上颌活动义齿修复后，由于上颌解剖形态较下颌容易获得良好的边缘封闭，上颌总义齿的固位力优于下颌。在以下几种情况中，无牙上颌需要种植义齿来修复：①患者戴入上颌总义齿后由于基托面积过大，引起恶心等不适；②部分患者长期配戴上颌总义齿后引起颌骨进行性吸收，造成义齿固位不良；③患者不满意活动义齿这种治疗方式，希望寻求固定修复。

虽然种植义齿为无牙颌患者带来了福音，但是由于解剖因素、失牙病因或者长期配戴活动义齿导致的上颌骨严重萎缩吸收，使得部分患者的剩余骨量无法进行常规种植体植入。长期以来，重度颌骨萎缩一直是种植领域的一大难题。面对上颌后牙区骨量严重萎缩患者，为创造种植体植入的有利骨条件，通常应用外科技术,包括骨牵引技术、上颌窦底提升术、自体块状骨移植等,而这些方法大多非常复杂,且不同程度地存在创伤大、治疗周期长、治疗效果不确定等风险。

第四节　颧种植的起源

一、从不可能变为可能

种植牙是一门新兴的技术,在不断发展中建立标准和规范。最初,人们认为鼻腔和上颌窦都是种植的禁区,有学者提出种植体穿入鼻腔和上颌窦会增加感染的风险,甚至将此种情况视为骨内种植的禁忌证。

Brånemark 教授等人对这一理论提出了质疑。为了研究种植体穿入鼻腔内是否会增加感染的风险,1984 年 Brånemark 教授等人对动物上颌进行了穿鼻腔种植手术,1 年后对植入物周围的软组织和硬组织进行分析,影像学和组织学检查都没有发现任何不良的组织反应迹象,也没有发现纤维组织形成,植入物与骨组织结合良好。在动物实验证据的支持下,随后,Brånemark 教授等人使用 139 个种植体在101 名患者的上颌进行了穿上颌窦、鼻腔种植的临床尝试,并对 25 个上颌窦和 23 个鼻腔内种植体进行了 2~5 年的观察随访,结果发现,种植体的成功率分别达到了 88% 和 96%;对 44 个上颌窦和 47 个鼻腔内的种植体进行了 5~10 年的观察随访,成功率分别为 70% 和 72%。由此,他们认为种植体穿入上颌的2 个窦腔,并不会对窦腔产生明显危害。Brånemark 教授认为,种植体穿入上颌的窦腔后未发生感染,主要归功于种植体的骨结合。当骨组织、口腔软组织与整个钛种植体直接连接,迅速形成了可以抵御微生物迁移或炎症形成的屏障,如同牙周组织保护牙齿一样,骨结合通过这种方式保护了种植体。如果由于某些原因没有发生骨结合,而是形成了纤维组织覆盖种植体,那么通常会导致迁移性炎症,接着是骨吸收,最终导致种植失败。

二、颧种植体雏形

当上颌骨剩余骨量极为有限无法容纳常规种植体时,以 Brånemark 教授为代表的一些学者对颌面部的颧骨进行了细致研究。他们发现大多数人的颧骨有着规则且排列紧密的骨小梁,骨密度高,可能是种植体的良好受植床(图 1-4-1)。

20 世纪 80 年代,Brånemark 教授及其团队首次使用以颧骨为锚着固位点植入长种植体。1989 年,他们使用两个特制的长种植体,分别植入两侧颧骨,成功治疗了一名医源性上颌骨前部缺损的 17 岁患者。在这个病例中,Brånemark 教授及其团队提出了两个全新的概念:植入以颧骨为锚固点的长种植体、种植体倾斜植入。由此,颧种植概念初见雏形。20 余年后,该患者的种植体及修复体仍在原位发挥功能。

颧种植技术最早应用于颌骨缺损患者的修复重建。当上颌骨由于肿瘤切除、外伤等原因发生单侧或双侧缺损时,仅凭借组织倒凹固位的赝复体效果往往不佳。而由于缺少牙槽骨作为常规种植体受植床,亟须寻找一处能为钛种植体提供固位的区域,来解决上颌赝复体的固位和稳定问题。位于面中部的颧骨因其良好的骨质和骨量成为了 Brånemark 教授所寻找的种植体锚定区域。最早的"颧种植体"并没有特殊的设计,只是将较长的常规种植体倾斜植入颧骨内,在上方连接成品基台或制作个性化基台提供给上部固位结构。随着临床中这一技术的开展,Brånemark 教授根据颧种植倾斜植入的特点,同时结合颧骨解剖结构,对颧种植体进行了特别的设计,由此推出了真正意义上的"颧种植体"。

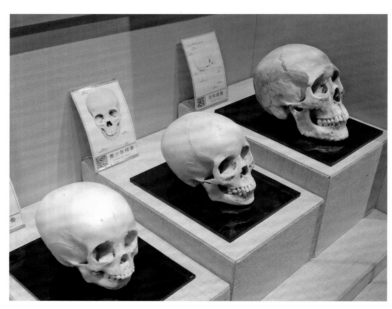

图 1-4-1   儿童、青少年和成人离体头颅标本,注意颧骨的发育和形态变化
(图片拍摄于国际口腔医学博物馆 西安)

三、颧种植体正式问世

1998 年,Brånemark 教授发布了颧种植临床指南,颧种植体正式纳入 Brånemark 系统中。

随后,全球越来越多的医师将颧种植体应用于上颌骨缺损和上颌牙槽骨严重吸收的患者。2004 年,Brånemark 教授在文献中首次报道了颧种植体应用在重度萎缩无牙上颌患者的中长期结果。28 名上颌后牙区牙槽骨严重吸收的患者共植入了 52 枚颧种植体,5 年以上的跟踪随访发现颧种植修复成功率高达 96%,且周围窦腔黏膜未见炎症反应。2014 年,Aparicio 等人报道了一项为期 10 年的颧种植临床研究,包括 22 名颧种植修复患者共计 41 枚颧种植体,结果显示颧种植体 10 年累积存留率达到 95.1%。

四、颧种植技术概述

传统的颧种植植入术(classical approach)是指颧种植体在上颌第二前磨牙、第一磨牙区域的牙槽骨腭侧为入路点,沿颧牙槽嵴穿过上颌窦一直进入颧骨(图 1-4-2)。设计这一路径的目的是为获得种植体在颧骨与上颌骨的双重骨固位。该方法利用了颌面部致密的颧骨来获得种植体的辅助固位,分散殆力,以弥补上颌骨骨量不足的问题。与此同时,需要在上颌的前牙区植入 2~4 枚常规种植体,与颧种植体联合起来完成无牙上颌的种植固定修复。

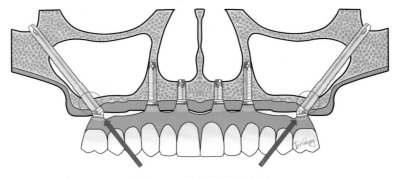

图 1-4-2 传统颧种植方案

　　颧种植技术的应用能够避免大量的植骨手术,简化手术步骤,缩短治疗时间,一般 3 个月内就能恢复患者的咀嚼功能。颧种植体植入时如果能获得良好的初期稳定性,则可实施即刻负载,术后短时间内恢复患者的咀嚼功能和美学,大大减少了患者的手术次数和痛苦,能够有效解决上颌无牙颌骨量严重不足患者的种植修复难题。

　　最早 Brånemark 颧种植的推广手册中,这项技术的适应证主要针对双侧上颌后牙区骨量不足,需要骨增量方能植入常规种植体的患者。另有单侧上颌后牙缺失骨量不足患者,颧种植也可作为骨增量替代方案,但需要与前部 2 枚以上常规种植体连接共同承担咀嚼力。

　　随着颧种植技术的推广和应用,临床医师总结经验后对于颧种植适应证也有了一些新的认识,目前大体上颧种植的适应证有三类:上颌骨严重萎缩患者、上颌骨缺损患者、上颌窦底提升骨增量失败患者。

第五节　颧种植技术发展的主要关键节点

　　最早的颧种植植入外科术式是由 Brånemark 教授在 20 世纪 80 年代中期提出的。颧种植体在牙槽嵴的入点位置偏腭侧,目的是为获得牙槽嵴腭侧的骨密质支持,进而达到上颌骨和颧骨双重骨固位。这一技术在不断的临床应用过程中,逐渐出现了一些重要的改良,并得到了临床医师的认可,同时这些改良也进一步优化了技术流程。以下介绍颧种植技术的几个关键变革点。

一、双侧双颧种植

　　前牙区剩余骨量严重不足,如果按照颧种植传统术式进行修复,就需要在骨量不足的前牙区先进行骨移植,这就失去了颧种植技术的优势,无法实现即刻负载,同时大大延长了治疗时间。2003 年,Bothur

等学者提出单侧颧骨植入多枚种植体的可行性,并分别于双侧颧骨各植入 2 枚和 3 枚种植体,继而提出双侧颧骨各植入 2 枚颧种植体的改良术式,称为双侧双颧种植(zygomatic quad approach)(图 1-5-1)。

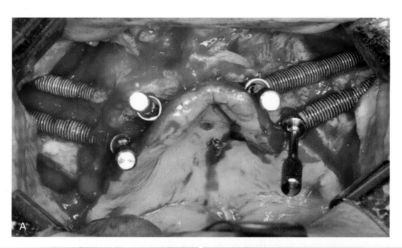

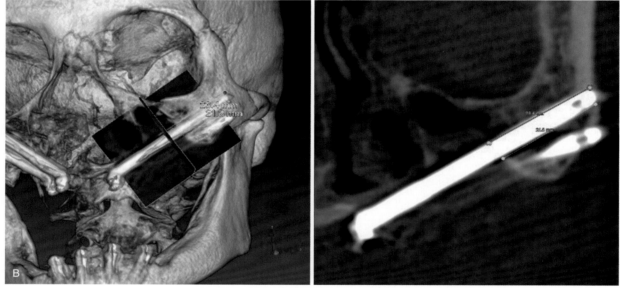

图 1-5-1　双侧双颧种植
A. 术中双侧双颧各 2 枚种植体植入　B. 术后 CBCT 分析种植体与颧骨的接触面积

该改良术式最大的优势在于,对于前牙区骨量严重不足的患者,可以避免在前牙区大面积植骨,缩短治疗周期和避免供区并发症风险。并且,能在上颌骨量严重不足,即前牙区、前磨牙区、磨牙区均无可用骨量的患者身上实现即刻负载。

事实上,能够为颧种植体尖端提供固位的颧区骨量是十分有限的,在这种情况下一侧植入 2 枚颧种植体,大大增加了术中损伤重要解剖结构的风险,例如眶壁穿孔、眶内容物损伤、进入颞下凹等。同时,也容易出现种植体植入位置不佳,种植体和颧骨接触面积不足,增加颧种植体失败的风险。因此,在应用这一技术时,需对颧区骨量进行详细评估,同时需要术者有丰富的经验和良好的外科技巧。为了提高颧种植体植入手术的精准性和安全性,目前临床中可使用数字化技术辅助完成外科植入。

二、解剖引导颧种植体植入

影响颧种植体植入路径的解剖结构包括颧骨形态、上颌骨前外侧壁形态、上颌窦体积、剩余牙槽嵴骨量等。Aparicio 基于个体之间解剖结构的差异,于 2011 年提出了解剖引导颧种植体植入(zygomatic anatomy guided approach,ZAGA)这一概念,即基于个体化颧骨、上颌骨解剖外形引导下的颧种植体植入方法。

ZAGA 技术的理论基础是遵循局部解剖结构,综合考虑修复、解剖、生物力学原则选择颧种植路径。为了使种植体头部位于理想的修复位置,种植体体部可以位于从上颌窦内到上颌窦侧壁外的任一位置。Aparicio 将 ZAGA 分为 5 种类型(图 1-5-2)。

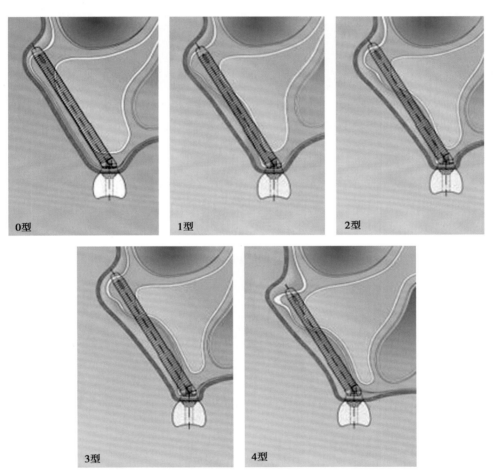

图 1-5-2 ZAGA 分类(0~4 型)

(1)ZAGA 0 类:上颌骨前壁非常平坦;颧种植体植入起点位于牙槽嵴;颧种植体从牙槽嵴顶进入,途中位于上颌窦内;种植体在牙槽嵴和颧骨处与骨接触,部分在上颌窦外侧壁与骨也存在接触(图 1-5-3)。这类病例需行上颌窦内入路的颧种植植入术,即传统的颧种植手术方法。

(2)ZAGA 1 类:上颌骨前壁略微凹陷;植入起点位于牙槽嵴;颧种植体从牙槽嵴顶进入,途中穿行于上颌窦前外侧壁;颧种植体与牙槽嵴、上颌窦前外侧壁和颧骨均有骨接触(图 1-5-4)。

（3）ZAGA 2 类：上颌骨前外侧壁凹陷；植入起点位于牙槽嵴；颧种植体从牙槽嵴顶进入，途中穿出上颌窦前外侧壁，种植体与前外壁间无间隙；颧种植体与牙槽嵴、上颌窦外侧壁和颧骨均有骨接触（图 1-5-5）。

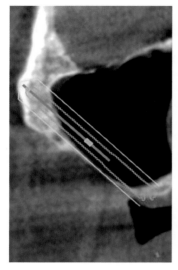
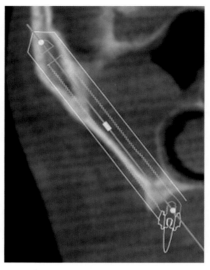
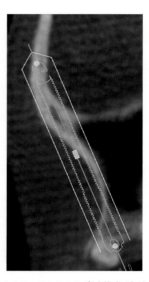

图 1-5-3   ZAGA 0 类（蓝色波纹线为模拟植入的颧种植体，黄色直线为软件中设定的安全边界）

图 1-5-4   ZAGA 1 类（蓝色波纹线为模拟植入的颧种植体，黄色直线为软件中设定的安全边界）

图 1-5-5   ZAGA 2 类（蓝色波纹线为模拟植入的颧种植体，黄色直线为软件中设定的安全边界）

（4）ZAGA 3 类：上颌骨前壁明显凹陷；植入起点位于牙槽嵴；种植体从牙槽嵴顶进入，在上颌窦前外壁之外进入颧骨，种植体与前外侧壁之间有间隙；颧种植体与牙槽嵴、颧骨存在骨接触（图 1-5-6）。

（5）ZAGA 4 类：上颌骨和牙槽骨呈现显著的垂直向和水平向骨吸收和萎缩；植入起点在牙槽嵴的颊侧；种植体从牙槽嵴顶颊侧进入，沿着上颌窦外侧壁之外直接进入颧骨（图 1-5-7）。这种情况下，只有颧种植体顶端部分与颧骨结合。

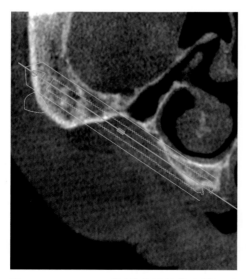
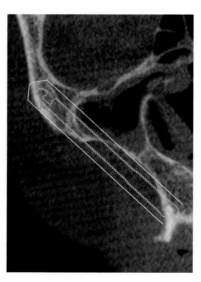

图 1-5-6   ZAGA 3 类（蓝色波纹线为模拟植入的颧种植体，黄色直线为软件中设定的安全边界）

图 1-5-7   ZAGA 4 类（蓝色波纹线为模拟植入的颧种植体，黄色直线为软件中设定的安全边界）

三、计算机辅助实时动态导航

1988 年,牙科三维 CT 出现后,实时导航系统逐渐应用于口腔种植领域。1993 年出现的第一代 SimPlant 软件可以在术前三维影像上辅助规划种植体植入的方向及位置。2000 年,第一个应用于口腔种植领域的动态导航系统正式出现,它能够完善地利用术前规划软件设计出种植体植入位置,于术中实时追踪术者器械的位置,将牙科钻头及患者解剖结构在计算机中实现可视化,从而辅助术中种植窝预备的位置及方向。然而,最初的导航设备由于操作过程过于复杂,导航仪器体积过于庞大、精度不足等诸多缺点限制了其临床应用。近年来对导航仪不断的改良以及口腔临床上锥形束 CT(cone beam computed tomography,CBCT)技术的普及,导航步骤不断简化并且配准(registration)时间逐渐缩短。

颧种植体的三维位置应在术前进行合理的规划,一旦颧种植体的位置不佳,可能导致无法控制的出血,眼眶及其周围肌肉软组织损伤,上颌窦损伤以及颧骨眶底骨折。静态导板可作为颧种植体植入时的辅助工具,但当患者的上颌严重萎缩,导板的固位和稳定就受到了挑战,对于这样的患者,可以选用计算机辅助动态导航技术。使用动态导航系统时,首先应进行配准。在口内植入配准钉,并进行 CBCT 检查,麻醉起效后放置导航参考架并使用工具进行配准。参考架及颧种植手机均放置追踪反光球,可以被光学定位仪自动捕捉以实现术中交互。受限于颧骨有限的宽度及周围解剖结构的复杂性,理想的颧种植体植入偏差应小于 1mm,但在临床中对偏差的控制仍具有挑战性,在术前规划中设置安全缘以降低术中并发症的发生尤为重要。同时,针对颧种植导航技术的临床应用精度也需要不断改进和提升,以适应各类型复杂患者的治疗需求。

第六节　颧种植体产品

颧种植体起初是在传统种植体的基础上将种植体的长度加长,后经过临床实践的改良加工,形成了独具特色的一种种植产品。不同品牌颧种植体的思路基本类似,但也有一些不同的特点。

一、Brånemark 颧种植体

(一) Brånemark 颧种植体概述

这套种植系统因牙种植创始人 Brånemark 教授率领团队发明并首先进行临床探索而得名,最初命名为 Nobelpharma 系统。Brånemark 种植系统包含有一套专门的颧种植体系统,即 Zygoma 系统,在目前几个颧种植系统中应用最为广泛。

Zygoma 系统的颧种植体为自攻螺旋式纯钛种植体,从 30mm 到 52.5mm 共 8 个不同长度。种植体前后具有不同的直径,近尖端 2/3 植入颧骨的部分,直径为 3.75mm,后 1/3 直径为 4.5mm。种植体头部成 45°,用来补偿颧骨到上颌骨连线与𬌗平面之间的倾斜角度,有其一系列专用器械和钻头。在牙槽嵴平面,种植体成角度的头部可与 Brånemark 系统的常规修复配件兼容。

（二）Brånemark 颧种植体分类

Brånemark 系统的颧种植体根据表面加工类型的不同,分为机械加工表面与 TiUnite 表面。

1. 机械加工表面　最早推出的颧种植体为机械加工表面,不带有任何表面处理,因为当时主流牙种植体也都是机械表面处理。颈部为外六角连接,可以配合使用颧种植体专用基台,而连接平面仍然是标准 Brånemark 种植系统的常规平台（regular platform,RP）。有 3mm 和 5mm 两个高度的直基台,2mm 和 3mm 两个高度 17° 角度基台,也配有颧种植体专用覆盖螺丝和愈合基台（图 1-6-1）。

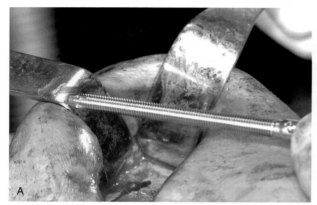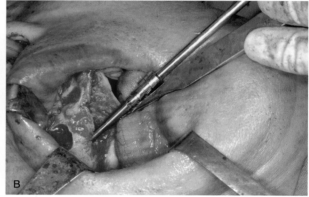

图 1-6-1　机械加工表面的 Brånemark 颧种植体
A. 全貌　B. 颧种植体植入术中

2. TiUnite 表面　TiUnite 是一种通过阳极火花氧化工艺制造而成的多孔、粗糙程度适中（半径约 1.3μm）的钛氧化合物（TiO_2）表面,高度晶体化并富含磷酸盐,呈现出一种没有尖锐轮廓的微结构晶相,表面均匀分布着大小只有数微米的小孔。测试证明,与机械种植体相比,TiUnite 表面可促进骨快速生成,提高种植体的骨结合速度（图 1-6-2）。

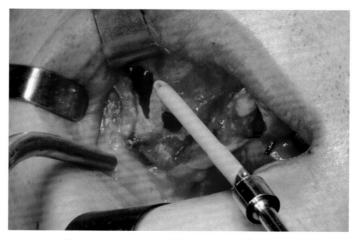

图 1-6-2　TiUnite 表面 Brånemark 颧种植体

二、Southern Implant 颧种植体

Southern Implant 颧种植体是一种自攻螺纹式纯钛种植体(四级钛),长度为 35~60mm,头部成 55° 是 Southern Implant 颧种植体的特色,这一设计代偿了植体倾斜植入的角度,有利于上部修复。

Southern Implant 颧种植体分为 ZYG、ZYGAN、ZYGEX 和 ONC 四个类型。

(1)ZYG 型颧种植体:整个长度都是螺纹结构,颈部直径 4.3mm,外六角连接。长度有 35mm、37.5mm、40mm、42.5mm、45mm、47.5mm、50mm、52.5mm、55mm、60mm。

(2)ZYGAN 型颧种植体:种植体螺纹颈部直径也为 4.3mm,中部无螺纹结构,尖端较窄,直径为 3.4mm,由四级钛(UTS 920MPa)制成。其长度有 30mm、35mm、37.5mm、40mm、42.5mm、45mm、47.5mm、50mm、52.5mm、55mm、60mm。

(3)ZYGEX 型颧种植体:种植体尖端同 ZYGN 型一样,也带有螺纹且较窄(直径 3.4mm),也是由四级钛(UTS 920MPa)制成,但与 ZYGN 型不同的是,ZYGEX 型颈部无螺纹结构。其长度有 30mm、35mm、37.5mm、40mm、42.5mm、45mm、47.5mm、50mm、52.5mm、55mm。

(4)ONC 型颧种植体:只有尖端带有螺纹结构,颈部无螺纹结构。长度有 27.5mm、32.5mm、37.5mm、42.5mm、47.5mm。

三、NORIS 颧种植体

NORIS 是来自以色列的种植系统,也有一套专为上颌骨严重萎缩患者而设计的颧种植体系统。为获得在颧骨内良好的固位,NORIS 种植体顶端的螺纹设计较为锋利,长度分别有 30mm、32.5mm、35mm、37.5mm、40mm、42.5mm、45mm、47.5mm、50mm、52.5mm、55mm、57.5mm、60mm,颈部设计为 2.43mm 高度的内六角连接。种植体材质为五级钛(Ti-6Al-4V ELI),表面处理采用的是可吸收喷砂介质,这一表面处理过程中使用的介质是磷酸钙,它具有极高的可再吸收性和生物相容性,使用磷酸钙作为喷砂材料避免了用强酸去除残留喷砂介质的需要,同时使这一表面的种植体有更好的骨传导性。经 RBM 表面处理的种植体具有更好的骨传导性。

四、JDZygoma 颧种植体

JDZygoma 种植体的长度有 30mm、35mm、37.5mm、40mm、42.5mm、45mm、47.5mm、50mm、52.5mm,颈部不带有角度,种植体与基台的连接方式为内六角连接。为获得较好的种植体初期稳定性,植体尖端直径设计为 2.0mm。

五、Zygoma GM™ 颧种植体

Zygoma GM™ 颧种植体采用 16° 莫氏锥度连接,种植体尖端螺纹深度逐渐增加,直径为 4.0mm,长度有 30mm、35mm、37.5mm、40mm、42.5mm、45mm、47.5mm、50mm、52.5mm、55mm。

六、ZSI 颧种植体

ZSI 颧种植体是一段式种植体,尖端为螺纹结构,中间为光滑部分,在基台下方有一个可以弯曲的区域,口腔种植科医师在植入 ZSI 颧种植体后,可以用手调整基台到合适的角度。

七、Straumann ZAGA™ 颧种植体

ZAGA™ 颧种植体对传统颧种植体的外形设计进行了一定的改良。该种植体尖端直径更小,为 3.4mm,适用于颧骨较薄的患者。当在一侧颧骨内设计植入 2 枚种植体时,降低了对颧骨宽度的要求和颧骨骨折风险。种植体尖端为锥形设计,增加了种植体在颧骨内的锚固,但在穿出颧骨骨密质的最尖端设计为圆形光滑面,以保护覆盖其表面的软组织。颧种植体仅在种植体根尖进入颧骨段区域设计为粗糙表面涂层,其他部分均为机械光滑表面。颧种植体中间段,即上颌窦段设计为光滑表面,是为了减少种植体与软组织的摩擦。为了实现牙槽嵴段的骨结合,种植体牙槽嵴段设计为微螺纹形态,种植体颈部与基台为 55° 的外六角连接。

ZAGA™ 颧种植体有 ZAGA™ Round 和 ZAGA™ Flat 两种类型。ZAGA™ Round 种植体为传统圆柱状,而 ZAGA™ Flat 的牙槽嵴段和中间段一侧为平面,形成一个半圆形截面。ZAGA™ Flat 设计的初衷是,当颧种植体的颈部和体部置于上颌骨外侧时(如 ZAGA Ⅳ 型),平面部分放置于颊侧,这样的半圆形截面可以减少种植体对软组织和血管的挤压,此时种植体颈部颊侧同样没有螺纹,为光滑的钛表面,以减少后期细菌的污染。

（吴轶群　周梦琪　易颖煜）

▶ **参考文献** ⋯⋯⋯⋯⋯⋯⋯⋯⋯⋯⋯⋯⋯⋯⋯⋯⋯⋯⋯⋯⋯⋯⋯⋯⋯⋯⋯⋯⋯⋯⋯⋯⋯⋯⋯⋯⋯⋯

1. BENIC G I, HÄMMERLE C H. Horizontal bone augmentation by means of guided bone regeneration. Periodontol 2000, 2014, 66 (1): 13-40.
2. ESPOSITO M, FELICE P, WORTHINGTON H V. Interventions for replacing missing teeth: augmentation procedures of the maxillary sinus. Cochrane Database Syst Rev, 2014 (5): CD008397.
3. DEL FABBRO M, WALLACE S S, TESTORI T. Long-term implant survival in the grafted maxillary sinus: a systematic review. Int J Periodontics Restorative Dent, 2013 Nov-Dec, 33 (6): 773-783.
4. MEIJER H J A, BOVEN C, DELLI K, et al. Is there an effect of crown-to-implant ratio on implant treatment outcomes？ A systematic review. Clin Oral Implants Res, 2018, 18 (Suppl 18): 243-252.
5. PJETURSSON B E, TAN W C, ZWAHLEN M, et al. A systematic review of the success of sinus floor elevation and survival of implants inserted in combination with sinus floor elevation. J Clin Periodontol, 2008, 35 (8 Suppl): 216-240.
6. JENSEN O T, SHULMAN L B, BLOCK M S, et al. Report of the sinus consensus conference of 1996. Int J Oral Maxillofac Implants, 1998, 13 Suppl: 11-45.
7. BUDIHARDJA A S, MÜCKE T. Bone management in dental implantology. Cham: Springer, 2019.
8. HERFORD A S, NGUYEN K. Complex bone augmentation in alveolar ridge defects. Oral Maxillofac Surg Clin North Am.

2015, 27 (2): 227-244.

9. NKENKE E, NEUKAM F W. Autogenous bone harvesting and grafting in advanced jaw resorption: morbidity, resorption and implant survival. Eur J Oral Implantol, 2014, 7 Suppl 2: S203-217.

10. SEED J D, ST PETERS B, POWER G A, et al. Cardiovascular responses during isometric exercise following lengthening and shortening contractions. J Appl Physiol (1985), 2019, 126 (2): 278-285.

11. TATUM H JR. Maxillary and sinus implant reconstructions. Dent Clin North Am, 1986, 30 (2): 207-229.

12. SUMMERS R B. A new concept in maxillary implant surgery: the osteotome technique. Compendium, 1994, 15 (2): 152-156.

13. SUMMERS R B. The osteotome technique: part 3 -less invasive methods of elevating the sinus floor. Compendium, 1994, 15 (6): 698-704.

14. LUNDGREN S, ANDERSSON S, GUALINI F, et al. Bone reformation with sinus membrane elevation: a new surgical technique for maxillary sinus floor augmentation. Clin Implant Dent Relat Res, 2004, 6 (3): 165-173.

15. HATANO N, SENNERBY L, LUNDGREN S. Maxillary sinus augmentation using sinus membrane elevation and peripheral venous blood for implant-supported rehabilitation of the atrophic posterior maxilla: case series. Clin Implant Dent Relat Res, 2007, 9 (3): 150-155.

16. RAMMELSBERG P, MAHABADI J, EIFFLER C, et al. Radiographic monitoring of changes in bone height after implant placement in combination with an internal sinus lift without graft material. Clin Implant Dent Relat Res, 2015, 17 Suppl 1: e267-e274.

17. NEDIR R, NURDIN N, KHOURY P, et al. Osteotome sinus floor elevation with and without grafting material in the severely atrophic maxilla. A 1-year prospective randomized controlled trial. Clin Oral Implants Res, 2013, 24 (11): 1257-1264.

18. NEDIR R, NURDIN N, ABI NAIM S, et al. Short implants placed with or without grafting into atrophic sinuses: the 5-year results of a prospective randomized controlled study. Clin Oral Implants Res, 2017, 28 (7): 877-886.

19. THOMA D S, ZELTNER M, HÜSLER J, et al. EAO Supplement Working Group4-EAOCC 2015 short implants versus sinus lifting with longer implants to restore the posterior maxilla: a systematic review. Clin Oral Implants Res, 2015, 26 Suppl11: 154-169.

20. JUNG R E, AL-NAWAS B, ARAUJO M, et al. Group 1 ITI consensus report: the influence of implant length and design and medications on clinical and patient-reported outcomes. Clin Oral Implants Res, 2018, 29 Suppl 16: 69-77.

21. TULASNE J F. Implant treatment of missing posterior dentition//Albrektsson T, Zarb G A. The Brånemark Osseointegrated Implant. Chicago: Quintessence, 1989: 103.

22. TULASNE J F. Osseointegrated fixtures in the pterygoid region//Worthington P, Brånemark P I. Advanced Osseointegration Surgery: Applications in the Maxillofacial Region. Chicago: Quintessence, 1992: 182.

23. ARAUJO R Z, SANTIAGO JÚNIOR J F, CARDOSO C L, et al. Clinical outcomes of pterygoid implants: systematic review and Meta-Analysis. J Craniomaxillofac Surg, 2019, 47 (4): 651-660.

24. GUTIÉRREZ MUÑOZ D, OBRADOR ALDOVER C, ZUBIZARRETA-MACHO Á, et al. Survival rate and prosthetic and sinus complications of zygomatic dental implants for the rehabilitation of the atrophic edentulous maxilla: a systematic review and meta-analysis. Biology (Basel), 2021, 10 (7): 601.

25. APARICIO C, MANRESA C, FRANCISCO K, et al. Zygomatic implants: indications, techniques and outcomes, and the zygomatic success code. Periodontol 2000, 2014, 66 (1): 41-58.

26. 王杰秀, 安超. 全球老龄化: 事实、影响与政策因应. 社会保障评论, 2018, 2 (04): 16-32.

27. 王兴等. 第四次全国口腔健康流行病学调查报告. 北京: 人民卫生出版社, 2018.

28. 孟焕新. 牙周病学. 5 版. 北京: 人民卫生出版社, 2020.

29. KASSEBAUM N J, SMITH A G C, BERNABÉ E, et al. GBD 2015 Oral Health Collaborators. Global, regional, and national prevalence, incidence, and disability-adjusted life years for oral conditions for 195 countries, 1990-2015: a systematic analysis for the global burden of diseases, injuries, and risk factors. J Dent Res, 2017, 96 (4): 380-387.

30. 中华人民共和国卫生部. 全国学生龋病、牙周疾病流行病学抽样调查. 北京: 人民卫生出版社, 1987.

31. 全国牙病防治指导组. 第二次全国口腔健康流行病学抽样调查. 北京: 人民卫生出版社, 1999.

32. 齐小秋. 第三次全国口腔健康流行病学调查报告. 北京: 人民卫生出版社, 2008.

33. BORRELL L N, BURT B A, TAYLOR G W. Prevalence and trends in periodontitis in the USA: the [corrected] NHANES, 1988 to 2000. J Dent Res, 2005, 84 (10): 924-930.

34. HUGOSON A, SJÖDIN B, NORDERYD O. Trends over 30 years, 1973-2003, in the prevalence and severity of periodontal disease. J Clin Periodontol, 2008, 35 (5): 405-414.

35. ISHIMARU M, ONO S, YASUNAGA H, et al. Projected future distribution of dentists in Japan. J Public Health Dent, 2016, 76 (3): 241-248.

36. FEINE J S, CARLSSON G E, AWAD M A, et al. The McGill consensus statement on overdentures. Mandibular two-implant overdentures as first choice standard of care for edentulous patients. Gerodontology, 2002, 19 (1): 3-4.

37. BRÅNEMARK P I, ADELL R, ALBREKTSSON T, et al. An experimental and clinical study of osseointegrated implants penetrating the nasal cavity and maxillary sinus. J Oral Maxillofac Surg, 1984, 42 (8): 497-505.

38. BEDROSSIAN E, STUMPEL L 3RD, BECKELY M L, et al. The zygomatic implant: preliminary data on treatment of severely resorbed maxillae. A clinical report. Int J Oral Maxillofac Implants, 2002, 17 (6): 861-865.

39. BRÅNEMARK P I, GRONDAHL K, OHRNELL LO, et al. Zygoma fixture in the management of advanced atrophy of the maxilla: technique and long-term results. Scand J Plast Reconstr Surg Hand Surg, 2004, 38 (2): 70-85.

40. APARICIO C, MANRESA C, FRANCISCO K, et al. The long-term use of zygomatic implants: a 10-year clinical and radiographic report. Clin Implant Dent Relat Res, 2014 Jun, 16 (3): 447-459.

41. BOTHUR S, JONSSON G, SANDAHL L. Modified technique using multiple zygomatic implants in reconstruction of the atrophic maxilla: a technical note. Int J Oral Maxillofac Implants, 2003, 18 (6): 902-904.

42. APARICIO C, MANRESA C, FRANCISCO K, et al. Zygomatic implants placed using the zygomatic anatomy-guided approach versus the classical technique: a proposed system to report rhinosinusitis diagnosis. Clin Implant Dent Relat Res, 2014, 16 (5): 627-642.

第二章

颧种植的解剖学基础

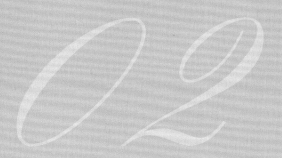

颧种植手术要求术者对相关的重要解剖结构具有清晰的认识。本章从临床实际出发,对颧骨、上颌骨、上颌窦、眼眶以及周围重要的血管、神经、间隙等结构进行描述。

第一节　颧　　骨

颧骨是坚硬的面骨之一,位于面中部的两侧,近似菱形,左右各一,介于额骨与上颌骨之间,是决定面中 1/3 轮廓和外形的主要骨骼(图 2-1-1)。颧骨分别与上颌骨、额骨、蝶骨和颞骨相连,参与构成眶外侧壁、眶底、颞窝、颞下窝以及颧弓(图 2-1-2)。颧骨骨质致密,其与上颌骨的连接部较宽,能为颧种植体植入提供良好的解剖条件(图 2-1-3)。

一、形态

颧骨的解剖结构可分为一个体部、三个突起和五个边缘,其中体部又由三面构成。颧骨宽度个体差异较大,不同部位厚薄不一(图 2-1-4~ 图 2-1-7)。

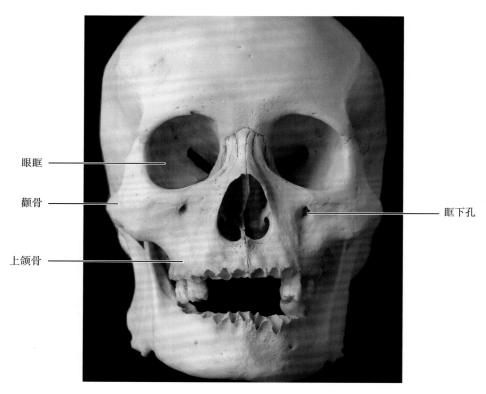

眼眶

颧骨

上颌骨

眶下孔

图 2-1-1　颅前面观

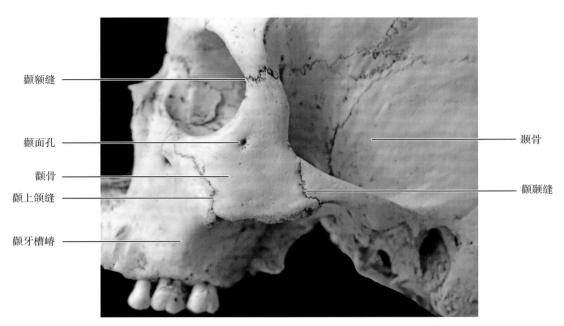

颧额缝

颧面孔

颧骨

颧上颌缝

颧牙槽嵴

颞骨

颧颞缝

图 2-1-2　颅侧面观

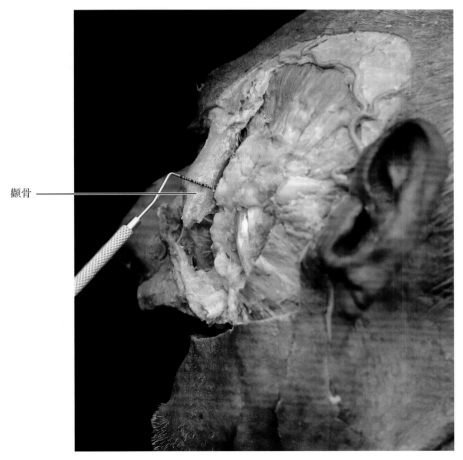

颧骨

图 2-1-3　颧骨骨质（截面）

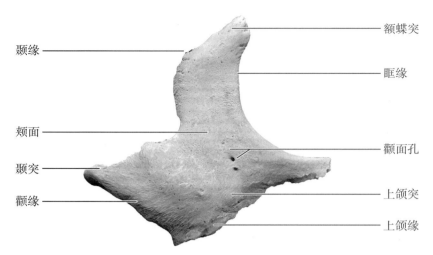

颞缘

额蝶突

眶缘

颊面

颧面孔

颞突

颧缘

上颌突

上颌缘

图 2-1-4   右颧骨外面观

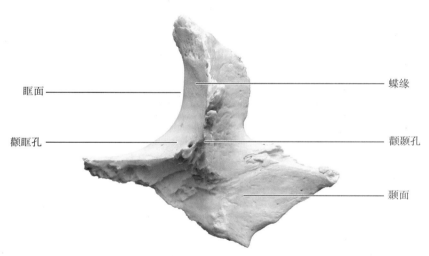

眶面

颧眶孔

蝶缘

颧颞孔

颞面

图 2-1-5   右颧骨内面观

1. 三面

（1）颊面：朝向前外侧，表面隆突，靠近眶缘处有颧面孔（常为 1~2 个，偶有缺如），有颧神经的颧面支通过，分布于颧面部的皮肤。此面前部有颧小肌，后部有颧大肌附着。

（2）颞面：面向后内侧，骨面凹陷。前方粗糙，与上颌骨相连。后方凹陷，参与构成颞窝的前壁和颞下窝的外侧壁。此面靠近额蝶突根部有颧颞孔，有颧神经的颧颞支通过。

（3）眶面：平滑凹陷，参与构成眶底的前外侧部及眶外侧壁。眶面有颧眶孔，为颧骨管的入口。颧神经通过颧眶孔进入颧骨管，分为颧面支和颧颞支，分别出颧面孔与颧颞孔。

2. 三突

（1）上颌突：宽大，与上颌骨的颧突相连，形成颧上颌缝，参与构成眶底的一部分。

（2）额蝶突：呈锯齿状，与额骨的颧突相连，形成颧额缝，参与构成眶外侧壁的一部分，向后与蝶骨大翼相连。

（3）颞突：扁平，向后与颞骨的颧突构成颧弓，形成颞颧缝。

3. 五缘

（1）前上缘（眶缘）：光滑凹陷，形成眶下外侧缘。

（2）前下缘（上颌缘）：与上颌骨相接。

（3）后上缘（颞缘）：上段凸隆，下段凹陷，构成颧弓上缘的一部分。

（4）后下缘（颧缘）：构成颧弓下缘的一部分，有咬肌附着。

（5）后内缘（蝶缘）：呈锯齿状，后接蝶骨大翼，下接上颌骨眶面。

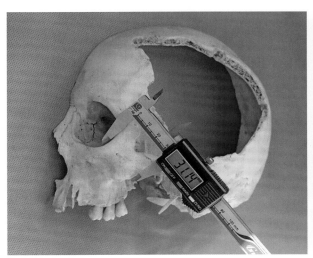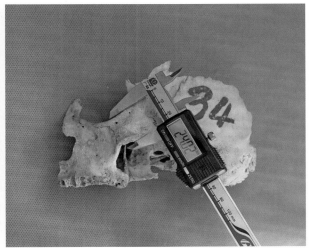

图 2-1-6　颧骨宽度测量

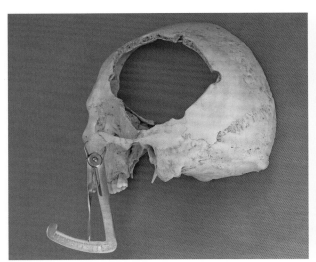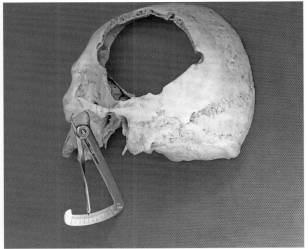

图 2-1-7　颧骨厚度测量

二、颧上颌支柱

颧骨与咀嚼功能相关,参与构成颧上颌支柱,又称颧突支柱,传导第一磨牙区的咀嚼压力。该咀嚼压力起于上颌第一磨牙区的牙槽突,沿颧牙槽嵴上行达颧骨后分为两支,一支向上沿颧骨额蝶突至额骨,另一支向后经颧弓至颅底(图 2-1-8)。

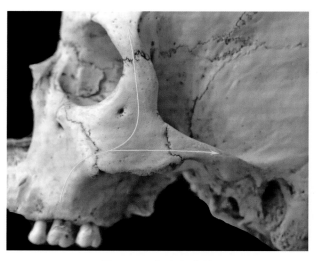

图 2-1-8   颧上颌支柱

第二节   上   颌   骨

上颌骨为面中部主要支撑骨骼,左右各一,形态不规则,可分为"一体四突",即上颌体与颧突、额突、腭突、牙槽突(图 2-2-1,图 2-2-2)。上颌体可分为前面、后面、上面、内面及其内部的上颌窦。其中颧突、牙槽突和上颌窦与颧种植关系密切。

一、形态

1. 上颌体四面

(1)前面:上界为眶下缘,下界移行于牙槽突,内界为鼻切迹,后界为颧突及颧牙槽嵴。

(2)后面:又称颞下面,朝向后外,形成颞下窝的前壁,后下部为上颌结节。颧牙槽嵴为上颌体后面与前面在外侧的移行处。

(3)上面:又称眶面,构成眶下壁的大部分。

(4)内面:又称鼻面,构成鼻腔外侧壁。

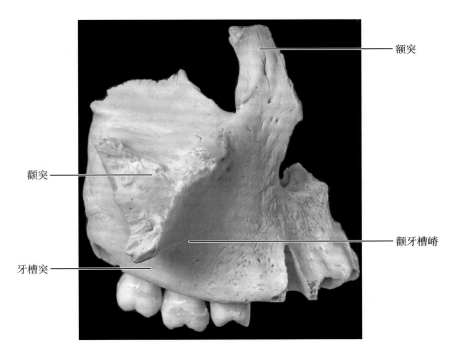

图 2-2-1 上颌骨外面观

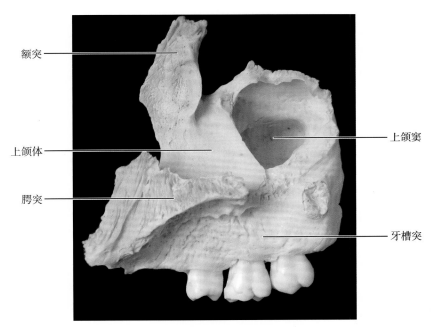

图 2-2-2 上颌骨内面观

2. 四突

（1）颧突：上颌体向外上的锥状突起，与颧骨相接，向下至第一磨牙处形成颧牙槽嵴（见图2-2-1）。

（2）牙槽突：又称牙槽骨，为上颌骨包绕牙根的突起部分，形成上颌牙弓，是上颌牙的支持结构（见图2-2-1，图2-2-2）。

（3）腭突：为水平骨板，与对侧上颌骨腭突在中线相接，参与构成鼻腔底部和大部分口腔顶部（见图2-2-2）。

(4)额突：位于上颌体的内上方，与额骨、鼻骨和泪骨相接。

二、上颌窦

1. 形态   上颌窦位于上颌体内，左右各一，通常左右不对称，是最大的鼻旁窦。上颌窦腔平均高36~45mm、宽 25~35mm、长 38~45mm，平均体积为 12~15mL。窦腔呈四角锥形，包括尖端、4 个侧面和底部，尖端指向上颌骨颧突，4 个侧面分别为前壁、后壁、上壁和底壁，锥体的底为内侧壁。

(1)前壁：又称前外侧壁，为上颌体的前面，中央部分略凹陷处称为尖牙窝。在尖牙窝上方有眶下孔，位于眶下缘中点下方约 0.5cm 处，为眶下管的开口，眶下神经、血管由此孔穿出。

(2)后壁：又称后外侧壁，为上颌体的后面，与颞下窝和翼腭窝毗邻。前外侧壁和后外侧壁统称为外侧壁。

(3)上壁：对应于眼眶的眶底，眶下管由此通过，其中有眶下神经、血管走行。

(4)底壁：由牙槽突和部分硬腭组成。上颌第一磨牙牙根距窦底最近，有时与上颌窦腔仅有一层菲薄的骨质相隔，有时甚至直接位于上颌窦黏膜下，临床中拔牙时可能会造成口腔上颌窦瘘。

(5)内侧壁：内侧壁为中鼻道和下鼻道外侧壁的大部分。内侧壁上方有开口通向中鼻道的半月裂孔，通过周围黏膜的纤毛螺旋运动将窦腔内的分泌物排向中鼻道。该窦口距窦底的平均高度为(28.7 ± 5.5)mm。当上颌窦开口阻塞时，会引起上颌窦炎(图 2-2-3)。

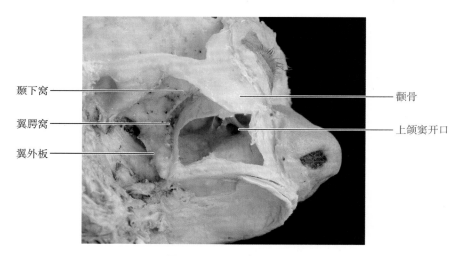

颞下窝　　　　　　　　　　　　　　　　　　　　　　　　颧骨

翼腭窝　　　　　　　　　　　　　　　　　　　　　　上颌窦开口

翼外板

图 2-2-3   上颌窦开口

2. 黏膜   上颌窦黏膜(也称 Schneiderian 膜)(图 2-2-4)通过上颌窦开口与鼻腔黏膜连续，其厚度为 0.3~0.8mm。正常的上颌窦黏膜表面光滑平整，窦底黏膜最厚。吸烟患者的上颌窦黏膜会萎缩变薄，容易撕裂。慢性上颌窦炎患者的上颌窦黏膜常增厚，其厚度可达正常时厚度的 10~15 倍，黏膜弹性下降，质地变脆，从而增加了上颌窦黏膜剥离的难度，容易造成黏膜穿孔。

经典的 Brånemark 颧种植术需在上颌窦的外侧壁靠近颧牙槽嵴的部位开 5~10mm 的骨窗，将上颌窦黏膜剥离(图 2-2-5，图 2-2-6)。值得注意的是，术中需同时彻底剥离上颌窦底和上颌窦尖端(指向上颌骨颧突的部位)的黏膜。前者可以避免颧种植体窝洞制备时损伤黏膜,造成黏膜穿孔。后者为颧种植体进入颧骨的入点,种植体通过该部位进入上颌骨颧突,再穿入与上颌骨颧突相连的颧骨的上颌突,最终到达颧骨的体部。

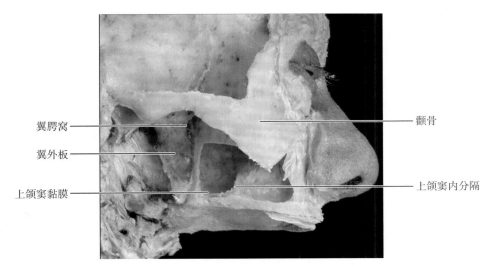

翼腭窝
翼外板
上颌窦黏膜
颧骨
上颌窦内分隔

图 2-2-4　上颌窦黏膜

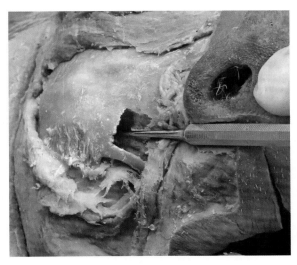

图 2-2-5　分离上颌窦黏膜

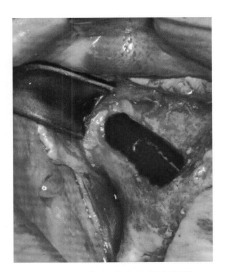

图 2-2-6　术中分离上颌窦黏膜

　　3. 分隔　上颌窦内分隔是存在于上颌窦壁的骨密质突起,位于上颌窦底壁或侧壁,形状类似于倒置的哥特式弓,多为颊腭向走行。上颌窦内分隔结构会影响上颌窦黏膜的完整剥离,虽然在颧种植手术时并不强调一定要确保上颌窦黏膜的完整性,这是考虑到在颧种植体扩孔过程中,有时很难保证不损伤上颌窦黏膜。尽管如此,在临床操作中还是要谨慎地完成上颌窦黏膜的剥离,减少可能的上颌窦内感染风险。可以通过术前的影像学检查明确分隔的位置、形态和大小,为手术做好准备(图 2-2-7)。

4. 血供　上颌窦外侧壁血供主要来源于眶下动脉、上牙槽后动脉及两者在外侧壁的骨内、外动脉吻合支（图2-2-8，图2-2-9）。Kang等的研究表明，上颌窦外侧壁血管下界到上颌窦底和牙槽嵴顶的距离均值分别为8.25mm和17.03mm。31%的上颌窦外侧壁血管下界到牙槽嵴顶距离小于15mm，另外69%超过15mm。6.6%的上颌窦外侧壁血管位于外侧壁颊侧浅表面，64.3%位于上颌窦前外侧骨壁内，29.1%位于上颌窦腔内。62.2%的血管直径不超过1mm，另外37.8%超过1mm。当术前CBCT检查发现血管直径大于3mm，且位于颧种植体入路不可避让的上颌窦外侧壁内面时，应在术前做好术中止血准备，可考虑采

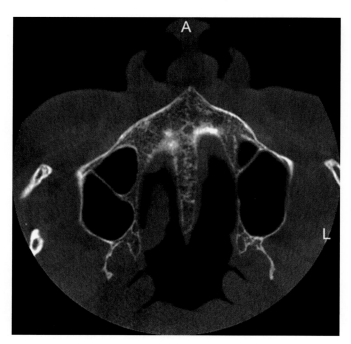

图2-2-7　CBCT图像显示上颌窦内分隔

用局部骨蜡填塞、电凝或结扎的方法。过于粗大的血管应当引起临床医师的重视，术中应尽量避免对动脉产生损伤，降低出血发生率（图2-2-10）。

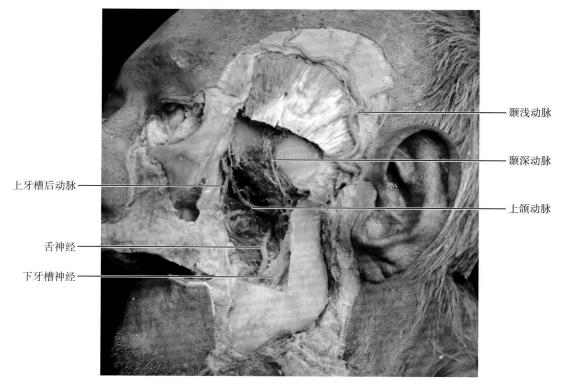

图2-2-8　上牙槽后动脉

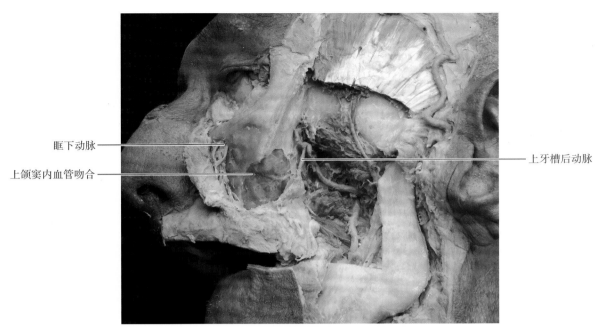

眶下动脉

上颌窦内血管吻合

上牙槽后动脉

图 2-2-9　上颌窦侧壁开窗可见上颌窦内血管

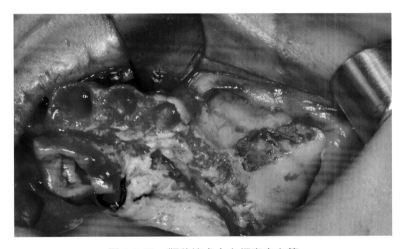

图 2-2-10　颧种植术中上颌窦内血管

第三节　眼　　眶

　　眼眶对称分布于颅前正中线的两侧,由颧骨、上颌骨、额骨、腭骨、蝶骨、筛骨和泪骨 7 块骨所组成,为近似的四棱锥状骨腔,底部为眶缘所构成的面,眶尖指向后内,并有眶顶、眶底、眶内壁和眶外侧壁四壁(图 2-3-1)。其中眶外侧壁、眶底以及眶脂体与颧种植密切相关。

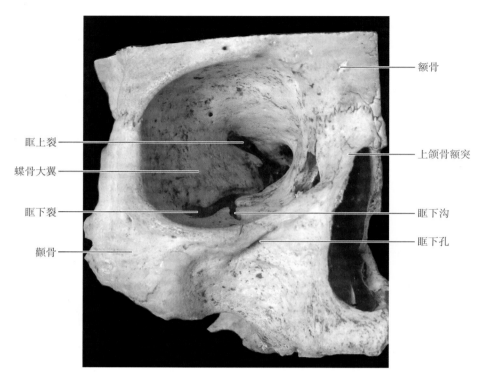

图 2-3-1   眼眶

一、眶外侧壁

眶外侧壁由颧骨和蝶骨构成。颧骨的眶面形成前 1/3 部,蝶骨大翼形成后 2/3 部。眶外侧壁上有颧眶孔,有颧神经通过。

眶下裂位于眶外侧壁与眶底之间,是上颌骨眶面、颧骨眶面和蝶骨大翼间的裂隙。眶下裂前方与颞下窝相通,后方与翼腭窝相通,主要有上颌神经、眶下动脉和眼下静脉至翼丛的分支经过。

二、眶底

眶底近似三角形,由上颌骨、颧骨和腭骨构成。上颌骨的眶面构成其中心区的大部分,颧骨的眶面构成其前外侧部,腭骨的眶突构成后部的小三角区。

眶底下方为上颌窦,两者间的骨壁很薄,仅为 0.5~1.0mm。眶底有上颌骨的眶下沟,自后部的眶下裂向前、内、下通眶下管,该管以眶下孔开口于上颌骨的前面,有眶下神经和血管自孔内穿出。眶底与眶下缘并非在同一水平面上,而是低于眶下缘平面,如果颧种植体植入时仅参考眶下缘平面,容易造成种植体尖端进入眶内(图 2-3-2)。

三、眶脂体

眶脂体是眶内容物的主要部分之一,眼眶内各结构间的间隙被眶脂体所充填,眶内血管、神经和眼外肌埋藏于脂肪组织中。这些脂肪组织有助于减轻和缓解外力对眼球和视神经的压力,是眶内各结构的重要保护装置。

颧种植术中,通过上颌窦进入颧骨时,如果种植钻头或者颧种植体植入角度不当,会通过菲薄骨壁进入眼眶,损伤眶内容物。钻头或种植体首先进入的是眶脂体,因此眶脂体在颧种植术中对眼球及其他重要结构起到一定的保护作用,但如果深入过多,则有可能对眼球、眼外肌等重要结构产生损伤,因此在颧种植术中,应该注意种植方向,以免进入眶内(图 2-3-3,图 2-3-4)。

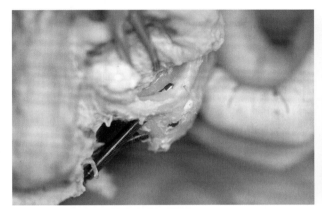

图 2-3-2　在尸体模型上种植体顶端入眶,注意眶底呈浅碟形

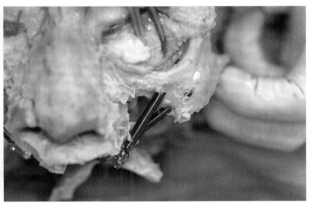

图 2-3-3　颧种植尖端突破眶底

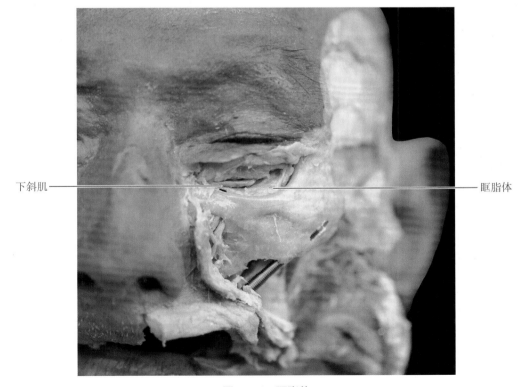

下斜肌 ——————　　　　　　　　　　　　—— 眶脂体

图 2-3-4　眶脂体

第四节　血管及神经

一、眶下动脉

眶下动脉起于上颌动脉,经眶下裂进入眶,沿眶下沟、眶下管前行,出眶下孔至面部,供应颊的前部、上唇根部及唇侧牙龈,并与上唇动脉和内眦动脉相吻合。眶下动脉在眶下管内发出上牙槽前动脉,经上颌窦前外侧壁的牙槽管至牙槽突供应上颌前牙、牙周组织及上颌窦黏膜(图2-4-1,图2-4-2)。

二、翼静脉丛

翼静脉丛或称翼丛,位于颞下窝内,分布于颞肌及翼内、外肌之间(图2-4-3)。翼静脉丛主要收集口腔颌面及眼部的静脉血,其血液主要向后外经上颌静脉汇入下颌后静脉,向前也可经面深静脉通入面静脉,向上通过卵圆孔网和破裂孔导血管等处的静脉,与海绵窦交通。

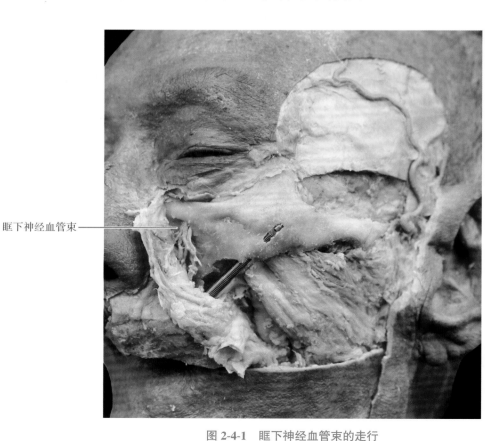

眶下神经血管束——

图 2-4-1　眶下神经血管束的走行

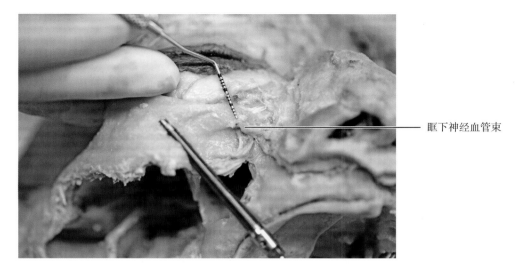

图 2-4-2　眶下神经血管束与植入颧种植体的位置关系

眶下神经血管束

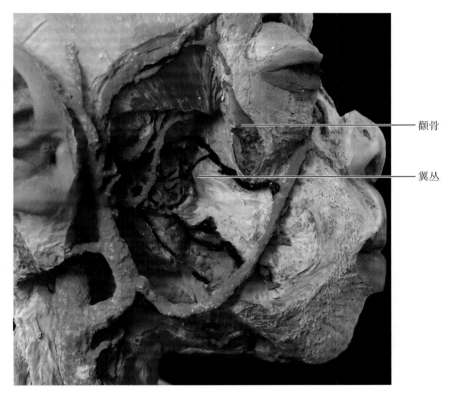

颧骨

翼丛

图 2-4-3　翼静脉丛

三、眶下神经

　　眶下神经为上颌神经的延续,向前经眶下裂入眶腔,再沿眶底的眶下沟和眶下管走行,在眶下管内发出上牙槽中神经及上牙槽前神经,最后经眶下孔至面部,其分支分布于下睑、鼻侧、面颊部和上唇等部位的皮肤。颧种植体植入术中向上剥离软组织看到眶下神经血管束即可停止,防止眶下神经损伤,以免引起同侧下睑、眶下区及上唇麻木(图 2-4-4)。

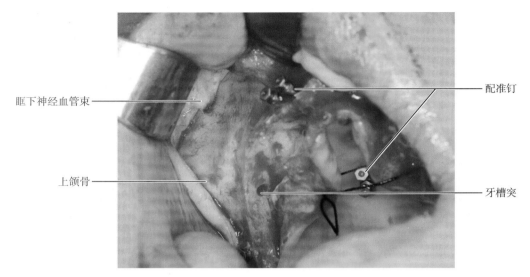

眶下神经血管束

上颌骨

配准钉

牙槽突

图 2-4-4   术中翻瓣暴露眶下神经血管束

四、颧神经

颧神经是上颌神经的分支,自翼腭窝处起自上颌神经后,经眶下裂入眶,穿过眶外侧壁上的颧眶孔进入颧骨管,分为颧颞支和颧面支,分布于颧、颞部皮肤(图 2-4-5,图 2-4-6)。颧神经还借交通支将来源于面神经的副交感神经节后纤维导入泪腺神经内,控制泪腺分泌。颧种植术中损伤颧神经是否会造成局部区域的永久麻木目前仍有争议,大部分的临床病例报道和解剖学研究认为,颧神经损伤会造成周围局部区域的短暂感觉异常,而永久性的麻木多由于眶下神经损伤所导致。由于个体之间颧面孔(图 2-4-7,图 2-4-8)的解剖差异较大,有学者对颧面孔的分布进行了分类。

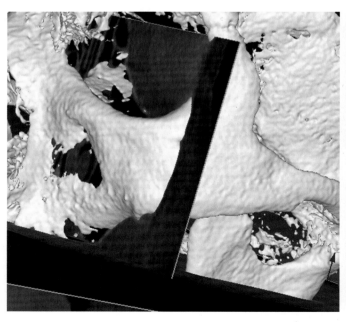
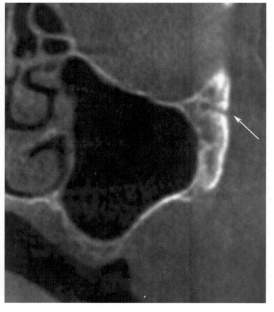

图 2-4-5   近眶缘处的颧面孔(内有颧神经的颧面支及血管通过)在 CBCT 上的表现(箭头示)

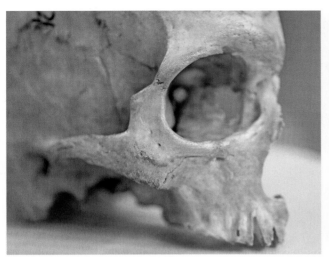
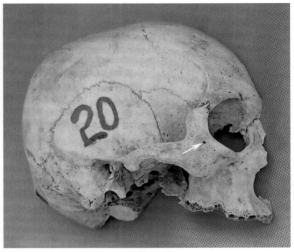

图 2-4-6　颧面孔，内有颧神经的颧面支及血管通过（箭头示）

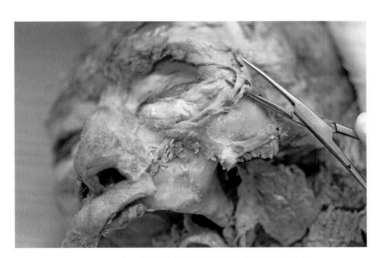

图 2-4-7　经过颧面孔的颧神经的颧面支及血管

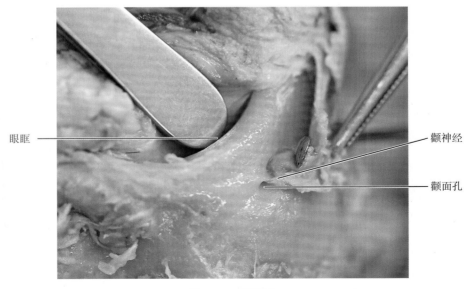

眼眶

颧神经

颧面孔

图 2-4-8　颧面支

五、腭前神经血管束

1. 腭前神经   又名腭大神经,为腭神经的分支,下行于翼腭管内,出腭大孔向前,分布于上颌后牙及尖牙的腭侧黏骨膜及牙龈。

2. 腭大动脉   腭降动脉经翼腭管下行,分支腭大动脉出腭大孔前行于硬腭的黏膜下组织内,分支供应硬腭黏膜及上颌腭侧牙龈(图2-4-9)。

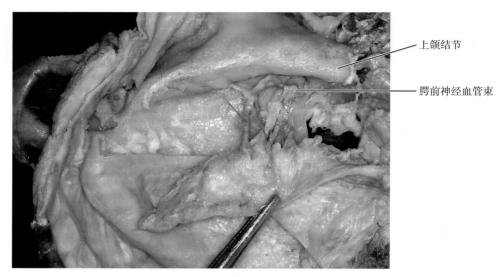

图 2-4-9   腭前神经血管束

（右侧标注）上颌结节

腭前神经血管束

第五节   间隙与颊脂垫

一、颞下间隙

颞下间隙又称颞下窝,前界为上颌结节及上颌颧突后面,后界为茎突及茎突诸肌,内界为蝶骨翼突外板的外侧面,外界为下颌支上份及颧弓,上界为蝶骨大翼的颞下面和颞下嵴,下界借助翼外肌下缘平面与翼下颌间隙分界(图2-5-1)。该间隙中的脂肪组织、上颌动静脉、翼静脉丛、三叉神经上颌支和下颌支的分支分别与颞、翼下颌、咽旁、颊、翼腭等间隙相通,还可借眶下裂、卵圆孔和棘孔分别与眶内、颅内通连,借翼静脉丛与海绵窦相通。颧种植术中应当心种植钻头角度不当,进入颞下间隙过深,而伤及颞下间隙内的组织。

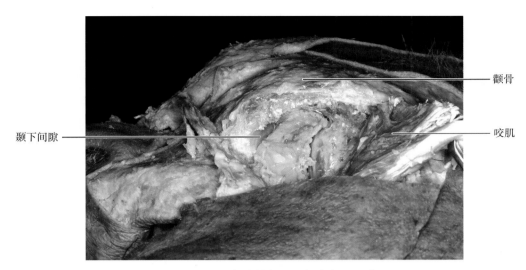

颧骨

咬肌

颞下间隙

图 2-5-1　颊脂垫与颞下间隙（下面观）

二、翼腭间隙

翼腭间隙又称翼腭窝，位于颞下窝的内侧，为一伸长的三角形间隙。前界为上颌骨体，后界为蝶骨翼突，上界为蝶骨大翼，内界为腭骨垂直板（图 2-5-2）。翼腭间隙内主要有上颌神经、翼腭神经节、上颌动脉的第三段及其分支。翼腭间隙向前经眶下裂通眼眶，向内经蝶腭孔通鼻腔，向外经翼上颌裂连通颞下间隙，向下经翼腭管通口腔，向后上经圆孔通颅腔。

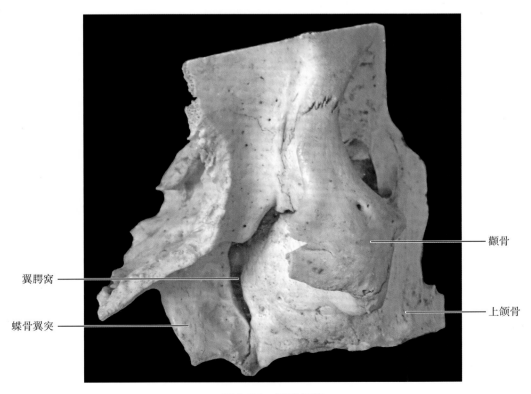

颧骨

上颌骨

翼腭窝

蝶骨翼突

图 2-5-2　翼腭间隙

三、颊脂垫

颊脂垫是一团由菲薄筋膜包被的脂肪团,是充满颊部的主要组织。颊脂垫位于颌面部诸间隙之内,可以分为 1 个体部和 4 个突起,分别为颊脂垫体部和颊突、翼突、翼腭突、颞突(图 2-5-3~ 图 2-5-5)。颊脂垫体部占据颞下间隙,颊突伸入颊间隙,翼突伸入翼颌间隙,翼腭突进入翼腭窝,颞突位于颞浅间隙内。在颧种植术中,如果种植钻头进入颞下窝,会先触及颊脂垫,备洞过程中可能会有脂肪组织带出(图 2-5-6~ 图 2-5-11)。

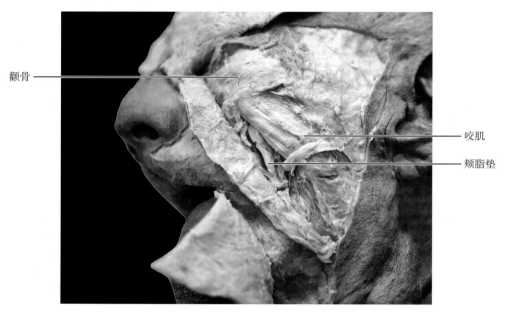

颧骨

咬肌

颊脂垫

图 2-5-3　颊脂垫与咬肌

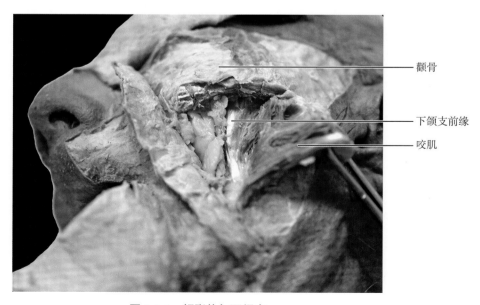

颧骨

下颌支前缘

咬肌

图 2-5-4　颊脂垫与下颌支

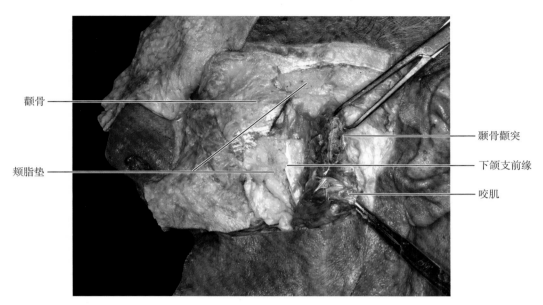

颧骨

颊脂垫

颞骨颧突

下颌支前缘

咬肌

图 2-5-5 颊脂垫与颧骨

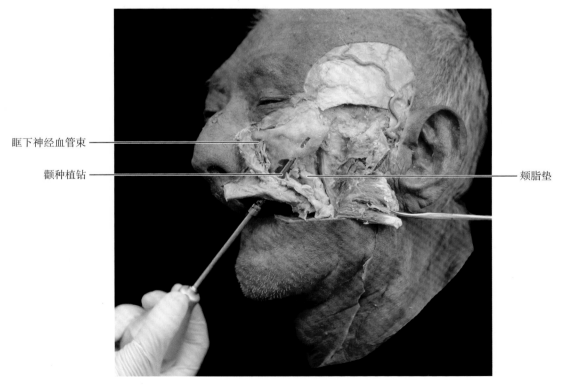

眶下神经血管束

颧种植钻

颊脂垫

图 2-5-6 颧种植体及其周围的解剖结构

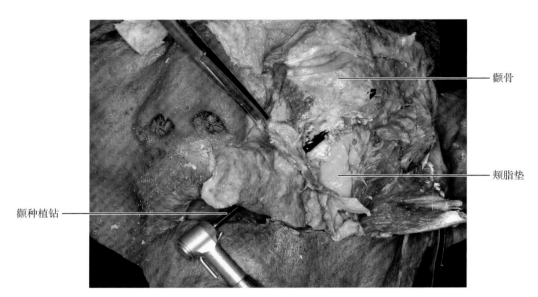

颧骨

颊脂垫

颧种植钻

图 2-5-7 颊脂垫与颧种植钻的位置关系

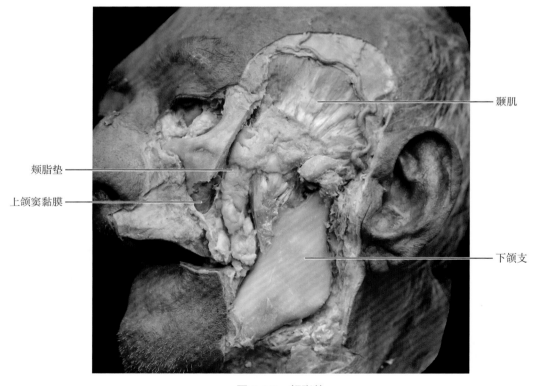

颞肌

颊脂垫

上颌窦黏膜

下颌支

图 2-5-8 颊脂垫

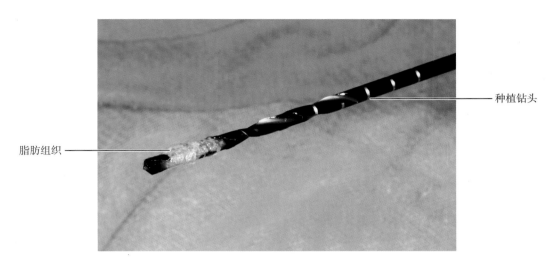

种植钻头

脂肪组织

图 2-5-9　颧种植术中带出颊脂垫中的脂肪

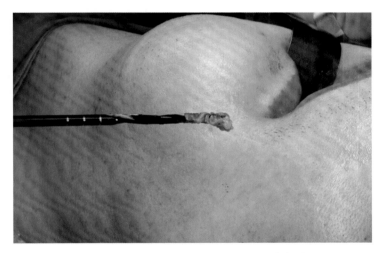

图 2-5-10　颧种植术中带出颊脂垫中的脂肪

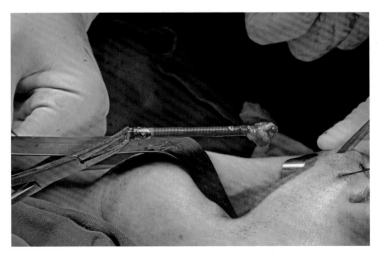

图 2-5-11　颧种植体植入后位置不佳退出，尖端带出脂肪组织

（王宁涛　纪荣明　王跃平　王少海）

▶ **参考文献** ···

1. 孙弘, 孙坚. 颧骨外科学. 上海: 第二军医大学出版社, 2000.
2. SUSAN STANDRING. Gray's Anatomy. 41st edition. Philadelphia: Elsevier, 2016.
3. 王美青. 口腔生理解剖学. 7 版. 北京: 人民卫生出版社, 2015.
4. LOUIE AL-FARAJE. Surgical and radiologic anatomy for oral implantology. Cham: Quintessence, 2013.
5. MOSBY. Mosby's medical dictionary. 10th ed. Amsterdam: Elsevier, 2016.
6. 纪荣明, 王少海. 口腔种植应用解剖实物图谱. 北京: 人民卫生出版社, 2015.
7. 王少海, 王宁涛. 上颌窦区种植应用解剖要点. 中国实用口腔科杂志, 2018, 11 (01): 1-4.
8. HADAR T, YANIV E, SHVILI Y, et al. Histopathological changes of the nasal mucosa induced by smoking. Inhal Toxicol, 2009, 21 (13): 1119-1122.
9. BRÅNEMARK P I, GRÖNDAHL K, OHRNELL L O, et al. Zygoma fixture in the management of advanced atrophy of the maxila: technique and long-term results. Scand J Plast Reconstr Surg Hand Surg, 2004, 38 (2): 70-85.
10. 李娜, 王虎, 任家银, 等. 上颌窦提升术中上颌窦解剖生理及病理的 CBCT 探讨. 中国口腔种植学杂志, 2012, 17 (03): 101-105-128.
11. KANG S J, SHIN S I, HERR Y, et al. Anatomical structures in the maxillary sinus related to lateral sinus elevation: a cone beam computed tomographic analysis. Clin Oral Implants Res, 2013, 24 Suppl A100: 75-81.

第三章

倾斜种植技术的生物力学基础及临床应用概述

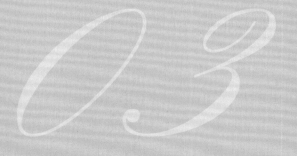

第一节   倾斜种植技术

一、概述

种植修复已成为临床恢复牙列缺失和缺损的常用方法之一。基于对天然牙受力的判断,早期人们认为植入牙槽骨内的种植体方向应模拟天然牙根的轴向,尽量垂直于牙槽嵴平面。这样在承受咬合力时,种植体受力方向就会与𬌗力方向一致,这种轴向受力最利于应力的分布,能将不良的侧向扭力降至最低,从而有利于种植体及上部修复体的长期成功。

临床中许多患者的局部牙槽骨并不具备轴向植入的条件。各种原因导致的牙槽骨吸收、上颌窦气化造成上下颌后牙区骨高度不足,给种植体的轴向植入带来困难。此时,需要采用骨移植方案,如上颌窦底提升植骨、自体骨移植等方法才能修复骨缺损。采用上述方法的缺点在于:①治疗周期较长,复杂病例从治疗开始到结束常常要 1 年以上;②患者就诊次数频繁;③各类自体骨移植手术存在供区并发症风险;④无牙颌患者缺牙时间延长,不能在短时间内恢复咀嚼功能和美观;⑤治疗费用高。

随着医学科学的发展,当人们评价某种治疗方案效果时,应基于术者和患者两方面。患者是治疗的对象,同时又是治疗评价的主体,患者的倾向是影响技术发展方向的重要因素。减小手术创伤、缩短治疗时间、降低治疗费用是患者评价治疗优劣的三大重要因素,也是临床医师选择方案时必须考虑的。

近年来,国外学者通过大量的基础研究和临床实践提出了倾斜种植的方法,其目的是在局部骨量不足的情况下,通过种植体倾斜植入,利用邻近一些区域的骨量来固位种植体,从而避免骨移植,最大限度地减少患者的手术痛苦,缩短治疗周期。就手术创伤及术后反应而言,其避免了骨移植的手术方案,对全身耐受能力较差的患者非常有利,为后牙区严重骨吸收提供了另一种种植修复的选择。

相对于轴向种植,倾斜种植技术广义上是一种带有倾斜角度的种植方式。2003 年,Maló 等首先提出了 All-on-4 理念,即在下颌后牙区骨高度不足的情况下,将 4 枚种植体植入无牙颌,其中包括 2 枚远中倾斜种植体和 2 枚近中轴向种植体,同时完成了即刻负载。All-on-4 设计利用倾斜种植技术,在骨量不足的情况下延长了种植体的长度,同时避免了损伤重要解剖结构。

二、上颌倾斜种植

上颌倾斜种植技术包括涉及上颌窦前壁的倾斜种植、颧种植和翼上颌倾斜种植三大类。

倾斜种植技术在上颌的应用主要是针对在上颌后牙区可用牙槽骨高度严重不足的情况下,充分利用上颌窦前壁及鼻旁,后方上颌结节、翼突等解剖结构倾斜植入种植体。当上颌严重萎缩时,也可利用颌面部的颧骨,通过倾斜植入特殊长度的种植体——颧种植体来获得固位。

倾斜植入的种植体长度一般在 12~20mm,长于常规轴向种植体。这样可以增加种植体 - 骨界面间的面积,有助于获得更好的初期稳定性,也是种植体长期稳定行使功能的保障之一。

在无牙颌患者中,倾斜种植技术的使用能够避让开一些重要解剖结构的限制,帮助实现即刻负载,缩短了患者无牙或配戴活动义齿的时间。

(一) All-on-4 技术

All-on-4 技术是在无牙颌前牙区植入 2 枚轴向种植体,在远中植入 2 枚倾斜种植体,并进行即刻负重(图 3-1-1)。当上颌后牙区骨高度不足,若不进行上颌窦底提升或牙槽嵴垂直骨增量时,很难将常规尺寸种植体放置在磨牙区位置,所以大部分 All-on-4 病例的远中植体设计在第一前磨牙、第二前磨牙之间或第二前磨牙区域,而最终修复体的远中会存在一个磨牙位的游离端。2019 年,Maló 等人报道了目前为止样本数最大,随访时间最长的上颌 All-on-4 临床预后。在对 1 072 位患者的 4 288 枚上颌种植体 5~13 年的随访显示,种植体累积留存率和成功率分别达到了 94.7% 和 93.9%,上部修复体的成功率达到了 99.2%。作者发现男性患者、患者有抽烟习惯和有过机械并发症这三个单因素与种植体的失败相关。种植体 5 年和 10 年的边缘骨吸收平均分别为 1.18mm 和 1.67mm。其中,与边缘骨吸收成正相关的单因素包括男性患者、患者抽烟、曾出现生物学并发症三项。种植体水平的生物学并发症(biological complication)发生率为 7.8%,临时过渡义齿机械并发症(mechanical complication)为 58.8%,最终修复体机械并发症为 7.3%。Balshi 等人进行了一项长达 6 年的回顾性分析,也发现轴向种植体和倾斜种植体的存留率均为 97.3%。

这些研究说明在跨牙弓一段式修复中倾斜种植体有很高的存留率。在边缘骨吸收(marginal bone loss,MBL)方面,多项研究报道和综述均显示轴向种植体与倾斜种植体的边缘骨吸收无差异。第 5 届欧洲骨整合学会(EAO)共识会认为,目前没有证据表明无牙颌中使用远中倾斜种植体会增加边缘骨吸收或种植体本身的失败风险。All-on-4 技术作为经典的倾斜种植体应用形式之一,现有的数据表明其中长期治疗效果可靠。

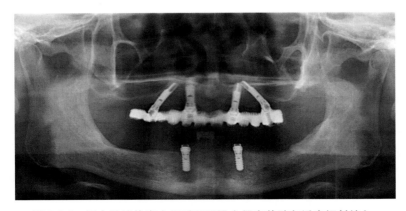

图 3-1-1 远中种植体在上颌后牙区沿上颌窦前壁向近中倾斜植入,
联合前牙区 2 枚常规轴向种植体完成上颌种植固定义齿修复

（二）V-Ⅱ-V技术

与下颌以骨密质为主不同，上颌牙槽骨骨松质比例高，有学者在All-on-4的基础上，针对上颌骨质条件差，但在上颌结节（maxillary tuberosity）区尚有一定骨量的情况下，提出了增加末端倾斜种植体的方法。Agliardi等人报道了V-Ⅱ-V种植修复技术，这一方法利用了上颌窦后壁、上颌结节的骨量，倾斜植入与𬌗平面成30°~45°的种植体，利用上颌窦前壁的骨量倾斜植入2枚种植体，同时在上颌前牙区轴向植入2枚种植体（图3-1-2）。在All-on-4种植体分布的后方增加了2枚倾斜种植体，消除了磨牙区的悬臂，使种植体的位置分布更加均匀，在咬合力集中区域的咀嚼力分布更为合理（图3-1-3）。

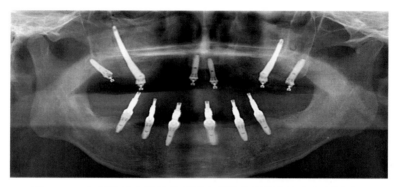

图3-1-2　上颌最远中种植体利用上颌结节骨量向远中倾斜植入，
结合双侧各1枚颧种植体和前牙区2枚常规种植体完成上颌种植固定义齿修复

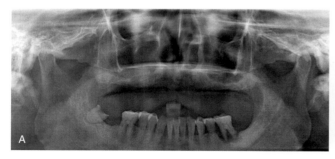
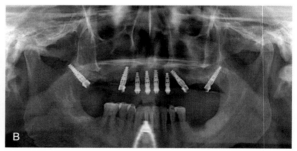

图3-1-3　无牙上颌严重骨萎缩的倾斜种植修复
A.术前全景片显示上颌前牙区和双侧上颌结节区有剩余可用骨量　B.利用上颌窦前壁前方和上颌结节区域骨量
植入4枚倾斜种植体，联合前牙区4枚轴向种植体完成上颌种植固定义齿修复

（三）翼种植技术（pterygoid implant）

Tulasne于1989年首次描述了翼种植技术，将长种植体穿过上颌结节，锚固在腭骨锥突和蝶骨翼突的骨密质上，从而获得良好的初期稳定性。Rodríguez等研究显示翼区骨密度比上颌结节区高139.2%。

翼上颌支柱又称翼突支柱，同颧上颌支柱一样，与咀嚼功能关系密切，是上颌骨的另一对支柱结构，磨牙区的咀嚼压力可以通过翼上颌支柱传递至颅底（图3-1-4）。该支柱结构是翼种植的骨性基础。

蝶骨翼突由内板和外板构成。内外板的前上部融合，下部分离形成翼切迹，其内有腭骨锥突（图3-1-5）。内外板之间的窝称翼窝，为翼内肌深头的起始处。翼外板为翼外肌下头的起始处。翼内板下端较尖并弯向外下方,形成翼钩,常作为翼种植的标志点(图3-1-6)。

　　腭骨为左右成对的L形骨板,分为水平和垂直两部分,水平部外侧缘与上颌骨牙槽突共同构成腭大孔,下表面有腭小孔。垂直部外侧面有翼腭沟与上颌体内面和蝶骨翼突前面的沟,共同形成翼腭管。水平与垂直部连接处向后外侧延伸有锥突,锥突参与构成翼窝底部。

　　翼突下部前面与上颌体后面连接,形成翼上颌缝。翼突上部前面与上颌体后面之间的裂隙称为翼上颌裂,上颌动脉经此处进入翼腭窝(图3-1-7)。腭降动脉在翼腭窝内从上颌动脉发出,经翼腭管下行,分支腭大动脉(图3-1-8)出腭大孔,供应硬腭黏膜及上颌腭侧牙龈,腭降动脉在翼腭管内还分出腭小动脉,出腭小孔向后行分布于软腭及腭扁桃体。腭神经分为前中后三支,于翼腭管内下行。腭前神经又名腭大神经,与腭大动脉伴行。腭中、后神经与腭小神经伴行。

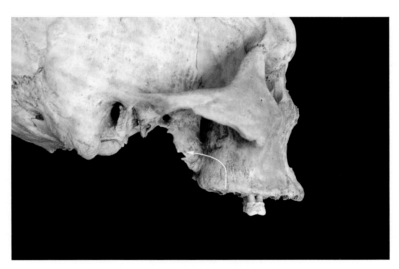

图 3-1-4　翼上颌支柱

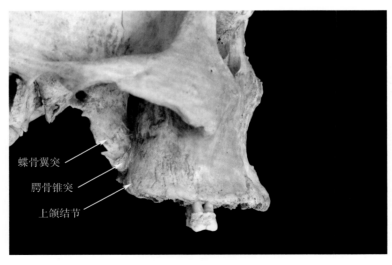

图 3-1-5　腭骨锥突

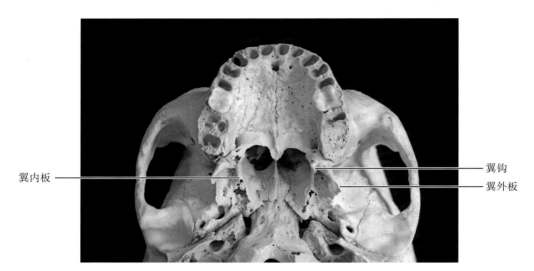

图 3-1-6　底面观

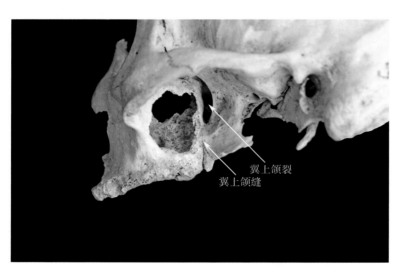

图 3-1-7　侧面观（上颌窦后壁打开）

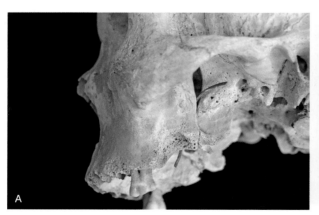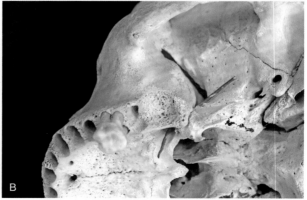

图 3-1-8　腭大动脉走行示意

A. 侧面观　B. 殆面观

　　Graves 等人选择在第二磨牙区附近定位,使用 2mm 扩孔钻加延长杆,备孔方向为向上后内方向。定位方法:触诊翼钩,将钻头指向该标志点外侧 5mm,同时与殆平面成约 45° 的夹角(图 3-1-9)。如果遵循正确的路径,扩孔钻将在 10~14mm 的深度遇到翼突上颌缝致密的骨密质,此时,钻头会明显减速,穿过翼突骨密质进入翼突窝后再加速。种植窝洞预备完成后,可使用深度探针进行探查,以选择合适长度的种植体。

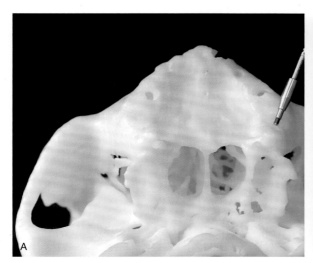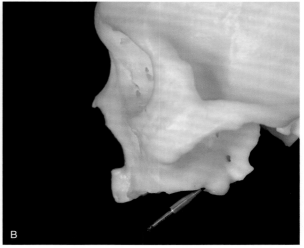

图 3-1-9　翼种植备孔方向
A. 后面观显示钻头由颊侧略偏向腭侧,即向内走向　B. 侧面观显示钻头与殆平面的夹角约为 45°

　　翼种植最常见的并发症是术中出血,术中出血可能是由于在植入或通过翼板钻孔时对翼肌的损伤,在种植体植入术后即能止血。Rodríguez 等报道的术中、术后和修复后并发症分别为:①术中,4 例出血,种植体植入后止血;3 例植入时疼痛。②术后,1 例腭神经感觉迟钝,持续 4 周;1 例翼上颌区疼痛。③修复后,1 例磨牙症导致双侧翼种植体和前磨牙区种植体折断;3 例磨牙症导致修复体折断。Nocini 等报道了 1 例种植体进入颞下窝的病例。Dryer 等报道了 1 例种植体进入到翼窝的病例。笔者单位接诊了一例外院行翼种植,种植体进入颞下窝的病例,后对其实施了种植体探查取出术(图 3-1-10)。

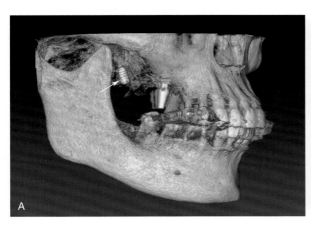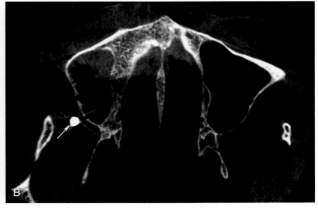

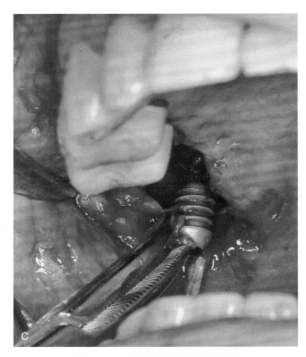

图 3-1-10   翼种植体进入颞下窝
A. CBCT 三维重建显示右侧翼种植体发生移位   B. CBCT 横断面显示种植体位于颞下窝   C. 术中取出

Araujo 等对翼种植体治疗上颌后牙萎缩患者的临床效果进行了系统回顾。研究共纳入 634 例患者,1 893 枚翼种植体,随访时间为 12~132 个月。植入物长度从 13mm 到 20mm 不等,平均种植留存率为 94.87%,大多数植入物失败的发生是在种植手术后 6 个月以及种植体负载之前。该研究证明,翼种植体可有效应用于上颌后牙萎缩患者,但此项系统性回顾纳入的均为回顾性研究,需要更多的前瞻性临床研究进一步证明翼种植的安全性和可靠性。

翼种植避免了上颌窦底提升术和骨移植物的使用,由于翼种植体入点位于第二磨牙附近,可以消除悬臂,同时骨密质的锚固为种植体提供了较好的初期稳定性,可以进行即刻负载,为上颌后牙区种植修复提供了一种可预期的方案。

(四)上颌倾斜种植技术的优缺点

1. 上颌倾斜种植技术的优点

(1)能够有效利用上颌部分区域的骨密质,植入更长的种植体,从而获得良好的初期稳定性。

(2)无须进行上颌窦植骨,创伤和术后反应都较小。

(3)倾斜植入能够增加前后种植体之间的 A-P 距离(A-P distance),避免或缩短了悬臂梁,负重时力学分布更加合理。

(4)明显缩短治疗周期,降低治疗费用,临床预后已得到文献证实。

2. 倾斜种植也存在一些不可避免的缺陷

(1)在承受侧向力时,受力状况没有轴向种植理想,往往需缩减修复体的颊舌径。

(2)手术属于"半盲"操作,技术敏感性高,对术者的外科技巧和经验要求高于轴向植入。

（3）上颌结节区植入种植体,可能引起修复困难和修复后患者口腔卫生维护困难等情况发生。

三、无牙颌倾斜种植的生物力学研究

种植体 - 骨界面是影响种植义齿成功的关键,可采用三维有限元分析（finite element analysis,FEA）（图 3-1-11）分析种植体周围骨组织应力大小。

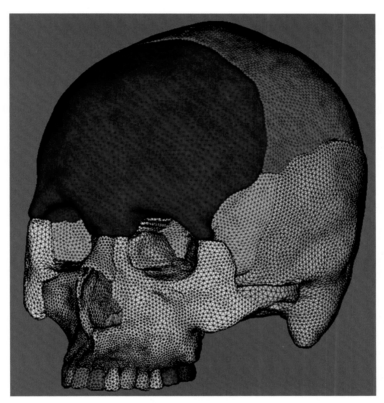

图 3-1-11　三维有限元模型

FEA 利用数学近似的方法对真实物理系统（几何和载荷工况）进行模拟,用有限数量的未知量去逼近无限未知量的真实系统。有限元分析法属于力学分析中的数值法,它是把一个连续的弹性体看成是由有限数目的单元组成的集合体,在分析每一个单元的性质后获得整个连续弹性体的性质。简而言之,就是利用简单而又相互作用的元素,即单元,化整为零分析,积零为整进行研究。不管研究对象的几何形状、材料性质、支持条件和加载负荷方式多么复杂,都能进行分析,迅速得出结果。

20 世纪 60 年代后期,人们开始利用加权余量法来确定单元特性和建立有限元方程。20 世纪 70 年代以来,随着计算机技术的发展,有限元法的理论和应用研究也随之空前活跃起来。

一些学者利用 FEA 通过大量的实验室研究证实:当倾斜种植体与轴向种植体连接在一起共同受力时,两者周围骨组织应力差距不大,前者甚至更低,在理论上证实了倾斜种植应用的可行性。同时,人们在临床研究中也观察到倾斜种植体颈部边缘骨吸收在可接受的范围内,进一步证实了临床实践中应用倾斜种植的可行性。

有几个问题一直是研究关注的热点问题,如远中种植体倾斜角度与应力集中之间是否有关系? 倾斜种植体颈部或某些关注部分的应力集中是否会引发骨吸收? 部分学者证明倾斜角度增大会导致颈部应力增加,Cidade 等人采用光弹法评估远端种植体分别为 15° 和 35° 时的受力情况,当所有种植体负重时,倾斜 35° 的种植体颈部应力明显增加,但两者在总应力上没有明显差异。Begg、Sannino G 等人证明,相比 15° 和 30° 种植体,45° 种植体颈部应力明显增加。也有些学者的研究表明,倾斜角度与种植体受力没有明显线性关系,三维有限元模型对比 30° 和 40° 的远端种植体的受力,结果显示 30° 比 40° 有更大的应力。Zampelis 等人的结果也表明应力不会随种植体角度增加而增加。Li 等人报道了 45° 种植体的应力最低,建议采用 45° 种植体以缓解颈部应力,将应力向根尖部分转移,但当角度超过 45° 后将会导致应力增加。由于上述研究方法不统一,加载力的位置、方式大小不同,因此目前尚无法得到倾斜角度和受力关系的明确结论。但 All-on-4 的修复理念可行性已得到证实,临床建议远中种植体的倾斜角度应 ≤45° 来控制应力大小。同时,应该强调的是,临床中不主张将倾斜种植体单独使用,这会导致种植体周围的应力集中,只有当倾斜种植体与轴向种植体连接起来后,才能有效避免上述不良应力的分布。

第二节　三维有限元分析在颧种植体修复严重萎缩无牙上颌中的应用

一、单颧种植用于严重萎缩无牙上颌

颧种植是重建严重萎缩无牙上颌的方案之一。这一技术的突出优势在于相当比例的患者能够实现即刻负载。除此之外,颧种植的优势还在于无须进行大规模植骨手术,患者术后恢复时间短。对于因系统性疾病而不适合进行骨移植手术的患者,颧种植也是他们接受种植修复的一种途径。接受颧种植治疗的患者,双侧前磨牙和磨牙区的骨高度往往十分菲薄,通常不足 2~3mm。因此,研究上颌剩余牙槽骨和颧骨在功能负荷下的受力情况具有重要意义。

2007 年,Ujigawa 等学者就对单颧种植用于严重萎缩无牙上颌所受应力进行了研究。作者首先建立了单侧无牙颌模型,然后比较了后牙区 1 枚颧种植体联合前牙区 2 枚常规种植体和 1 枚颧种植体单独受力两个模型的受力结果。结果表明,当颧种植体与常规植体相连接时,应力未集中于颧种植体颈部平台牙槽骨周围;当颧种植体单独受力时,模型中较高应力出现在颧骨、种植体的中部及种植体 - 基台连接处。同时,作者也发现,当受到𬌗向力时,力经由颧牙槽嵴向上转移后主要由颧骨承担,然后向颧骨的额突和颞突两个方向传递,而这种应力的传递与上颌骨本身的解剖条件无关。

针对颧种植体与上颌窦位置关系对受力的影响,有学者针对窦内型和窦外型两种不同状态下上颌骨和颧种植体的受力进行了 FEA 分析。研究发现,加载了咬合力和咬肌力的上颌严重萎缩单颧种植模型,在垂直负载下,窦内型在骨 - 种植体界面和颧种植产生的最大应力分别是窦外型的 1.41 倍和 4.27 倍,这可能与窦外型术式增大了种植体表面与骨的接触面积有关。然而,在侧向负载下,窦外型在骨 - 种植体界面的应力水平较窦内型增加了 2.48 倍,这可能因为窦外型种植体与基牙长轴产生的角度更大,种植体头部与加载咬合力的点距离更远,力臂更长,从而产生了更大的扭力。同样,在侧向负载下,窦外型也表现出较窦内型 2 倍的微动。作者认为,窦内型和窦外型都可用于治疗严重萎缩上颌无牙颌,但在侧方负荷时,窦内型更为有利。

单颧种植技术还可以与倾斜种植联合应用。有学者针对单颧种植患者是否有必要在前牙区应用倾斜种植体进行了研究。研究将后牙区颧种植体分为有悬臂与无悬臂两类,前牙区分为常规轴向种植和倾斜种植两类,分别联合应用并加载受力。结果显示,仅在后牙区颧种植体为非悬臂状态下,前牙区放置倾斜种植体有益于力的分散。因此,从力学分析角度出发,如果颧种植上部最终修复体远中设计了悬臂,似乎前牙区的常规种植体就没必要进行倾斜植入了。

由此可见,单颧种植应用于严重萎缩无牙上颌是有效可靠的,咬合力可通过颧骨得到传递,进而由颅骨分担。

二、双颧种植用于严重萎缩无牙上颌

传统的双侧单颧联合 2~4 枚前牙区常规种植体,可以完成上颌全牙弓固定修复。然而,由于长期配戴活动义齿或其他原因导致上颌前牙区骨量不足,无法植入至少 2 枚常规植体时,就可以考虑采用双侧双颧种植的方法。

系统性文献回顾的结果表明,采用前牙区不放置常规种植体,仅通过植入双侧共计 4 枚颧种植体进行无牙上颌重建是一种可靠的方法。颧种植体留存率高,机械和生物并发症少,患者满意度高,但这项技术存在外科敏感性高的缺点。

在双侧双颧的 FEA 模型上,Freedman 等人发现上颌牙槽骨的支持有利于颧种植体的应力分布。当对比双侧双颧分别在有无牙槽骨支持模型上的应力分布时,无牙槽骨支持的模型的最大应力大于有牙槽骨支持模型的 1 倍以上,这提示有牙槽骨支持的模式能显著降低最大主应力,使应力的分布更接近于生理状态。

关于颧骨区骨的应力大小方面,上述 Freedman 等人的研究结果与之前学者关于单颧受力的研究结果有差异。Freedman 等人所建立的模型显示颧骨区的应力较小。事实上,这是因为在他的模型研究中仅加载了垂直向咬合力,而没有加载咬肌肌力。在其随后发表的文章中,作者进行了补充,提出当在模型上同时加载垂直向咬合力和咬肌肌力时,能得到与其他学者相似的结果——即颧骨区承担了大部分应力。但作者也指出在真正临床实践中,颧骨区最大应力究竟是由于颧种植体受力后传递到颧骨区域,还是肌力在颧弓处的体现值得进一步研究。

除上述对双侧双颧进行垂直向加载外,另有一项研究对侧向负荷下的颧种植应力分布进行了分析。

结果表明,在垂直和侧向负荷下,颧骨所受的应力低于牙槽骨界面上种植体 - 基台复合体。与垂直负荷相比,侧向负荷使牙槽骨及修复体受到的应力更高。侧向负荷受力更大,这一结果与我们在临床中的认识是一致的。

Duan. Y 等人在研究双侧双颧种植承载应力时发现,加载咬合力后,种植体周围骨组织所受的最大应力出现在颧种植体周围的牙槽骨上,而种植体本身所受的最大应力出现在种植体 - 基台连接处附近,其次为种植体中段。

这一研究还分析了悬臂的位置对应力所产生的影响。悬臂出现在前牙区较位于后牙区会产生更多的应力集中。作者认为这是因为双侧双颧近中种植体放置角度更大,在相同悬臂长度时会产生更大的扭矩和侧向力。值得注意的是,虽然研究模型显示了不同悬臂位置下所受应力的变化,但在给定的生理咬合力(150N)下,所有的模型中骨的最大应力值均低于 25MPa。而之前研究显示 50MPa 左右是引起骨吸收的临界阈值应力。这表明,双侧双颧用于治疗严重萎缩无牙上颌,在正常咬合状态下,种植体周围骨所受到的应力在骨吸收的临界应力阈值范围内。

第三节   三维有限元分析在颧种植修复上颌骨缺损中的应用

一、颧种植体用于单侧上颌骨缺损

临床颌骨缺损中单侧上颌骨缺损较为常见,传统方法采用卡环和 / 或附着体获得修复体的固位,但由于固位力量有限,修复体在行使功能时的移位会对周围软硬组织造成不同程度的损伤(图 3-3-1)。

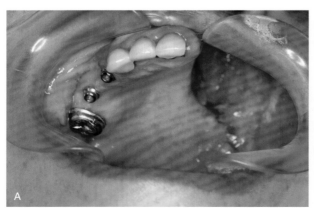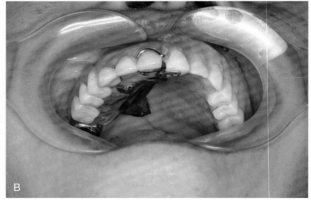

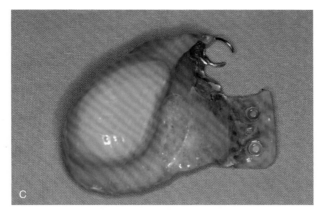

图 3-3-1　单侧上颌骨缺损,健侧植入常规种植体辅助固位支持上颌赝复体

A. 左侧上颌骨肿瘤术后切除,右侧缺牙区植入 2 枚常规种植体　B. 天然牙和种植体联合支持赝复体

C. 赝复体(卡环和 Locator 联合固位)

其他方法包括通过骨瓣移植关闭口鼻腔交通,恢复患者的部分外貌,同时也可以结合活动义齿和常规种植修复恢复患者部分咀嚼功能,但骨瓣移植不可避免地存在一些并发症风险,如移植失败、供区并发症等。同时,对于肿瘤患者,移植物的存在不利观察肿瘤的进展变化,而采用颧种植体结合赝复体为恢复患者口腔功能提供了一种新的选择。

本书作者早期联合口腔颌面外科医师进行了颧种植体结合血管化骨瓣恢复单侧上颌骨缺损的尝试,在国际上首次提出颧种植体重建上颌骨缺损患者的颧突支柱,得到国外学者的认可和引用。同时,对颧种植体结合腓骨骨瓣恢复单侧上颌骨缺损模型进行了 FEA 分析,体外研究结果发现最大主应力出现在颧骨处,提示颧种植体分散了𬌗力,减轻了移植腓骨瓣的负担(图 3-3-2,图 3-3-3)。

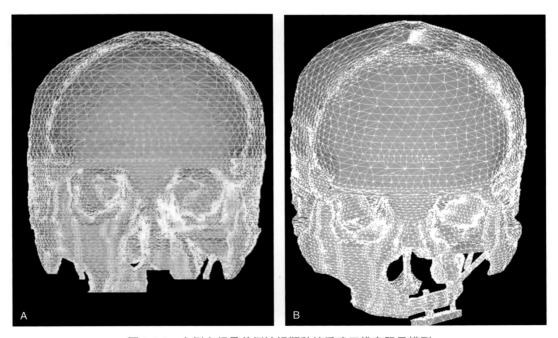

图 3-3-2　左侧上颌骨单侧缺损颧种植重建三维有限元模型

A. 左侧上颌骨单侧缺损三维有限元模型　B. 左侧上颌骨单侧缺损颧种植体结合腓骨瓣移植种植修复三维有限元模型

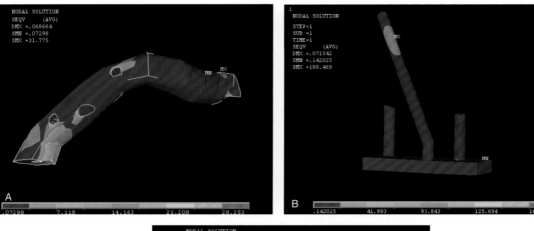

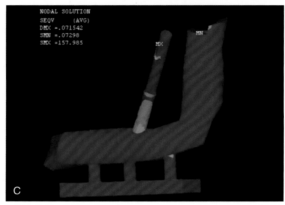

图 3-3-3　加载后血管化腓骨骨瓣和种植体周围的范式（Von mises）应力分布图（红色为最大应力,逐步向深蓝色递减）
A. 单侧血管化腓骨骨瓣加载后的 VON 应力分布图　B. 单侧颧种植体加载后周围的 VON 应力分布图
C. 单侧腓骨 + 颧种植体加载后的 VON 应力分布图

也有学者通过 FEA 的方法研究使用卡环、附着体、颧种植体三种不同固位方式的生物力学。通过比较不同固位方式的上颌骨模型应力矢量分布发现,采用颧种植体固位的赝复体,赝复体及未缺损侧余留牙所受到的压力明显小于采用卡环和 / 或附着体固位修复的方式。研究还发现,颧骨会分担沿颧种植体传递的咬合力,可利用颧骨内的固位力量补偿修复体固位力。

本书作者比较了常规赝复体和颧种植体结合赝复体恢复单侧上颌骨缺损患者模型所受应力,发现应用颧种植体后,义齿基托及卡环所受的应力降低,患者的咀嚼效能有所提升（图 3-3-4）。也有研究针对卡环固位、单颧 / 双颧与卡环联合固位进行 FEA,结果发现,对于正常上颌骨,垂直加载 150N 𬌗力后,𬌗力主要向尖牙支柱、颧上颌支柱和翼上颌支柱三个方向传导（图 3-3-5A）;而侧向加载时,𬌗力主要向尖牙支柱和颧上颌支柱两个方向传导（图 3-3-5B）。与常规赝复体修复相比,应用颧种植体后,在修复侧加载垂直力,可以经由颧骨分别沿额蝶突方向和颧弓方向传递,这种𬌗力传递方向更符合颅颌面正常的力学传导。研究还对单颧种植和双颧种植进行了应力对比,结果表明,当颧种植体数目增加到 2 枚时,种植体的受力减小 1/2,颧骨的受力也有所减小,这提示 2 枚颧种植体的联合固位可以有效地分散应力。无论是垂直加载还是侧向加载,颧种植与卡环联合固位模型中腭板所受的应力与卡环所受的扭力均明显降低（图 3-3-6,图 3-3-7）。

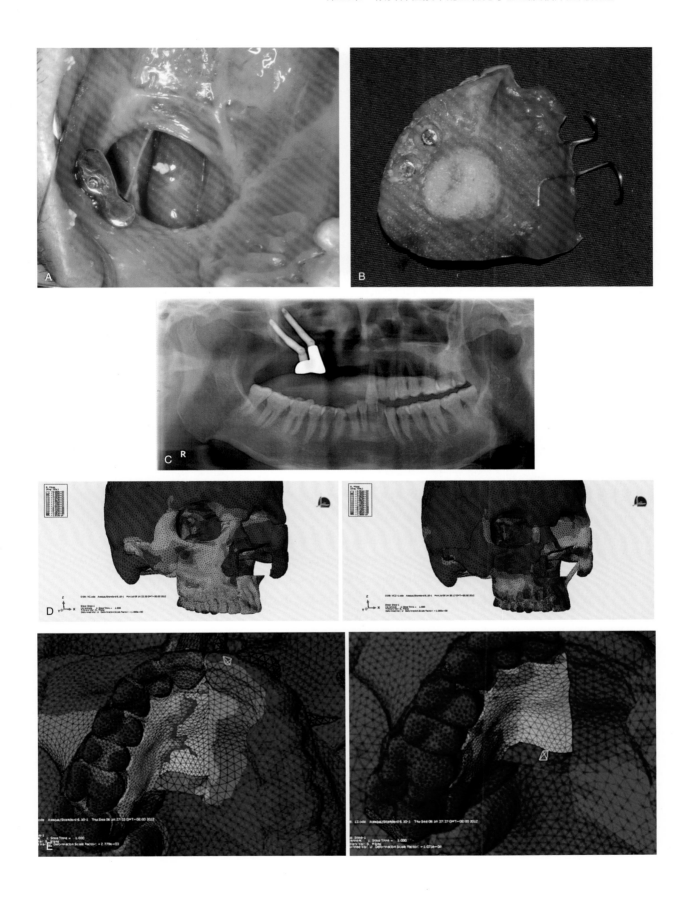

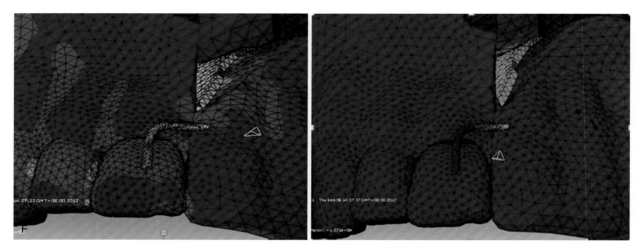

图 3-3-4　患者植入 2 枚颧种植体,由颧种植体与天然牙混合固位赝复体

A. 术后口内磁性基台照　B. 颧种植体与天然牙混合固位赝复体　C. 修复后全景片　D. 比较常规赝复体与颧种植体支持赝复体模型所受应力,常规赝复体模型应力主要集中在剩余牙槽骨上(左图红色区域,颧种植体支持赝复体模型应力在基牙、赝复体和颧种植体之间分布均匀(右图绿色区域)　E. 应用颧种植体后,腭板所受应力明显降低(左图为常规赝复体模型,右图为颧种植体支持赝复体模型,红色为应力集中处)　F. 应用颧种植体后,I 杆所受应力明显降低(左图为常规赝复体模型,右图为颧种植体支持赝复体模型,红色为应力集中处)

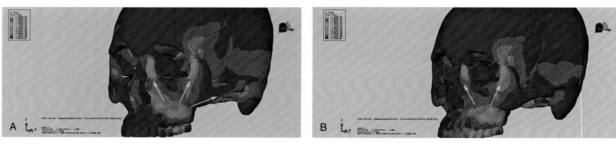

图 3-3-5　正常上颌骨单侧加载垂直向力与侧向力时所受应力
A. 垂直加载时𬌗力主要向尖牙支柱、颧上颌支柱和翼上颌支柱三个方向传导
B. 侧向加载时𬌗力主要向尖牙支柱和颧上颌支柱两个方向传导

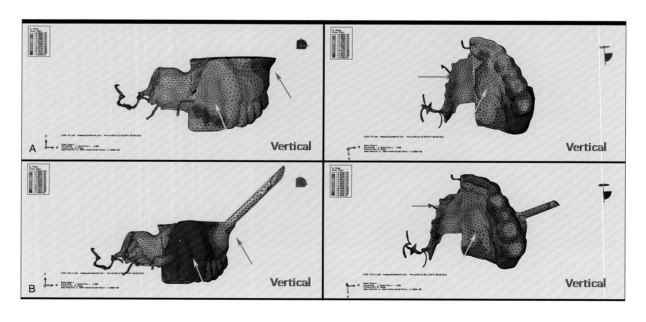

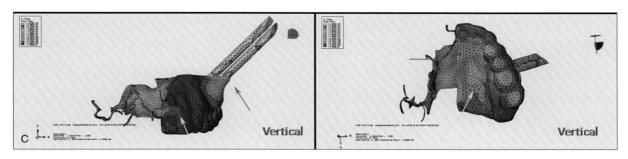

图 3-3-6　垂直加载时,赝复体与颧种植体所受应力(红色为应力集中处,蓝色所受应力最小)

A. 常规赝复体:应力主要集中在卡环和腭板边缘(左图唇面观,右图殆面观)　B. 单颧种植体与卡环联合固位:颧种植体分担了大部分应力,卡环和腭板所受应力明显降低(左图唇面观,右图殆面观)　C. 双颧种植体与卡环联合固位:2 个颧种植体分担了更多的应力(左图唇面观,右图殆面观)

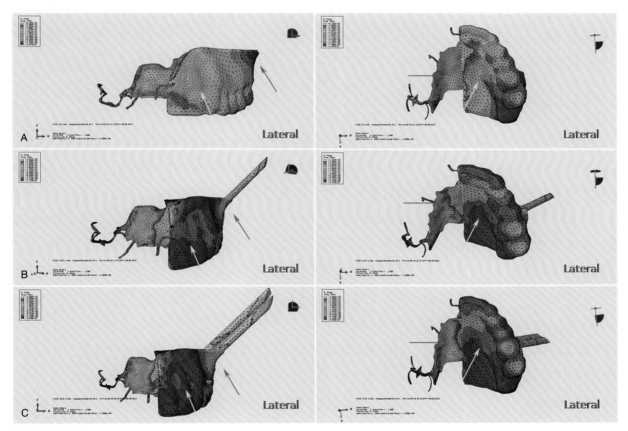

图 3-3-7 侧向加载时,赝复体与颧种植体所受应力(红色为应力集中处,蓝色所受应力最小)

A. 常规赝复体:侧向加载时与垂直向加载时的应力分布基本相同(左图唇面观,右图殆面观)　B. 单颧种植体与卡环联合固位:颧种植体分担了腭板所受的大部分应力(左图唇面观,右图殆面观)　C. 双颧种植体与卡环联合固位:主应力均匀地分布在 2 个颧种植体与腭板上,减轻了卡环所受的应力(左图唇面观,右图殆面观)

　　颧种植体能否单独应用于上颌骨缺损的患者,有学者通过建立三维有限元模型进行了研究。Akay 等学者通过 FEA 在上颌骨单侧缺损模型的缺损侧植入 1 枚颧种植体,在未缺损侧分为两类进行比较,一类应用常规种植体,另一类应用 1 枚颧种植体进行修复,用 FEA 分析上颌骨所受应力集中的情况后,得出在未缺损侧植入颧种植体的效果更佳的结论。

针对未缺损侧是否有必要应用颧种植体,以及缺损侧应用颧种植体后是否有必要再在未缺损侧后牙区增加常规种植体的问题,Korkmaz 等的研究表明,在缺损侧应用 1 枚颧种植体,在未缺损侧放置颧种植体替代常规种植体,能显著降低骨密质所受的最大应力。在未缺损侧不应用颧种植体,单纯使用常规种植体,增加种植体的数量并不总是降低种植体周围牙槽骨所受的最大应力。牙槽骨所受的最大主应力主要受上部结构设计的影响。这可以看作是对 Akay 等学者关于单颧种植体应用于未缺损侧优于增加常规种植体数量这个结论的一种补充及延伸。

Miyamato 等对比了单侧上颌骨缺损模型在缺损侧植入 1 枚颧种植体和 2 枚颧种植体后,承受负载时的应力分布,他们发现,与单颧种植相比,在缺损侧植入 2 枚颧种植体承受负载时,种植体 - 基台连接处及颧骨周围表现出较低的应力分布。

综上所述,对于单侧上颌骨缺损,颧种植修复更有利于应力的分布,虽然由于技术敏感性高、外科手术风险及术后并发症等原因,使得颧种植在临床中的应用受到了一定限制,但颧种植技术在单侧上颌骨缺损重建中仍值得推广。

二、颧种植体用于双侧上颌骨缺损

上颌骨由一体四突组成,通过解剖学和影像学的研究,Manson 等学者在其对于颌面部骨性支撑结构的研究中提及,颌面部的骨性支柱可以简化为水平支柱与垂直支柱来描述其作用。其中,水平支柱包括牙槽骨支柱和眶下缘,垂直支柱包括尖牙支柱、颧上颌支柱和翼上颌支柱。上颌骨缺损后,对上颌骨的骨性支柱造成了不同程度的破坏,如何恢复这些解剖支柱,是功能性重建上颌骨的难点。1988 年,Yamamoto 等学者首次提出了利用肩胛骨皮瓣移植恢复颧上颌支柱的概念。上颌骨骨性支柱的重建确保了稳定的咬合基础,这对上颌骨功能和美学的重建至关重要。2005 年,本书作者首次提出了利用颧种植体结合血管化骨瓣恢复双侧上颌骨缺损患者颧上颌支柱的概念(图 3-3-8,图 3-3-9)。对于双侧上颌骨缺损患者,其牙槽骨支柱、尖牙支柱及颧上颌支柱均遭到不同程度的破坏,由于剩余骨量严重不足,临床中常采用 3 段式血管化腓骨骨瓣进行上颌骨重建,其中 2 段腓骨重建水平支柱中的牙槽骨支柱,另一段腓骨重建垂直支柱中的颧上颌支柱,再进行常规种植修复或颧种植修复。本书研究团队对血管化腓骨骨瓣及种植体周围组织应力分布情况进行了分析,在一定程度上提示了血管化腓骨瓣结合颧种植体治疗上颌骨缺损患者的效果。FEA 分析表明,采用此方法完成的重建修复,缺损侧所承受的𬌗力由骨瓣和种植体共同承担。在功能运动中,应力在尖牙区腓骨较为集中,提示临床上应尽可能恢复上颌骨缺损患者的力学支柱,特别是尖牙支柱和颧突支柱(图 3-3-10)。同时,在植入的初期,颧种植体还能起到将骨瓣固位于颧骨的作用。可见,腓骨及颧种植体能有效分散咀嚼应力,使周围组织的应力分布更趋合理,是双侧上颌骨缺损重建的一种有效方法。

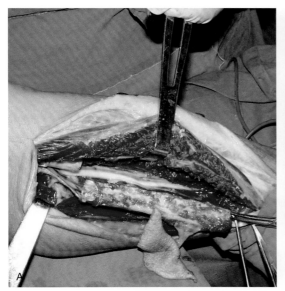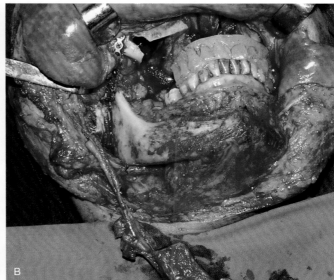

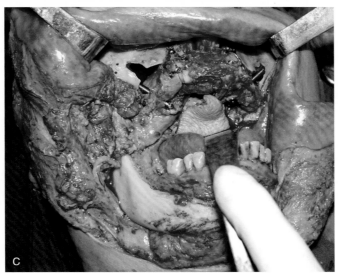

图 3-3-8　利用颧种植体结合血管化骨瓣恢复双侧上颌骨缺损患者的颧上颌支柱

A. 取腓骨肌皮瓣　B. 接入血管化骨瓣　C. 植入颧种植体

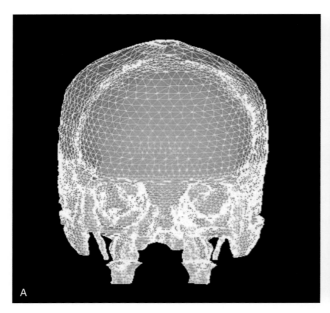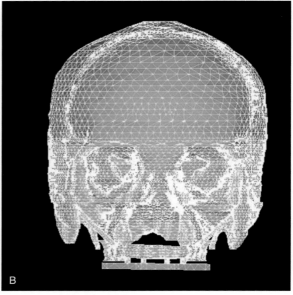

图 3-3-9　上颌骨双侧缺损重建三维有限元模型

A. 上颌骨双侧缺损三维有限元模型　B. 上颌骨双侧缺损腓骨瓣移植种植修复三维有限元模型

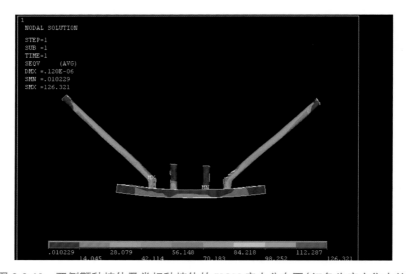

图 3-3-10　双侧颧种植体及常规种植体的 VON 应力分布图（红色为应力集中处）

（吴轶群　王　凤　顾雨薇）

▶ 参考文献

1. 吴轶群, 黄伟, 张志勇, 等. 倾斜种植体在上颌后牙区骨量不足患者中的应用. 上海口腔医学杂志, 2011, 10 (5): 506-511.

2. PJETURSSON B E, TAN W C, ZWAHLEN M, et al. A systematic review of the success of sinus floor elevation and survival of implants inserted in combination with sinus floor elevation. J Clin Periodontol, 2008, 35 (8 Suppl): 216-240.

3.　BUTURA C C, GALINDO D F, COTTAM J, et al. Hourglass mandibular anatomic variant incidence and treatment considerations for All-on-four implant therapy: report of 10 cases. J Oral Maxillofac Surg, 2011, 69 (8): 2135-2143.

4.　POMMER B, MAILATH-POKORNY G, HAAS R, et al. Patients' preferences towards minimally invasive treatment alternatives for implant rehabilitation of edentulous jaws. Eur J Oral Implantol, 2014, 7 Suppl 2: S91-109.

5.　TAKAHASHI T, SHIMAMURA I, SAKURAI K. Influence of number and inclination angle of implants on stress distribution in mandibular cortical bone with All-on-4 concept. J Prosthodont Res, 2010, 54 (4): 179-184.

6.　MALÓ P, RANGERT B, NOBRE M. "All-on-Four" immediate-function concept with Brånemark System implants for completely edentulous mandibles: a retrospective clinical study. Clin Implant Dent Relat Res, 2003, 5 Suppl 1: 2-9.

7.　MALHOTRA A O, PADMANABHAN T V, MOHAMED K, et al. Load transfer in tilted implants with varying cantilever lengths in an All-on-four situation. Aust Dent J, 2012, 57 (4): 440-445.

8.　JOKSTAD A, SANZ M, OGAWA T, et al. A Systematic Review of the Role of Implant Design in the Rehabilitation of the Edentulous Maxilla. Int J Oral Maxillofac Implants, 2016, 31 Suppl: s43-99.

9.　MALÓ P, DE ARAÚJO NOBRE M, LOPES A, et al. The All-on-4 concept for full-arch rehabilitation of the edentulous maxillae: a longitudinal study with 5-13 years of follow-up. Clin Implant Dent Relat Res, 2019 Aug, 21 (4): 538-549.

10.　MALÓ P, DE ARAÚJO NOBRE M, LOPES A, et al. The All-on-4 treatment concept for the rehabilitation of the completely edentulous mandible: A longitudinal study with 10 to 18 years of follow-up. Clin Implant Dent Relat Res, 2019 Aug, 21 (4): 565-577.

11.　BALSHI, T J, WOLFINGER, G J, SLAUCH, R W, et al. A restrospective analysis of 800 Brånemark system implants following the All-on-four protocol. Journal of Prosthodontics, 2014, 23 (2): 83-88.

12.　MENINI M, SIGNORI A, TEALDO T, et al. Tilted implants in the immediate loading rehabilitation of the maxilla: a systematic review. J Dent Res, 2012, 91 (9): 821-827.

13.　MALÓ P, NOBRE M, LOPES A. Immediate loading of "All-on-4" maxillary prostheses using trans-sinus tilted implants without sinus bone grafting: a retrospective study reporting the 3-year outcome. Eur J Oral Implantol, 2013, 6 (3): 273-283.

14.　LIN W S, ECKERT S E. Clinical performance of intentionally tilted implants versus axially positioned implants: a systematic review. Clin Oral Implants Res, 2018, 29 suppl16: 78-105.

15.　DI P, LIN Y, LI J H, et al. The All-on-Four implant therapy protocol in the management of edentulous Chinese patients. Int J Prosthodont, 2013, 26 (6): 509-516.

16.　HÄMMERLE C H F, CORDARO L, ALCCAYHUAMAN K A A, et al. Biomechanical aspects: summary and consensus statements of group 4. The 5th EAO Consensus Conference 2018. Clin Oral Implants Res, 2018, 29 Suppl 18: 326-331.

17.　AGLIARDI E L, FRANCETTI L, ROMEO D, et al. Immediate loading in the fully edentulous maxilla without bone grafting: the V - Ⅱ - V technique. Minerva Stomatol, 2008, 57 (5): 251-259, 259-263.

18.　TULASNE J F. Implant treatment of missing posterior dentition//ALBREKTSON T, ZARB G. The Brånemarkosseointegrated implant. Chicago: Quintessence, 1989: 103-115.

19.　RODRÍGUEZ X, LUCAS-TAULÉ E, ELNAYEF B, et al. Anatomical and radiological approach to pterygoid implants: a cross-sectional study of 202 cone beam computed tomography examinations. Int J Oral Maxillofac Surg, 2016, 45 (5): 636-640.

20.　王美青. 口腔解剖生理学. 7 版. 北京: 人民卫生出版社, 2012.

21.　GRAVES S L. The pterygoid plate implant: a solution for restoring the posterior maxilla. Int J Periodontics Restorative Dent, 1994 Dec, 14 (6): 512-523.

22.　CURI M M, CARDOSO C L, RIBEIRO KDE C. Retrospective study of pterygoid implants in the atrophic posterior maxilla: implant and prosthesis survival rates up to 3 years. Int J Oral Maxillofac Implants, 2015, 30 (2): 378-383.

23.　RORDRÍGUEZ X, MÉNDEZ V, VELA X, et al. Modified surgical protocol for placing implants in the pterygomaxillary region: clinical and radiologic study of 454 implants. Int J Oral Maxillofac Implants, 2012, 27 (6): 1547-1553.

24.　NOCINI P F, DE SANTIS D, MORANDINI B, et al. A dental implant in the infratemporal fossa: case report. Int J Oral Maxillofac Implants, 2013, 28 (4): e195-197.

25.　DRYER R R, CONRAD H J. Displacement of a dental implant into the pterygoid fossa: a clinical report. J Prosthodont, 2019, 28 (9): 1044-1046.

26. ARAUJO R Z, SANTIAGO JÚNIOR J F, CARDOSO C L, et al. Clinical outcomes of pterygoid implants: systematic review and Meta-Analysis. J Craniomaxillofac Surg, 2019, 47 (4): 651-660.

27. MONJE A, CHAN H L, SUAREZ F, et al. Marginal bone loss around tilted implants in comparison to straight implants: a meta-analysis. Int J Oral Maxillofac Implants, 2012, 27 (6): 1576-1583.

28. BEGG T, GEERTS G A, GRYZAGORIDIS J. Stress patterns around distal angled implants in the All-on-four concept configuration. Int J Oral Maxillofac Implants, 2009, 24 (4): 663-671.

29. SANNINO G. All-on-4 concept: a 3-dimensional finite element analysis. J Oral Implantol, 2015, 41 (2): 163-171.

30. CHRCANOVIC B R, ALBREKTSSON T, WENNERBERG A. Tilted versus axially placed dental implants: a Meta-Analysis. J Dent, 2015, 43 (2): 149-170.

31. AGLIARDI E L, TETÈ S, ROMEO D, et al. Immediate function of partial fixed rehabilitation with axial and tilted implants having intrasinus insertion. J Craniofac Surg, 2014, 25 (3): 851-855.

32. ASAWA N, BULBULE N, KAKADE D, et al. Angulated implants: an alternative to bone augmentation and sinus lift procedure: systematic review. J Clin Diagn Res, 2015, 9 (3): ZE10-13.

33. CIDADE C P, PIMENTEL M J, AMARAL R C, et al. Photoelastic analysis of All-on-four concept using different implants angulations for maxilla. Braz Oral Res, 2014, 28: S1806-83242014000100259.

34. BEGG T, GEERTS G A, GRYZAGORIDIS J. Stress patterns around distal angled implants in the All-on-four concept configuration. Int J Oral Maxillofac Implants, 2009, 24 (4): 663-671.

35. MALHOTRA A O, PADMANABHAN T V, MOHAMDE K, et al. Load transfer in tilted implants with varying cantilever lengths in an all-on-four situation. Aust Dent J, 2012, 57 (4): 440-445.

36. ZAMPELIS A, RANGERT B, HEIJL L. Tilting of splinted implants for improved prosthodontic support: a two-dimensional finite element analysis. J Prosthet Dent, 2007, 97 (6 Suppl): S35-43.

37. LI X, CAO Z, QIU X, et al. Does matching relation exist between the length and the tilting angle of terminal implants in the All-on-four protocol？ Stress distributions by 3D finite element analysis. J Adv Prosthodont, 2015, 7 (3): 240-248.

38. ÖZDEMIRDOĞAN D, POLAT N T, POLAT S, et al. Evaluation of "All-on-four" concept and alternative designs with 3D finite element analysis method. Clin Implant Dent Relat Res, 2014, 16 (4): 501-510.

39. AGLIARDI E, CLERICÒ M, CIANCIO P, et al. Immediate loading of full-arch fixed prostheses supported by axial and tilted implants for the treatment of edentulous atrophic mandibles. Quintessence Int, 2010, 41 (4): 285-293.

40. KREKMANOV L, KAHN M, RANGERT B, et al. Tilting of posterior mandibular and maxillary implants for improved prosthesis support. Int J Oral Maxillofac Implants, 2000, 15 (3): 405-414.

41. PEÑARROCHADIAGO M, MAESTREFERRÍN L, PEÑARROCHAOLTRA D, et al. Tilted implants for the restoration of posterior mandibles with horizontal atrophy: an alternative treatment. J Oral Maxillofac Surg, 2013, 71 (5): 856-864.

42. ARAÚJO R T, SVERZUT A T, TRIVELLATO A E, et al. Retrospective analysis of 129 consecutive zygomatic implants used to rehabilitate severely resorbed maxillae in a two-stage protocol. Int J Oral Maxillofac Implants, 2017, 32 (2): 377-384.

43. APARICIO C, MANRESA C, FRANCISCO K, et al. The long-term use of zygomatic implants: a 10-year clinical and radiographic report. Clin Implant Dent Relat Res, 2014, 16 (3): 447-459.

44. APARICIO C, OUAZZANI W, HATANO N. The use of zygomatic implants for prosthetic rehabilitation of the severely resorbed maxilla. Periodontol 2000, 2008, 47: 162-171.

45. FERRARA E D, STELLA J P. Restoration of the edentulous maxilla: the case for the zygomatic implants. J Oral Maxillofac Surg, 2004, 62 (11): 1418-1422.

46. UJIGAWA K, KATO Y, KIZU Y, et al. Three-dimensional finite elemental analysis of zygomatic implants in craniofacial structures. Int J Oral Maxillofac Surg, 2007, 36 (7): 620-625.

47. ISHAK M I, KADIR M R, SULAIMAN E, et al. Finite element analysis of zygomatic implants in intrasinus and extramaxillary approaches for prosthetic rehabilitation in severely atrophic maxillae. Int J Oral Maxillofac Implants, 2013, 28 (3): e151-160.

48. ALMEIDA P H T, CACCIACANE S H, FRANÇA F M G. Stresses generated by two zygomatic implant placement techniques associated with conventional inclined anterior implants. Ann Med Surg (Lond), 2018, 21, 30: 22-27.

49. BOTHUR S, JONSSON G, SANDAHL L. Modified technique using multiple zygomatic implants in reconstruction of the atrophic maxilla: a technical note. Int J Oral Maxillofac Implants, 2003, 18 (6): 902-904.

50. WANG F, MONJE A, LIN G H, et al. Reliability of four zygomatic implant-supported prostheses for the rehabilitation of the atrophic maxilla: a systematic review. Int J Oral Maxillofac Implants, 2015, 30 (2): 293-298.

51. FREEDMAN M, RING M, STASSEN L F. Effect of alveolar bone support on zygomatic implants: a finite element analysis study. Int J Oral Maxillofac Surg, 2013, 42 (5): 671-676.

52. FREEDMAN M, RING M, STASSEN L F. Effect of alveolar bone support on zygomatic implants in an extra-sinus position—a finite element analysis study. Int J Oral Maxillofac Surg, 2015, 44 (6): 785-790.

53. ROMEED S A, HAYS R N, MALIK R, et al. Extrasinus zygomatic implant placement in the rehabilitation of the atrophic maxilla: three-dimensional finite element stress analysis. J Oral Implantol, 2015, 41 (2): e1-e6.

54. DUAN Y, CHANDRAN R, CHERRY D. Influence of alveolar bone defects on the stress distribution in quad zygomatic implant-supported maxillary prosthesis. Int J Oral Maxillofac Implants, 2018, 33 (3): 693-700.

55. SUGIURA T, HORIUCHI K, SUGIMURA M, et al. Evaluation of threshold stress for bone resorption around screws based on in vivo strain measurement of miniplate. J Musculoskelet Neuronal Interact, 2000, 1 (2): 165-170.

56. 吴轶群, 张志愿, 铁瑛, 等. 颧种植体用于单侧上颌骨缺损修复的生物力学评价. 上海口腔医学, 2008 (03): 250-255.

57. 孙嘉怿, 都承斐, 徐鹏, 等. 不同固位技术修复单侧上颌骨缺损的生物力学研究. 医用生物力学, 2014, 29 (04): 29-35.

58. QU X Z, WANG M Y, ONG H S, et al. Post-operative hemimaxillectomy rehabilitation using prostheses supported by zygoma implants and remaining natural teeth. Clinics (Sao Paulo), 2016, 71 (10): 575-579.

59. 曹敏, 王冬梅, 王明一, 等. 半侧上颌骨缺损赝复体修复固位方案的生物力学评价. 医用生物力学, 2013, 28 (05): 484-489.

60. WANG M, QU X, CAO M, et al. Biomechanical three-dimensional finite element analysis of prostheses retained with/without zygoma implants in maxillectomy patients. J Biomech, 2013, 46 (6): 1155-1161.

61. AKAY C, YALUĞ S. Biomechanical 3-dimensional finite element analysis of obturator protheses retained with zygomatic and dental implants in maxillary defects. Med Sci Monit, 2015, 21: 604-611.

62. KORKMAZ F M, KORKMAZ Y T, YALUĞ S, et al. Impact of dental and zygomatic implants on stress distribution in maxillary defects: a 3-dimensional finite element analysis study. J Oral Implantol, 2012, 38 (5): 557-567.

63. MIYAMOTO S, UJIGAWA K, KIZU Y, et al. Biomechanical three-dimensional finite-element analysis of maxillary prostheses with implants. Design of number and position of implants for maxillary prostheses after hemimaxillectomy. Int J Oral Maxillofac Surg, 2010, 39 (11): 1120-1126.

64. MANSON P N, HOOPES J E, SU C T. Structural pillars of the facial skeleton: an approach to the management of Le Fort fractures. PlastReconstr Surg, 1980, 66 (1): 54-62.

65. 吴轶群, 张志愿, 张志勇, 等. 颧种植体在上颌骨缺损重建中的应用探讨. 上海口腔医学, 2005 (03): 210-214.

66. YAMAMOTO Y, MINAKAWA H, KAWASHIMA K, et al. Role of buttress reconstruction in zygomaticomaxillary skeletal defects. PlastReconstr Surg, 1998, 101 (4): 943-950.

67. CHRCANOVIC, B R, ABREU, et al. Survival and complications of zygomatic implants: a systematic review. Oral Maxillofac Surg 2013, 17 (2): 81-93.

68. 孙坚, 沈毅, 李军, 等. 上颌骨功能性修复中骨性支柱重建的生物力学分析. 中国口腔颌面外科杂志, 2010, 8 (01): 34-39.

69. 沈毅, 孙坚, 李军, 等. 上颌骨功能性重建中用钛植入体重建颧上颌支柱的生物力学研究. 中国口腔颌面外科杂志, 2011, 9 (03): 198-203.

70. 吴轶群, 叶晨, 张志愿, 等. 双侧上颌骨缺损颧种植体修复的有限元分析. 中国口腔颌面外科杂志, 2011, 9 (04): 271-275.

第四章

颧 骨 测 量

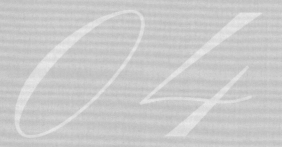

颧骨为支撑面部外形的重要解剖结构,位于面中部外侧,向前下方与上颌骨相接,向后方与颞骨相接,向上方与额骨相接,参与眼眶与颞下窝的组成。颧种植体的植入路径从牙槽嵴穿过上颌骨及上颌窦区域进入颧骨。种植体尖端植入颧骨体部,种植体体部穿过上颌骨,而种植体颈部则位于牙槽嵴。颧种植体之所以能获得优良的固位多归功于颧骨及上颌骨的双重固位,加之颧骨骨密质较厚且骨小梁致密,颧种植体植入后通常能获得良好的初期稳定性,为即刻负载创造了重要条件。

颧骨的宽度通常定义为颧骨眶侧缘至颧骨体下缘的距离,该距离与颧骨内可容纳的种植体数量相关。颧骨的厚度通常定义为颧骨外侧面至颧骨内侧面的距离,该距离与种植体能获得的骨结合面积多寡相关。值得注意的是,对于同一观测对象,颧骨的宽度及厚度会根据测量位点的不同而随之改变。虽然通常情况下颧骨是种植体的优良受植区,但对于少数颧骨发育不良的患者而言,会发生颧骨骨量不足甚至难以容纳颧种植体的情况。相对而言,部分患者宽大的颧骨甚至能够容纳 3 枚颧种植体。因此,在颧种植术前,应对每位患者独特的颧骨形态和体积进行个性化的术前评估以获得理想的治疗效果。本章将阐述与颧骨相关的解剖及影像学研究、影响颧骨骨量的潜在因素,介绍外胚层发育不良征患者的颧骨特征,并对颧种植体的理想穿颧区域给出建议。

第一节　与颧种植体相关的颧骨解剖研究

一、离体头颅测量

早期学者对颧骨的测量多半是基于解剖学研究。随着颧种植技术的发展及改进,越来越多的科学研究着眼于颧骨与种植体相关的骨量分析。为了充分利用颧骨骨量来植入种植体,许多学者以颧种植技术为导向研究颧骨的解剖特征,意图探究颧骨骨性结构特征、颧骨可用骨量及潜在影响颧骨骨量的全身及局部因素,如上颌牙列缺损和缺失情况、年龄、性别等。

颧骨体积不规则,目前国内外在颧骨测量方法上并没有统一的标准。针对颧种植手术,颧骨的厚度和宽度是临床医师最为关注的两个方面,这是决定种植体放入后是否有足量的骨包绕的最重要的两个解剖因素。目前颧骨骨量测量的研究方法主要为离体测量(图 4-1-1,图 4-1-2)和影像学测量(图 4-1-3)。

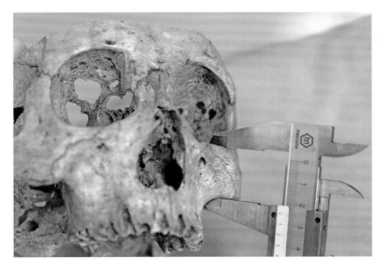

图 4-1-1　颧骨宽度的头颅测量

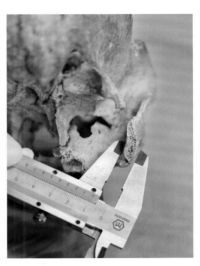

图 4-1-2　颧骨厚度的头颅测量

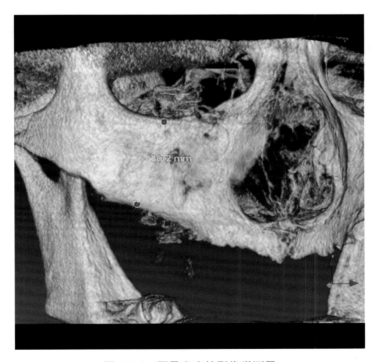

图 4-1-3　颧骨宽度的影像学测量

Uchida 等学者于 2001 年对 22 例尸头标本进行分析研究中所制定的解剖标志如下(图 4-1-4)。

(1)矢状面(sagittal plane)(Md 平面):定义为经过鼻根点(N)、上牙槽座点(Ss)和切牙孔的平面。

(2)面 PTBIF(the plane through the bilateral infraorbital foramina):经过双侧眶下孔(IF)并与 Md 平面垂直的平面。

(3)A 点:与颧种植体植入起始点相对应的点。面对头颅正面做一穿眶下孔并与 Md 平面平行的直线,该线与上颌牙槽嵴顶接触点偏向腭侧 5mm 处即 A 点。

（4）Ju 点：与颧种植体植入终点相对应的点。该点为颧骨额突与颧骨颞突间的交汇点。

（5）E 点：颧骨外侧面上的一点。面对头颅正面做一经颧上颌缝最低点（Zm 点）且与 Md 平面平行的直线，该线与面 PTBIF 的交点即 E 点。

（6）F 点：颧骨内侧面上与 E 点相对应的点，该点在 E 点到颧骨内侧面的最短距离处。

（7）G 点：颧骨外侧面上的一点。面对头颅正面做一经 Ju 点且与 Md 平面平行的直线，该线与面 PTBIF 的交点即 G 点。

（8）H 点：颧骨内侧面上与 G 点相对应的点，该点在 G 点到颧骨内侧面的最短距离处。

研究结果显示，在颧骨前外侧面平眶下孔水平，颧骨最小内外径（EF）平均为（9.67 ± 1.77）mm；在颧骨后外侧面平眶下孔水平，颧骨最小内外径（GH）平均为（7.79 ± 1.59）mm；牙槽嵴到颧骨上外侧边缘最低点（A-Ju）的平均长度为（50.2 ± 4.13）mm。

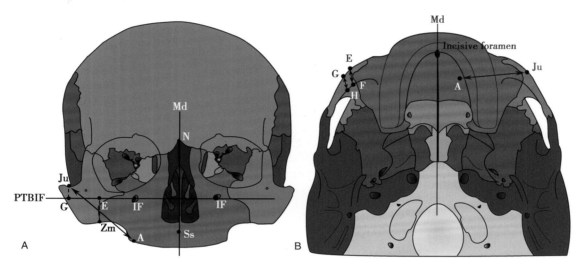

图 4-1-4　Uchida 等人测量示意图
A. 正视图　B. 仰视图

Nkenke 等学者于 2003 年对 30 个颧骨标本（15 例男性，15 例女性）进行形态学分析，结果指出颧骨最大前后径平均为（24.93 ± 4.67）mm（女）和（25.40 ± 2.64）mm（男），最大内外径平均为（7.60 ± 1.45）mm（女）和（8.00 ± 2.26）mm（男），估计种植体位于颧骨内的长度为 14~16mm，因此推断颧骨有充分骨量，能够支持颧种植体（图 4-1-5）。

Rigolizzo 等学者于 2005 年提出基于颧种植技术而进行的颧骨解剖研究，该研究将人类离体头颅的单侧颧骨分为 16 个区域，并测量了其中 4 个区域（图 4-1-6 中 5、6、8、9 区）的颧骨厚度（颧骨外侧面至颧骨内侧面的直线测量距离）。该 4 个区域分别为颧骨体近眶近中区（8 区）、颧骨体近眶远中区（5 区）、颧骨体中央近中区（9 区）及颧骨体中央远中区（6 区）。研究结果指出颧骨体近眶区具有最大的骨厚度，平均值约为 6mm，因此作者推荐颧骨体近眶区为颧种植体最佳植入和穿出区域（图 4-1-6）。

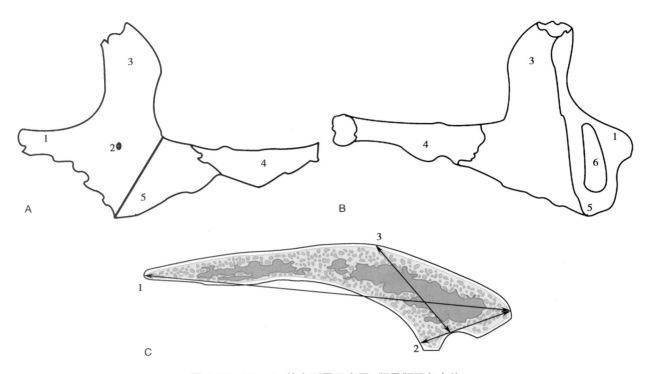

图 4-1-5　Nkenke 等人测量示意图：颧骨颧弓复合体

A. 颧骨外侧面观（黑实线模拟颧种植体植入方向）　B. 颧骨内侧面观　C. 颧骨最大前后径及最大内外径测量示意图
（沿预定的种植体种植平面进行切片制作的组织学样本）

A、B 图中 1. 眶下缘；2. 颧面孔；3. 额蝶突；4. 颧弓；5. 上颌突；6. 上颌窦。C 图中 1. 前后向长度；2. 近远中向厚度；
3. 种植体在颧骨中的预估长度。

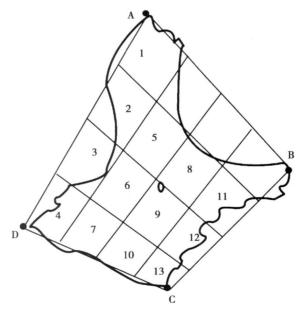

图 4-1-6　Rigolizzo 等人对于颧骨厚度测量示意图

A 点位于额蝶突；B 点位于上颌突上缘；C 点位于上颌突下缘；
D 点位于颞突。

基于此四点，在颧骨表面叠加出网格线，包含了颧骨和上颌骨的部
分被标记为 1~13 区，其中 5、6、8、9 区为种植体的最佳植入区域。

Takamaru 等学者同样对离体头颅进行了颧骨厚度测量。该研究测量了颧骨体中央及远中局限区域内的8个标记点。研究指出,颧骨的厚度从近中向远中,颅底向颅顶方向逐渐减小,各颧骨厚度测量点的均值范围为1.8~6.1mm。虽然上述结果提供了颧骨特定区域的厚度,然而研究仅基于颧种植经典术式——单侧颧骨植入1枚种植体,寻找单颧方案中最佳穿颧区域。此研究对颧骨的测量范围较为局限,仅测量了颧骨局部区域,并未对颧骨近眶区进行分析(图4-1-7)。

2008年,Rossi 等学者进一步基于双颧种植技术分析了颧种植体在颧骨-上颌骨中的长度,该研究通过对40例头骨测量分析,其测量标记点如下(图4-1-8)。

(1)A点:面对头颅正面做一经梨状孔外侧缘并与正中矢状面平行的直线,该线与上颌牙槽嵴顶接触点偏向腭侧5mm处即A点。该点对应于近中颧种植体的植入起点。

(2)B点:眶窝外侧缘的最低点,该点对应于近中颧种植体的植入终点。

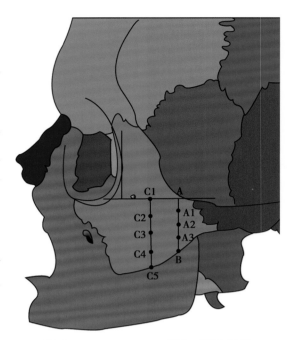

图 4-1-7　Takamaru N 等人对颧骨宽度
测量的示意图

A. 颧弓上缘与颧骨额突的颞侧缘的交叉点;B. 过A点的颧弓上缘垂直线与颧弓下缘的交点;C1. 颧弓上缘延长线与额突眼眶、颞侧缘的两个交叉点的中点;C5. 过C1点的颧弓上缘垂直线与颧弓下缘的交点;A1、A2、A3. AB段的三等分点;C2、C3、C4. C1C5段的三等分点。

(3)C点:面对头颅正面做一经眶下孔外侧缘并与正中矢状面平行的直线,该线与上颌牙槽嵴顶接触点偏向腭侧5mm处即C点。该点对应于远中颧种植体的植入起点。

(4)D点:位于B点与颧上颌缝最下端之间的距离的1/3处。该点对应于远中颧种植体的植入终点。

研究结果显示,尖牙区牙槽嵴到颧骨体眶外侧缘的平均距离(AB)为(53.42±4.08)mm,前磨牙区牙槽嵴到颧骨体眶外侧缘下缘平均距离(CD)为(42.47±3.20)mm,并提出颧骨-上颌骨区域具有足够空间容纳2枚颧种植体(图4-1-8)。

二、影像学测量

前述研究的离体测量样本数有限,研究结果或存在较大的抽样误差,且测量均于骨表面进行,直线测量精准度有待商榷。CT 和 CBCT 能将扫描区域的解剖结构进行三维重组,使用者可观察各向个截断面的影像。由于可以允许无创、反复、精确地对解剖结构进行观察及测量,目前对于颧骨解剖学的研究多基于三维影像数据。

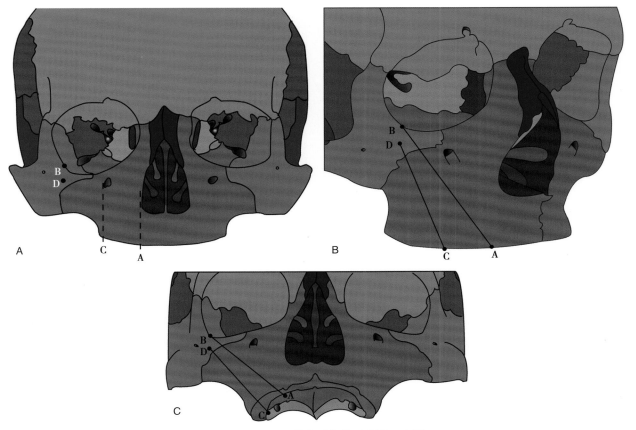

图 4-1-8 Rossi 等人对颧骨测量的示意图

A. 正面观（显示 B、D 点和 A、C 点的解剖学参考线） B. 侧面观（显示 AB、CD 段）

C. 正面观（显示 A、B、C、D 点和 AB、CD 段）

　　国内有学者采用螺旋 CT 对亚洲人颧骨尺寸进行测量（图 4-1-9），研究结果显示颧骨体的最小宽度为 21.67mm，最大为 37.31mm，平均宽度为 26.22mm。颧骨体 1/4 高度层面的前后径最小，平均为 9.15mm；最高层面的内外径最小，平均为 10.73mm；3/4 高层面的前后径和内外径最大，均值分别为 12.32mm 和 15.25mm。所有观察对象前后径和内外径的最小测量值分别为 6.16mm 和 6.54mm。简单地说，即在颧骨中份偏上缘的位置，能获得颧骨最好的厚度和宽度。

　　值得注意的是，通常人们容易认为颧骨骨量最厚区域即可视为最佳穿颧区域，但由于颧骨为弧形的不规则骨，颧种植体植入路径所涉及的解剖结构及种植体 - 骨接触模式与常规种植体不同。事实上，从颧种植路径分析，将颧种植体的穿颧位点置于颧骨骨量最厚区域并不意味着充分利用了颧骨骨量，也无法保证能获得最大的种植体 - 颧骨接触面积。

　　除此之外，对于一侧颧骨植入 2 枚颧种植体时，该如何分配其穿颧点仍具有争议。本书研究团队通过临床患者的 CBCT 数据，在基于一侧颧骨植入 2 枚颧种植体的术式，研究颧骨多处骨厚度和颧骨体宽度（颧骨体近眶缘至远眶缘），分析了种植体在颧骨内获得最大种植体 - 颧骨接触时的出点是否位于颧骨骨厚度最大处，并探究了双颧种植术式的最佳穿颧区域（图 4-1-10）。

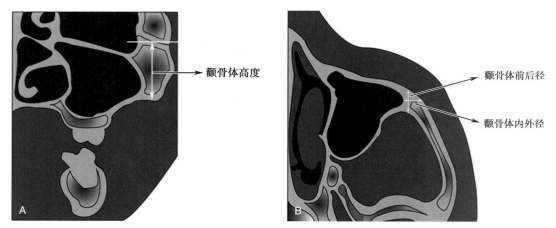

图 4-1-9   亚洲人颧骨影像学测量示意图
A.冠状面影像测量示意图   B.横断面影像测量示意图

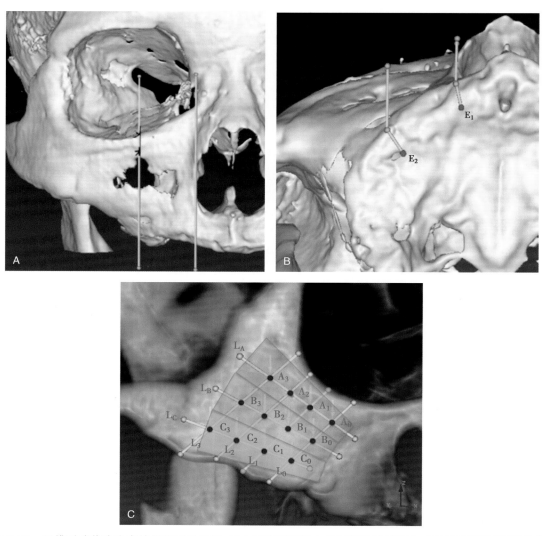

图 4-1-10   三维重建临床患者的颅颌面骨结构,经由特定解剖标志点对颧骨进行划分,测量不同区域颧骨的宽度
A.进行颧骨三维分割的垂直向基准线   B.模拟双颧入点   C.对 CBCT 重建的颧骨区域进行分割

研究结果显示,颧骨在近眶 1/3 区(图 4-1-10C 中粉色区域)及中 1/3 区(图 4-1-10C 中蓝色区域)的颧骨厚度最大处均位于颧骨体中央(即 A1 点和 B1 点),其均值 ± 标准差分别为(8.01 ± 2.10)mm 及(7.02 ± 1.73)mm,该区域颧骨厚度自最大处朝近远中向递减。在颧骨远眶 1/3 区(图 4-1-10C 中绿色区域),颧骨厚度最大处位于颧骨体近颧骨上颌突处(即 C0 点),其均值 ± 标准差为(6.65 ± 1.66)mm,该区域颧骨厚度自最大处朝远中向递减。

该研究进一步将颧骨体近眶区作为近中颧种植体的潜在穿出区域,并将颧骨中 1/3 区和远眶 1/3 区作为远中颧种植体的潜在穿出区域,依序在严重萎缩无牙上颌患者的三维重建影像中,将各个颧骨厚度测量标记点作为近中或远中种植体穿颧点,并以上颌侧切牙至尖牙区及第二前磨牙至第一磨牙区分别作为近中或远中种植体的植入起点,按照上述起点及出点虚拟植入颧种植体(图 4-1-11)。

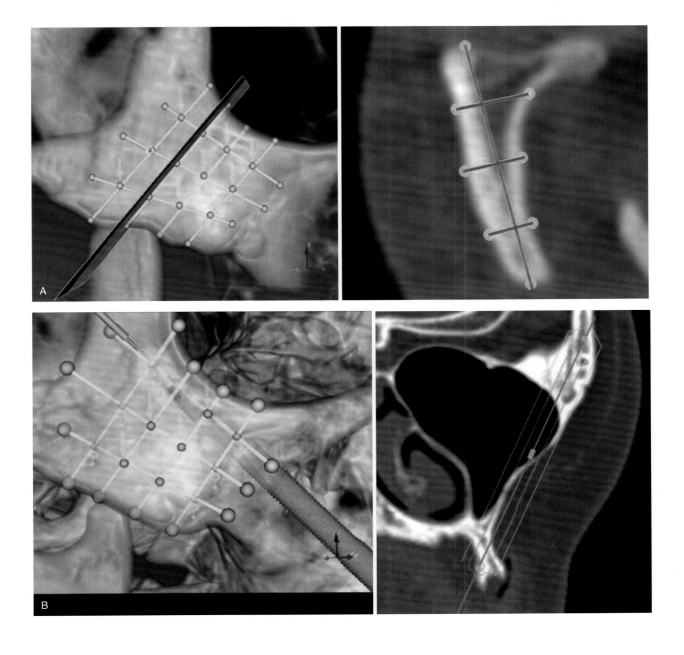

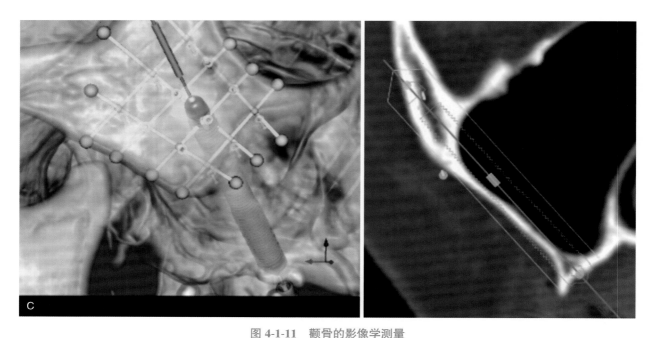

图 4-1-11　颧骨的影像学测量

A. 分区测量颧骨的厚度,颧骨上份近眶区及上份中部区域有着最佳的颧骨厚度　B. 虚拟植入近中种植体,
可直接基于颧种植体路径测量种植体与颧骨、上颌骨的线性接触值　C. 虚拟植入远中种植体

在颧骨体近眶 1/3 区作为近中种植体穿颧处时,种植体 - 颧骨接触量随着穿颧点从近中向远中移动时逐渐增加,并于最远中标记点(即图 4-1-10 中 A3 点)处获得最大值(16.73 ± 4.14)mm 及最大种植体在颧骨内百分比(30.2%,种植体在颧骨内长度 / 种植体长度)。以颧骨体中 1/3 区或远眶 1/3 区中央处(即图 4-1-10 中 B2 点和 C1 点)作为远中穿颧点时,远中种植体可获得最大种植体 - 颧骨接触量(13.92 ± 3.41)mm 或(13.44 ± 3.27)mm 及最大种植体在颧骨内百分比(29.9% 或 31.6%,种植体在颧骨内长度 / 种植体长度)。

综合上述结果,虚拟植入的近中及远中颧种植体在获得最大种植体 - 颧骨接触时的穿颧处,并非颧骨厚度最大处。由于颧骨体在近眶 1/3 区均具有丰富的骨量,随着近中种植体的穿颧点越朝向近眶远中区域,种植体即越深入颧骨,种植体与颧骨的接触也随之逐渐增加。然而,颧骨体中 1/3 区及远眶 1/3 区从近中向远中方向弯曲度逐渐增加,当远中种植体植入于颧骨体中 1/3 区及远眶 1/3 区时,随着种植体越深入颧骨,种植体突入颞下窝的比例也逐渐增大,从而导致种植体颧骨接触先增加后减小。因此,建议近中种植体的出点应位于颧骨体近眶 1/3 区远中区域,远中种植体的穿颧点应位于颧骨体中 1/3 或远眶 1/3 区的中央区域。

第二节 颧骨骨量对颧种植的影响

一、影响颧骨骨量的局部及全身因素

不同个体颧骨宽度(图 4-2-1)存在差异。在考虑颧骨骨量的局部及全身影响因素时,人们通常会想到上颌牙列缺失与否、年龄和性别可能是潜在的影响因素。事实上,目前的多数研究都同时表明颧骨厚度确实存在性别差异,男性颧骨厚度显著大于女性。许多研究也已证实,随着人体年龄的增加,骨组织应力的减小,部分骨组织的骨量与骨密度会随之降低。

颧突支柱作为上颌三大咀嚼应力传递支柱之一,上颌后牙区咀嚼应力通过颧牙槽嵴传导至颧骨。当上颌牙列缺失后,颧骨受到的咀嚼应力减小,然而至今尚无足够证据证实,颧骨是否会因咀嚼应力的减小及年龄的增加而发生骨量的变化。我们也通过影像学测量研究了上颌牙列情况、性别及年龄是否分别为颧骨骨量的潜在影响因素。研究结果显示,上颌牙列缺失与否和患者的年龄均与颧骨厚度及宽度不存在显著联系,颧骨骨量可能并不随着牙列的缺失及年龄的增加而发生变化,但性别是颧骨骨量的影响因素,男性颧骨厚度及宽度极有可能大于女性。

二、颧骨骨量不足患者的术前设计

虽然人们通常认为颧骨有着丰富的骨量,能为颧种植体提供足够的固位力来支持上部修复体,然而临床中确实存在有少数颧骨短小、厚度菲薄的患者,在实现颧种植方案的可行性和可靠性上仍具争议。

Van Steenberghe 等学者推荐将颧骨宽度大于 20mm 作为双颧种植术式的适应证之一,并认为颧骨厚度至少需大于 5.75mm 才能完全包裹种植体尖端。颧骨厚度不足的患者可能存在种植体无法完全由颧骨包绕的风险,即种植体在颧骨外表面发生骨开窗或骨开裂而无骨组织覆盖,或种植体突入颞下窝。虽然目前尚无可靠证据显示,颧骨骨量与颧种植修复的长期存留率之间存在联系,但在诊治颧骨厚度不足的患者时需格外注意。建议此类患者在术前需进行完善的影像学评估及虚拟手术设计,尽可能选择较长的种植体来增加种植体与颧骨接触的总面积,并采取计算机辅助种植技术实现术前设计方案。

另外,对于颧骨宽度不足以容纳多枚种植体的患者,可考虑调整种植体在颧骨位置的位点,使多枚种植体在颧骨处的出点尽可能靠近颧骨近眶区域,例如远中种植体的穿颧点位于近眶远中处,而近中种植体的穿颧点位于近眶近中处,从而充分利用颧骨的最佳骨量。

对于受限于种植体长度不足而使种植体突入颧骨的长度欠佳时,可考虑修整上颌菲薄的牙槽骨,降低牙槽骨高度,或可考虑将种植体入点向上颌弓远中调整,以增加种植体突入颧骨内的长度。需注意的是,上述建议目前尚未存在科学证据证实能提高颧种植修复的成功率及存留率,将来的研究应着重于此方面来进行。

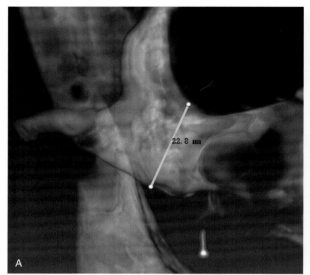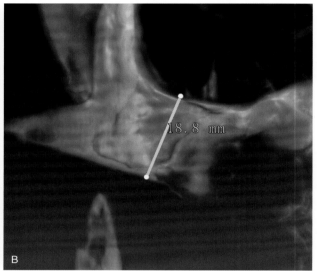

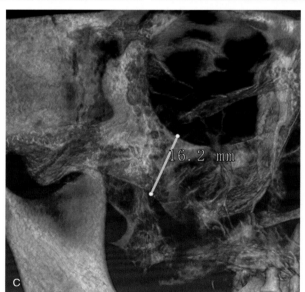

图 4-2-1　CBCT 三维重建后可测量颧骨的宽度

A. 宽大的颧骨(22.8mm)　B. 中等宽度的颧骨(18.8mm)　C. 狭窄的颧骨(16.2mm)

三、外胚层发育不良征患者的颧骨骨量

外胚层发育不良征(ectodermal dysplasia,ED)是一种罕见的外胚层发育缺陷的先天性疾患,以毛发、汗腺、牙齿、指甲等外胚层来源的组织发育不全或形态功能异常为主要特征,上述症状可以单独或同时出现,而 ED 所引起的缺牙是先天性牙缺失中最严重的一类。

在外胚层发育不良征患者中,又以 X 染色体连锁少汗型外胚层发育不良征(X-linked hypohidrotic ectodermal dysplasia,X-linked HED)最为常见,此综合征患者常具有特异性颌面部解剖特征,如面中部凹陷、上颌骨发育不足、下颌骨颏部前突，表现为"地包天"样面容的骨性Ⅲ类错𬌗畸形和全面高降低。

Lexner 等人的研究结果显示，少汗型 ED 患者存在上颌骨长度减少、突额，但下颌骨形态和大小正常，颌骨矢状向高度降低的特征。本书团队测量了 30 位 ED 患者上下颌骨的发育情况及位置关系，结果显示，这类患者上颌骨长度减少（ANS-Ptm 减小）（翼上颌裂点与前鼻棘点在 FH 平面上垂直间的距离）且位置后缩（S-Ptm、SNA、NA-PA 减小），下颌骨前突（NP-FH 增大）、颏部前突（Y 轴角减小），下颌骨长度（Co-Po）及位置（S-Co）相对正常，骨性Ⅲ类错𬌗（ANB<0），全面高降低（N-Me 减小）。男性患者相对女性患者更为严重。除此之外，我们还发现 ED 患者的颧骨宽度显著小于颌面部发育正常人群。ED 患者与正常人的颧骨厚度在颧骨近眶区及颧骨中份均无显著差异，而在颧骨下份，ED 患者颧骨厚度显著小于颌面部发育正常对照人群。ED 患者中，男性患者的颧骨骨量要显著优于女性患者。

因此，ED 患者的颧骨很可能存在先天发育不良的问题：颧骨宽度较窄，颧骨体下份骨厚度薄，仅在靠近眼眶的区域具有较充足的骨量。对此类患者实施颧种植方案时，更需注意术前设计环节，尤其在一侧颧骨拟植入 2 枚种植体时，应尽可能充分利用颧骨近眶处作为穿颧区域，合理分配种植体的植入路径，以达到最佳种植修复效果。如图 4-2-2 所示，当设计一侧颧骨放置 2 枚颧种植体时，由于颧骨下份厚度有限，远中种植体尖端在颧骨的锚着部分量非常少。同时，由于颧骨宽度也非常有限，按照种植体周围预留 2mm 安全距离的原则放置时，远中种植体的安全线已超过颧骨下缘（蓝色曲线为模拟的种植体位置，黄色实线为种植体周围预留的 2mm 安全距离），故在植入时要更加谨慎。

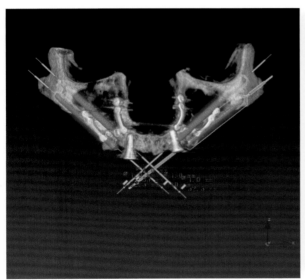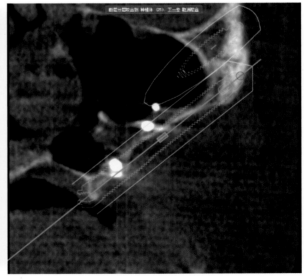

图 4-2-2　先天性无牙症患者的上颌骨、颧骨 CBCT 三维重建，当设计双颧种植时，远中种植体进入颧骨的深度非常有限，在宽度上，放置 2 枚种植体也在安全范围外（蓝色波纹线为模拟植入的颧种植体，黄色直线为软件中设定的安全边界）

（洪国峰）

▶ 参考文献 ....

1. UCHIDA Y, GOTO M, KATSUKI T, et al. Measurement of the maxilla and zygoma as an aid in installing zygomatic implants. J Oral Maxillofac Surg, 2001, 59 (10): 1193-1198.

2. NKENKE E, HAHN M, LELL M, et al. Anatomic site evaluation of the zygomatic bone for dental implant placement. Clin Oral Implants Res, 2003, 14 (1): 72-79.

3. RIGOLIZZO M B, CAMILLI J A, FRANCISCHONE C E, et al. Zygomatic bone: anatomic bases for osseointegrated implant anchorage. Int J Oral Maxillofac Implants, 2005, 20 (3): 441-447.

4. TAKAMARU N, NAGAI H, OHE G, et al. Measurement of the zygomatic bone and pilot hole technique for safer insertion of zygomaticus implants. Int J Oral Maxillofac Surg, 2016, 45 (1): 104-109.

5. ROSSI M, DUARTE L R, MENDONÇA R, et al. Anatomical bases for the insertion of zygomatic implants. Clin Implant Dent Relat Res, 2008, 10 (4): 271-275.

6. 赵亮亮, 洪流, 侯振亚. 正常颧骨体的螺旋 CT 三维测量及其临床意义. 口腔颌面修复学杂志, 2005 (02): 145-147.

7. HUNG K F, AI QY, FAN SC, et al. Measurement of the zygomatic region for the optimal placement of quad zygomatic implants. Clin Implant Dent Relat Res, 2017, 19 (5): 841-848.

8. KAMBUROĞLU K, KIRŞANBÜYÜKKOÇAK B, ACAR B, et al. Assessment of zygomatic bone using cone beam computed tomography in a Turkish population. Oral Surg Oral Med Oral Pathol Oral Radiol, 2017, 123 (2): 257-264.

9. GIANGREGORIO L, BLIMKIE C J. Skeletal adaptations to alterations in weight-bearing activity: a comparison of models of disuse osteoporosis. Sports Med, 2002, 32 (7): 459-476.

10. VAN STEENBERGHE D, NAERT I, BOSSUYT M, et al. The rehabilitation of the severely resorbed maxilla by simultaneous placement of autogenous bone grafts and implants: a 10-year evaluation. Clin Oral Investig, 1997, 1 (3): 102-108.

11. KUPIETZKY A, HOUPT M. Hypohidrotic ectodermal dysplasia: characteristics and treatment. Quintessence Int, 1995, 26 (4): 285-291.

12. LEXNER M O, BARDOW A, BJORN-JORGENSEN J, et al. Anthropometric and cephalometric measurements in X-linked hypohidrotic ectodermal dysplasia. OrthodCraniofac Res, 2007, 10 (4): 203-215.

13. 王豪伟, 王凤, 黄伟, 等. 48 例外胚层发育不良综合征患者颌面骨形态分析. 上海口腔医学, 2017, 26 (2): 193-197.

14. WANG H, HUNG K, ZHAO K, et al. Anatomical analysis of zygomatic bone in ectodermal dysplasia patients with oligodontia. Clin Implant Dent Relat Res, 2019, 21 (2): 310-316.

第五章

术前检查和评估

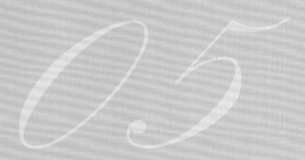

　　术前检查和评估是手术治疗前最为重要的一个环节,用以确认患者是否需要采用颧种植修复上颌牙的缺失。随后临床医师通过修复引导外科的原则进行术前设计,给予患者一个优化的解决方法。临床医师需要深入了解无牙颌分类及相应的种植修复方案,详细理解颧种植适应证和禁忌证,可以选择的其他替代方案及其优缺点,同时需熟悉各类颧种植相关的影像学技术及影像学数据。

第一节　上颌骨萎缩分类及术前初步评估

一、上颌骨萎缩的常用分类方法

(一) Lekholm & Zarb 分类

Lekholm 与 Zarb 于 1985 年提出了下述的颌骨萎缩分类方法(图 5-1-1)。

A:完整的牙槽嵴。

B:吸收较少的牙槽嵴。

C:牙槽嵴吸收至基底骨。

D:牙槽骨基底骨开始吸收。

E:牙槽骨基底骨严重吸收。

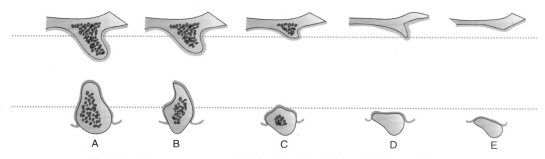

图 5-1-1　Lekholm & Zarb 分类(直线代表牙槽嵴和基底骨之间的界线)

(二) Cawood & Howell 分类

Cawood 与 Howell 于 1988 年提出的上颌骨萎缩分类是目前国际上最常用的分类方法之一(图 5-1-2)。

Ⅰ:正常牙槽突。

Ⅱ:拔牙后即刻呈现的牙槽突。

Ⅲ:丰满型牙槽嵴,有充足的高度和宽度。

Ⅳ:刀刃型牙槽嵴,高度充足,宽度不足。

Ⅴ:扁平型牙槽嵴,高度和宽度均不足。

Ⅵ: 塌陷型牙槽嵴,牙槽突缺失,伴部分基底骨吸收。

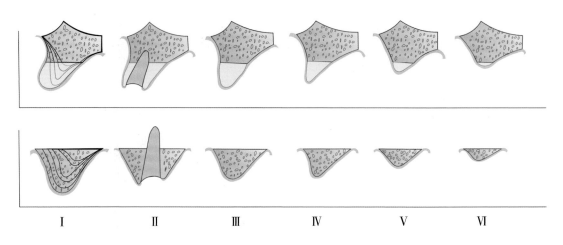

图 5-1-2　Cawood & Howell　分类

　　上述两种分类提出的时间均在 20 世纪 80 年代中期,作为无牙颌全口义齿常规修复前的评估,未结合种植修复理念。同时,上述两种分类仅对剩余牙槽骨进行了定性的二维分析,未涉及定量的三维分析。

(三) Misch 分类

　　Misch 分类是基于种植修复所需的骨量来进行无牙颌的分类,在临床上更有指导意义。但这种分类方法较为复杂,且部分种植体类型鲜在临床中应用(表 5-1-1)。

表 5-1-1　Misch 分类

类型	骨量	种植体	外科处理方法
A: 相当于牙刚拔除后的牙槽嵴,缺牙区有充足的骨量	骨宽度>6mm、高度>12mm、近远中间隙>7mm	咬合力方向和种植体长轴<25°,殆龈距离<15mm	—
B: 缺牙区骨量较为充足	骨宽度 2.5~6mm、骨高度>12mm、近远中间隙>6mm	咬合力方向和种植体长轴<25°,殆龈距离<15mm	骨成形;种植体减径;骨增量
C: 可用骨量在某一方面或多方面不足	骨宽度<2.5mm、骨高度<12mm	咬合力方向和种植体长轴>30°,殆龈距离>15mm	骨成形(C-w);根形植体(C-h)或骨增量;骨膜下种植体(C-w,C-h);骨增量等
D: 牙槽骨严重萎缩,颌骨基部吸收	上颌骨平坦、下颌骨呈铅笔样外形	殆龈距离 >20mm	骨增量;骨膜下种植体

注: C-w 为骨宽度不足型、C-h 为骨高度不足型。

(四) Bedrossian 分类

　　为了使临床病例的分类变得更便捷,2002 年 Bedrossian 及同事将上颌牙槽骨分为三个区域:1 区——上颌前牙区(国际牙科联合会系统记录为 13—23),2 区——上颌前磨牙区(国际牙科联合会系统记录为 14、15、24、25)和 3 区——上颌磨牙区(国际牙科联合会系统记录为 16—18、26—28),并根据每个区的不同骨量提出了治疗方案(图 5-1-3,表 5-1-2)。

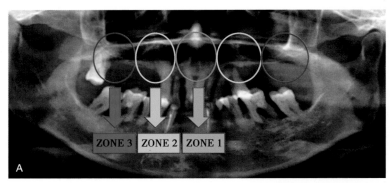

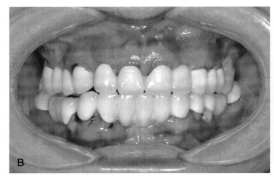
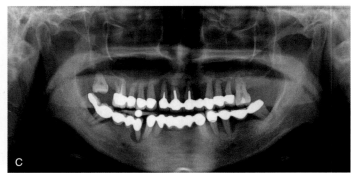

图 5-1-3　Bedrossian 分类

A. Bedrossian 分类示意图　B. 全口烤瓷固定桥修复的重度牙周病患者
C. 根据 Bedrossian 分类,全景片显示上颌 1 区、2 区、3 区骨量均不足

表 5-1-2　Bedrossian 分类

上颌骨骨量	手术方法
1 区、2 区、3 区骨量均充足	传统治疗方案,轴向种植
1 区、2 区骨量充足,3 区骨量不足	All-on-4 方案
仅 1 区骨量充足	颧种植
1 区、2 区、3 区骨量均不足	双颧种植

2014 年,Aparicio 等人对上颌骨量的缺损程度及其对应的种植策略进一步分析,并指出:1 区、2 区骨量充足,3 区骨量不足的情况下,采用倾斜植入可最大限度地利用自身的剩余骨量,不仅避开了上颌窦,也减少了植骨的复杂性。但是在采用这一方法时需要注意以下 4 个因素。

(1)上颌窦前壁的位置。

(2)上颌窦前壁与𬌗平面所形成的角度。

(3)义齿远中末端游离端不能过分延伸。

(4)注意上颌结节和翼区是否有充足的骨量可供种植,以避免和减少远中悬臂。

(五)Jensen 分类

2014 年,Jensen 为即刻负载的无牙颌种植方案提出了新的分类方法。这一分类方法是基于能够在无牙颌植入 4 枚长度 ≥10mm 的常规种植体完成即刻负载。在这个分类中,作者强调充分利用上颌仅存不多的骨密质区域(M 点位于梨状骨旁缘;V 点为梨状骨与鼻嵴交界处,是上颌骨中线处骨量最佳的点),为种植体根尖提供锚着固定,获得良好的初期稳定性。同时,Jensen 也强调 4 枚种植体间的均匀分布,以倾斜植入的方式获得更优的 A-P 距离。

Jensen 分类具体如下(图 5-1-4)。

A 类:后方植体能在第一磨牙腭侧入路,向前倾斜 30° 沿上颌窦前壁走行,前方种植体的入点距离后方种植体至少 20mm,种植体向后倾斜放置,4 枚种植体均利用 M 点骨密质获得初期稳定性。此时,A-P 距离大于 20mm,牙弓跨度大于 60mm,不需要设计最终修复的远中悬臂结构。这种植体的放置模式被称为 M-4。

B 类:上颌骨中度萎缩,上颌窦体积增大。后方种植体在上颌第二前磨牙区向前倾斜 30° 进入,并在 M 点获得初期稳定性。种植体可穿过上颌窦腔前部,如果尖端有足量的骨密质固位,则无须进行上颌窦底提升植骨。前方种植体入点位于尖牙拔牙窝的前方,根尖向后回到 M 点。此时,A-P 距离约为 15mm,牙弓跨度介于 45~55mm。

C 类:上颌牙槽嵴完全吸收,仅存留基骨,上颌窦腔体积增大明显,后方种植体入点为第一或第二前磨牙,经由上颌窦腔倾斜植入到达 M 点,但需进行上颌窦底提升植骨。前方种植体在侧切牙或尖牙为入点,近中倾斜 30° 利用 V 点固位。此时,A-P 距离在 15mm 左右,如小于 10mm,需考虑增加种植体数目。牙弓跨度介于 40~45mm。

D 类:上颌牙槽骨及基底骨严重吸收,接近于 Cawood & Howell Ⅴ和Ⅵ无牙上颌,此时 M 点无骨量,V 点尚存有骨量。需采用单颧种植联合前牙利用 V 点的常规倾斜种植,或双侧双颧种植,或颧种植联合翼种植技术。

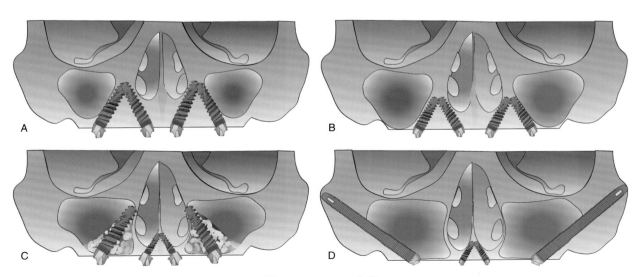

图 5-1-4　Jensen 分类

A~D. 分别代表 A~D 类即刻负载的无牙上颌种植方案

大部分上颌骨萎缩分类方法仅描述了颌骨萎缩情况、种植体放置的可能位置和骨增量方案，而没有考虑无牙颌即刻负载的可行性。Jensen这一分类方法适用于潜在的即刻负载病例，是对Bedrossian分类及倾斜种植治疗方案标准化的完善，也是对其他经典分类方法的重要补充。

二、颧种植适应证

Brånemark最早提出颧种植的设想主要是应用于颌骨缺损患者，完成因肿瘤切除术后、外伤、先天性发育疾病患者的上部修复体，尤其是解决赝复体固位的问题。后来，颧种植慢慢推广应用于上颌骨严重萎缩患者的种植修复治疗，并取得了良好的临床效果。最早颧种植的适应证包括以下几方面。

（1）颌骨缺损患者。

（2）无牙上颌严重萎缩患者：上颌前牙区骨量充足，上颌后牙区骨量不足，采用一侧植入1枚颧种植体，结合前牙区2~4枚常规种植体完成修复重建。

（3）单侧后牙区骨量不足，前牙区骨量充足，采用在骨量不足的一侧后牙区植入1枚颧种植体，联合一侧前牙区常规种植体完成单侧修复（图5-1-5）。

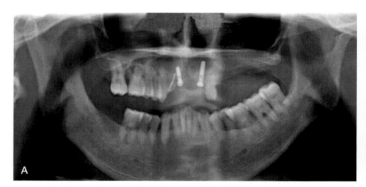
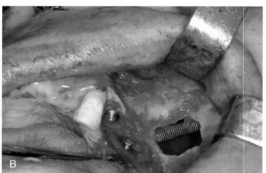
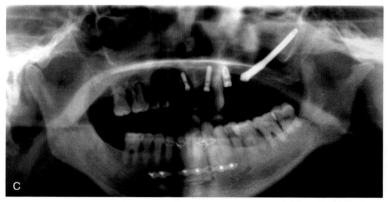

图5-1-5　左侧上颌1区骨量充足，2区和3区存在骨量不足，采用颧种植体结合1枚常规种植体完成种植固定修复
A.术前全景片　B.术中颧种植体经由上颌窦内走行　C.术后全景片

在临床的实践和发展过程中，随着种植体设计理念、表面处理的不断进步，人们对骨增量技术预后的理解更加深入，在一些骨缺损类型上，选用骨增量和倾斜种植的方案，同样获得了良好的临床效果。因此，人们对于颧种植适应证的认识也发生了一定的变化。同时，随着双侧双颧技术的开展，临床医师

对于解决极度颌骨萎缩患者的种植修复重建也建立了信心,对这一技术的临床应用也有了逐步的认识。在近20多年的发展中,颧种植技术的适应证有了更多临床数据的支持,当然也存在有一些未知,需要更多的临床实践来加以验证。

西班牙学者 Aparicio 对颧种植的临床适应证进行了深入研究并提出了自己的观点。他根据 Bedrossian 的分类方法将颧种植的适应证分为以下几类。

(1)1区骨量充足:可常规植入2~4枚种植体,双侧2区和3区骨量均不足。该条件下只需要在前牙区植入2~4枚常规种植体,并在双侧磨牙或前磨牙区域内各植入1枚颧种植体。

(2)1区骨量充足,单侧2区和3区骨量不足:这种情况下只需在骨量不足的2区或3区内植入1枚颧种植体,并在前牙区和对侧2区和3区植入数枚常规种植体。

(3)1区骨量不足,2区和3区骨量充足:该情况需要1枚前牙区颧种植体配合后牙区常规种植体。

(4)1区、2区、3区骨量均不足:该条件需要在双侧各植入2枚颧种植体。

在牙列部分缺失的病例中,有一侧的1区、2区或3区骨量不足,该情况建议采用1枚颧种植体配合2枚常规种植体。

在上颌骨萎缩分类中,目前以 Bedrossian 法较为便捷,在临床的应用较为广泛,本书即以此分类来描述目前颧种植的具体适应证。颧种植的适应证大致分为以下几类。

(1)1区骨量充足:可至少放置2枚常规种植体(长度>8mm,直径≥3.5mm)且不需要进行额外骨增量,但双侧2区和3区骨量均严重不足。此时,可采用双侧单颧种植和前牙区至少2枚常规种植体的方案(图5-1-6,图5-1-7)。这个方案几乎可避免植骨,可以实现即刻负载。

这种情况下,也可采用双侧上颌后牙区骨增量(上颌窦底提升骨增量)进行分期常规种植体植入,但此种情况下不能实现即刻负载,且治疗周期长(图5-1-8)。

如双侧上颌结节和翼区有充足骨量,可考虑进行翼种植,但视具体病例来决定种植体的分布位置,此种情况下可能可以实现即刻负载。

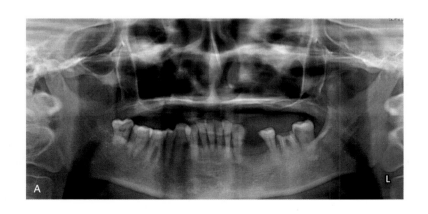

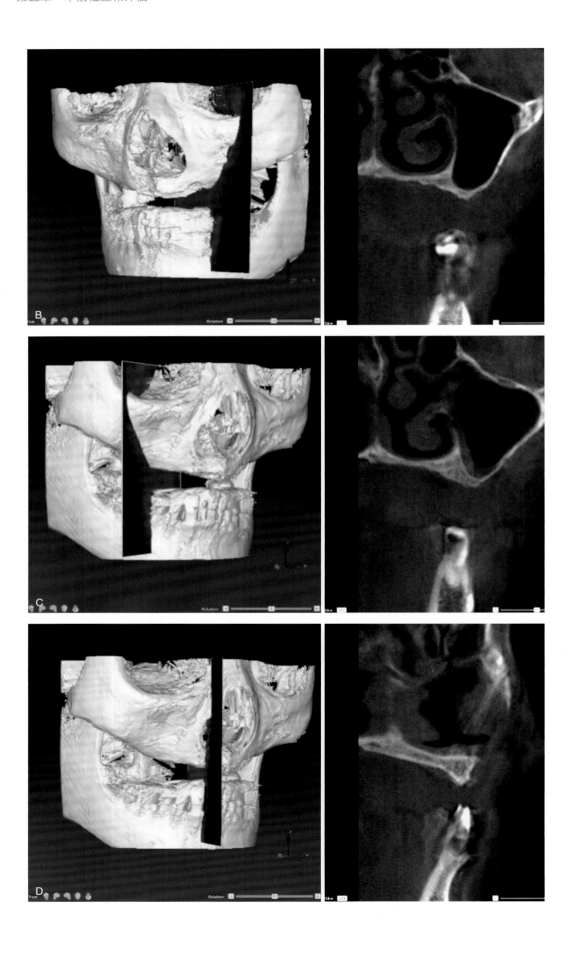

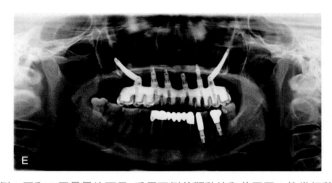

图 5-1-6 1 区骨量充足，双侧 2 区和 3 区骨量均不足，采用双侧单颧种植和前牙区 4 枚常规种植体完成上颌种植固定修复

A. 术前全景片 B. CBCT 显示左侧 2 区骨高度严重不足 C. CBCT 显示右侧 3 区骨高度严重不足

D. CBCT 显示前牙区骨宽度充足，骨高度 10~12mm E. 颧种植和常规种植体植入完成上部修复后全景片

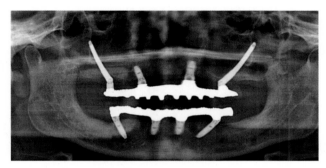

图 5-1-7 1 区骨量充足，放置 2 枚常规种植体，两侧颧骨各植入 1 枚颧种植体，
结合前牙区 2 枚常规种植体进行无牙上颌的重建修复

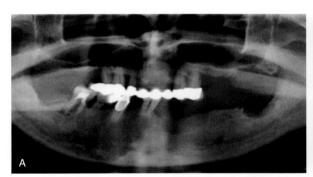

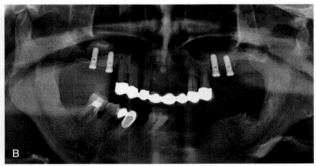

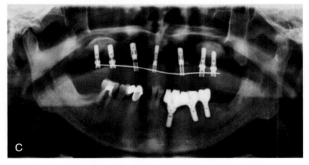

图 5-1-8 1 区骨量充足，左侧 2 区和 3 区骨量均不足，应用双侧上颌窦侧壁开窗植骨进行
常规种植体植入完成上颌种植固定修复

A. 术前全景片 B. 双侧侧壁开窗上颌窦底提升植骨同期种植 C. 前牙区即刻种植术后即刻负载

（2）1区、2区、3区骨量均严重不足：需要进行大面积复杂骨增量才能植入常规种植体，可采用一侧植入2枚颧种植体的双侧双颧种植方案进行修复重建（图5-1-9）。这类适应证中，常见为Cawood与Howell V、VI类患者，表现为牙槽嵴完全吸收，部分或几乎整体基底骨吸收。此时，这类全上颌重度萎缩的患者如不采用双侧双颧种植，就需要进行大面积的游离块状骨移植来恢复牙槽骨的高度和宽度，这在移植物存活、稳定性，供区并发症方面都有较大的风险，同时治疗时间长，对术者手术技巧的要求高。因此，目前在国际上，对于使用双侧双颧种植治疗这类1区、2区、3区骨量均严重不足的无牙上颌患者已不再认为是植骨的替代方案，而可以考虑成为首选。对于Cawood与Howell IV类无牙上颌，患者前牙区，即1区骨高度充足，但没有足量的骨宽度能植入常规尺寸的种植体时，是否也可采用双侧双颧种植来解决并获得长期稳定疗效，仍需要进一步的大量临床研究来验证。

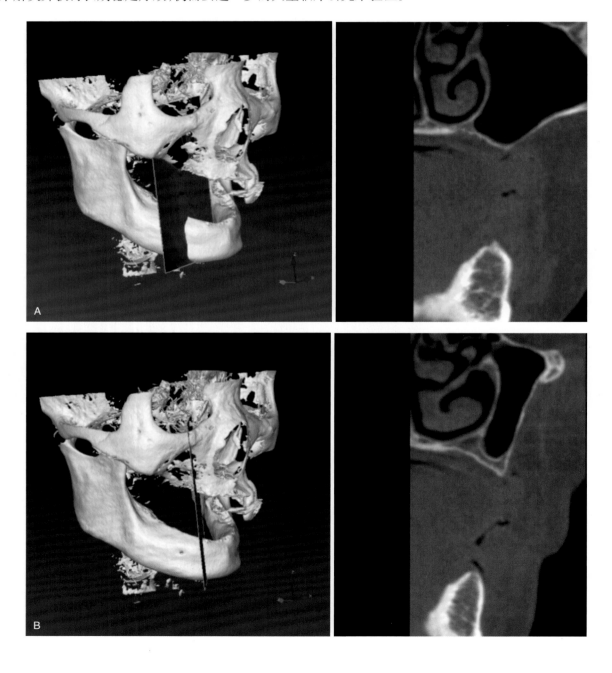

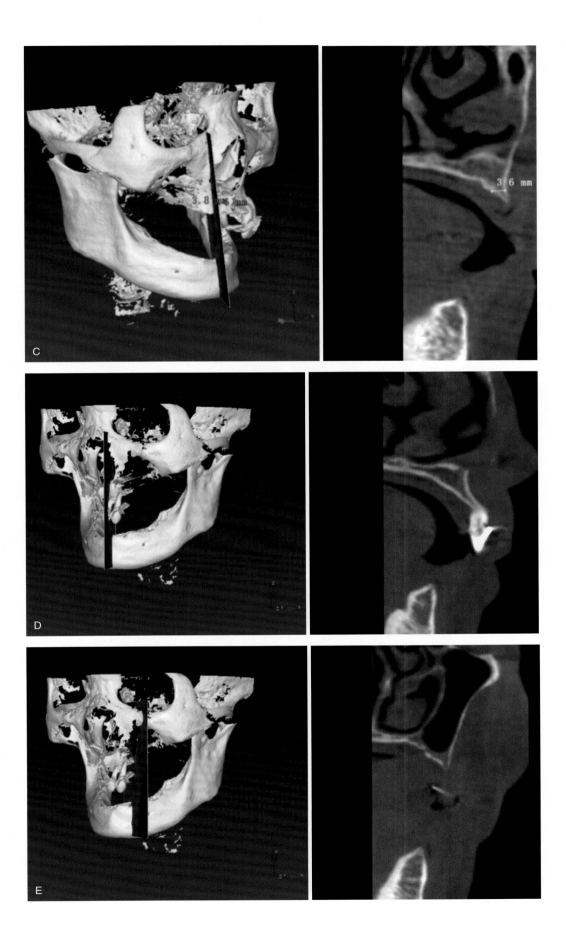

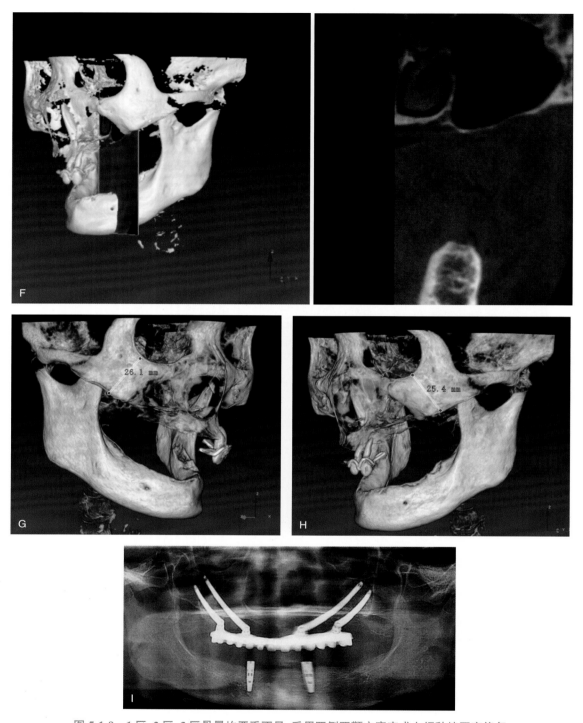

图 5-1-9   1区、2区、3区骨量均严重不足,采用双侧双颧方案完成上颌种植固定修复

A. 右侧上颌磨牙区 CBCT   B. 右侧上颌前磨牙区 CBCT   C. 右侧上颌前牙区 CBCT   D. 左侧上颌前牙区 CBCT
E. 左侧上颌前磨牙区 CBCT   F. 左侧上颌磨牙区 CBCT   G. 右侧三维重建示意图   H. 左侧三维重建示意图   I. 术后全景片

(3)骨增量失败:颧种植可以作为补救措施(图 5-1-10)。

1)双侧上颌窦底提升植骨:由于上颌窦底提升术中植骨范围过小,无法在植骨区域放置足量的常规种植体。同时,前牙区骨质菲薄,无法植入常规种植体。

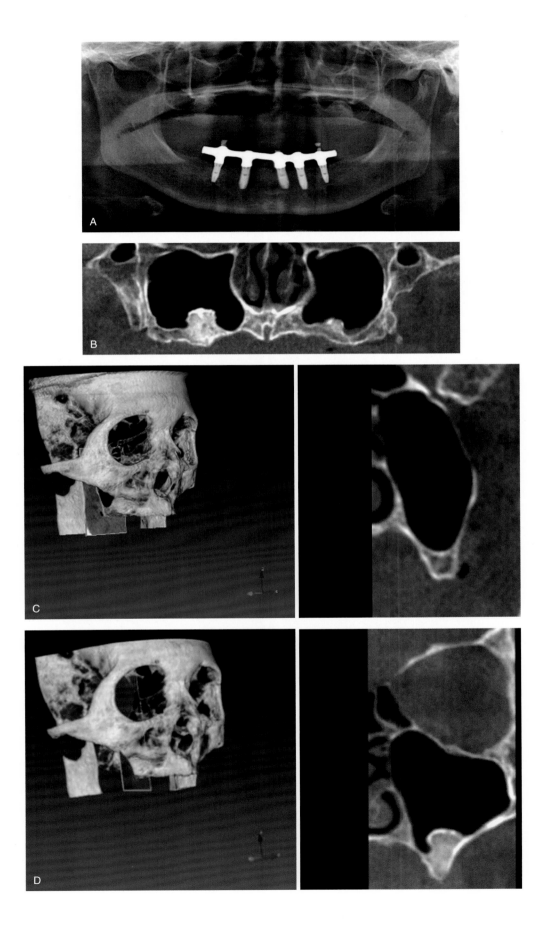

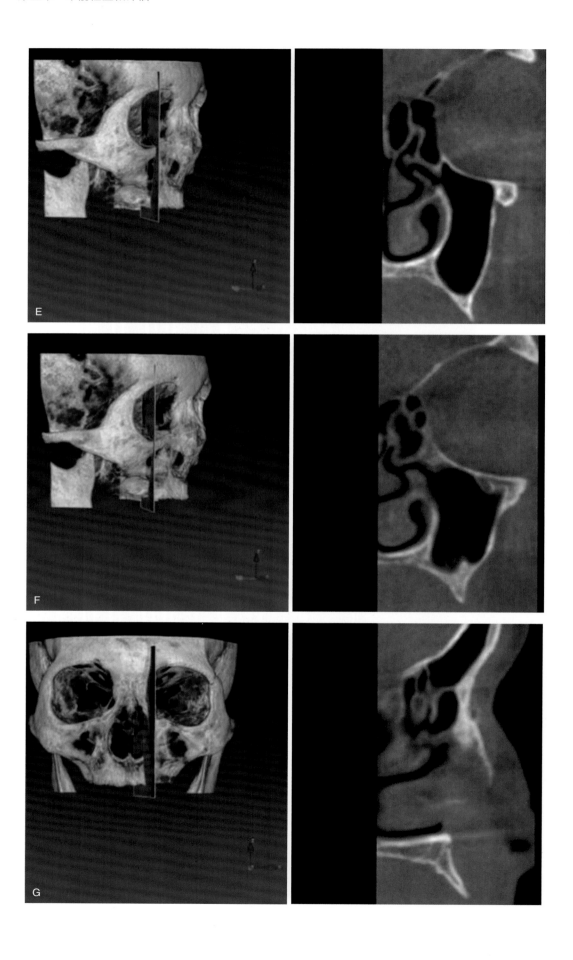

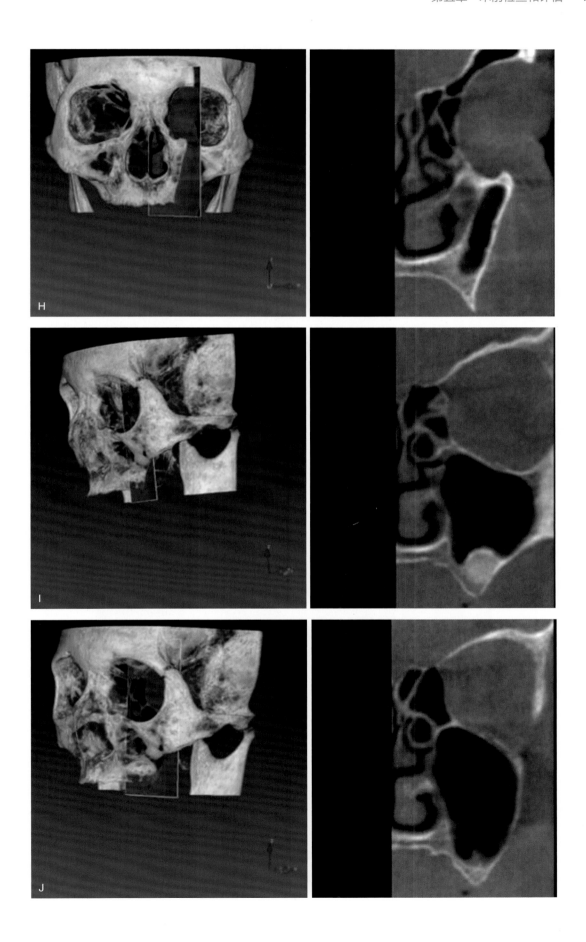

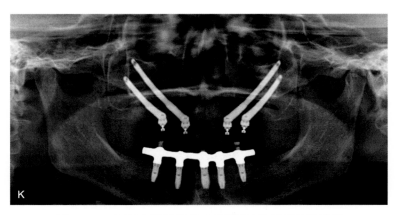

图 5-1-10　双侧上颌窦侧壁开窗提升失败后颧种植修复

A. 患者牙周病导致上颌牙列缺失,上颌骨量不足区域曾接受双侧侧壁开窗上颌窦底提升骨增量,初次就诊检查全景片显示前磨牙及磨牙部分区域上颌窦内有高密度影像　B. CBCT 冠状截面显示双侧上颌窦内范围有限的高密度影像　C. CBCT 矢状面截图显示右侧上颌结节区域有一定的骨宽度和骨高度　D. 右侧上颌磨牙区见上颌窦底提升植骨区　E. 右侧上颌前磨牙区有限的骨宽度和骨高度　F. 右侧上颌前磨牙区有限的骨宽度和骨高度　G. 左侧上颌前牙区骨宽度菲薄　H. 左侧上颌前磨牙区骨宽度菲薄　I. 左侧上颌磨牙区见上颌窦底提升植骨区　J. 左侧上颌结节有限的骨高度　K. 双侧双颧植入后全景片

2)大面积骨增量失败的患者(图 5-1-11):无牙上颌或多数牙连续缺失存在严重骨萎缩的上颌,接受了游离骨移植或经典的引导骨再生手术出现移植物感染、吸收、成骨不良等失败的情况时。颧种植可作为补救解决方案用以重建上颌功能。

患者患有先天性恒牙缺失。CBCT 显示患者前牙区骨宽度仅 2mm,垂直骨高度大于 10mm。患者先接受了上下颌水平向大面积骨增量,术中采用了自体骨屑混合异种骨移植材料,同时使用膜钉进行可吸收屏障膜的固定。骨增量术半年后 CBCT 显示,前牙植骨区骨宽度仅有少量增加,不足以放置常规种植体,后改行双侧双颧种植修复。

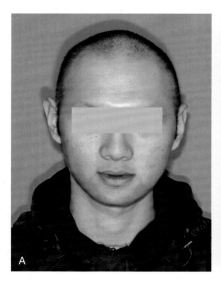
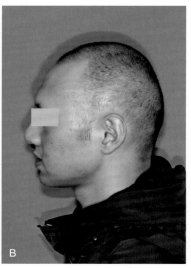

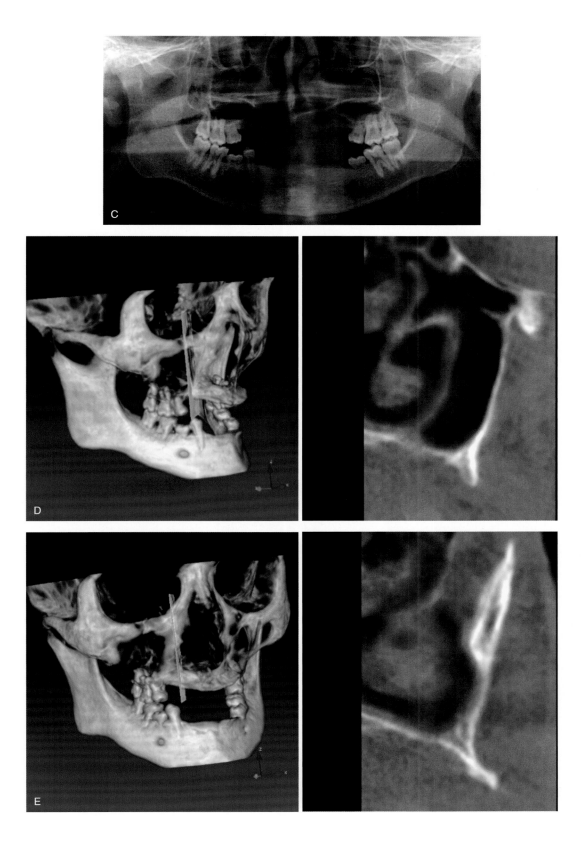

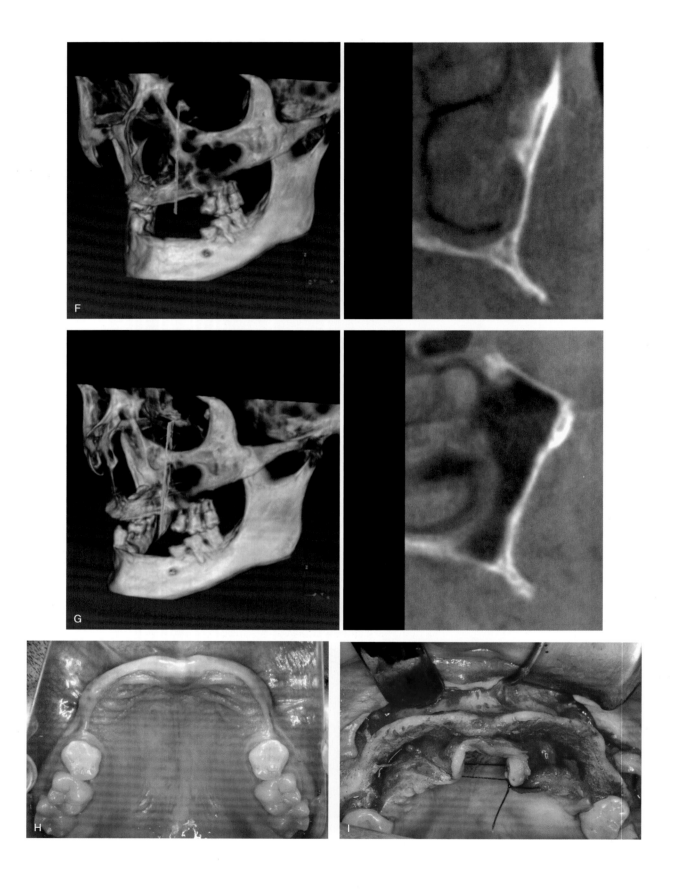

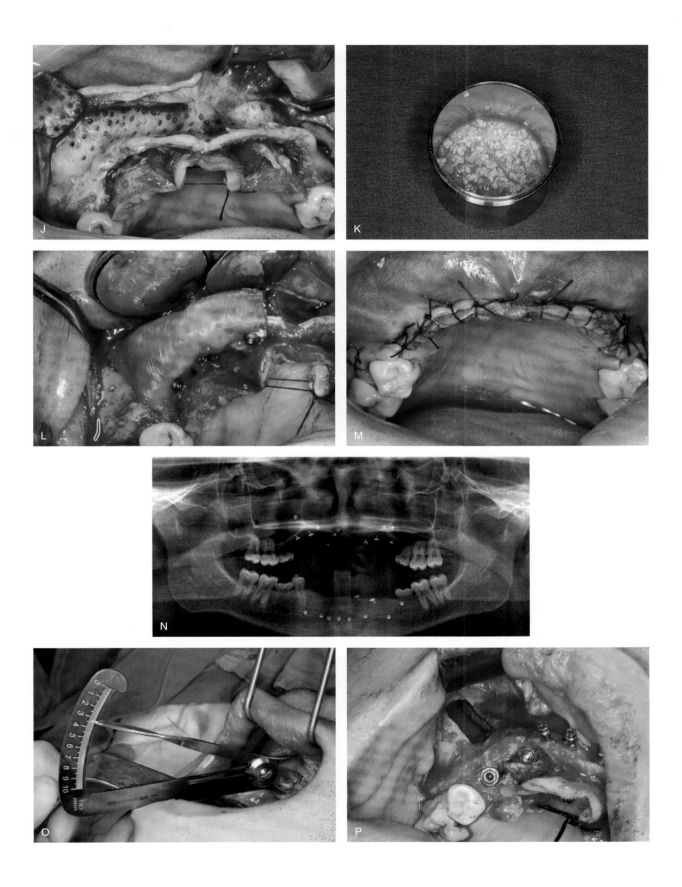

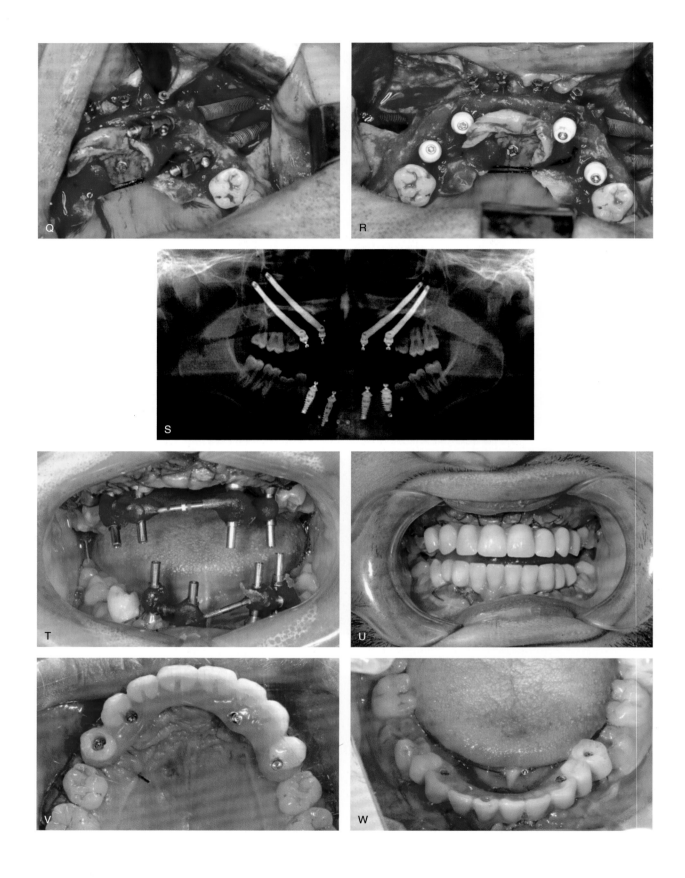

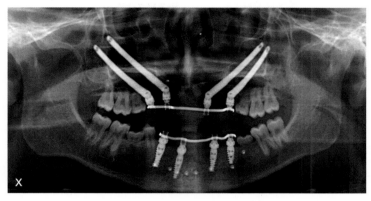

图 5-1-11　上颌水平向骨增量失败改行颧种植

A. 术前口外正面照　B. 术前口外侧面照　C. 术前全景片　D、E. 右侧上颌前磨牙区 CBCT 显示菲薄的骨宽度及有限的骨高度　F、G. 左侧上颌前磨牙区 CBCT 显示菲薄的骨宽度　H. 口内缺牙区𬌗面观　I. 缺牙区翻瓣后见菲薄的牙槽嵴　J. 去骨密质化　K. 自体骨与人工骨混合　L. 香肠法水平骨增量　M. 术区软组织减张缝合　N. 骨增量术后全景片　O. 6 个月愈合期后入路，发现骨增量区域水平骨宽度仅有少量增加，约 3.5mm　P. 右侧双颧植入　Q. 左侧双颧植入　R. 双侧双颧植入后𬌗面观　S. 种植体植入术后全景片　T. 连接取模杆，准备制取印模　U. 口内即刻负载过渡义齿正面观　V. 上颌过渡义齿初戴𬌗面观　W. 下颌过渡义齿初戴𬌗面观　X. 过渡义齿戴入后全景片

3）以往无牙颌种植治疗失败患者：无牙上颌患者接受过上颌种植修复，但出现种植体松动失败、种植体周围炎、机械并发症等问题，造成上颌牙槽骨进一步萎缩或缺损，此时可采用颧种植修复重建无牙上颌。患者既往在外院行上半口种植固定修复，随后多枚种植体出现松动脱落，修复失败。初次就诊上颌仅剩余 2 枚种植体，其中 1 枚已折断。患者仍希望上颌种植固定修复（图 5-1-12~ 图 5-1-16）。

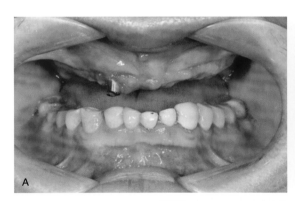
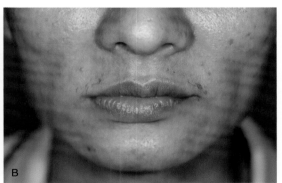
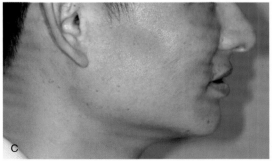

图 5-1-12　初诊患者口内口外照

A. 初诊口内正面照　B. 初诊口外正面照　C. 初诊口外侧面照

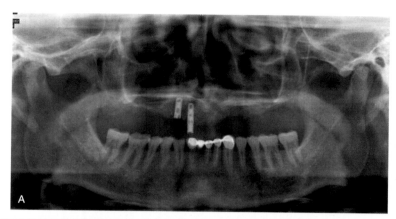

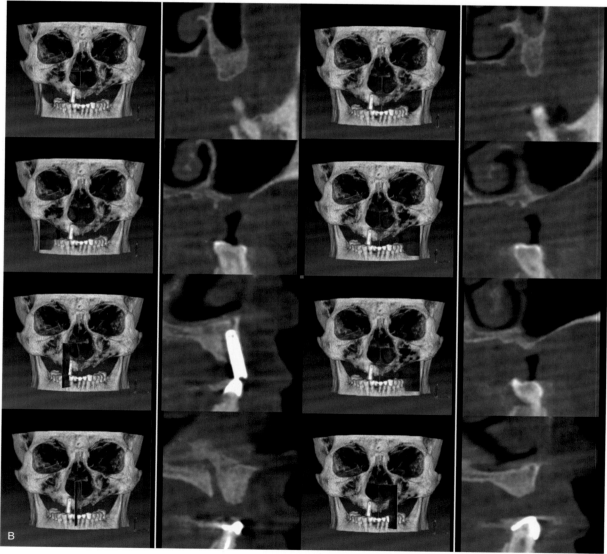

图 5-1-13　术前影像学检查

A. 患者外院上颌种植失败,初诊全景片显示右侧上颌尖牙区和前磨牙区有 2 枚常规种植体,其余区域牙槽骨严重吸收;下颌天然牙列完整,牙槽骨无明显吸收　B. 术前 CBCT 显示患者双侧上颌结节和中切牙区域有一定的剩余骨量,其他区域骨量严重不足

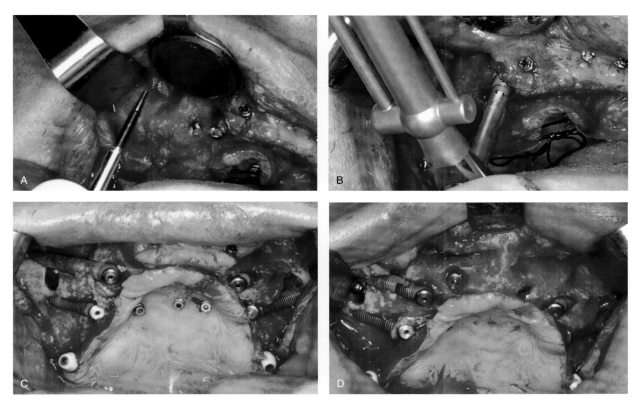

图 5-1-14　术中

A. 术中使用种植体移除工具取出之前植入的常规种植体　B. 使用扭力扳手反转取出常规种植体

C. 双侧双颧种植、上颌结节翼种植　D. 前牙区植入 2 枚常规种植体

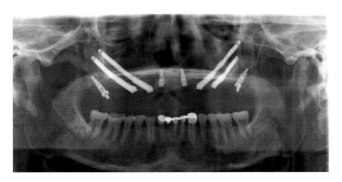

图 5-1-15　术后全景片

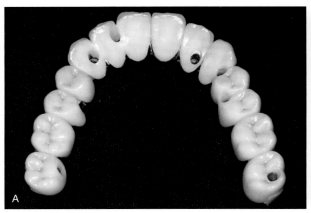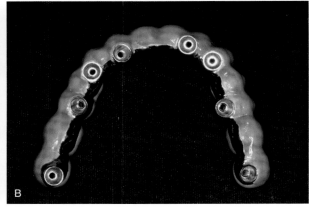

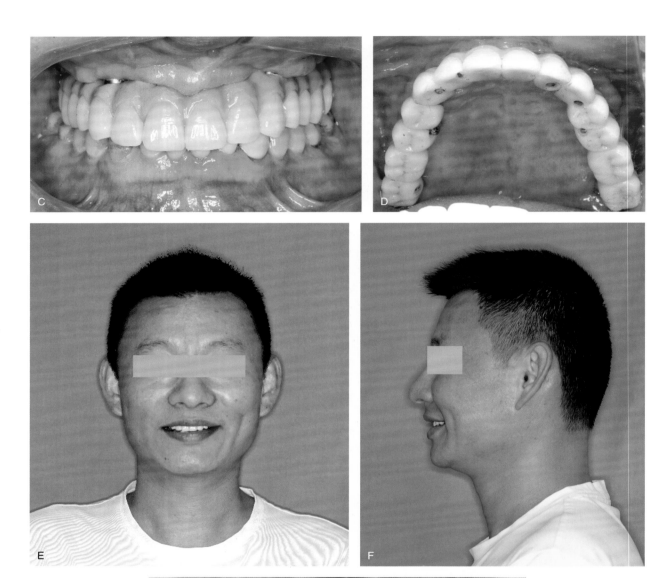

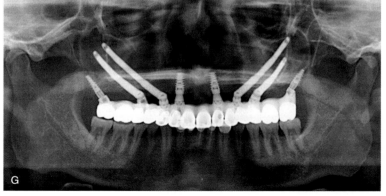

图 5-1-16　最终修复

A. 最终修复体𬌗面观　B. 最终修复体组织面观　C. 最终修复体戴入　D. 最终修复体戴入𬌗面观
E. 最终修复体戴入后正面照　F. 最终修复体戴入后侧面照　G. 最终修复后全景片

（4）肿瘤术后、外伤或先天性疾病导致单侧或双侧上颌骨缺损（图 5-1-17）。

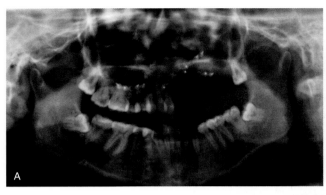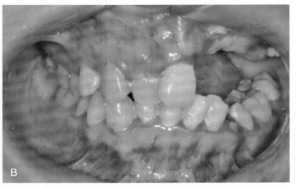

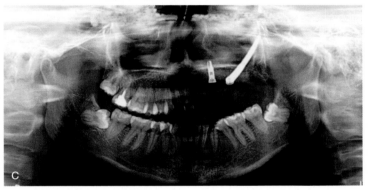

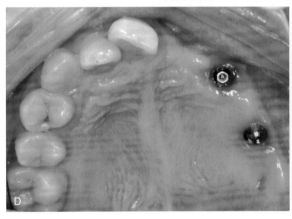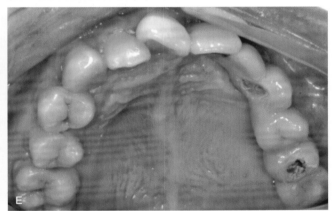

图 5-1-17　单侧上颌骨缺损颧种植修复

A. 术前全景片　B. 口内正面咬合照　C. 左侧颧种植体及常规种植体植入术后全景片
D. 颧种植体和常规种植体入点的位置分布　E. 螺丝固位最终修复殆面照

三、术前评估

(一) 初步检查

作为临床医师,首先必须了解患者的治疗意愿、全身健康状态及既往病史,获得患者的基本框架信息,用以甄别患者是否适合种植治疗。

患者虽然从各渠道获得信息后前来就诊,但对于种植治疗的了解一般都十分匮乏,包括种植体的成功率、失败率、长期表现、后期维护要求等,医师有必要对患者进行较为全面的介绍。对于符合颧种植适应证的患者,更有义务告知这种治疗方式与常规种植的区别,治疗的潜在风险及替代方案。

(二) 治疗意愿

无牙颌患者来进行种植修复咨询时,传统上颌总义齿固位力差常常是困扰此类患者的主要问题。这种情形的出现可能是患者配戴使用总义齿几年、十几年甚至几十年以后,上颌牙槽骨逐渐萎缩吸收所致(图 5-1-18)。

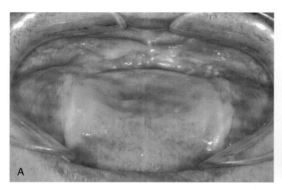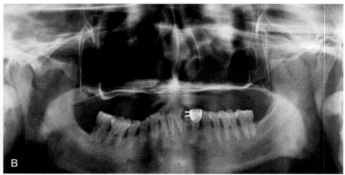

图 5-1-18　重度牙周炎失牙及长期配戴活动义齿导致上颌牙槽骨严重萎缩,传统上颌总义齿固位力差
A. 口内照显示牙槽嵴低平,前庭沟基本消失　B. 全景片显示上颌几乎无剩余骨量可用于常规种植修复

此类患者对活动修复已十分适应,部分患者对于固定修复的意愿并非十分强烈,反而对有唇侧基托支撑的面部外形感到非常满意,一旦改为固定修复后,很有可能会因对面部丰满度不足而失望。

另有一部分患者是重度牙周炎失牙采用活动修复后,因腭部基托过大产生一系列恶心等吞咽反应,一直无法适应上颌总义齿,这类患者对于固定修复十分迫切。

还有一类患者是先天性无牙颌患者。这类患者通常刚成年,为了更好地融入社会,对于固定修复的愿望十分强烈,有些甚至不能接受种植支持的覆盖义齿修复(图 5-1-19)。

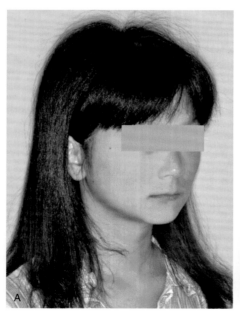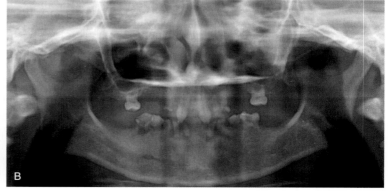

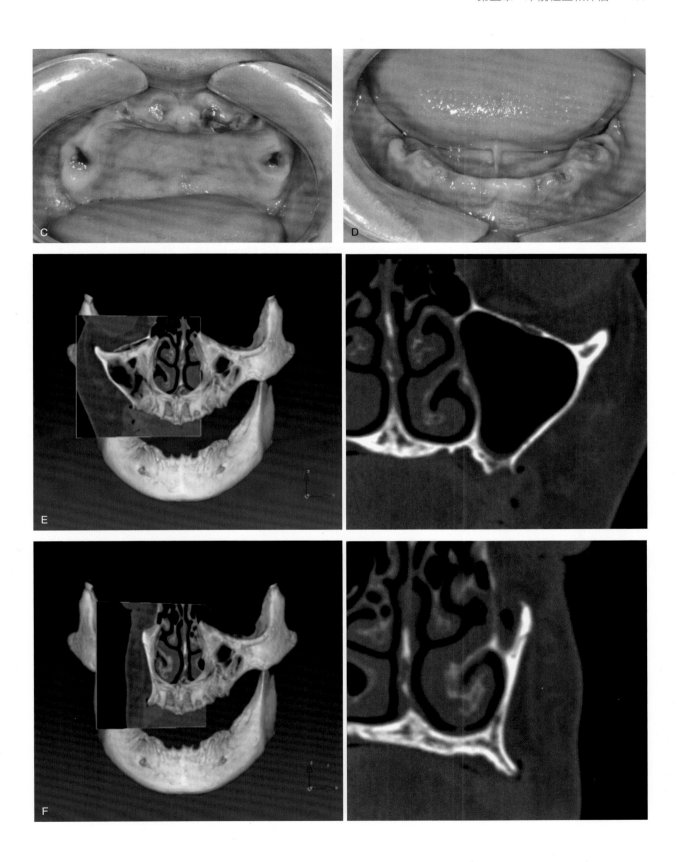

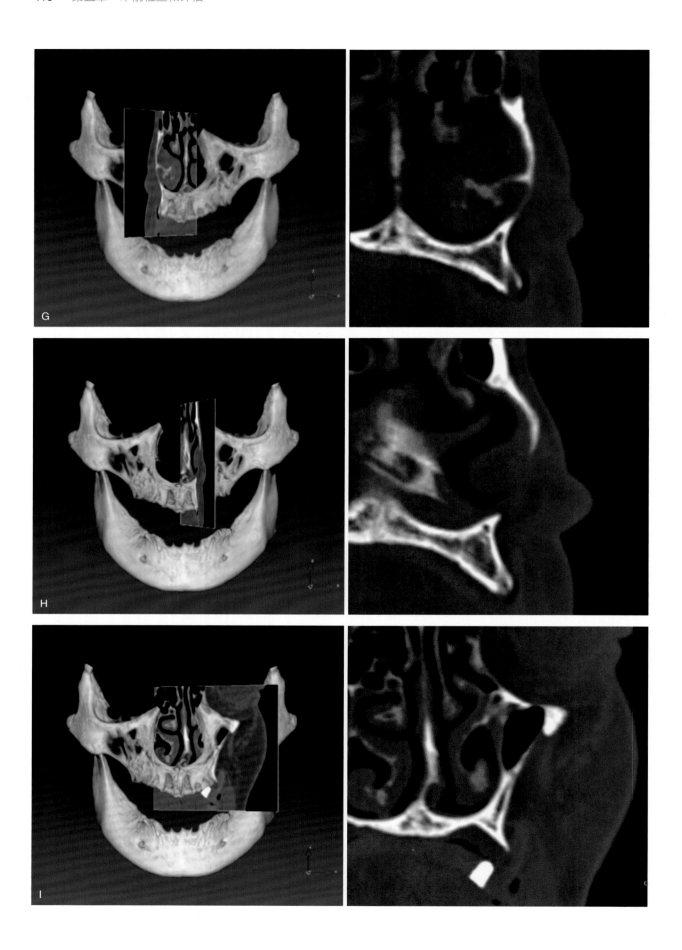

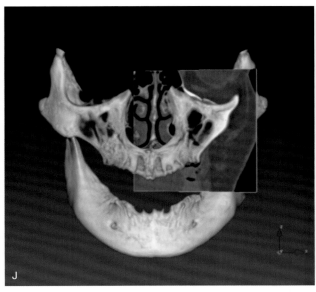
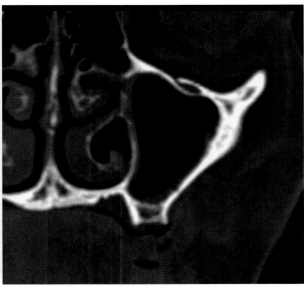

图 5-1-19 18 周岁的先天性多数恒牙缺失患者

A. 初诊口外照 B. 初诊全景片 C. 余留乳牙及锥形上颌中切牙拔除 1 周后上颌𬌗面照 D. 下颌滞留乳牙拔除 1 周后𬌗面照 E. 右侧上颌磨牙区骨高度不足 F. 右侧上颌前磨牙区菲薄的骨宽度 G. 右侧上颌前牙区骨宽度和骨高度充足 H. 左侧上颌前牙区骨宽度和骨高度充足 I. 左侧上颌前磨牙区菲薄的骨宽度 J. 左侧上颌磨牙区骨高度不足

在颧种植支持的修复模式中，选择固定修复（fixed prosthesis）抑或覆盖义齿（overdenture）方案，除患者治疗意愿外，还需要根据患者的面形，以及患者对于面容恢复的要求，同时结合上下颌的覆𬌗（overbite）、覆盖（overjet）关系来确定上部结构修复的设计（图 5-1-20）。

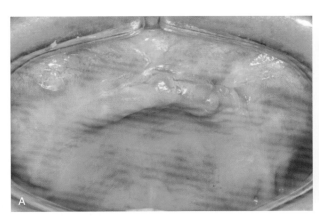
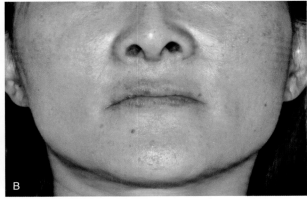
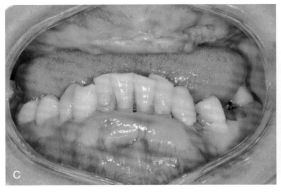
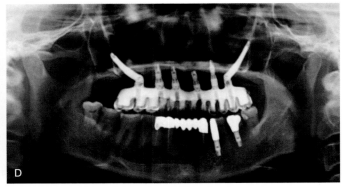

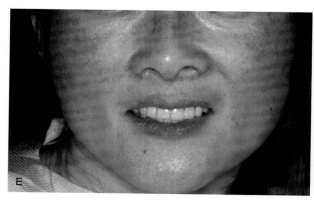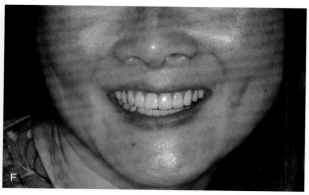

图 5-1-20　上颌牙缺失伴牙槽骨重度萎缩患者

A. 口内照显示上颌牙槽嵴完全吸收,切牙乳头迁移至牙槽嵴顶唇侧　B. 面部正面照显示上唇塌陷明显,面容苍老
C. 口内咬合照显示上下颌弓比例失调,下颌前牙伸长明显,殆曲线异常,上颌修复空间不足　D. 上颌植入颧种植体结合
前牙区常规种植体完成修复　E. 完成修复后患者正面微笑照　F. 完成修复后患者正面大笑照

　　患者日常清洁维护能力和依从性对于修复方式的选择也会产生影响。固定修复要求患者有良好的口腔卫生维护能力,一些年老体弱或者手部灵活性欠缺的患者,不能胜任固定义齿的卫生维护,那么覆盖义齿就是首选方案。

(三)全身健康状况

　　颧种植手术一般需要在全身麻醉下进行,患者全身健康状况需通过麻醉风险评估。颧种植对于全身系统性疾病的控制与要求和常规种植并没有太大的差异。

　　1. 绝对禁忌证(contraindication)　严重且未能得到控制的系统性疾病不能耐受外科手术(包括急性炎症、心脏病、糖尿病、高血压、甲亢、肝炎、肾炎、免疫性疾病以及其他全身系统性疾)。

　　静脉使用高剂量双膦酸盐类药物史。高剂量双膦酸盐通过抑制破骨细胞对骨小梁的溶解和破坏,抑制溶骨活动,进而阻止肿瘤转移引起的溶骨型病变。同时,可延长肿瘤细胞化疗敏感的细胞周期阶段,因此临床用于肺癌、乳腺癌、前列腺癌等肿瘤的治疗。但是,静脉使用高剂量双膦酸盐类药物有增加颌骨坏死的风险,机制目前尚不明确,原因可能为:①抑制破骨细胞的活性,并诱导破骨细胞凋亡;②潜在的抗血管形成作用影响颌骨的血供;③炎症辅助 T 细胞产生白介素 -17 将加速颌骨坏死的速度;④颌骨组织的矿化骨结合,长时间停留在骨组织内,对其他细胞产生毒性作用等。

　　2. 相对禁忌证

　　(1)服用特殊药物的患者:服用双膦酸盐类药物、免疫抑制剂、抗凝药、抗抑郁症药物等。骨质疏松症患者长期服用双膦酸盐类药物可能会对颌骨骨代谢产生一定的影响,目前对于长期服用低剂量双膦酸盐类药物,种植术后诱发颌骨坏死的风险大小仍有争议,对于颧种植的风险更是鲜有报道。对于这类患者术前仍应谨慎决定治疗方案。

　　长期服用免疫抑制剂的患者全身免疫力较弱,术后感染等并发症风险大于常规患者,必要时需请内科医师会诊决定患者是否能耐受手术,以及如何控制后续感染风险。

　　对于因全身性疾病使用抗血小板聚集药物和抗凝药的患者,在进行简单拔牙、种植牙手术时,术中和术后不会有显著出血的风险,局部使用止血剂就可达到有效止血。因此,在一些简单的口腔手术中,不建议患者停用上述药物。但颧种植手术翻瓣范围大,涉及上颌窦,不能归为简单的口腔科手术,因此需要内科医师会诊调整用药方案,平衡术中术后出血风险和停药后可能出现的血栓风险,使患者平安度过围手术期。

(2)放疗术后(详见第十三章)

(3)吸烟:目前的共识表明,吸烟患者相较于不吸烟患者,种植体周围炎的发生率显著上升,重度吸烟是种植体周围炎的风险因素。但重度吸烟是否会影响颧种植体的早期骨结合及长期留存,目前没有明确的文献支持。吸烟患者的上颌窦黏膜厚度变化目前也仍有争议。有少量研究证实吸烟会使上颌窦黏膜变薄,但也有综述发现不吸烟者上颌窦黏膜的厚度<1.05mm,而吸烟者的平均厚度为2.64mm。现有文献研究一致认为,吸烟是导致上颌窦外提升过程中窦黏膜穿孔的风险因素,吸烟者上颌窦黏膜穿孔率高于不吸烟者。

(4)上颌窦炎:急性上颌窦炎是颧种植手术的禁忌证。慢性上颌窦炎在影像学上表现为上颌窦黏膜增厚。目前对于上颌窦黏膜增厚至何种程度视为颧种植禁忌证仍没有统一标准。术者应尽量保护上颌窦黏膜的完整性,但黏膜的完整与否并不是颧种植植入所必需的。一些情况下,在扩孔制备种植窝时不可避免地会并发上颌窦黏膜破损,尤其窦内型的种植体是直接进入上颌窦腔继而进入颧骨。当上颌窦内存在病理性状况或是骨嵴时,黏膜的完整性更是难以保存(图5-1-21)。

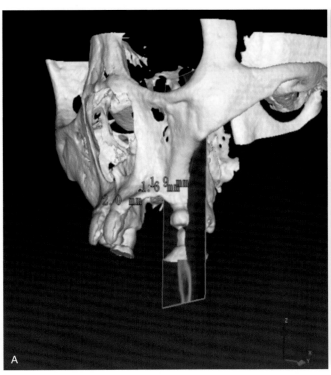
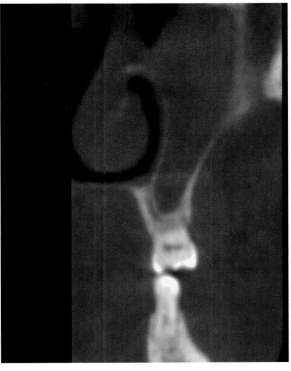

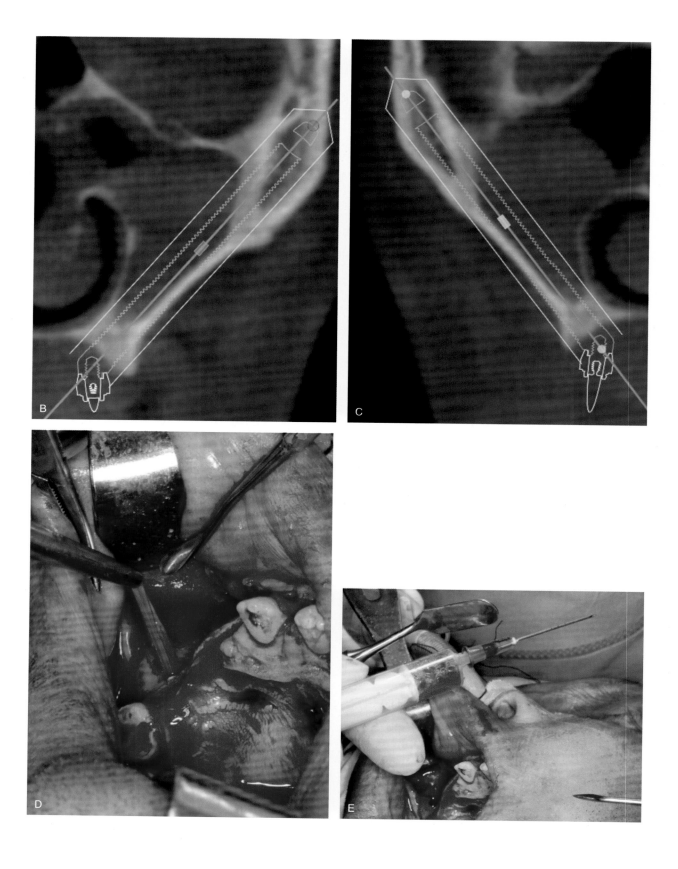

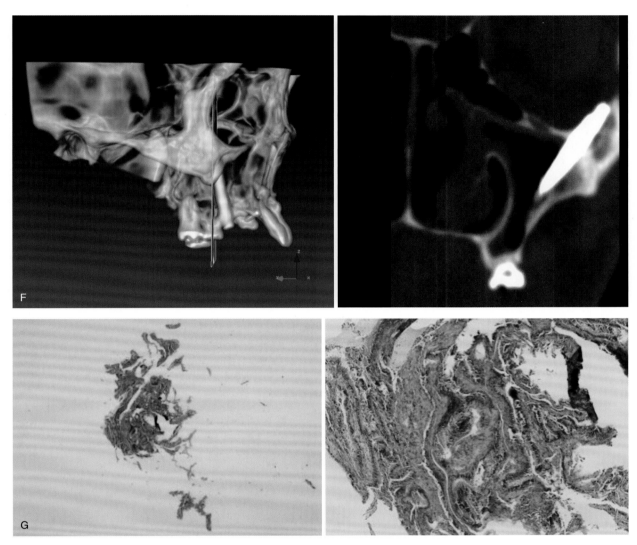

图 5-1-21 上颌窦内囊肿患者的颧种植规划及手术

A. 术前 CBCT 显示患者左侧上颌窦内囊肿影像,几乎充满左侧整个上颌窦 B. 左侧上颌窦囊肿影像,术前虚拟规划颧种植体位置显示植体中部 1/3 进入上颌窦内 C. 右侧术前虚拟规划颧种植体位置显示种植体中部 1/3 进入上颌窦内 D. 术中吸出右侧上颌窦内囊肿囊壁 E. 术中抽取右侧上颌窦内大量潴留清亮液体 F. 右侧颧种植体术后 CBCT 截图,可见右侧上颌窦内黏膜增厚好转 G. 组织病理显示上颌窦黏膜或纤维囊壁样组织,上衬纤毛柱状上皮,伴感染

(左图 ×2;右图 ×10)

有研究提示,颧种植体植入不会引起上颌窦内部发生病理改变,但可能会造成上颌窦内黏膜厚度增加。另外,有研究报道颧种植体植入后可能会引发上颌窦引流口阻塞、急性上颌窦炎及慢性上颌窦炎等病理改变,这提示颧种植体植入可能增加上颌窦内感染的风险。但现有的文献对于术前上颌窦慢性炎症的严重程度,如黏膜的厚度和后续发生上颌窦炎的风险没有相关性研究数据可供参考。我们只能在术前从影像学上选择上颌窦鼻窦复合体通畅的患者进行手术,同时加强术后用药,减少黏膜的术后水肿反应,防止上颌窦鼻窦复合体阻塞,引发上颌窦内感染(图 5-1-22)。

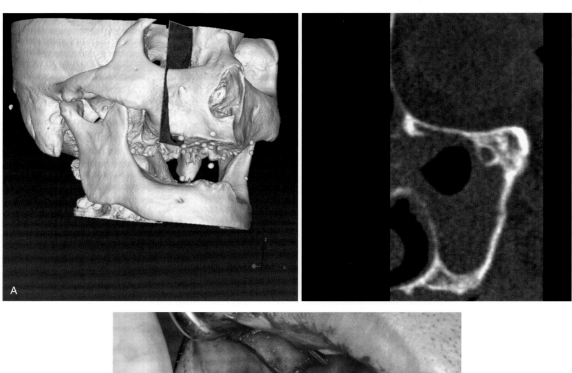

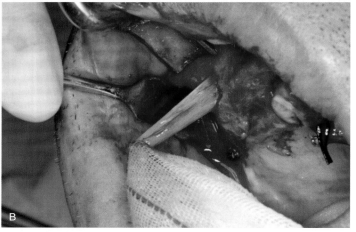

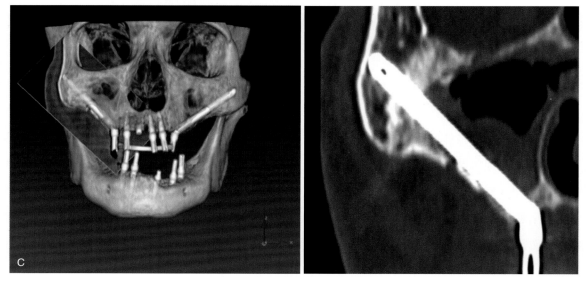

图 5-1-22   上颌窦囊肿颧种植患者

A. 术前右侧上颌窦内囊肿影像   B. 术中摘除囊肿   C. 颧种植体植入术后上颌窦黏膜仍有一定增厚,但中鼻道口通畅

（四）缺牙原因

治疗前需要明确患者缺牙原因，无牙上颌最常见的病因是严重牙周病导致的缺牙，其次是先天性牙缺失、外伤及肿瘤切除术后。对于重度牙周炎缺牙患者，如果下颌有余留天然牙，那么种植治疗一定要在患者接受系统牙周治疗后进行。同时，这类患者的口腔卫生维护意识和能力需要在进行下颌牙周治疗过程中不断加强和再评估。颧种植手术后，固定修复是临床最常见的修复模式。因此，需要患者在外科手术前就能树立良好的口腔卫生维护意识，培养患者的家庭口腔卫生维护能力，建立良好的依从性。

第二节 专科检查

一、口外检查

（一）面形和张口度

对于外伤和肿瘤术后患者，往往存在面形不对称的问题。因此在种植治疗前，需要了解患者的诉求并与患者做好术前沟通，对于无法实现的患者预期美学效果应当客观地向患者解释。此外，张口度（mouth opening）也是能否实施颧种植手术的重要指标，张口度一般应达到三指以上。颧种植手术钻针远长于常规种植的钻针，患者必须要有一定的张口度才能完成扩孔和植体植入。张口受限的患者可在术前进行模拟手术操作，若器械无法正常就位需更改手术方案。

（二）侧貌

首先在患者未配戴上颌总义齿时评估侧貌，一般通过鼻小柱（columella nasi）和上唇之间的夹角——鼻唇角（nasolabial angle）的大小来判断。正常人鼻唇角在 90°~95° 之间，无牙上颌患者鼻唇角增大，鼻唇沟加深，双侧口角下垂。凹面形（concave profile）患者上唇及面容塌陷更加明显，这类患者需要通过唇侧基托的支撑才能更好地恢复面部丰满度（图 5-2-1）。凸面形患者配戴唇侧有基托的义齿时，上唇张力会增大，反而不利于恢复良好的外貌，这类患者是固定修复的适应证（图 5-2-2）。当然，侧貌和面容外形是一个比较主观的指标，对于选择何种修复类型，需要结合患者的治疗意愿和对美的感受来决定。术前可通过诊断蜡型与患者充分沟通来评估选择。

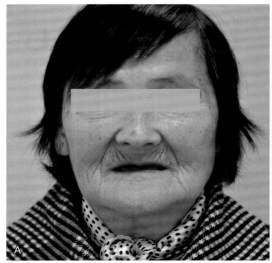
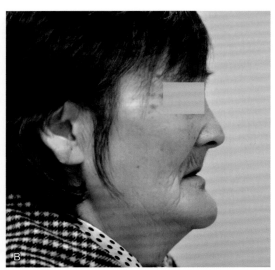
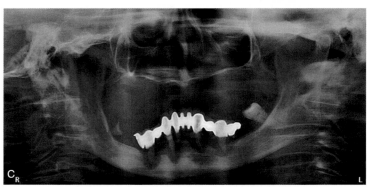
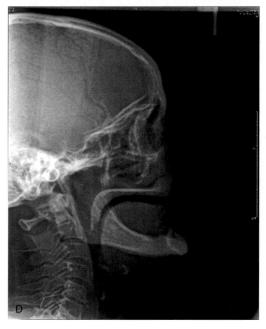

图 5-2-1 凹面形患者

A. 术前口外正面照,显示患者面下 1/3 垂直距离丧失,鼻唇沟加深,面中部塌陷,面容苍老

B. 口外侧面照,鼻唇角大于 95° C. 全景片显示上颌水平向和垂直向均严重吸收

D. 拔除下颌余留牙后拍摄侧位片,注意下颌姿势位时上下颌弓的形态比例

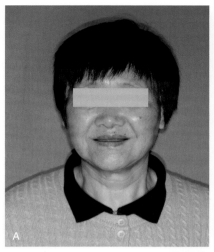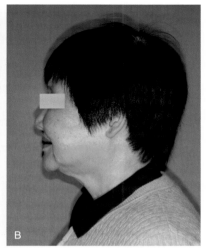

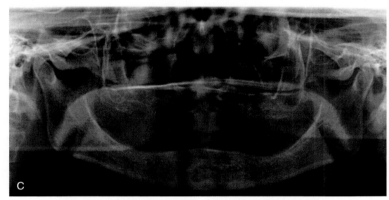

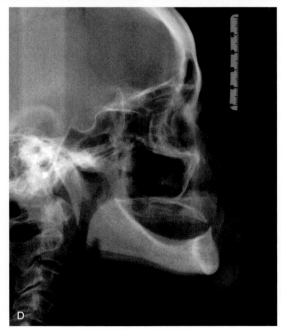

图 5-2-2 凸面形患者

A. 口外正面照,患者面容塌陷不明显 B. 口外侧面照,鼻唇角接近 90° C. 全景片显示上颌各区
有不同程度的骨吸收 D. 侧位片显示下颌存在前伸,上下颌骨弓比例有一定倒置,上颌牙槽嵴菲薄

(三) 笑线

笑线 (smile line) 是指在不采用任何牵开器的情况下,当患者最大微笑的时候,剩余牙槽嵴的暴露程度或可见度。如果患者笑线很低,最大微笑的时候看不到剩余牙槽嵴,那么种植修复的美学风险是很低的;如果患者笑线很高,剩余牙槽嵴可见,那么美学上的妥协性就会很高。这是因为当患者微笑或大笑时,牙龈和修复体(往往是牙龈瓷)之间的衔接处即过渡区 (transitional zone) 的暴露,会极大地影响美学效果(图 5-2-3)。

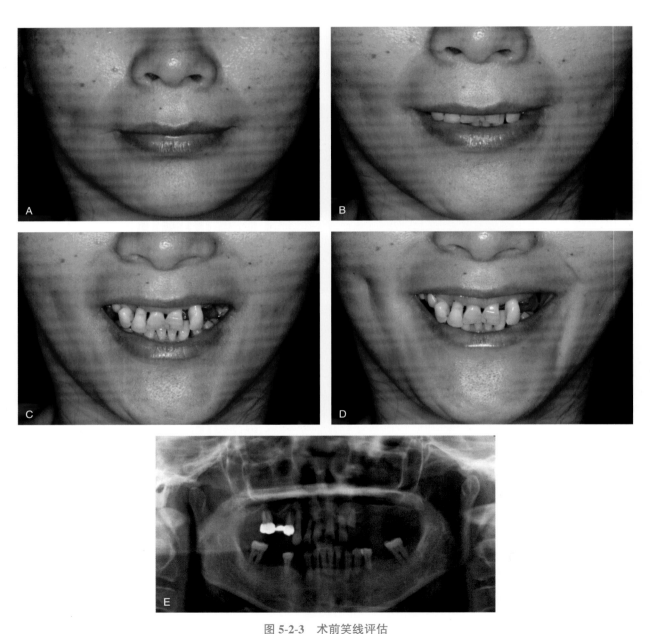

图 5-2-3 术前笑线评估

A. 患者口外放松正面照 B. 患者口外微笑正面照 C. 患者口外中等微笑正面照 D. 患者口外大笑正面照
E. 全景片显示上颌 1 区尚有骨量,2 区和 3 区骨量不足

在高笑线情况下,带有牙龈瓷的混合修复体会造成美学问题,此时,覆盖义齿或不带有牙龈瓷的固定义齿可以避免上述问题。但需要根据殆龈距离,即垂直向空间的大小来决定何种修复方式,前者需要有足够的殆龈距离,而后者的殆龈距离要求与天然临床牙冠的高度接近。

当临床医师在术前评估环节发现患者为高笑线时,应根据患者的诉求结合口内检查给出合理的解决方案。如果患者寻求固定修复,可以通过术中降低牙槽嵴的高度,使过渡区根向移位,避免大笑时这一区域的暴露。如果考虑行覆盖义齿修复,需要考虑修复体空间的问题。术前制作诊断蜡型能准确评估修复体空间。

二、口内检查

(一) 口腔卫生

牙周健康对于种植手术的成败以及长期效果都相当重要。患者如口内还有余留天然牙,应在外科治疗前先进行牙周洁治,去除牙周急性炎症,控制慢性牙周炎,方可考虑颧种植修复。同时,在进行术前牙周维护时,需不断加强患者术后定期进行牙周检查和种植体周维护的意识。对于无牙颌患者和先天性缺牙患者,种植支持固定修复后的卫生维护意识,也需要在外科介入前的多次复诊交流中不断加强。

(二) 缺牙区局部软硬组织

通过视诊和触诊初步判断上颌缺牙区水平向和垂直向牙槽嵴吸收程度,是否存在明显的骨突、骨尖和刀状牙槽嵴。视诊前庭沟的深度和上颌牙弓轮廓。上颌重度骨吸收患者前庭沟变浅,上颌弓缩窄变平(图 5-2-4)。

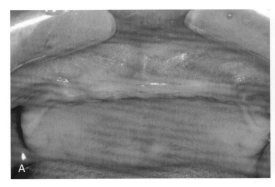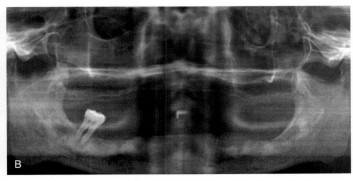

图 5-2-4 上颌重度骨吸收患者
A. 术前口内正面照,牙槽嵴完全吸收,仅存留部分基底骨 B. 初诊全景片显示上颌重度萎缩

种植体周健康足量的角化龈是保证种植体长期成功的因素之一(图 5-2-5)。上颌重度骨吸收患者除骨量严重不足外,牙槽嵴角化牙龈也会存在不同程度的减少和缺失。上颌前庭沟变浅后,很难有足够的角化龈包绕颧种植体颈部,为获得良好的种植预后,后期可能需要进行游离角化龈移植。

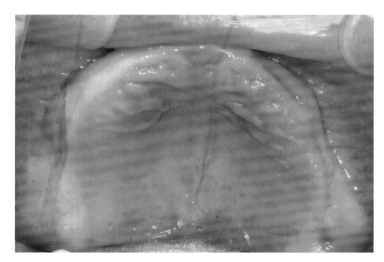

图 5-2-5 上颌后牙区有限的角化龈宽度

(三) 切牙乳头 (incision papilla)、腭穹窿 (palatal arch)

上颌天然牙列中,切牙乳头应位于上颌尖牙连线的腭部中点。患者上颌前部缺牙一旦发生严重骨吸收,临床中切牙乳头的位置会发生唇向移动,有时会前移至牙槽嵴顶甚至牙槽嵴唇侧(图 5-2-6,图 5-2-7)。这一解剖位置的移动幅度可间接提示上颌牙槽嵴萎缩吸收的严重程度。

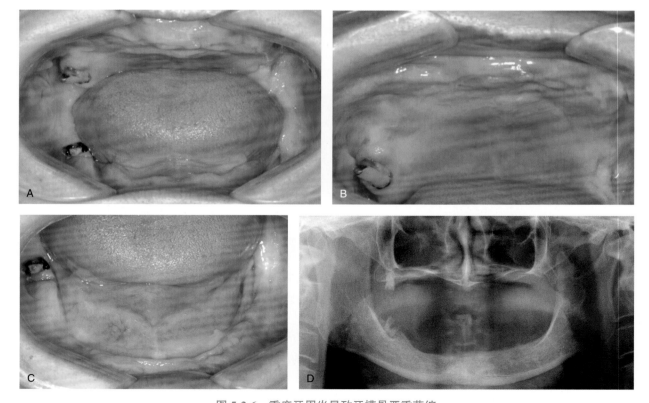

图 5-2-6 重度牙周炎导致牙槽骨严重萎缩

A. 初诊口内上下颌正面照,右侧上下颌后牙各有一残根 B. 上颌腭穹窿低平,前庭沟变浅,切牙乳头位移至牙槽嵴顶偏唇侧 C. 下颌牙槽嵴低平,前庭沟变浅 D. 初诊全景片显示上颌重度萎缩

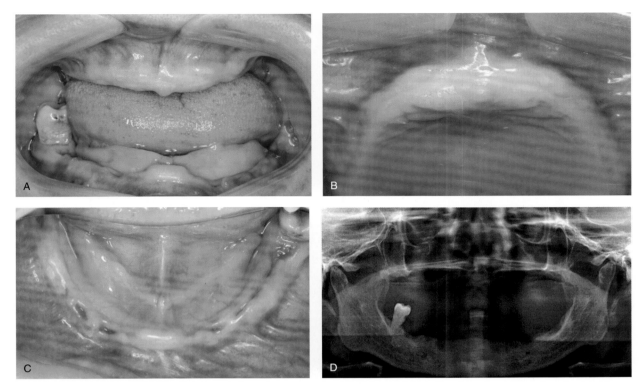

图 5-2-7 切牙乳头唇向移动

A.口内上下颌正面照　B.上颌切牙乳头位移至牙槽嵴顶　C.下颌牙槽嵴低平,前庭沟基本消失
D.初诊全景片显示上颌重度萎缩

　　上颌发生严重骨萎缩时,腭穹窿会显得低平。当上颌唇颊侧发生水平向吸收,且伴有牙槽嵴垂直向吸收时,上颌颌弓的轮廓会逐渐缩小,与下颌呈现反殆状态。

　　当患者为 Cawood 与 Howell Ⅳ类时,前牙区牙槽嵴高度充足,宽度不足呈刀刃状,后牙区因双侧上颌窦解剖因素或气化导致可用骨高度不足时,整个无牙上颌前牙区的垂直向吸收并不严重,此时腭穹窿形态尚能维持,固定修复完成后不太会因舌体运动空间不足而导致发音问题(图 5-2-8,图 5-2-9)。

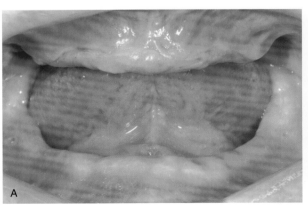

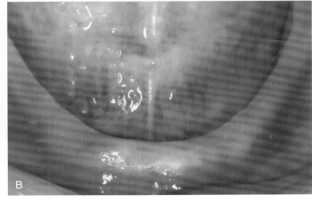

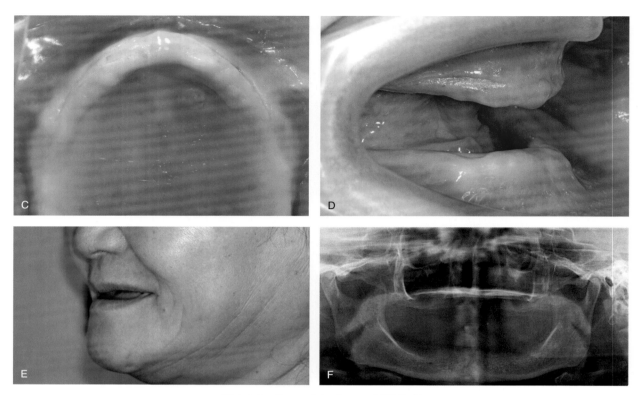

图 5-2-8   Cawood 与 Howell Ⅳ类患者
A. 初诊口内正面照   B. 下颌弓形态,尚有部分牙槽嵴存留   C. 上颌弓形态,前牙区及前磨牙区牙槽嵴轮廓形态较明显,后牙区前庭沟变浅   D. 口内 45° 侧面照显示上下颌弓形态略有倒置   E. 口外 45° 侧面照显示上唇有塌陷   F. 全景片显示 3 区骨高度不足,1 区和 2 区骨高度充分

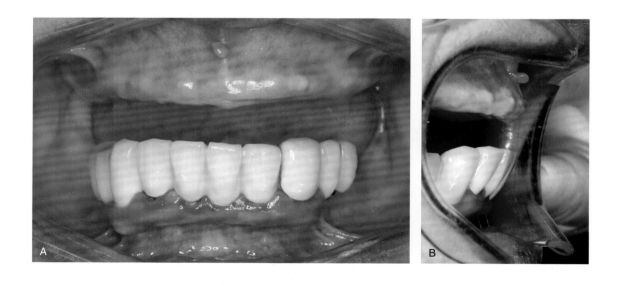

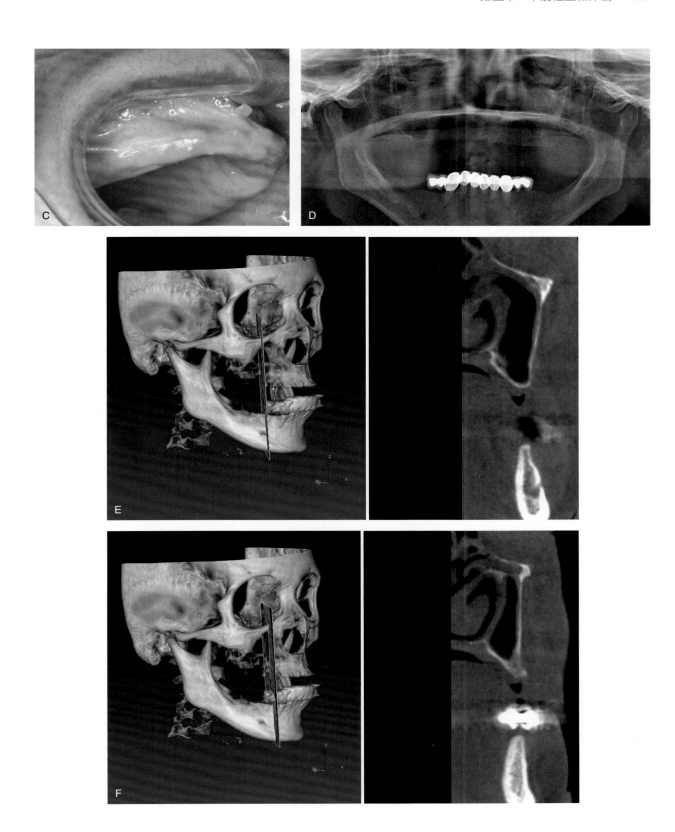

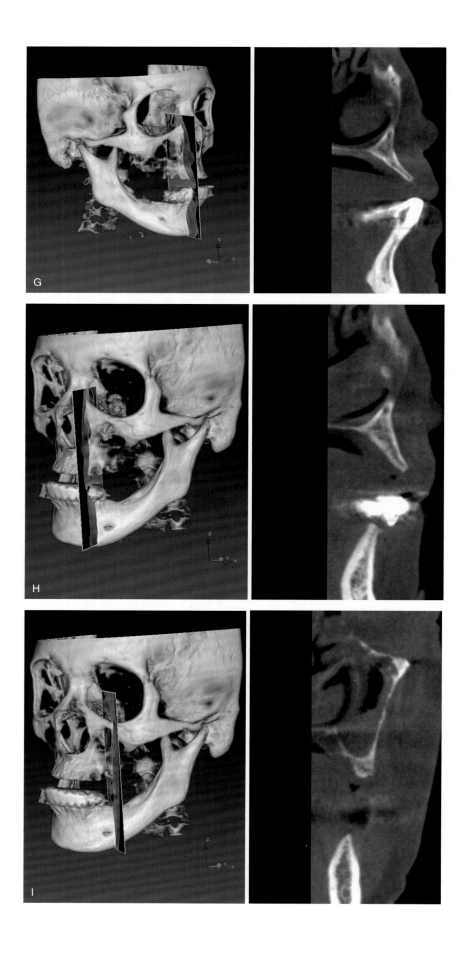

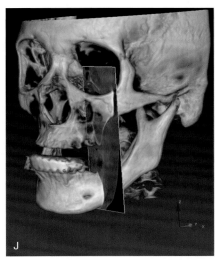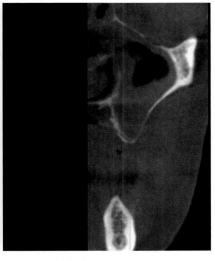

图 5-2-9　**Cawood 与 Howell Ⅳ类患者**

A. 初诊口内正面照　B. 上下颌弓形态比例基本正常　C. 上颌弓形态,前牙区牙槽嵴段高度充足　D. 全景片显示右侧 1 区及左侧 1 区和 2 区骨高度充足　E. 右侧上颌磨牙区显示骨高度严重不足　F. 右侧上颌前磨牙区骨高度较为充足,骨宽度变窄　G. 右侧上颌前牙区骨高度充足,骨宽度严重不足　H. 左侧上颌前牙区骨高度充足,骨宽度严重不足　I. 左侧上颌前磨牙区骨高度较为充足,骨宽度变窄　J. 左侧上颌磨牙区骨高度严重不足,左上颌窦内黏膜增厚明显

(四) 牙弓形态 (dental arch) (图 5-2-10)

牙弓转折区域,即上颌牙弓形态也会对种植体植入位置和分布产生影响。当同样是在侧切牙和第二前磨牙区域植入颧种植体时,方圆形的牙弓形态会导致前部种植体和后部种植体之间的 A-P 距离小于尖圆形牙弓,这就会对近、远中悬臂长度的设计产生影响,如有必要,需要给方圆形的牙弓增加种植体数目,使得种植体受力更加均衡。

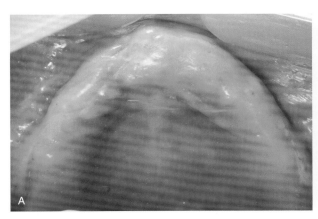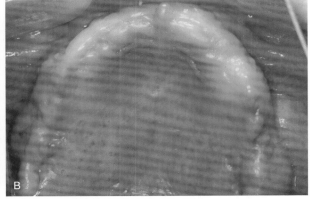

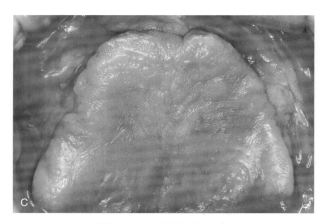

图 5-2-10   上颌牙弓形态
A. 尖圆形   B. 卵圆形   C. 方圆形

（五）对颌牙

下颌牙的存在与否对手术操作空间有很大影响，下颌无牙比下颌有牙患者手术时操作空间会更大。考虑到颧种植患者术后经常实施即刻负载，术前应拆除下颌不良修复体，调整对颌伸长牙的高度，对于预后不良的患牙，在术前应予以拔除（图 5-2-11）。

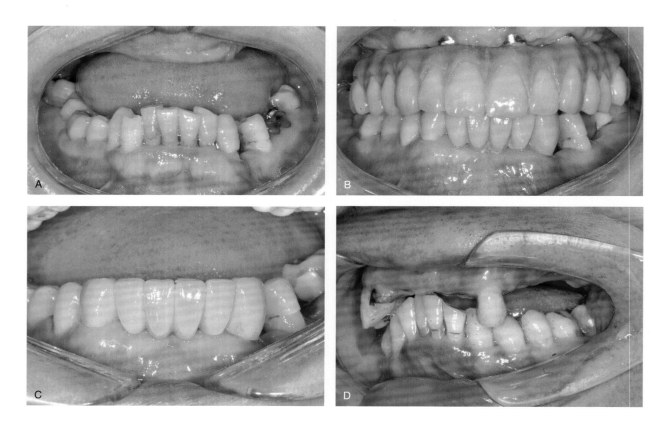

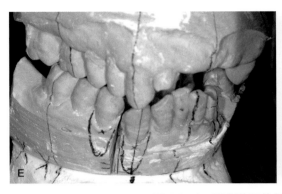
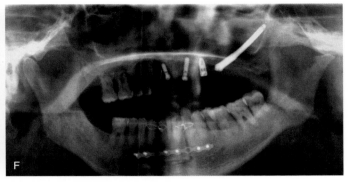

图 5-2-11 下颌前牙伸长,异常殆曲线状态下的上颌颧种植修复

A. 下颌前牙伸长 B. 上颌颧种植体修复完成后的咬合状态 C. 下颌拔除不能保留天然牙后行固定桥修复,纠正异常殆
曲线 D. 下颌前牙伸长,殆曲线异常 E. 模型外科虚拟下颌前牙处理方案 F. 下颌前牙根尖下截骨,纠正异常殆曲线

(六) 上下颌位关系

上颌牙缺失后,上颌牙槽嵴骨吸收的特点是向内向后萎缩,很容易造成上下颌之间的反殆关系。这种情况在 Cawood 与 Howell Ⅴ类和Ⅵ类,且对颌是天然牙的患者中最为常见(图 5-2-12)。

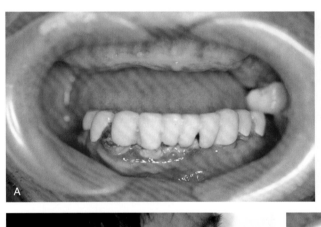
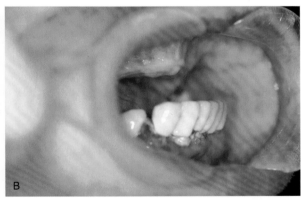
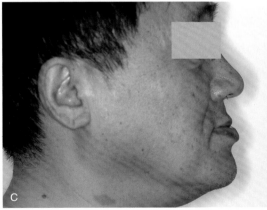
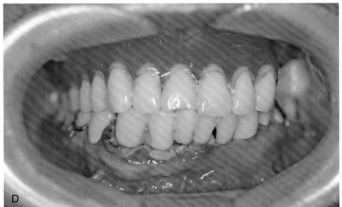

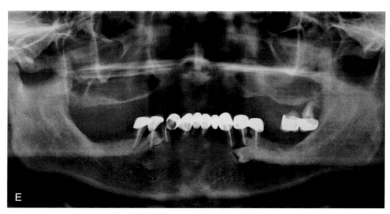

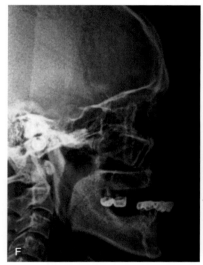

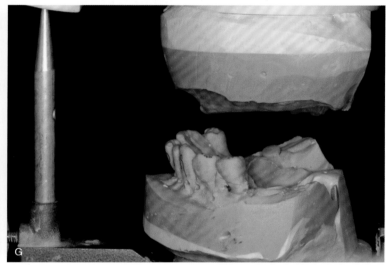

图 5-2-12   上颌牙缺失严重骨萎缩患者

A. 初诊口内正面照,上颌缺失,下颌为天然牙   B. 口内侧面照,上下颌位关系倒置   C. 口外侧面照,上唇塌陷,呈现Ⅲ类关系   D. 戴入原有上颌活动义齿   E. 初诊全景片显示 2 区和 3 区骨量严重不足,1 区有一定骨高度   F. 头颅侧位片显示上下颌位关系倒置   G. 𬌗架明确显示上下颌位关系倒置的程度

部分患者由于长期缺牙未及时修复或修复后上颌传统义齿固位不良,有下颌习惯性前伸动作,呈现假性骨性Ⅲ类严重反𬌗现象。因此,对于无牙颌患者,应当考虑先行或重新制作活动总义齿修复,恢复患者面下 1/3 的高度和正常颌位关系,这可以帮助医师在术前判断选择何种修复模式,同时也可以通过临时活动义齿,预先了解种植修复后的效果。临时活动义齿上𬌗架后,可在直视下判断上下颌位关系。同时,通过𬌗架上的颌位关系,行诊断性试排牙。

三、诊断蜡型

在𬌗架上获得准确的上下颌位关系后可以准确判断修复体空间。

修复体空间(denture space)能评估上颌水平向、垂直向吸收及量化组织损失的程度。轻度的牙槽嵴吸收,修复体空间只允许放置牙齿,此时不带有龈瓷(gingival porcelain)的固定修复是最合适的治疗方法。

重度牙槽骨吸收除牙齿缺失外,伴随着软硬组织的大量丢失。牙冠和对侧牙弓之间的剩余空间将增加,这表明需要额外的义龈来代替萎缩的软硬组织。

在𬌗架上,可以进行上颌的诊断性排牙。试排蜡牙时一般会排列理想牙冠的位置,比较牙冠位置与下方牙槽嵴之间的关系,用以判断上颌牙槽嵴三维位置上骨吸收的程度(图5-2-13)。

Carl Drago 等人通过上下颌位置关系和排牙结果,对无牙上颌的种植修复模式进行了分类。当上颌唇颊侧骨板发生吸收,上颌排牙时中切牙与剩余牙槽嵴的水平向距离<7mm时,可考虑采用上颌种植固定修复;当这一距离介于8~10mm时,可选择上颌种植固定修复或种植覆盖义齿修复;当这一距离>10mm时,建议采用种植覆盖义齿修复或固定修复加唇侧活动赝复体(removable labial veneers)。

当患者上颌存在严重垂直向和水平向萎缩,牙槽嵴段骨和部分基底骨发生吸收时,用于判断上下颌位置关系的上齿槽座点,即前鼻嵴与上牙槽嵴最凹点(A点)很难确定,同时全口或上半口也没有第一磨牙和尖牙的位置关系作为参考。此时,传统的SNA角不足以判断患者上颌原有发育的位置。同样地,采用ANB角判断上下颌位关系也不准确。这种因牙槽骨吸收所导致的获得性上下颌比例倒置与传统发育型上下颌位关系失调有一定程度的不同。

面对重度萎缩无牙上颌,可以通过术前排牙,上𬌗架评估上下颌位置关系,当出现严重倒置失调时,有学者会考虑采用Le Fort Ⅰ型截骨前移,纠正上颌的位置后再进行种植固定修复。通过截骨手术,上下颌的颌位关系能得到改善和纠正,但Le Fort Ⅰ型截骨前移本身并不能增加上颌缺失的骨量,后续还需要通过再次骨增量手术才能植入常规种植体。

当上下颌位置关系倒置严重,采用颧种植完成固定修复可能存在的风险:①前牙区域悬臂增加,导致种植体受力负担加大;②不利于后期卫生维护;③在𬌗龈距离不足,即修复垂直向空间不足时,种植体侧向受力增加;④对唇侧丰满度支撑不足,产生美学问题。

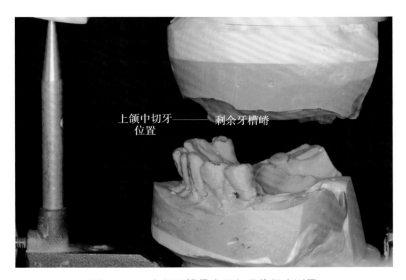

图5-2-13　上颌牙槽骨水平向吸收程度测量

颧种植手术的一大优势是避免了大面积的复杂骨增量,因此,在上颌唇颊侧发生水平向吸收的情况下,通常不会进行修复引导下的复杂骨增量手术。当选择固定修复时,一般都需要使用义龈来恢复软硬组织的缺损(图 5-2-14)。

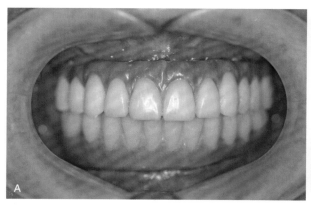
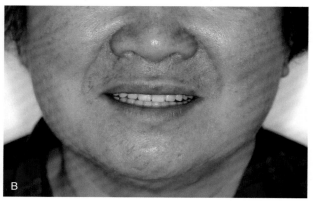

图 5-2-14　义龈恢复软硬组织缺损
A. 最终修复完成正面照,极度萎缩的上颌,大量义龈恢复软硬组织缺损　B. 患者微笑正面照

固定修复时,修复体在上颌前牙区会产生一定长度的悬臂。通过理想的中切牙牙冠位置和前部种植体穿牙槽嵴的位置这两点的连线距离,可以判断前部悬臂的长度(图 5-2-15)。如前部悬臂过大,超过A-P 距离,可能就不是固定修复的适应证了。

修复体对唇部支撑(lip support)可以通过制作 2 个带有和不带唇侧基托的义齿来分析,进而评估唇侧基托支撑的必要程度。一般来说,大量的软硬组织缺失很难由种植体支持的固定义齿恢复。不含唇颊侧基托的蜡牙可以在术前评估时给患者试戴,观察单纯排列牙齿对唇部所提供的支持,戴入后可询问患者的满意度,并通过侧貌形态和鼻唇角来判断(图 5-2-16,图 5-2-17)。

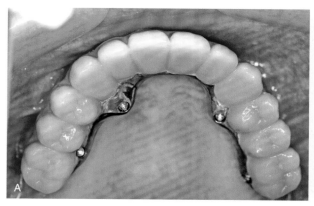
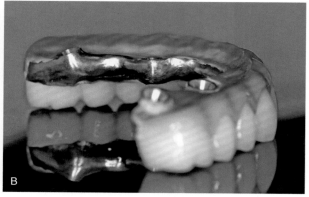

图 5-2-15　A-P 距离与前牙区悬臂的关系
A. 双侧双颧植入 4 枚颧种植体完成的最终修复,注意前方和后方种植体的出点分布以及与前牙悬臂的距离
B. 侧面观,注意前方颧种植体的位置与前牙切端的水平向距离

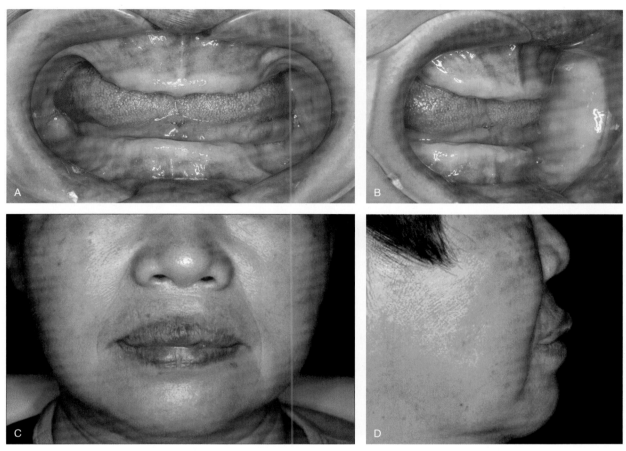

图 5-2-16　全口无牙颌患者

A. 口内正面照　　B. 口内侧面照　　C. 口外正面照　　D. 口外侧面照

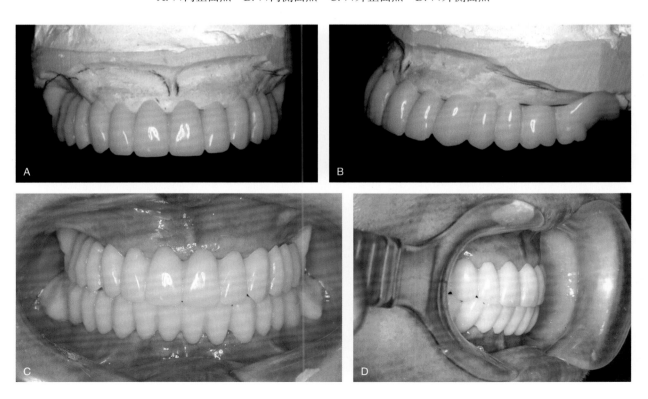

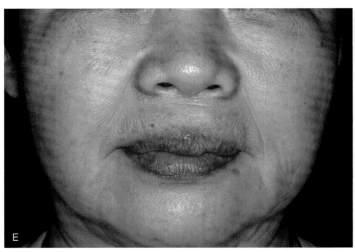
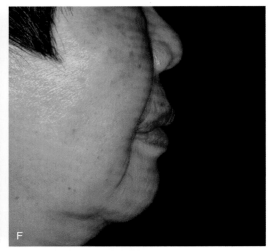

图 5-2-17　不带有唇侧基托的术前排牙试戴

A.不带有唇侧基托的树脂牙正面照　B.不带有唇侧基托的树脂牙侧面照　C.口内正面照　D.口内侧面照
E.口外正面照　F.口外侧面照,注意此副排牙对唇部的支撑作用

　　如不能获得良好的唇部支撑,或患者对修复效果不满意,可排列第二副含有唇侧基托的蜡牙。在这种情况下,患者缺失的软、硬组织均可通过唇侧基托来恢复,唇部的丰满度也可由唇侧的基托来支撑。比较患者配戴两副义齿时面容恢复的满意程度后,医师可根据试排牙后的实际情况选择修复方案(图 5-2-18)。

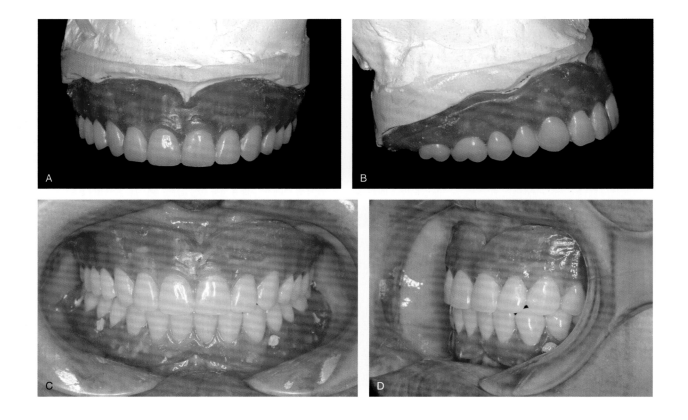

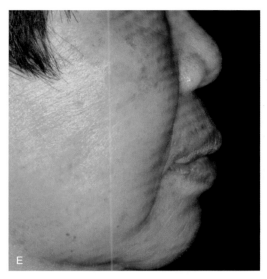

图 5-2-18　带有唇侧基托的术前排牙试戴

A.带有唇侧基托的树脂牙正面照　B.带有唇侧基托的树脂牙侧面照　C.口内正面照　D.口内侧面照
E.口外侧面照,注意与前副不带有唇侧基托的树脂牙戴入侧面照对比

　　试排牙也能作为放射线诊断模板的基础,可以使用放射线阻射的硫酸钡材料制作牙齿(图 5-2-19)。这样在后续的 CT 和 CBCT 中就可以进一步明确理想修复体位置与下部骨量之间的关系,真正体现修复引导外科的理念。

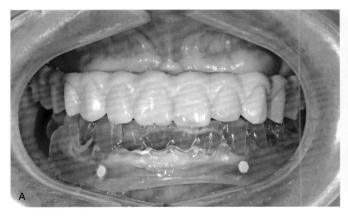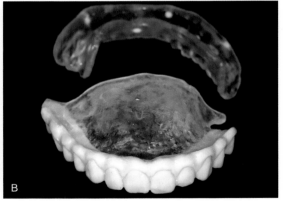

图 5-2-19　硫酸钡制作完成的排牙,患者戴入后拍摄 CBCT,导入至规划软件,可显示理想修复体的
位置与剩余骨组织的关系

A.戴入硫酸钡义齿口内正面观　B.硫酸钡义齿

四、面形变化与医患交流

(一)种植修复产生面形变化

　　现代牙科修复的目标不仅仅是功能重建,美学的恢复也具有越来越重要的意义。牙科修复已经经历了一个重要的转变,从单纯强调功能修复向更加注重美观和修饰性转变。令人满意的修复结果很大

程度上影响着患者的自尊和生活质量。修复体的戴入可以引起明显的面下 1/3 的面部形态变化,特别是对唇部支撑效果的改变。患者和临床医师的治疗终点是获得优良的面部美学,理想的唇部支撑是一个需要实现的重要的临床结果,它应该被视为一个替代终点。因此,了解唇部轮廓变化对面部美学的影响具有十分重要的意义。

(二) 医、患对面形变化的评价

在口腔医学中,各种与牙齿、面部美学有关的元素,如唇部支撑程度、咬合垂直距离、牙齿位置、牙齿大小比例、牙列中线、面中线等受患者主观意愿的影响非常明显。重要的是,要认识到这些元素没有一个"理想"的评估标准。当临床检查结果在美学和生理规范的可接受范围内时,患者可能就会觉着他的临床需求得到了满足,达到了他对修复治疗的预期。

近几十年来,鉴于牙科美学在现代社会中的重要性,牙科美学参数的测量发生了巨大的变化。以往的科学文献表明,牙医和患者在评估牙齿、面部美学方面不具有相同的美学阈值。一些作者还报告了患者自我感觉的治疗需求与牙科专业人员评估的治疗需求之间的差异。

Tortopidis 等人采用填写问卷的方法对 132 名患者进行了研究,评估了患者主观对美学的要求与专业美学治疗需求之间的关系。结果表明,患者的审美需求与评估修复师的审美需求存在显著性差异。Marachlioglou 等人对 20 名无牙颌患者进行了研究,要求患者评估他们新戴入的全口义齿对美学的改善情况。同时,牙医和实验室技术人员评估了同样的义齿。结果显示,患者对修复体在美学和功能参数方面的评分高于实验室技术人员和牙医。

因此,过去的基于专家的评估模式已慢慢转变为以患者为基础的评估模式。临床医师会以问卷的形式,询问患者经由治疗后口腔和面部外观变化的感受和满意度。相信这种模式会在评估无牙颌患者种植修复重建效果中会越来越普遍(图 5-2-20,图 5-2-21)。

(三) 基于理想面部美学的不同修复方式选择

对于无牙颌患者而言,修复缺失牙有两个主要目标:恢复口腔功能和面部形态。自然牙列的丧失涉及剩余牙槽嵴的再吸收,这不仅导致了上、下颌位置关系的改变,也导致面部肌肉组织、美观形态的变化。正确的治疗计划应包括了解双颌的进行性萎缩,即骨吸收和软硬组织的继发性丧失。因为在需要同时恢复软、硬组织形态的情况下,治疗将变得更加复杂。患者评估需要分析以下几个因素:剩余骨量、骨质,软组织黏膜的一般状态,口腔卫生情况,花费和具体的修复体因素,如人工牙齿、唇部支持、笑线高低等。所有这些参数都会对选择合适的治疗方案产生影响。

尽管在研究患者偏好时,固定修复体和活动修复体之间没有差异,但通常会有一种强烈的信念认为固定式修复体具有更好的患者接受度。在许多情况下,临床医师在选择修复体固位方式时会仅仅基于剩余骨和能植入的种植体数量。其实这种方法是不正确的,因为软组织和硬组织的萎缩程度才是问题的关键,才是判断选择何种修复模式的决定因素。对于中度组织损失的患者,种植体支持的固定修复可能是合适的,但随着软硬组织萎缩程度的增加,混合或覆盖义齿的修复方式会变得更为适合。

采用种植体支持的方式恢复患者面形美观是一项挑战。除了临床和影像学方面的因素,在初次检查时必须考虑修复体方面的因素。不同的修复体有三个基本点会影响患者的外貌美观。第一,修复空间意味着替代牙齿、组织或两者缺损的需要;第二,唇部支撑主要影响上下唇的轮廓形态;第三,微笑线预示着美学重建的潜在风险。将这些参数综合起来考虑,才可以决定最合适的修复体类型。以上三个修复体参数对确定最佳修复体类型具有十分重要的作用,可以帮助临床医师判断基于患者理想面部美学的修复方式。

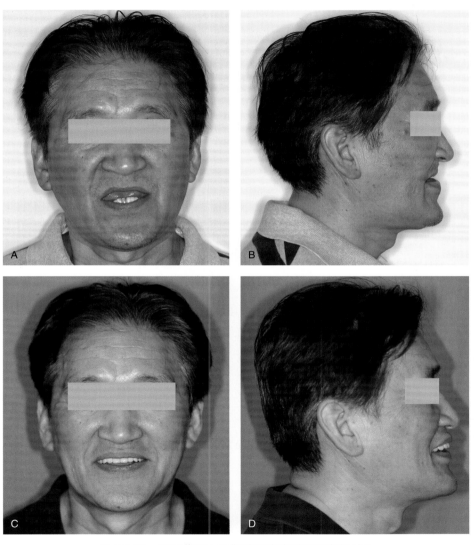

图 5-2-20　严重萎缩上颌颧种植治疗后面形变化对比
A.治疗前正面照　B.治疗前侧面照　C.治疗后正面照　D.治疗后侧面照

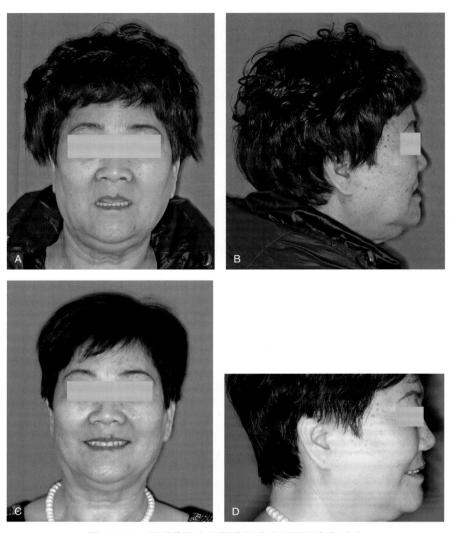

图 5-2-21   严重萎缩上颌颧种植治疗后面形变化对比
A. 治疗前正面照   B. 治疗前侧面照   C. 治疗后正面照   D. 治疗后侧面照

第三节   影像学检查

影像学检查是颧种植治疗术前评估和设计中极为重要的环节。剩余牙槽骨的宽度和高度、上颌窦的位置、上颌窦的病理情况、颧骨的宽度和厚度等一系列因素都是判断患者是否适合颧种植治疗的依据。

一、全景片和 X 线头颅侧位片

通过全景片可以初步了解患者上颌可用骨量,X 线头颅侧位片可以帮助医师了解患者上下颌位置关系,评估患者颌骨萎缩的程度。

　　部分患者因长期缺牙未行修复,或长期配戴固位不良义齿,抑或因修复体恢复垂直距离过低等原因,下颌出现习惯性前伸或假性前伸。在拍摄 X 线头颅侧位片前,需先制作一副能够恢复患者正确正中咬合关系和位置的上颌活动义齿,让患者在配戴义齿的状态下拍摄,或选择让患者在下颌姿势位放松状态下拍摄,这样才能获得准确的上下颌位置关系的影像学数据(图 5-3-1)。

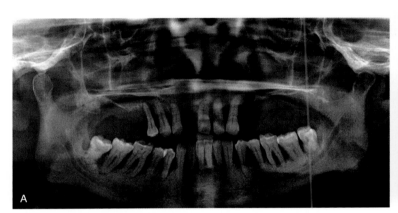
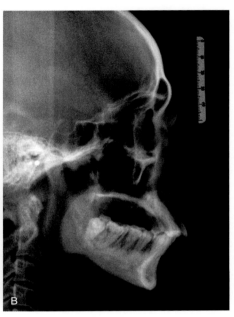
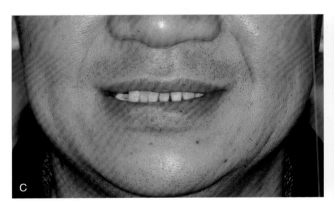
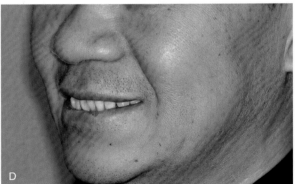

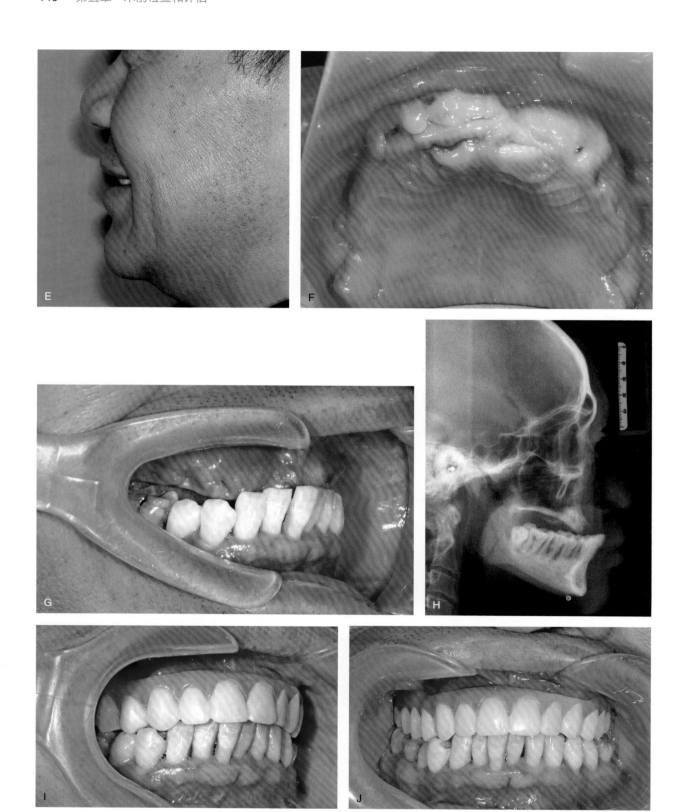

图 5-3-1 上颌缺失,制作上颌活动义齿后恢复垂直距离进行评估

A.上颌前牙拔除前全景片 B.上颌前牙拔除前 X 线头颅侧位片 C.上颌牙拔除后口外正面照 D.上颌牙拔除后口外 45° 侧面照,上唇有一定程度塌陷 E.口外侧面照,鼻唇角约为 90° F.上颌拔牙后软组织愈合过程中 G.患者过度咬合导致垂直距离过低,上下颌弓比例倒置严重 H.患者在此状态下拍摄 X 线头颅侧位片显示上下颌倒置明显 I.戴入上颌活动义齿,恢复正常垂直距离口内 45° 侧面照 J.戴入上颌活动义齿,恢复正常垂直距离口内正面照

二、CT 与 CBCT

除传统 X 线检查,颧种植术前常规拍摄螺旋 CT 或 CBCT 获取患者软硬组织的三维数据。螺旋 CT 和 CBCT 的扫描范围设定为眶上缘至下颌下缘(图 5-3-2)。

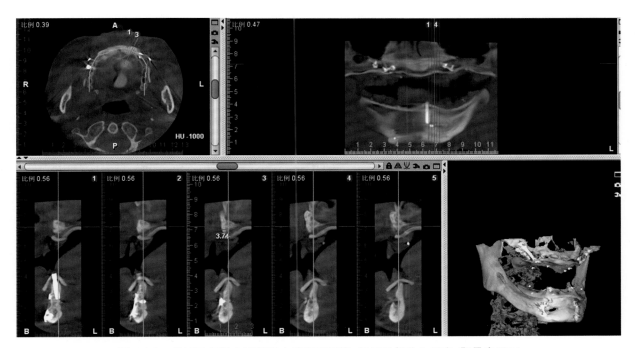

图 5-3-2　CBCT 扫描上界范围未达到眶下缘,仅显示部分上颌窦,颧骨未显示

使用各种数字化软件对颧种植进行术前诊断与设计时,需要导入数据大小和格式合格的影像学数据,在进行三维重建获得余留牙槽骨骨量、颧骨骨量及与周围重要解剖结构的位置关系后方能进行。考虑到数据导入相应软件所需后续图像的质量,使用多层螺旋 CT 进行术前检查时,设定参数最低要求为:扫描层厚 1mm,机架旋转速度为 ± 0.75r/s。使用 CBCT 时,体素大小应在 0.25~0.5mm 之间。这样的参数设定才可获得较好的三维重建效果。当然,如果螺旋 CT 扫描层厚越薄,CBCT 体素越小,所获得的图像质量和三维重建后细节分辨度就越高,但患者所受的辐射剂量也就越大。

(一) 上颌窦侧壁的形态

上颌窦侧壁形态很大程度上决定了颧种植体与上颌窦的位置关系。对于上颌窦侧壁凹陷的患者而言,颧种植体往往在上颌窦侧壁外侧走行,这种类型的病例手术基本不涉及上颌窦,一般无须行上颌窦侧壁开窗术(简称窦外型)。对于上颌窦侧壁平坦无凹陷的解剖形态,颧种植体往往穿过上颌窦窦腔,在术中需要进行上颌窦侧壁开窗,剥离上颌窦黏膜(简称窦内型)。还有一种类型是上颌窦侧壁介于上述两者之间,颧种植体紧贴于上颌窦侧壁,一部分位于上颌窦壁内,一部分在上颌窦壁外,仿佛在上颌窦侧壁上开了一条沟槽(简称开槽型或窦壁型)。

（二）上颌窦急慢性炎症

上颌窦黏膜的厚度通常可以通过 CBCT 或螺旋 CT 进行检查，有学者通过对 200 例上颌窦 CT 研究后发现，上颌窦黏膜厚度在 3~4mm 之间的占比最高，约为 34%；黏膜厚度菲薄以致 CBCT 上无法检测的占比 26%；黏膜厚度大于 4mm，约占 23%；黏膜厚度在 0~2mm 之间约为 18%。当上颌窦内存在炎症或囊肿时，应谨慎把握适应证（图 5-3-3）。

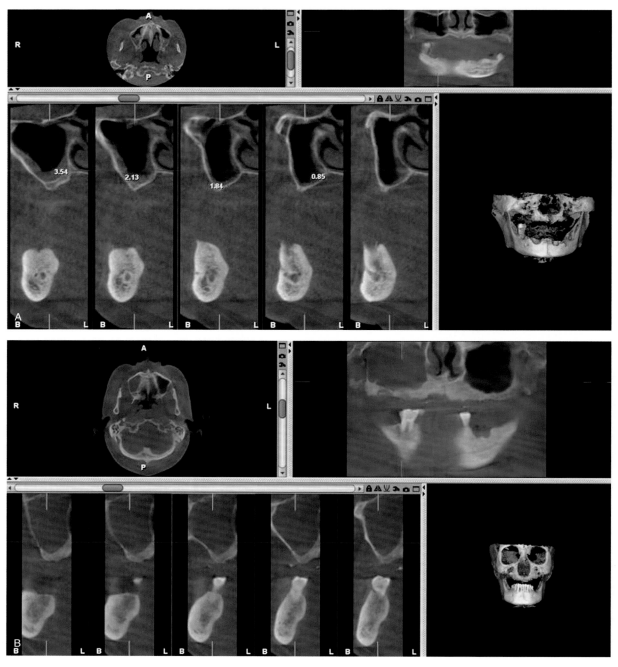

图 5-3-3   CBCT 观察上颌窦黏膜

A. 左侧上颌窦黏膜略有增厚   B. 右侧上颌窦黏膜增厚充满整个窦腔，可能为上颌窦囊肿或真菌性上颌窦炎

目前尚无上颌窦黏膜厚度与颧种植相关风险及禁忌证的报道。上海交通大学医学院附属第九人民医院临床解决方案如下：当上颌窦内存在明确慢性炎症，术前影像学检查显示黏膜厚度>5mm，一般先去除牙源性因素，后给予药物治疗，常规给予抗炎、激素、黏液促排剂和鼻腔冲洗，治疗1个月后拍摄CBCT复查。如上颌窦黏膜增厚未见明显改善，不排除上颌窦囊肿需要进行外科干预，此时要预备进行上颌窦囊肿摘除术和颧种植体植入术的方案。

（三）上颌窦前外侧壁动脉

上颌窦前外侧壁动脉是眶下动脉、上牙槽后动脉及两者在上颌窦前外侧壁的骨内、外动脉吻合支。对于需要进行上颌窦侧壁骨窗预备传统法颧种植和开槽法颧种植病例而言，术前必须明确上颌窦前外侧壁动脉的粗细和位置。

尸检发现这一吻合支的检出率是100%，但在CBCT上，该吻合支的检出率仅为47%~67%。这种差异与CBCT拍摄参数设定和精度有关，更与动脉的直径、位置密切相关。CBCT一般仅能显示出直径大于0.5mm的动脉，并且难以显示走行于上颌窦黏骨膜下、穿行于骨内的动脉。

一般来说，动脉直径小于2mm时很少会引起术中并发症，但当动脉直径大于2mm时，术中可能会引起出血，即使患者没有生命危险，也会影响手术视野和移植物的放置。根据尸检和CBCT检查发现，直径大于2mm的上颌窦前外侧壁动脉占到2%~3.3%因此，在术前CBCT上需重点关注这一支动脉的粗细和走行，为术中动脉的处理做好准备（图5-3-4）。

（四）剩余牙槽嵴形态

临床中由于各种原因导致的剩余牙槽嵴形态不同也给种植体的设计带来困扰。一般剩余牙槽嵴形态会出现以下几种情形：牙槽嵴垂直向吸收，前牙区与后牙区不一致；局部牙槽嵴骨缺损严重；后牙区与上颌窦穿通。

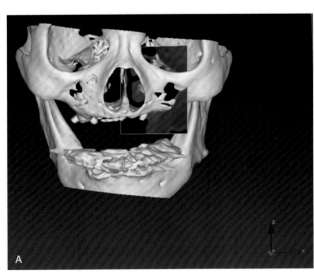
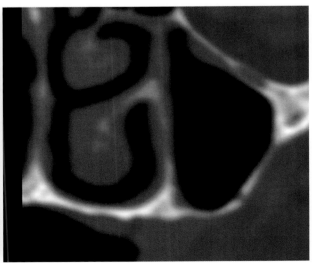

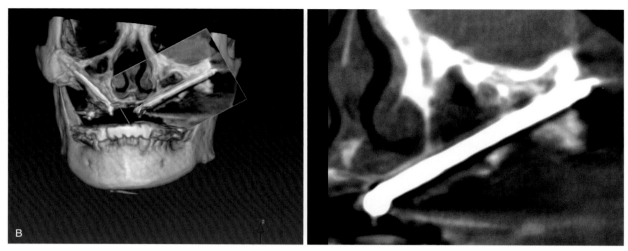

图 5-3-4　上颌窦前外侧壁动脉

A. 粗大的上颌窦动脉,直径 2mm　B. 颧种植体植入后显示种植体和上颌窦动脉的位置关系

　　牙槽嵴垂直向骨高度不一致,一般是前牙垂直骨高度相对充足,后牙区严重不足,要根据患者大笑时的笑线决定是否修整部分前牙区牙槽嵴,避免暴露修复体与牙龈衔接区。另外,如果前牙区同时伴随骨宽度严重不足需要选择单侧双颧种植时,过高的牙槽嵴骨高度使得前牙区设计的颧种植体不能在颧骨区域获得足够锚着长度,影响种植体尖端与颧骨之间的接触量,亦需修整部分前牙区牙槽骨(图 5-3-5)。

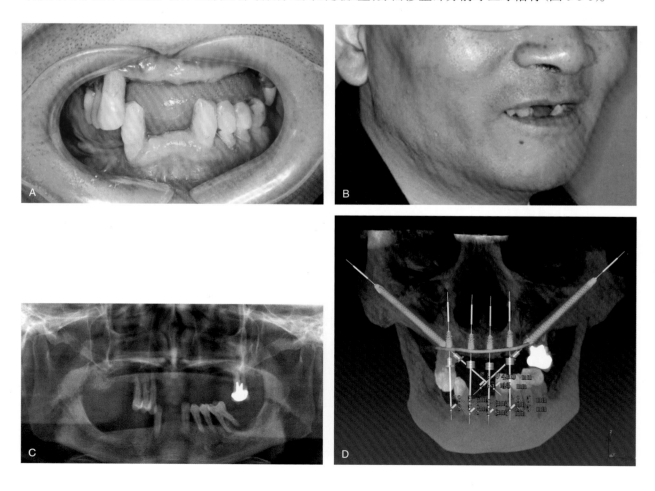

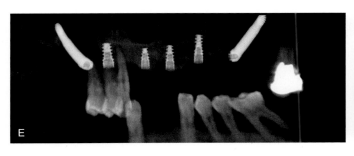
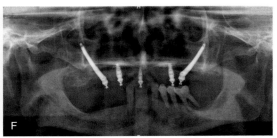

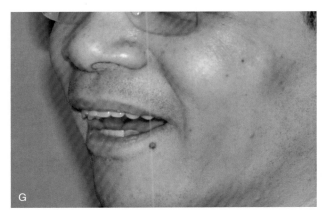

图 5-3-5 上颌前牙和后牙区牙槽嵴顶骨高度不一致

A. 初诊口内正面照：上下颌多数牙缺失，潜在的无牙上颌患者 B. 口外 45° 侧面照 C. 全景片显示前牙区牙槽嵴至鼻底有大于 10mm 的剩余骨高度，但双侧第一磨牙区有严重的牙槽骨垂直向吸收，导致此患者前部和后部牙槽骨垂直向高低有明显落差 D. 术前设计截骨会导致前牙区骨高度不足，无法放置 10mm 以上的常规种植体，即刻负载受到影响（绿色为截骨线，前牙区种植体长度 8.5mm） E. 术前模拟前牙区不截骨，植入常规种植体的位置和尺寸 F. 术后全景片显示前牙区牙槽骨高度基本无调整，植入长度大于 10mm 的 3 枚常规种植体，通过基台高度调整修复体穿龈深度 G. 即刻过渡固定义齿戴入后 45° 侧面照

　　第二种情况是局部牙槽嵴骨缺损，此时根据修复引导外科原则和颧骨形态设计种植体位置后，如果颧种植体恰好位于牙槽嵴骨缺损区，则需要同期植骨，以获得种植体长期稳定预后（图 5-3-6）。

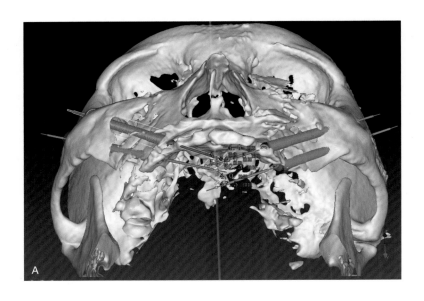

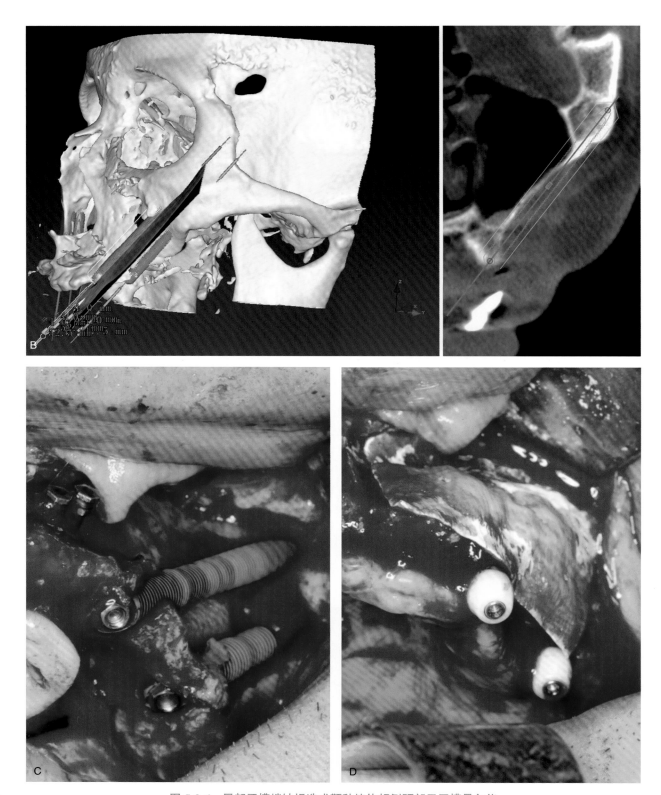

图 5-3-6　局部牙槽嵴缺损造成颧种植体颊侧颈部无牙槽骨包绕

A. 术前基于 CBCT 数据进行模拟设计　B. 左侧近中种植体牙槽嵴处骨缺损明显，模拟种植体颊侧无剩余骨包绕

C. 术中近中种植体颊侧无牙槽骨　D. 术中同期颊侧行骨增量

第三种情况是后牙区与上颌窦穿通，牙槽嵴顶部无骨，上颌窦黏膜与牙槽嵴黏骨膜紧贴在一起。手术

时需要首先确保顺利分离上颌窦黏膜与黏骨膜,然后按原则设计种植体,同时需要配合骨移植材料和生物膜技术,关闭口鼻腔交通,保证种植体在牙槽嵴顶有一定硬组织支撑,防止口腔上颌窦瘘的发生(图5-3-7)。

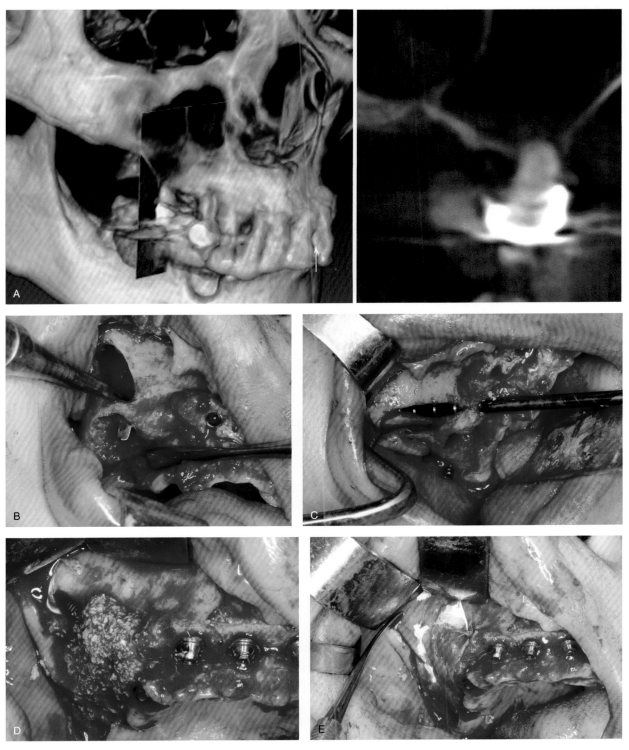

图 5-3-7 后牙区牙槽嵴与上颌窦底穿通

A. 术前 CBCT 显示重度牙周炎导致 16 区上颌窦底穿通 B. 术中发现上颌窦底骨板不连续,上颌窦与口腔穿通 C. 颧种植体入点略前移至 15 区,避让 16 穿通区 D. 颧种植体周围行骨增量,阻隔鼻腔口腔交通 E. 植骨区覆盖可吸收胶原膜

三、软件规划设计

常规种植设计软件非常普及,但是多数软件没有颧种植体的设计功能。在大量临床需求影响下,为在术前确保颧种植体植入的位置,基于影像学数据的种植规划软件应运而生,目前已经有多家公司能提供颧种植设计软件。

除使用软件模拟种植体植入位置外,术前也可以通过 3D 技术打印患者头颅模型,在模型上模拟种植体植入,以便更加真实地反映颧种植体植入的长度、方向和角度,帮助医师更好地实施外科操作(图 5-3-8)。

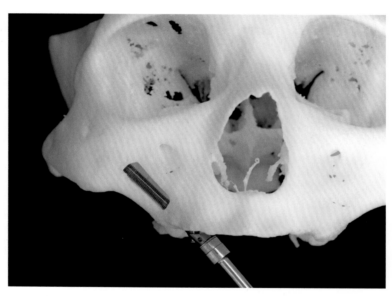

图 5-3-8　3D 技术打印患者头颅模型模拟颧种植体的植入

（王　凤　沈意涵　于德栋）

▶ 参考文献

1. LEKHOLM U, ZARB G A. Patient selection and preparation//Branemark P-I, Albrektsson T, Zarb GA. Tissue-Integrated Prostheses: Osseointegration in Clinical Dentistry. Chicago: Quintessence, 1985: 199-209.
2. CAWOOD J I, HOWELL R A. A classification of the edentulous jaws. Int J Oral Maxillofac Surg, 1988, 17 (4): 232-236.
3. MISCH C E. Contemporary implant dentistry. 3rd ed. St. louis, Missouri: Mosby, 2007.
4. BEDROSSIAN E, STUMPEL L 3RD, BECKELY M L, et al. The zygomatic implant: preliminary data on treatment of severely resorbed maxillae. A clinical report. Int J Oral Maxillofac Implants, 2002, 17 (6): 861-865.
5. APARICIO C, MANRESA C, FRANCISCO K, et al. Zygomatic implants: indications, techniques and outcomes, and the zygomatic success code. Periodontol 2000, 2014, 66 (1): 41-58.
6. JENSEN O T. Complete arch site classification for All-on-4 immediate function. J Prosthet Dent, 2014, 112 (4): 741-751.
7. MADRID C, SANZ M. What impact do systemically administrated bisphosphonates have on oral implant therapy？ A

systematic review. Clin Oral Implants Res, 2009, 20 Suppl 4: 87-95.

8. CHAPPUIS V, AVILA-ORTIZ G, ARAÚJO M G, et al. Medication-related dental implant failure: systematic review and meta-analysis. Clin Oral Implants Res, 2018, 29 Suppl 16: 55-68.

9. MADRID C, SANZ M. What influence do anticoagulants have on oral implant therapy？ A systematic review. Clin Oral Implants Res, 2009, 20 Suppl 4: 96-106.

10. TING M, RICE J G, BRAID S M, et al. Maxillary sinus agmentation for dental implant rehabilitation of the edentulous ridge: a comprehensive overview of systematic reviews. Implant Dent, 2017, 26 (3): 438-464.

11. MONJE A, DIAZ K T, ARANDA L, et al. Schneiderian membrane thickness and clinical implications for sinus augmentation: a systematic review and Meta-Regression analyses. J Periodontol, 2016, 87 (8): 888-899.

12. INSUA A, MONJE A, CHAN H L, et al. Accuracy of Schneiderian membrane thickness: a cone-beam computed tomogaphy analysis with histological validation. Clin Oral Implants Res, 2017, 28 (6): 654-661.

13. SCHWARZ L, SCHIEBEL V, HOF M, et al. Risk factors of membrane perforation and postoperative complications in sinus floor elevation surgery: review of 407 augmentation procedures. J Oral Maxillofac Surg, 2015, 73 (7): 1275-1282.

14. PETRUSON B. Sinuscopy in patients with titanium implants in the nose and sinuses. Scand J Plast Reconstr Surg Hand Surg, 2004, 38 (2): 86-93.

15. APARICIO C, MANRESA C, FRANCISCO K, et al. The long-term use of zygomatic implants: a 10-year clinical and radiographic report. Clin Implant Dent Relat Res, 2014, 16 (3): 447-459.

16. TORTOPIDIS D, HATZIKYRIAKOS A, KOKOTI M, et al. Evaluation of the relationship between subjects' perception and professional assessment of esthetic treatment needs. J Esthet Restor Dent, 2007, 19 (3): 154-162.

17. DRAGO C, CARPENTIERI J. Treatment of maxillary jaws with dental implants: guidelines for treatment. J Prosthodont, 2011, 20 (5): 336-347.

18. MARACHLIOGLOU C R, DOS SANTOS J F, CUNHA V P, et al. Expectations and final evaluation of complete dentures by patients, dentist and dental technician. J Oral Rehabil, 2010, 37 (7): 518-524.

19. NOMURA M, MOTEGI E, HATCH J P, et al. Esthetic preferences of European American, Hispanic American, Japanese, and African judges for soft-tissue profiles. Am J Orthod Dentofacial Orthop, 2009, 135 (4 Suppl): S87-95.

20. LAGO L, RILO B, FERNÁNDEZ-FORMOSO N, et al. Implant rehabilitation planning protocol for the edentulous patient according to denture space, lip support, and smile line. J Prosthodont, 2017, 26 (6): 545-548.

21. ROSANO G, TASCHIERI S, GAUDY J F, et al. Maxillary sinus vascular anatomy and its relation to sinus lift surgery. Clin Oral Implants Res, 2011, 22 (7): 711-715.

22. SOLAR P, GEYERHOFER U, TRAXLER H, et al. Blood supply to the maxillary sinus relevant to sinus floor elevation procedures. Clin Oral Implants Res, 1999, 10 (1): 34-44.

23. ELIAN N, WALLACE S, CHO S C, et al. Distribution of the maxillary artery as it relates to sinus floor augmentation. Int J Oral Maxillofac Implants, 2005, 20 (5): 784-787.

第六章

颧种植手术外科植入

06

第一节　颧种植术前准备

一、术前常规准备

对颧种植治疗适应证及禁忌证的判断,是术前检查评估的重要一环。对于没有明确手术禁忌证的患者,颧种植术前仍需再次进行血液检查,包括血常规、肝功能、肾功能、血糖、凝血功能以及各项传染病的血清学检查,此外还包括心电图、胸片等。根据各项检查结果,可以判定患者术前的全身健康状况,对于检测结果中出现异常属手术禁忌证的患者,应暂缓手术甚至更改治疗计划。

术前还需对患者的口腔卫生状况进行评估,对余留牙及对颌天然牙进行常规牙周基础治疗。对于剩余牙齿排列异常的患者,可考虑通过正畸、修复会诊,确立正畸、修复、种植联合治疗计划。虽然目前吸烟影响种植体骨结合的具体机制尚不十分明确,但已有大量文献报道证实吸烟可导致种植体早期骨结合成功率的降低。因此,术前应告知患者吸烟对颧种植治疗的风险,建议患者戒烟,从而降低各种术中、术后并发症风险。

在颧种植术前,口腔种植科医师要与患者进行充分的沟通,阐明治疗方案、手术风险、注意事项等,说明可能发生的术中及术后并发症及应对措施。请患者签署知情同意书等相关医疗文件。

二、预防性使用抗生素

预防性使用抗生素是指在感染尚未发生前即开始应用抗生素,目的是通过术前正确的用药减少感染发生率。我国 2015 年修订的《抗菌药物临床应用指导原则》中提出,一般情况下 Ⅰ 类切口不使用抗生素,Ⅱ 类切口可预防性使用,Ⅲ 类及 Ⅳ 类切口则必须使用抗生素;口腔颌面外科手术及异物植入术均需预防性使用抗生素;口腔种植手术作为清洁 - 污染手术(Ⅱ 类切口),感染发生率约为 10%~15%,有必要预防性使用抗菌药物。但种植治疗过程中,针对不同患者个体如何合理使用抗生素仍需要循证医学的支持。

在过去 10 多年里,国内外学者一直尝试评估抗生素的应用是否影响种植体的存留。Esposito 等研究认为短期预防性使用抗生素,如种植术前 1 小时口服阿莫西林 2g 或术前 1 小时口服阿莫西林 1g,并在术后口服阿莫西林 500mg,4 次 / 天,连续服用 2 天,可显著降低种植早期失败率。Krasny 等的研究也提示预防性使用抗生素可减少术后感染风险,提高种植成功率。但 Morris 等通过对种植术后患者的 5 年随访发现,术前使用抗生素并不能显著提高种植体的存留率。Lockhart 等与 Nobeel 等也认为抗生素的使用不能显著改善种植体的存留。而 Lund 等分析发现预防性使用抗生素仅能降低 2% 的种植体失败率,不能减少术后感染的风险。

　　预防性用药应选用抗菌谱广、抗耐药性强、半衰期长、安全有效、不良反应小的抗生素,如果血药浓度低于有效浓度,不仅难以达到预防感染的目的,还易造成细菌耐药性的发生。研究表明,口服药物一般在反复给药 3~5 个半衰期后才能达到稳态血药浓度,即临床通常所需要的药物浓度。因此,口腔种植术前用药建议首剂加倍的方式,即常规术前 0.5~2 小时给予 2 倍剂量用药,使血药浓度迅速达到有效治疗浓度,及时而有效地抑制病原菌。口腔感染多为革兰氏阳性菌和厌氧菌的混合感染,通常采用广谱抗生素如头孢菌素类抗生素(属 β- 内酰胺类抗生素)与对厌氧菌及厌氧原虫有独特的杀灭作用的甲硝唑联合应用。当患者对 β- 内酰胺类抗生素过敏时可选用红霉素(大环内酯类抗生素)。另外,林可霉素类及喹诺酮类药物在口腔中的应用越来越多,其中克林霉素以及第三、第四代喹诺酮类抗菌药物亦可有效杀灭厌氧菌。

　　颧种植手术相比于常规口腔种植手术,涉及更深部的解剖结构,手术时间明显延长,导致污染细菌数量增加。而且,由于颧种植手术口内创伤大,长时间手术对机体的损伤增加,失血增多,降低了患者的全身抵抗力,这些均与术后感染的发生密切相关。预防性使用抗生素可有效防止愈合初期软组织和骨组织发生感染。预防性应用抗生素因人而异,应根据患者的基本情况、既往病史、预计手术时间制订个性化的术前抗菌药物应用方案。对于穿颧种植手术患者,尽管目前国内外尚无相关预防性应用抗生素对术后感染、颧种植体存留率的相关报道,但是本书作者团队在近 20 年的颧种植临床工作经验累积中,仍建议在术前 0.5~2 小时应用抗生素,以确保手术时达到最佳药物浓度。

三、无菌手术原则

　　无菌原则是外科手术中最基本的一项原则。受呼吸道和消化道的影响,口腔手术是在有菌环境中进行的。颧种植手术较常规种植手术耗费时间长、口内创伤大、种植体植入路径长,且累及上颌骨、上颌窦、颧骨等多个解剖部位。颧种植体植入后,即被封闭于软硬组织的环境中,一旦发生感染,产生周围炎症反应,将无法有效引流,只有待种植体周围骨组织破坏或拔除颧种植体后才可能建立引流,上述情况一旦发生,就会出现围手术期内的种植失败。因此,为了尽可能消除术中污染导致的术后种植体感染,确保颧种植手术的成功,对于这类手术,应该严格按照无菌手术的原则进行。

　　1. 手术室要按照规范严格消毒,颧种植相关手术器械常规高温高压消毒(图 6-1-1)。

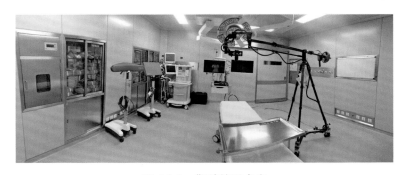

图 6-1-1　颧种植手术室

2. 术者须按外科手术的要求佩戴口罩和帽子、消毒洗手、穿手术衣、戴无菌手套。

3. 颧种植手术属于口内手术,消毒区域包括全部口腔及面部部分区域,面部消毒范围一般需上至眶上缘平面(对于计算机导航引导下的颧种植手术,消毒范围还要有一定的扩大,需上至发迹前缘水平),下至锁骨水平,两侧至耳前线,建议面部消毒采用碘伏,并采用 75% 酒精脱碘。面部消毒后以消毒巾包头,术区铺消毒巾并达到足够的层数以防止污染。口内亦采用碘伏消毒,再用生理盐水多次冲洗脱碘。

四、器械准备

第一章已详细介绍了目前国内外临床中应用的各类颧种植体及其特性,这部分内容就以临床中较常用的 Brånemark 系统为例,介绍颧种植术前的器械准备。

1. Brånemark System Zygoma TiUnite 表面颧种植体   均为常规颈,种植体颈部成 45°,种植体长度包括 30mm、35mm、40mm、42.5mm、45mm、47.5mm、50mm、52.5mm。每个独立包装内均含有覆盖螺丝。

2. 颧种植体愈合基台   直径 3mm、5mm,高度 3mm、5mm。

3. 颧种植体复合基台(常规颈)   直式复合基台高度 3mm、5mm,17° 复合基台高度 2mm、3mm。

4. 颧种植手机   减速比 20∶1(图 6-1-2)。

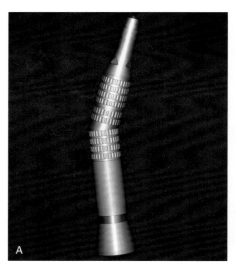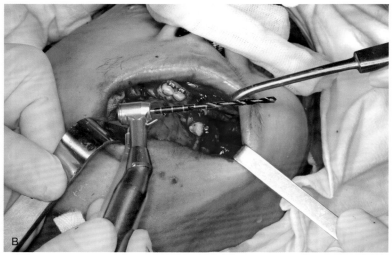

图 6-1-2   颧种植手机
A. 颧种植直式手机   B. 常规种植手机用于颧种植手术

5. 窝洞预备钻针(图 6-1-3)

(1)长柄球钻。

(2)麻花钻:直径 2.9mm,长 95mm。

(3)麻花钻:直径 2.9mm,长 67.5mm,短式。

(4)先锋钻:直径 3.5mm,长 100mm。

（5）先锋钻：直径 3.5mm，长 75mm，短式。

（6）麻花钻：直径 3.5mm，长 100mm。

（7）麻花钻：直径 3.5mm，长 67.5mm，短式。

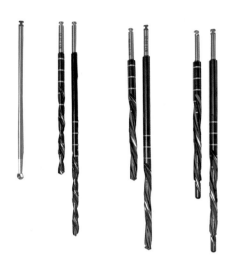

图 6-1-3　颧种植体窝洞预备钻针

6. Z 手柄、Z 深度测量杆（直式）、Z 钻针防护装置、Z 钻针防护装置（短式）、Z 深度测量杆（斜角式）（图 6-1-4）。

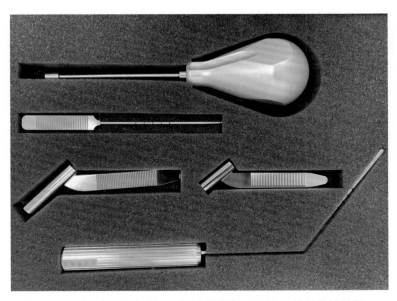

图 6-1-4　（从上至下）手柄、Z 深度测量杆（直式）、Z 钻针防护装置、
Z 钻针防护装置（短式）、Z 深度测量杆（斜角式）

7. 拉钩（图 6-1-5）。

8. 螺丝刀、棘轮扳手（图 6-1-6）。

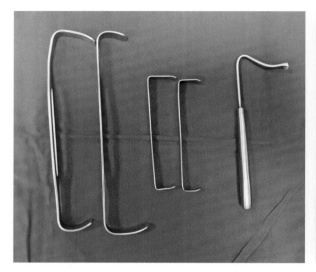

图 6-1-5 拉钩

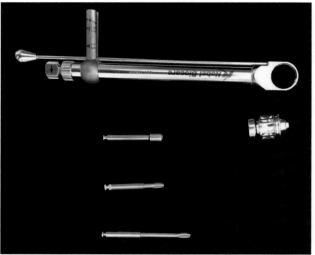

图 6-1-6 螺丝刀、棘轮扳手

9. 上颌窦黏膜剥离器械（图 6-1-7）。

10. 超声骨刀（图 6-1-8）。

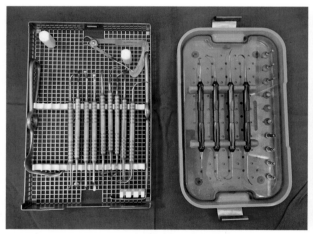

图 6-1-7 上颌窦黏膜剥离器械

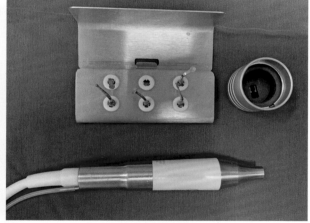

图 6-1-8 超声骨刀

第二节 Brånemark 传统法

一、术式概述

1984 年，Brånemark 等研究发现，将种植体植入上颌窦窦腔不会对窦腔产生明显负面影响，提出可利用颧骨丰富的骨组织来修复因行上颌骨半侧切术或其他原因引起的上颌骨缺损。1989 年，Brånemark 等首先报道了颧种植修复技术。之后，颧种植体作为商业种植体产品正式上市。至今颧种植已成为上颌骨严重萎缩、良恶性肿瘤切除术后、先天性疾病、外伤等多种原因所致的口腔颌面部软硬组织缺损修复的一种有效方法。

在颧种植术开展的早期，Brånemark 等的研究认为，考虑到颧面部的解剖生理特点：①颧骨略呈四边形，位于面中部外侧面，上颌骨的外上方，外形类似金字塔，颧骨与上颌骨连接部最为宽大，为种植体提供了良好的解剖条件；②颧骨骨质致密，骨密度高达 98%，由骨密质和密集规则排列的骨小梁组成。因此，传统的 Brånemark 植入法建议颧种植体从牙槽嵴顶偏腭部 3~5mm 植入，术中需行上颌窦外侧壁开窗，颧种植体经由上颌窦腔到达颧骨内，达到牙槽嵴腭板和颧骨的双重固位作用。

二、麻醉

颧种植手术常在全身麻醉或静脉镇静加局部麻醉下进行。对于行全身麻醉的患者，建议术中同时局部注射含肾上腺素（1∶100 000）的生理盐水或含有肾上腺素的麻醉药物。局部麻醉药物可选用酰胺类麻醉注射剂如复方盐酸阿替卡因，由于其部分规格的成品中加入了肾上腺素（1∶50 000~1∶200 000），具有血管收缩作用，可减少术中出血，保持术野清晰。

近年来，Aparicio 等认为对于操作熟练的外科医师且预计手术时间在 1.5 小时以内，也可以采用静脉镇静加局部麻醉的方法，局部麻醉需行阻滞麻醉加局部浸润麻醉，常规按口内颊侧、腭侧、口外颧部顺序进行。①颊侧：用利多卡因肾上腺素（1∶50 000）经上颌结节行上牙槽后神经阻滞麻醉，经眶下孔行眶下神经阻滞麻醉，并于上颌中切牙到第三磨牙颊沟内行局部浸润麻醉；②腭侧：用利多卡因肾上腺素（1∶50 000）经腭大孔行蝶腭神经节阻滞麻醉，经切牙孔行鼻腭神经阻滞麻醉；③利多卡因肾上腺素（1∶50 000），通过皮肤做颧骨及周围组织局部浸润麻醉。

局麻风险和注意事项：局麻下患者仍保持清醒的意识，这有助于手术医师和患者的沟通，但需要注意：①颧种植手术累及上颌骨、上颌窦、颧骨等多个解剖部位，口内创伤大，一些深层次部位可能局麻效果不佳；②颧种植手术耗费时间较长，术中出血较多，需要患者能耐受长时间保持大张口状态；③局麻存在晕厥、过敏反应、注射区疼痛、血肿等并发症，术中需及时对症处理。因此，颧种植手术前临床医师要与患者充分沟通，确保患者全身情况良好，且能耐受手术方可在局麻下进行手术。

三、切口与翻瓣

颧种植手术切口的设计也在不断演变：①早期的 Brånemark 法颧种植手术，一般采用 Le Fort Ⅰ型切口，即在上颌自一侧第一磨牙至对侧第一磨牙区于前庭沟反折处做切口，切开黏膜及骨膜至骨面，充分暴露上颌骨、颧骨术区，Le Fort Ⅰ型切口有利于术后行严密关创和组织愈合，但该方法需将大量的牙槽嵴顶软组织瓣翻向腭侧，术中干扰钻针的入路（图 6-2-1）；②牙槽嵴顶切口适用于需行即刻负载的患者；③牙槽嵴顶略偏腭侧切口能充分暴露颧种植体在牙槽嵴的植入部位，尽可能保留附着龈，即刻负载时能有角化龈组织包绕种植体颈部,也有利于术后关创,是目前临床中采用较多的手术切口。

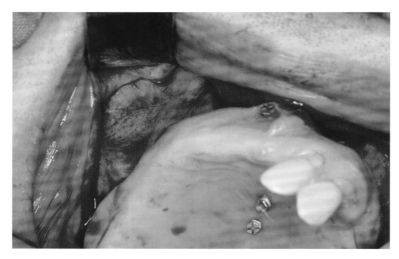

图 6-2-1　Le Fort Ⅰ型切口

从一侧上颌结节至对侧上颌结节做水平切口,在上颌中线做垂直附加切口,后部沿两侧上颌后外侧壁做垂直附加切口(图 6-2-2)。完全切透黏骨膜,翻起全厚瓣,充分剥离,暴露以下解剖结构:牙槽嵴、梨状孔边缘、上颌骨外侧面、上颌窦外侧壁、眶下神经、眶下孔、颧上颌复合体以及颧骨外侧面(向上达颧骨额突之内、外侧面与颧弓之间的切迹点)(图 6-2-3)。显露眶下神经非常重要,因为当同侧植入 2 枚颧种植体时,眶下神经为其前界所在(图 6-2-4)。在眶下神经水平向外侧剥离暴露颧骨体达颧骨后上缘,应用颧骨拉钩牵拉局部软组织,充分暴露术野,并在种植体植入时辅助成角。术中必须注意颧骨拉钩的正确插入,放置在颧骨后上缘与软组织间,可有效稳定拉钩,避免滑脱,充分暴露颧骨体,也能为种植体窝洞制备提供方向指引。注意:术中颧骨拉钩容易滑动错位,伤及眶下神经,导致一定程度的术后并发症的发生。

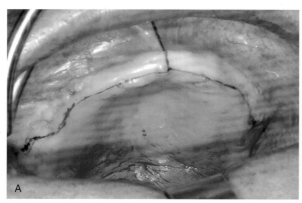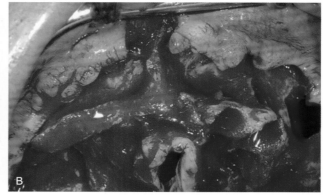

图 6-2-2　一侧上颌结节至对侧上颌结节牙槽嵴切口 + 上颌中线垂直附加切口
A. 画线　B. 切开翻瓣

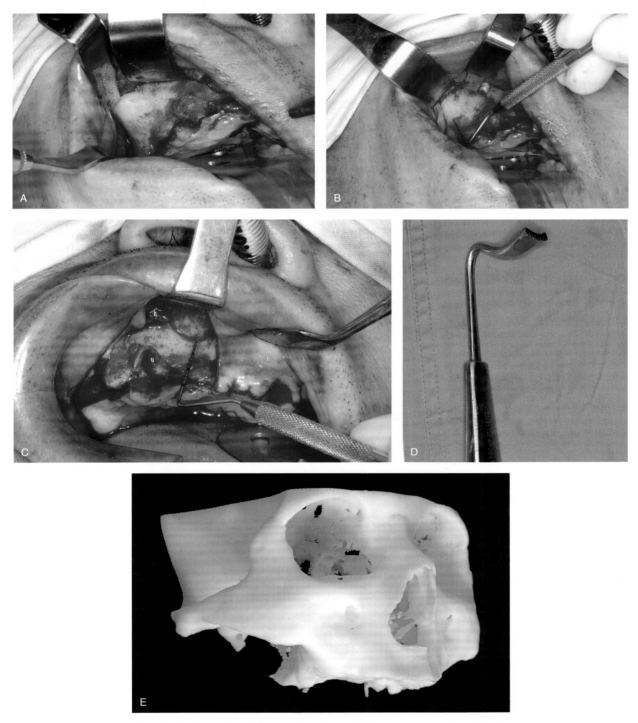

图 6-2-3 翻起全厚黏骨膜瓣，暴露上颌骨外侧面、眶下孔、颧骨外侧面
A. 翻起全厚瓣，暴露颧牙槽嵴　B. 探针尖端指向颧牙槽嵴　C. 探针尖端指向鼻底，测量前牙区牙槽嵴顶至鼻底距离约 10mm　D. 颧种植拉钩，尖端呈锯齿状，不易在颧骨表面滑脱　E. 模型图

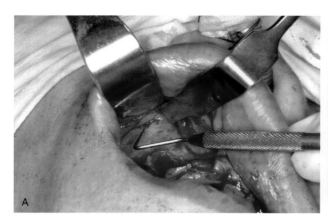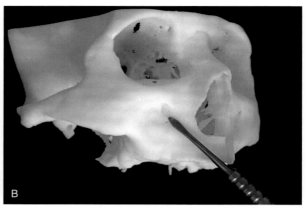

图 6-2-4　显露眶下神经血管束

A. 术中照　B. 模型图

四、上颌窦预备

传统的 Brånemark 植入法，以上颌牙槽骨的腭侧作为入点，种植体扩孔路径经由上颌窦进入颧骨，需要进行上颌窦外侧壁开窗，分离上颌窦黏膜，充分暴露上颌骨颧突，颧种植体经此到达颧骨，避免种植体进入上颌窦内面（图 6-2-5）。

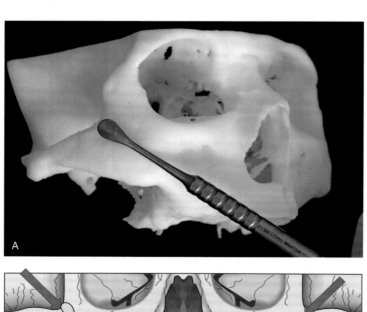

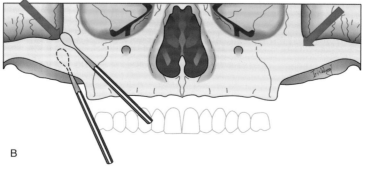

图 6-2-5　充分暴露上颌骨颧牙槽嵴

A. 模型图　B. 示意图

开窗步骤如下。

(1)在确定颧种植体的钻针钻孔方向和牙槽嵴顶部的起始点后,通常是在第二前磨牙/第一磨牙区域,沿上颌骨颧牙槽嵴方向,在上颌窦的外侧壁制备一大小约为 10mm×20mm 的矩形骨窗(图 6-2-6)。值得注意的是,该骨窗位置形态与传统上颌窦外提升开窗略有不同,其长轴略平行于颧牙槽嵴,在上颌窦外侧壁颧突下方靠近颧牙槽嵴处形成宽 5~10mm 的骨窗,注意骨窗上界达到上颌骨颧突区域,下界保留一定的颊侧骨壁(图 6-2-7)。该骨窗大小应允许便于剥离上颌窦底部,上颌骨颧突区域的上颌窦黏膜,并提供上颌窦底和上颌骨颧突内面的直视视野。术中多采用超声骨刀或球钻制备骨窗。

(2)骨岛处理:应用超声骨刀或上颌窦提升器械从骨窗口四周骨壁轻柔地取下骨岛,术中注意不要撕裂上颌窦黏膜,或者亦可完全磨除骨岛(图 6-2-8)。另外一种方法是直接剥离上颌窦黏膜,使骨岛仍附着在黏膜上,术中骨岛可以隔离钻头与黏膜,起到一定的保护上颌窦黏膜的作用(图 6-2-9)。

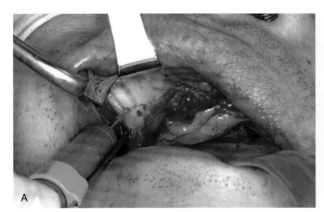
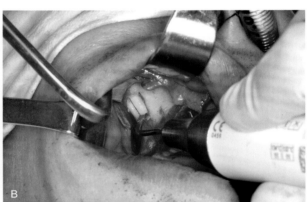
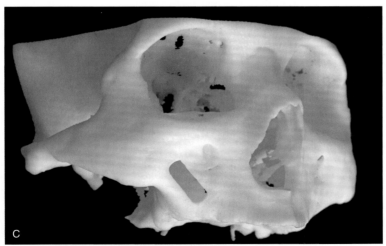

图 6-2-6 制备大小约为 10mm×20mm 的矩形骨窗

A.使用 1:1 机头制备 B.使用超声骨刀制备 C.模型图

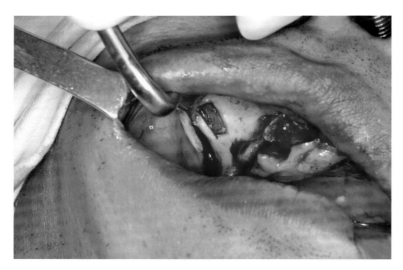

图 6-2-7　骨窗制备完毕

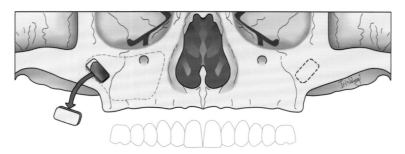

图 6-2-8　取下骨岛示意图

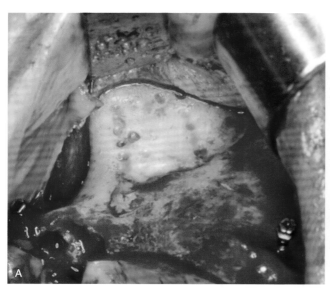

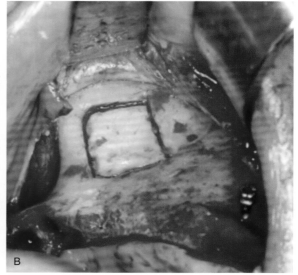

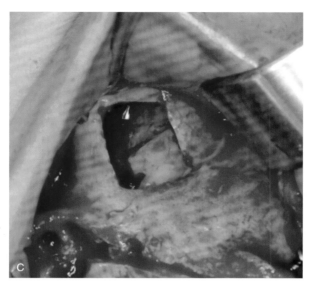

图 6-2-9　保留骨岛（右侧上颌窦）

A. 骨窗制备　B. 骨窗制备完成　C. 剥离黏膜

（3）剥离窦壁黏膜：使用专用的上颌窦外提升超声骨刀或黏膜剥离子轻柔剥离上颌窦黏膜（图 6-2-10）。术中注意充分剥离窦底和上颌窦尖黏膜，以开放颧种植体从窦底到窦腔顶部所需路径，达到可直视颧种植体钻针进路，植入颧种植体。同时，这样的暴露也利于在致密的颧骨中扩孔时冲水冷却。扩孔过程中需要注意避免窦黏膜卷入种植体与骨壁之间，术中尽可能注意保护窦黏膜的完整性。

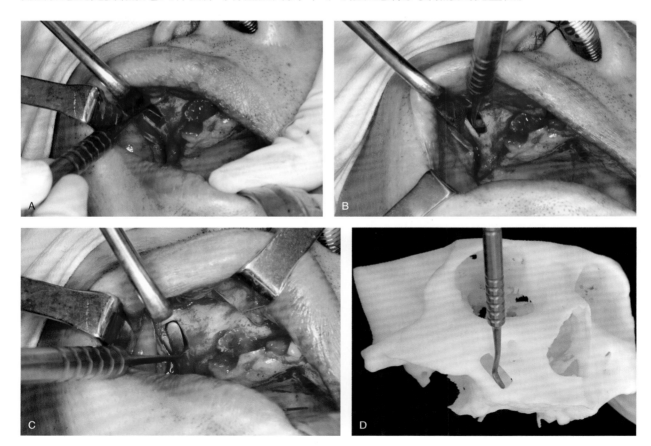

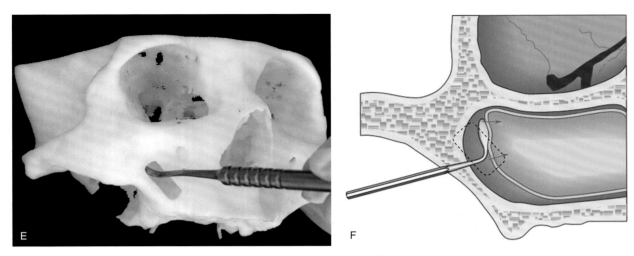

图 6-2-10　剥离上颌窦壁黏膜

A. 分离上颌窦底壁黏膜　B. 分离上颌窦前壁黏膜　C. 充分分离上颌骨颧突近颧骨上颌突处黏膜

D. 模型图 1　E. 模型图 2　F. 示意图

　　从窦壁轻柔分离上颌窦黏膜,使其回缩入窦腔内,翻瓣范围以能直视窦腔顶部上颌骨颧突内侧壁为准。图 6-2-9 与图 6-2-11 为同一患者,其右侧制备大面积骨窗,利于黏膜充分剥离,骨岛留存于上颌窦腔内,用以保护扩孔时黏膜的完整性;其左侧制备面积较小的骨窗,黏膜剥离范围较右侧小,骨岛仍保留于上颌窦内(图 6-2-11)。

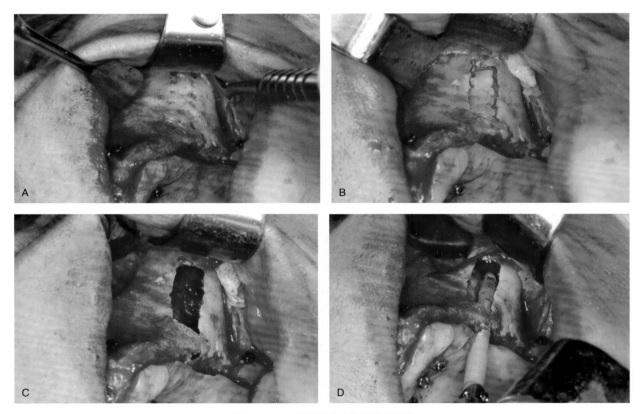

图 6-2-11　保留骨岛(左侧上颌窦)

A. 暴露骨壁　B. 骨窗制备　C. 剥离黏膜　D. 颧种植体植入

（4）上颌窦黏膜穿孔处理：一般情况下，上颌窦黏膜的破裂与否对颧种植成功率和术后上颌窦并发症等没有明显的影响。较小的上颌窦黏膜破口对术后愈合一般无影响，较大的穿孔可考虑采用可吸收膜覆盖修补（图 6-2-12，图 6-2-13）。

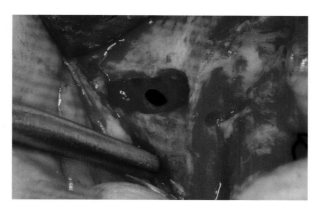

图 6-2-12　上颌窦黏膜出现较小穿孔

五、窝洞预备

1. 种植机设置　将扩孔手机的输出调节至 20：1，最高钻速为 2 000r/s，种植体的植入速度最高为 45r/s，种植体植入的最高转矩是 50N·cm。由于颧骨体部是由致密的骨密质组成，在备洞全程中，必须有充分的冲水冷却，同时采用上下提拉动作，及时清除骨屑，避免热损伤。

2. 球钻定位　完成上颌窦预备，剥离上颌窦黏膜后，首先采用长柄球钻定位。颧种植体植入路径是基于患者上颌窦外侧壁的解剖形态、剩余牙槽嵴高度、颧骨的解剖形态在术前进行设计的，术中入点应尽可能向后以减少远中悬臂，但仍需确保入点周围有一定的骨壁，入点多位于第二前磨牙/第一磨牙区域或第一磨牙的牙槽嵴顶腭侧区域。将钻针沿颧牙槽嵴方向放置于入点进行定点。如患者牙槽骨菲薄，可直接磨穿上颌窦底壁，钻针进入上颌窦后沿种植体植入方向

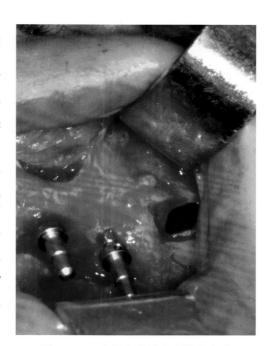

图 6-2-13　上颌窦黏膜出现较大穿孔

在上颌骨颧突内面，即上颌窦尖相对的骨面定点，以利于 2.9mm 麻花钻进入（图 6-2-14）。

3. 2.9mm 直径麻花钻行窝洞预备　钻针沿腭侧牙槽嵴处球钻定点的位置进入上颌窦，到达上颌窦尖颧骨内壁，沿着颧牙槽嵴方向向上、向外进入颧骨体部，并穿透颧骨外侧骨密质（图 6-2-15）。此时，可参照颧额切迹处拉钩及颧牙槽嵴方向指引，避免钻针过度向上或向下进入眶底或颞下窝。

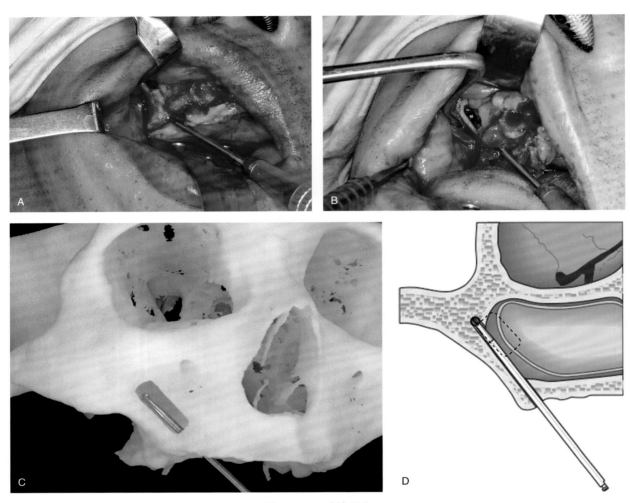

图 6-2-14　球钻定位
A.球钻腭侧定点　B.球钻穿过上颌窦内,在上颌窦尖定点　C.模型图　D.示意图

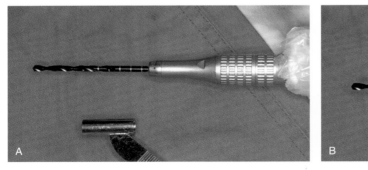

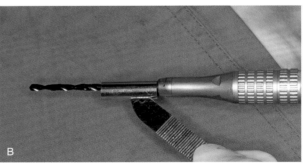

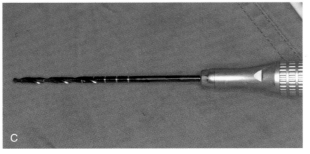

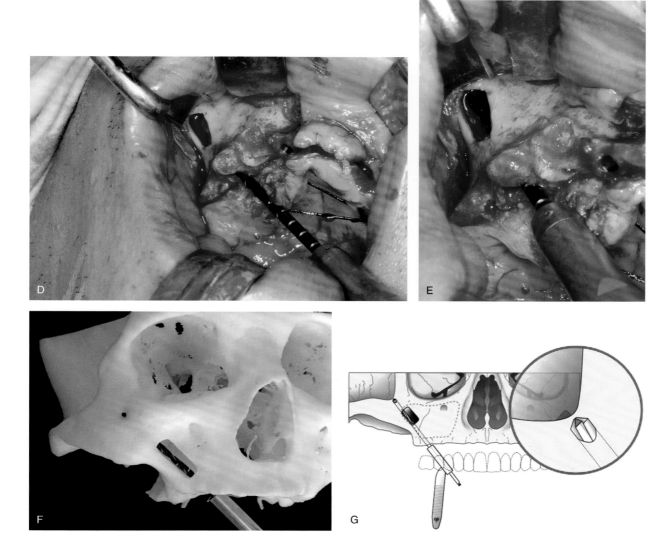

图 6-2-15　2.9mm 麻花钻扩孔

A. 2.9mm 麻花短钻及钻针防护装置（短式）　B. 2.9mm 麻花短钻放入钻针防护装置（短式）　C. 2.9mm 麻花长钻
D. 术中照，麻花钻在牙槽嵴段扩孔　E. 术中照，麻花钻进入颧骨段　F. 模型图　G. 示意图

　　术中应用钻针保护装置，可防止旋转的钻针损伤腭侧黏膜、舌或对侧唇角软组织，保护口腔黏膜（图 6-2-16）。钻针防护装置亦有 2 种长度可供选用。可使用上颌窦黏膜剥离子保护上颌窦黏膜，避免上颌窦黏膜被钻针卷入。在局部麻醉联合静脉辅助麻醉的患者中尤其应注意随呼吸运动的上颌窦黏膜。

　　当 2.9mm 直径麻花钻进入颧骨体后，因颧骨骨质致密，备孔时易产热，注意反复提拉扩孔，同时确保有充分的冲水冷却，及时清理钻针上的骨屑。由于颧种植体钻针长度是常规种植钻的数倍，在扩孔过程中，容易发生抖动，术者需要确保钻针在扩孔过程中的稳定性。当钻针突破颧骨体外层骨密质时，会有一定的突破感，此时需立即停止扩孔，防止对皮肤及周围软组织的进一步损伤。

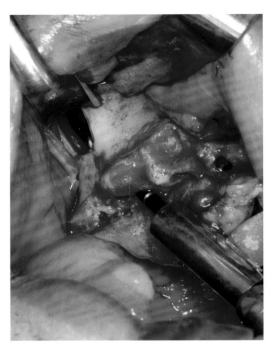

图 6-2-16　术中钻针保护装置对口腔黏膜的保护

　　4. 用带有刻度标记的直式深度测量杆,检查种植窝预备的深度是否符合颧种植体的要求,测量杆的末端小钩固定于上方的骨密质处,通过腭侧窝洞边缘的标记线完成深度测量(图 6-2-17)。

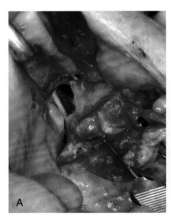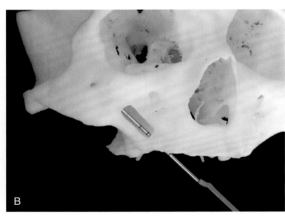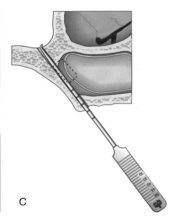

图 6-2-17　测量杆检查种植窝预备的深度
A. 术中照　B. 模型图　C. 示意图

　　5. 3.5mm 直径先锋钻引导扩大窝洞　该钻的尖端一段长为 7.5mm,直径为 2.9mm,可以引导钻针进入腭侧和颧骨内 2.9mm 的种植孔,3.5mm 的钻针体部将部分窝洞孔径扩大为最终直径,以利于终末麻花钻易于进入颧骨并保持原有植入方向(图 6-2-18)。注意:此钻仅起引导作用,不完成窝洞制备。先锋钻有两种长度可供选用。

　　6. 3.5mm 直径麻花钻完成窝洞预备　该钻同样有两种长度可供选用,这是颧种植窝洞预备过程中使用的最后一个扩孔钻,将剩余的颧骨部分孔径扩大至最大直径(图 6-2-19)。

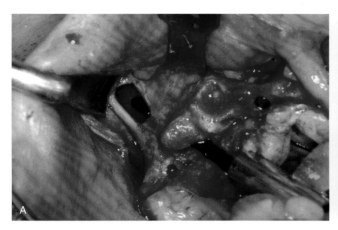
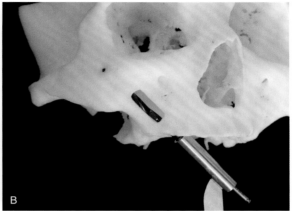
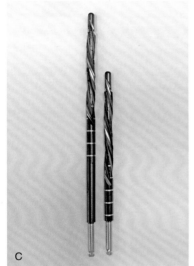
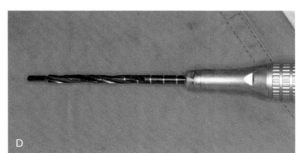

图 6-2-18　3.5mm 先锋钻扩大窝洞,先锋钻的尖端一段直径为 2.9mm

A. 术中照　B. 模型图　C. 3.5mm 先锋钻长、短钻　D. 先锋钻的尖端一段直径为 2.9mm,用以引导扩孔

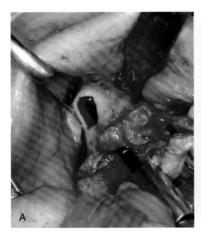
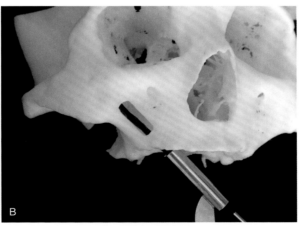
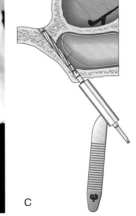

图 6-2-19　3.5mm 麻花钻预备上颌骨腭侧和颧骨区的窝洞

A. 术中照　B. 模型图　C. 示意图

　7. 用倾斜式深度测量杆检查预备好的窝洞深度,确认最终植入种植体的长度(图 6-2-20)。

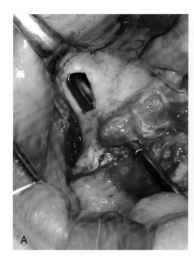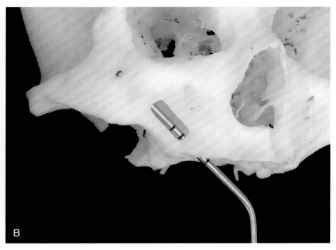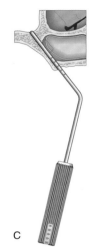

图 6-2-20　用带有刻度标记的深度测量杆测量预备的深度,确认拟植入颧种植体的长度

A.术中照　B.模型图　C.示意图

8. 术中应尽量保护上颌窦黏膜的完整性。如果在窝洞预备过程中无法保证上颌窦黏膜的完整性,则须在颧种植体植入前小心冲洗窦腔,清除黏膜碎屑,以避免术后碎屑堵塞中鼻道开口引起上颌窦炎。注意:种植窝内的黏膜残留将可能干扰种植体骨结合的形成。术中应确保正确的窝洞预备角度,避免钻针摆动,防止过度预备。

六、种植体植入

选择合适长度的颧种植体,打开无菌包装,取下颧种植体外的护套,取下封闭螺丝,将颧种植体就位于机用植入工具,从腭侧窝洞植入。由于颧种植体的特殊长度和设计,要求口腔种植科医师在植入种植体时要特别注意以下几方面。

(1)口腔种植科医师应将颧种植体携带器与手机紧密相接,安装完成即可在预备完成的种植窝内进行植入(图 6-2-21)。种植机植入扭矩初始设置为 20N·cm,将种植体植入窝洞后,可将种植机植入扭矩设置提高到 50N·cm,以方便种植体植入。植入过程速度要慢,穿过上颌窦的时候要保证种植体正确的植入角度,口腔种植科医师应确保种植体是沿着正确的植入途径穿过上颌窦,直到种植体顶端到达颧骨入点,或全程采用植入手柄手动放置颧种植体(图 6-2-22)。

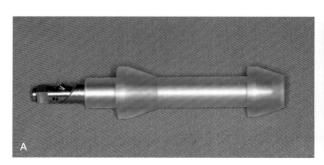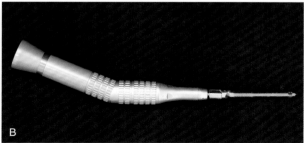

图 6-2-21　机用工具植入颧种植体

A.带有包装的颧种植体　B.颧种植体通过携带器与种植手机连接

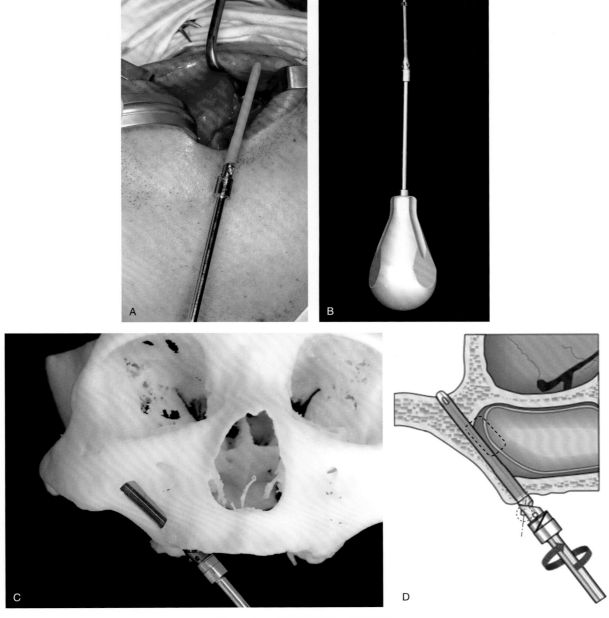

图 6-2-22　手用工具植入颧种植体
A. 术中照　B. 实物图　C. 模型图　D. 示意图

种植体植入过程中,需注意避免软组织卷带入种植孔内影响骨结合(图 6-2-23)。

(2)机用植入到达设定扭矩时,如种植体未能完全就位,需要改用植入手柄顺时针旋转植入,直至种植体顶端达到扩孔的预定深度。种植体头部成 45°,外六角形连接面应与理想的咬合面平行。可通过检查种植体携带体螺丝的位置得到验证,种植体携带体螺丝的位置与基台螺丝位置相对应(图 6-2-24)。可使用棘轮扳手检查颧种植体植入扭矩,确定种植体植入的初期稳定性,来判断是否可行即刻负载(图 6-2-25)。

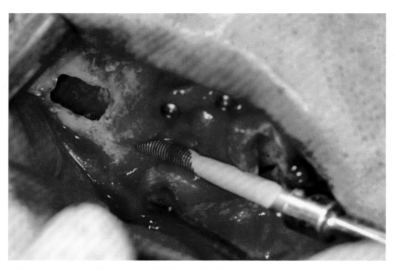

图 6-2-23   上颌窦开窗区域骨岛仍附着在黏膜上,反折进入上颌窦腔内,
植入种植体部分通过骨岛与上颌窦黏膜分隔开

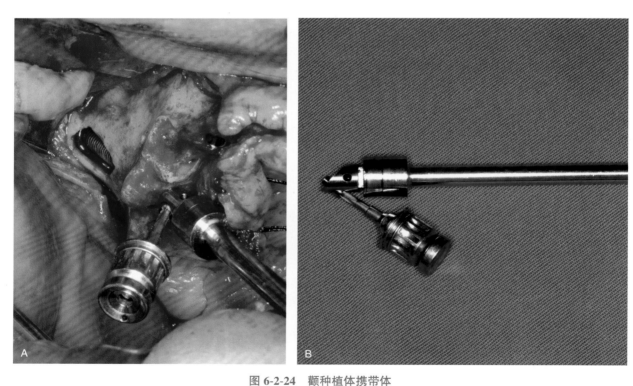

图 6-2-24   颧种植体携带体
A. 通过检查携带体螺丝的位置确认种植体头部角度,垂直轴向的螺丝刀方向与无牙颌牙槽嵴方向一致
B. 颧种植体长轴方向与成角度的颈部方向(螺丝刀方向)

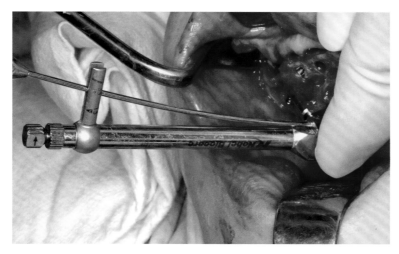

图 6-2-25　使用棘轮扳手检查颧种植体植入扭矩

（3）使用手用螺丝刀或安装在反角手机上的螺丝刀卸下种植体携带体，拧入覆盖螺丝或基台，需排除颈部周围软硬组织的阻挡，确保覆盖螺丝或基台完全就位（图 6-2-26）。

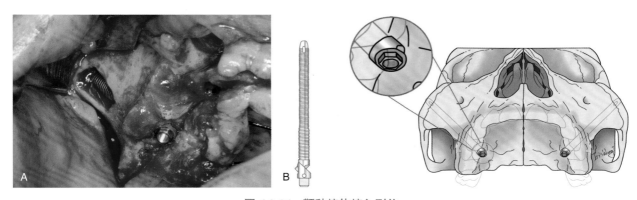

图 6-2-26　颧种植体植入到位

A.卸去携带体，显示种植体外六角连接口，确认周围无软硬组织阻挡，以免基台或覆盖螺丝无法就位良好　B.示意图

七、前牙区常规种植

成功应用颧种植体修复上颌牙列缺失常常还需要在各侧上颌前部植入 2~4 枚常规种植体，植入部位在梨状孔与上颌窦前壁之间的牙槽骨内（图 6-2-27）。

八、创口关闭

为减少术后出血，促进骨愈合，创口应正确复位，无张力缝合，保证创口完全关闭，减少龈瓣裂开的风险。

用大量生理盐水冲洗手术创口，检查无明显出血后，将组织瓣用 4-0 缝线对黏膜瓣进行水平褥式缝合，并在其间进行间断缝合，关闭创口（图 6-2-28）。

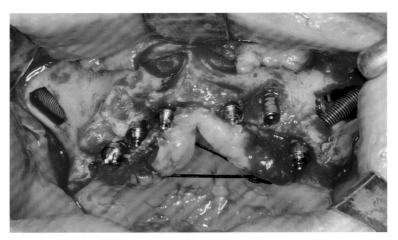

图 6-2-27　双侧各 1 枚颧种植体和前牙区 4 枚常规种植体植入后,其中 1 枚常规种植体
因周围骨量不足,放置覆盖螺丝,其余常规种植体及 2 枚颧种植体放置基台

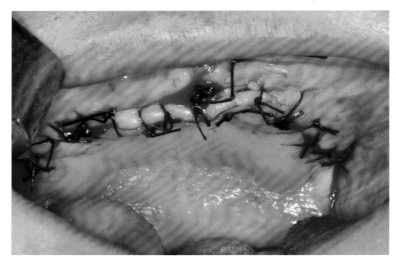

图 6-2-28　创口关闭

九、放置基台

对于延期手术方案的病例,种植体需要至少 3~6 个月时间进行骨结合。愈合基台可在二期手术时放置,一期手术需将覆盖螺丝连接到种植体上,并关闭创口。对于接受穿颧种植治疗的患者,即刻负载是一大优势,它能在颧种植体骨结合过程中为患者提供可接受的美学及咀嚼和言语功能,并且还有助于患者构建咬合关系,有利于软组织成形。颧种植体初期稳定性佳可行即刻负载的病例,可直接放入颧种植体及常规种植体基台,依据修复的需要选择合适的基台高度和角度,直基台加力 35N·cm,角度基台加力 15N·cm 后,上方放置基台保护帽(图 6-2-29,图 6-2-30)。

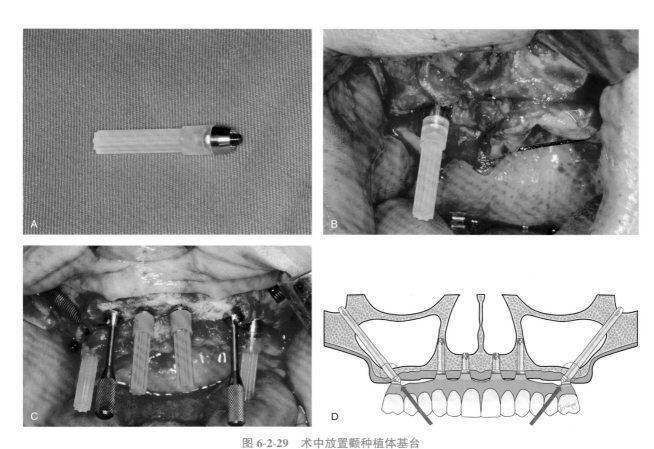

图 6-2-29　术中放置颧种植体基台

A. 颧种植基台,中央螺丝长度较常规种植体基台螺丝短　B. 术中放置颧种植基台

C. 术中颧种植基台和前牙区常规种植体基台放置完毕,注意调整基台的角度至基本平行　D. 后期修复示意图

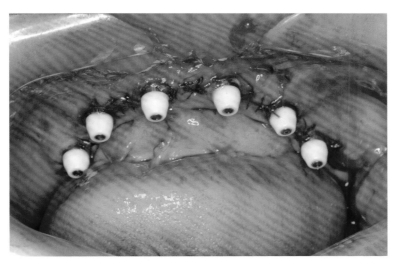

图 6-2-30　戴入基台保护帽,缝合关闭伤口

第三节   颧种植改良术式

一、概述

早期 Brånemark 等建议的颧种植手术从牙槽骨略偏腭侧进入,途经上颌窦内,目的是获得牙槽骨和颧骨的四层骨密质固位。随着这一技术的推广应用和反馈,根据修复引导外科的种植理念,采用窦内路径的传统方法植入颧种植体,常致种植体在口内出点过度偏向腭侧,义齿修复后有庞大的腭侧面,造成患者出现口腔内异物感和发音干扰等问题,同时也不利于进行后期口腔卫生护理。经过 30 多年的发展和临床应用,颧种植在手术入路、种植体与剩余牙槽骨、上颌窦的位置关系等方面对早期的 Brånemark 等建议的上颌窦内路径传统手术进行了一定的改良,尽可能使得颧种植体的外科植入理念与修复引导外科的理念一致。

二、开槽法

Stella 等于 2000 年对传统的颧种植术式进行了一定的改良,提出开槽法(sinus slot technique)这一术式,简化和改进了术中种植体的位置。该方法通过在上颌窦前外侧壁开辟沟槽,使种植体穿过牙槽嵴,沿着沟槽进入颧骨内,术中不强调进行上颌窦黏膜的剥离(图 6-3-1)。这种改良避免了上颌窦开窗手术创伤和传统方法造成的颧种植体出点过于偏向腭侧的问题,同时也保留了更多的上颌窦前外侧壁骨质,增大了种植体与骨的接触面积。

事实上,能实现开槽法进行颧种植窝洞制备的决定要素在于,入点及上颌窦尖颧突处定位两点间连线和上颌窦前外侧壁的位置关系,虽然术中没有进行上颌窦黏膜的剥离,但是颧种植体仍然有部分进入上颌窦内。下面将基于传统法对开槽法术式的要点进行阐释。

1. 麻醉   同传统法。

2. 切口与翻瓣   同传统法。

3. 上颌窦外侧壁开槽

(1)使用球钻在颧牙槽嵴的外上方钻孔,穿透骨壁进入上颌窦窦腔。将带钩的颧种植深度指示仪插入钻孔内并定位,术中可以使用深度指示仪模拟麻花钻的钻针预备角度。

(2)在牙槽嵴顶上方 5mm 处制备第二个钻孔。

(3)制备连接两个钻孔的沟槽,沟槽的外上部可延伸到颧骨基部,沟槽底部靠近上颌窦外侧壁。沟槽直接由颧牙槽嵴的骨壁构成,术中不必担心对上颌窦黏膜的损伤。对于上颌骨重度萎缩的病例,建议在沟槽下方近牙槽嵴顶部保留约 5mm 的完整上颌窦外侧壁。

（4）使用球钻在牙槽嵴顶颧种植体理想植入位置做一个小的标记点,将其与颧牙槽嵴上的沟槽连线。

4. 窝洞预备　用2.9mm直径麻花钻第一次预备,钻针的尖端置于牙槽嵴顶部的颧种植体植入标记点中,用2.9mm直径麻花钻穿过预先制备的沟槽,该过程可在直视下完成,继续向上直达颧骨体表面。继而用3.5mm先锋钻扩大窝洞,3.5mm直径麻花钻完成窝洞预备。

5. 完成颧种植体的植入,同传统法。

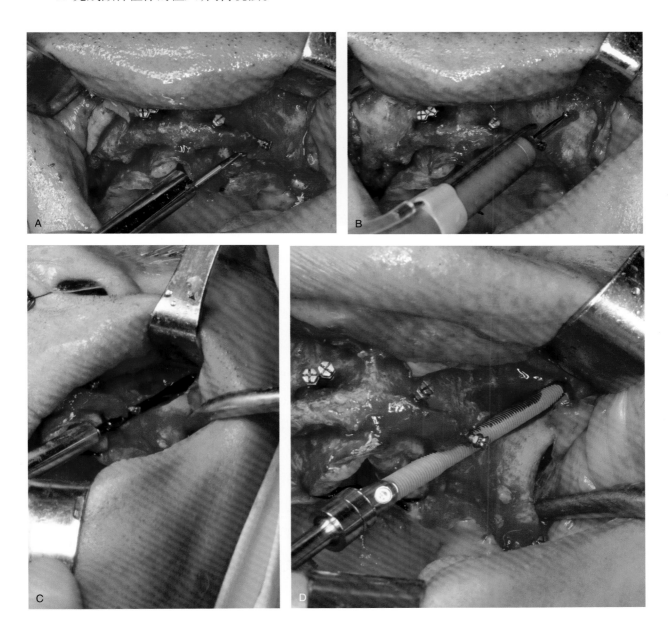

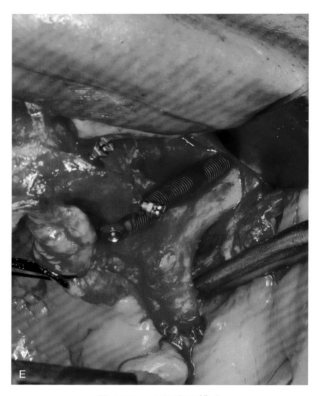

图 6-3-1　上颌窦开槽法
A.定点　B.开槽　C.窝洞制备　D.颧种植体植入　E.植入完毕

三、窦外法

对于部分上颌窦前外侧壁明显凹陷的患者,Migliorança 等进一步提出了上颌窦外颧种植。根据患者不同的解剖情况,颧种植体在上颌第一磨牙或第二前磨牙的位置进入,种植体穿出牙槽嵴,经上颌窦前侧壁的外侧,在上颌骨颧突部位进入颧骨内。Corvello 等对 18 个成年人颅骨标本分别采用经上颌窦外颧种植和传统法颧种植,对比分析发现,采用前者经窦外颧种植的方法,在颧骨中所预备的路径长度大于后者,可能有利于获得更好的颧种植体初期稳定性。

术式要点:窦外植入法手术切口始于牙槽嵴顶达两侧的上颌结节,在两侧上颌后外侧壁行垂直松弛切口,翻瓣。使用球钻在剩余牙槽嵴顶部略偏腭侧定位,并穿透骨壁到颊侧,将钻针沿着上颌窦侧壁的外侧向上直达颧骨外侧面,继续在颧骨进行钻孔定位,直到穿透骨密质,用麻花钻预备窝洞,植入种植体。种植体从牙槽嵴顶进入,并于颊侧穿出,途经上颌窦前侧壁的外侧,在上颌骨颧突部位进入颧骨内。采用窦外法进行窝洞预备时,由于扩孔路径与上颌窦前外侧壁不产生接触,不需要进行上颌窦前外侧壁骨窗的预备,种植体仅在上颌骨颧突处小部分进入上颌窦内(图 6-3-2,图 6-3-3)。

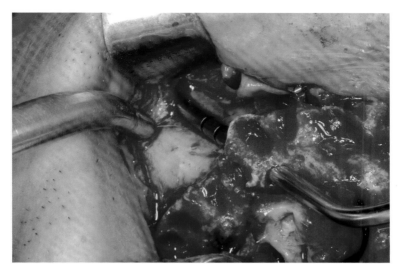

图 6-3-2　窦外法扩孔后放置测量杆进行窝洞深度的测量,注意路径与上颌窦前外侧壁的位置关系

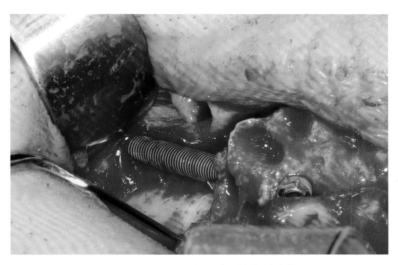

图 6-3-3　经由窦外法放置的颧种植体

四、解剖引导颧种植体植入

事实上,颧种植与上颌窦的位置关系并不是由术者规划决定的,是因患者颌面部解剖条件,包括颧骨形态、上颌骨侧壁形态、上颌窦体积、剩余牙槽嵴骨量而定,临床中个体间存在很大不同。Aparicio基于个体之间解剖结构差异,于 2011 年提出了解剖引导颧种植体植入(zygomatic anatomy guided approach,ZAGA)这一概念,即基于个体化颧骨上颌骨解剖外形引导下的颧种植体植入法。

Aparicio 对年龄介于 36~83 岁的 62 名女性和 38 名男性的上颌窦前外侧壁解剖形态、剩余牙槽骨高度、颧骨解剖形态和颧种植体的植入路径进行研究。ZAGA 技术的理论基础是遵循局部解剖结构,综合考虑修复、解剖、生物力学原则选择入路。为了使种植体头部位于理想的修复位置,种植体体部可以位于从上颌窦内到上颌窦侧壁外的任一位置。

Aparicio 将 ZAGA 分为 5 种类型(图 6-3-4)。

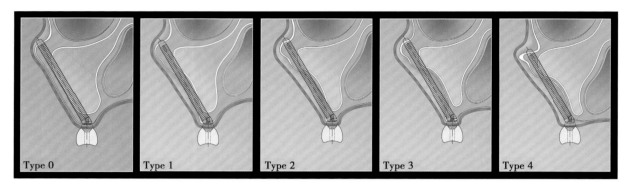

图 6-3-4　ZAGA 分类

(1)ZAGA 0 类:上颌骨前壁非常平坦;颧种植体植入起点位于牙槽嵴上;颧种植体从牙槽嵴进入,途中位于上颌窦内;种植体在牙槽嵴和颧骨处与骨接触,部分在上颌窦外侧壁与骨也存在接触。这类病例需行上颌窦内入路的颧种植术,即传统的颧种植手术方法(图 6-3-5)。

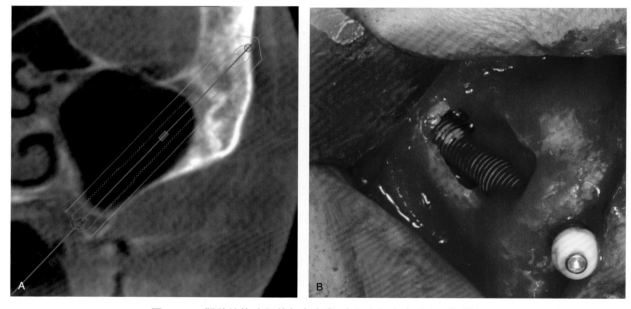

图 6-3-5　颧种植体路径从起点出发,穿入上颌窦内后进入颧骨段
A. 术前 CBCT 设计规划,种植体穿越上颌窦内　B. 术中颧种植体植入后

(2)ZAGA 1 类:上颌骨前壁略微凹陷;植入起点位于牙槽嵴上;颧种植体从牙槽嵴进入,途中穿行于上颌窦前外侧壁;颧种植体与牙槽嵴、上颌窦外侧壁和颧骨均有骨接触(图 6-3-6)。这组分类可采用开槽法进行临床种植窝洞的制备。

(3)ZAGA 2 类:上颌骨前壁凹陷;植入起点位于牙槽嵴上;颧种植体从牙槽嵴进入,途中经由上颌窦前外侧壁外,但种植体与前外壁间无间隙;颧种植体与牙槽嵴、上颌窦外侧壁和颧骨均有骨接触(图 6-3-7)。

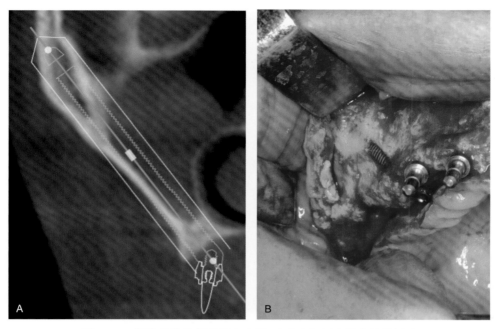

图 6-3-6　颧种植体路径从起点出发,途中穿行于上颌窦前外侧壁
A. 术前 CBCT 设计颧种植体路径　B. 术中颧种植体植入后

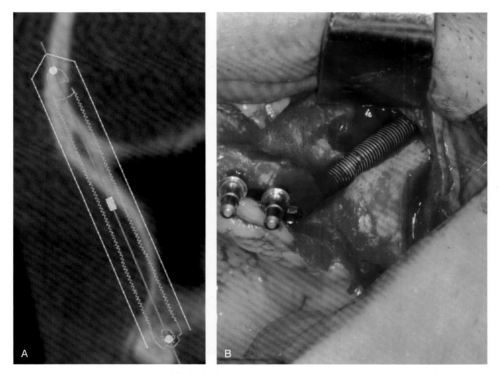

图 6-3-7　颧种植体路径从起点出发,途中经由上颌窦前外侧壁外,未进入上颌窦内
A. 术前 CBCT 设计颧种植体路径,种植体与前外壁间无间隙　B. 术中颧种植体植入后

　　(4)ZAGA 3 类:上颌骨前壁明显凹陷;植入起点位于牙槽嵴;种植体从牙槽嵴进入,在上颌窦前外壁之外进入颧骨,种植体与前壁之间有间隙;颧种植体与牙槽嵴、颧骨存在骨接触(图 6-3-8)。这类位置关系临床可采用窦外法进行种植窝洞的制备。

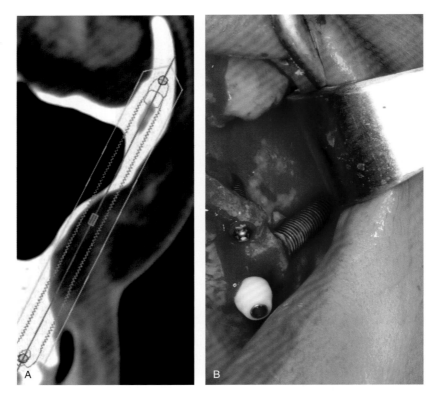

图 6-3-8　颧种植体路径从起点出发,途中经由上颌窦前外侧壁外,未进入上颌窦内,
同时种植体与前壁之间有间隙
A. 术前 CBCT 设计颧种植体路径　B. 术中颧种植体植入后

(5)ZAGA 4 类:上颌骨和牙槽骨呈现显著的垂直向和水平向骨吸收和萎缩;植入起点在牙槽嵴的
颊侧;种植体从牙槽嵴顶颊侧进入,沿着上颌窦外侧壁之外直接进入颧骨(图 6-3-9)。这种情况下,只有
颧种植体顶端部分与颧骨结合。

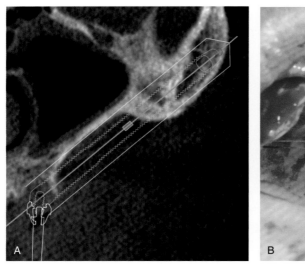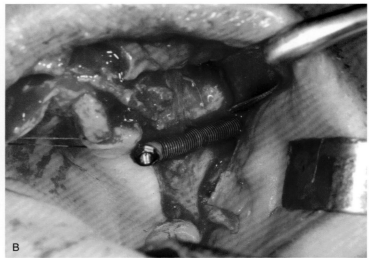

图 6-3-9　颧种植体路径从起点出发,起点位于剩余牙槽骨的颊侧,沿上颌窦外侧壁之外直接进入颧骨,种植体仅有顶部
与颧骨发生接触,颈部无硬组织支撑
A. 术前 CBCT 设计颧种植体路径　B. 术中颧种植体植入后

ZAGA 分类根据患者个体的解剖条件使颧种植体入点位置更基于修复引导的要求,减少了上部结构的异物感,并有利于患者保持口腔卫生,同时也充分利用了颧骨和上颌窦侧壁骨量。

五、骨增量

虽然颧种植体设计的初衷是为了避免复杂的植骨手术,但在后续的临床中发现适当地联合局部骨增量手术能带给患者更大的收益。Kaman 等通过对颧种植同期行上颌窦底骨增量和未行上颌窦底骨增量患者的颌骨三维模型,以及颧种植体的生物力学分析后,发现修复负载后,同期行上颌窦底骨增量患者的牙槽嵴,尤其是后牙区牙槽嵴,其受力分布更均匀。同期骨增量能降低牙槽嵴骨密质的应力,上颌窦底骨增量可有效缓解颧种植体颈部周围的压力。因此,术中如发现上颌窦底剩余骨菲薄或存在上颌窦口腔穿通,可以考虑进行同期上颌窦底提升骨增量,以避免和减少未来在长期使用中发生口腔上颌窦瘘的风险,同时提高双重骨固位中牙槽嵴侧的支持力量(图 6-3-10,图 6-3-11)。

对于 ZAGA 4 类的颧种植体颈部如何处理,目前仍有争议。负载后,种植体颈部颊侧粗糙面会与口腔黏膜发生直接接触。文献关于并发症的报道中,也出现了软组织退缩,患者感觉异常,口腔卫生不易清洁等问题(图 6-3-12)。

本团队常规使用 Bio-Oss 异种骨移植材料,与局部收集的自体血混合后,逐步填入上颌窦腔隙内,略施压力,或放置于种植体颊侧颈部。植入骨增量材料后可在表面覆盖 Bio-Gide 屏障膜,其覆盖的范围应超过植骨范围边缘。

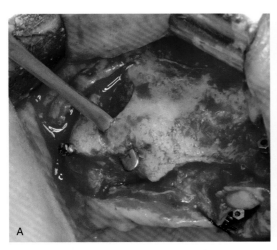
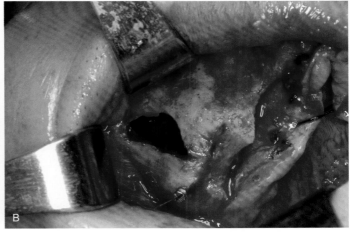

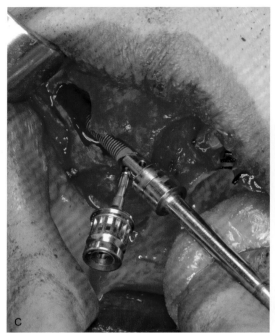
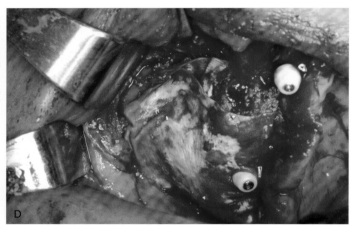

图 6-3-10 颧种植颈部及上颌窦底骨增量

A.上颌窦底与口腔穿通　B.完整剥离上颌窦黏膜,注意剩余牙槽骨骨量

C.植入颧种植体,种植体颊侧颈部无骨包绕　D.上颌窦底和颧种植体颈部颊侧行局部骨增量

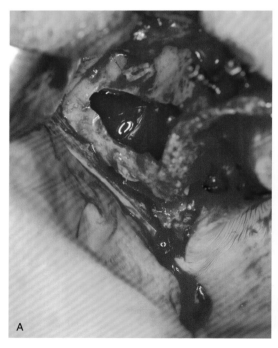
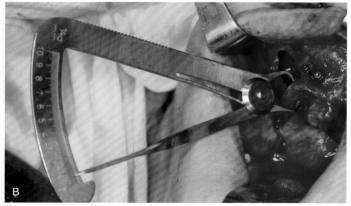

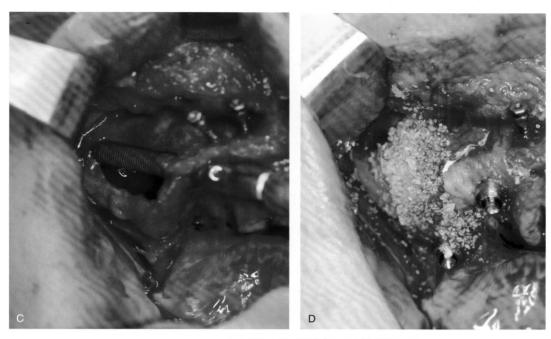

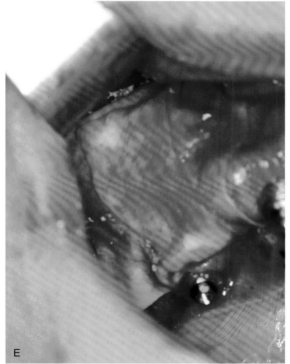

图 6-3-11　上颌窦底骨增量

A. 骨窗制备完成　B. 游标卡尺测量颧种植体平台剩余骨高度仅 0.5mm

C. 植入颧种植体　D. 上颌窦底行骨增量　E. 覆盖可吸收胶原膜

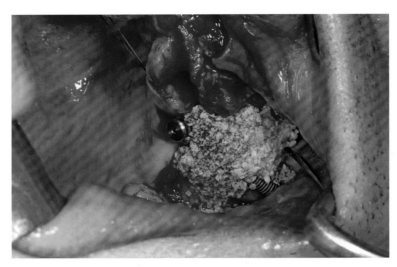

图 6-3-12   ZAGA 4 类的颧种植体,颧种植体颈部无骨包绕,放置植骨材料

第四节   术 后 管 理

一、止痛药

一般情况下,三阶梯镇痛方案中的第一阶梯药物即可缓解疼痛,通常给予非阿片类(非甾体抗炎药)镇痛药,如术后口服 400~600mg 布洛芬,对于敏感患者,可适当提高剂量,给予 800mg 布洛芬来提高患者的疼痛阈值。

二、抗生素和氯己定漱口

术后建议常规给予静脉滴注抗生素 3 天,通常采用广谱抗生素如头孢菌素类抗生素(β- 内酰胺类抗生素)与对厌氧菌及厌氧原虫有独特的杀灭作用的甲硝唑联合应用。同时,术后可口服泼尼松或静脉滴注 5~10mg 地塞米松以减轻水肿反应。术后建议 0.12% 氯己定含漱保持口腔卫生,每日 2~3 次,直至拆线。

三、窦腔防护

术后 24 小时给予颧面部、鼻旁冷敷,以减轻疼痛和肿胀,减少出血。对于行传统法或开槽法的颧种植手术患者,术后应及时窦腔防护,行抗炎、抗菌、黏液促排处理,保持上颌窦开口通常。常规的鼻腔抗炎药物主要是糖皮质激素,包括局部应用和全身应用两类:①鼻内局部使用糖皮质激素,具有抗炎、抗水肿作用;②全身使用糖皮质激素,可采用术后 10mg/d 泼尼松静脉滴注,共 3 日,或口服地塞米松

10mg/d,共 3 日。

颧种植术后常规应用的抗菌药物,如头孢菌素类和甲硝唑的联合应用,亦可对窦腔起抗菌作用。常用鼻腔黏液促排剂,可稀释黏液并改善窦腔纤毛活性。同时,术后应给予生理盐水冲洗鼻腔,清除鼻腔内分泌物,避免用力擤鼻、打喷嚏和剧烈咳嗽等。

四、饮食

术后给予富含蛋白质和维生素的流质(如玉米汁、牛奶、果汁等)或半流质饮食,禁烟、酒、辛辣、刺激及过热食物。

(吴铁群　林承重)

▶ 参考文献

1. CHRCANOVIC B R, ALBREKTSSON T, WENNERBERG A. Smoking and dental implants: a systematic review and Meta-Analysis. J Dent, 2015, 43 (5): 487-498.
2. ZHAO X, ZHU B, DUAN Y, et al. The effect of smoking behavior on alveolar bone marrow mesenchymal stem cells of clinical implant patient. Biomed Res Int, 2018, 21: 2018: 7672695.
3. ISLA A, CANUT A, GASCON A R, et al. Pharmacokinetic/pharmacodynamic evaluation of antimicrobial treatments of orofacial odontogenic infections. Clin Pharmacokinet, 2005, 44 (3): 305-316.
4. 杨帆.《抗菌药物临床应用指导原则 (2015 年版)》解读. 中国临床感染病杂志, 2016, 9 (5): 390-394.
5. ESPOSITO M, GRUSOVIN M G, WORTHINGTON H V. Interventions for replacing missing teeth: antibiotics at dental implant placement to prevent complications. Cochrane Database Syst Rev. 2013, 2013 (7): CD004152.
6. ESPOSITO M, GRUSOVIN M G, COULTHARD P, et al. The efficacy of antibiotic prophylaxis at placement of dental implants: a Cochrane systematic review of randomised controlled clinical trials. Eur J Oral Implantol, 2008, 9 Suppl 1 (2): 95-103.
7. KRASNY M, KRASNY K, ZADURSKA M, et al. Evaluation of treatment outcomes and clinical indications for antibiotic prophylaxis in patients undergoing implantation procedures. Adv Med Sci, 2016, 61 (1): 113-116.
8. MORRIS H F, OCHI S, PLEZIA R, et al. AICRG, Part Ⅲ: the influence of antibiotic use on the survival of a new implant design. J Oral Implantol, 2004, 30 (3): 144-151.
9. LOCKHART P B, LOVEN B, BRENNAN M T, et al. The evidence base for the efficacy of antibiotic prophylaxis in dental practice. J Am Dent Assoc, 2007, 138 (4): 458-474; quiz 534-535, 437.
10. AHMAD N, SAAD N. Effects of antibiotics on dental implants: a review. J Clin Med Res, 2012, 4 (1): 1-6.
11. LUND B, HULTIN M, TRANAEUS S, et al. Complex systematic review-perioperative antibiotics in conjunction with dental implant placement. Clin Oral Implants Res, 2015, 26 Suppl 11: 1-14.
12. RESNIK R R, MISCH C. Prophylactic antibiotic regimens in oral implantology: rationale and protocol. Implant Dent. 2008, 17: 142-150.
13. ZANCOPE K, SIMAMOTO JUNIOR P C, DAVI L R, et al. Immediate loading implants with mandibular overdenture: a 48-month prospective follow-up study. Braz Oral Res, 2014, 28: S1806-83242014000100241.
14. ROMANDINI M, TULLIO I, CONGEDI F, et al. Antibiotic prophylaxis at dental implant placement: which is the best protocol？ A systematic review and network meta-analysis. J Clin Periodontol. 2019, 46 (3): 382-395.
15. BRÅNEMARK P I, ADELL R, ALBREKTSSON T, et al. An experimental and clinical study of osseointegrated implants

penetrating the nasal cavity and maxillary sinus. J Oral Maxillofac Surg, 1984, 42 (8): 497-505.

16. ERICSSON I, GLANTZ P O, BRÅNEMARK P I. Titanium implants of Brånemark type for oral rehabilitation of partially edentulous patients. Tandlakartidningen. 1989, 81 (24): 1357-1374.

17. 李一鸣, 孙海鹏, 邓飞龙. 颧种植体植入术的研究进展. 国际口腔医学杂志, 2016, 43 (3): 361-365.

18. ZOU D, WU Y, WANG X D, et al. A retrospective 3- to 5-year study of the reconstruction of oral function using implant-supported prostheses in patients with hypohidrotic ectodermal dysplasia. J Oral Implantol, 2014, 40 (5): 571-580.

19. LANDES C A, GHANAATI S, BALLON A, et al. Severely scarred oronasal cleft defects in edentulous adults: initial data on the long-term outcome of telescoped obturator prostheses supported by zygomatic implants. Cleft Palate Craniofac J. 2013, 50 (4): 74-83.

20. BRÅNEMARK P I, GRONDAHL K, OHRNELL L O, et al. Zygoma fixture in the management of advanced atrophy of the maxilla: technique and long-term results. Scand J Plast Reconstr Surg Hand Surg. 2004, 38 (2): 70-85.

21. PAREL S M, BRÅNEMARK P I, OHRNELL L O, et al. Remote implant anchorage for the rehabilitation of maxillary defects. J Prosthet Dent. 2001, 86 (4): 377-381.

22. APARICIO C, OUAZZANI W, HATANO N. The use of zygomatic implants for prosthetic rehabilitation of the severely resorbed maxilla. Periodontol 2000. 2008, 47: 162-171.

23. STELLA J P, WARNER M R. Sinus slot technique for simplification and improved orientation of zygomaticus dental implants: a technical note. Int J Oral Maxillofac Implants, 2000, 15 (6): 889-893.

24. MIGLIORANCA R M, COPPEDE A, DIAS REZENDE R C, et al. Restoration of the edentulous maxilla using extrasinus zygomatic implants combined with anterior conventional implants: a retrospective study. Int J Oral Maxillofac Implants, 2011, 26 (3): 665-672.

25. CORVELLO P C, MONTAGNER A, BATISTA F C, et al. Length of the drilling holes of zygomatic implants inserted with the standard technique or a revised method: a comparative study in dry skulls. J Craniomaxillofac Surg, 2011, 39 (2): 119-123.

26. APARICIO C. A proposed classification for zygomatic implant patient based on the zygoma anatomy guided approach (ZAGA): a cross-sectional survey. Eur J Oral Implantol, 2011, 4 (3): 269-275.

27. APARICIO C, MANRESA C, FRANCISCO K, et al. Zygomatic implants: indications, techniques and outcomes, and the zygomatic success code. Periodontol 2000, 2014, 66 (1): 41-58.

28. APARICIO C, MANRESA C, FRANCISCO K, et al. Zygomatic implants placed using the zygomatic anatomy-guided approach versus the classical technique: a proposed system to report rhinosinusitis diagnosis. Clin Implant Dent Relat Res, 2014, 16 (5): 627-642.

29. HIGUCHI K W. The zygomaticus fixture: an alternative approach for implant anchorage in the posterior maxilla. Ann R Australas Coll Dent Surg, 2000, 15: 28-33.

30. KAMAN S, ATIL F, TEKIN U, et al. Stress analysis of zygomatic implants on the augmented maxillary sinus: is it necessary to graft？ Implant Dent, 2017, 26 (6): 860-867.

31. WANG F, ZHOU W, MONJE A, et al. Influence of Healing Period Upon Bone Turn Over on Maxillary Sinus Floor Augmentation Grafted Solely with Deproteinized Bovine Bone Mineral: A Prospective Human Histological and Clinical Trial. Clin Implant Dent Relat Res. 2017, 19 (2): 341-350.

32. BRYCE G, BOMFIM D I, BASSI G S. Pre- and post-operative management of dental implant placement. Part 2: management of early-presenting complications. Br Dent J, 2014, 217 (4): 171-176.

第七章

双侧双颧种植

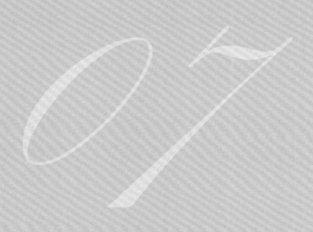

第一节　概　　述

一、单颧种植的局限性

颧种植的提出为解决上颌严重骨萎缩提供了新的思路。与传统植骨方法相比,颧种植可避免大量植骨,缩短治疗周期,减轻患者的手术痛苦,降低治疗费用。传统的单颧种植术式通常在患者双侧颧骨区各植入 1 枚颧种植体,并于患者前牙区域植入 2~4 枚常规种植体,利用双侧颧种植体配合前牙区常规种植体的支持完成无牙上颌的重建修复。

尽管许多文献报道采用单颧种植术式的颧种植体存留率高,且长期临床效果稳定,然而,当采用这种方法时,患者前牙区域需要有足够的骨量来允许植入至少 2 枚常规种植体。对于上颌前、后牙区大范围水平及垂直向骨缺损的患者,若采用双侧单颧种植结合前牙区常规种植体的方法,就需要在前牙区域进行大面积骨增量。与单牙缺失不同,全颌缺失患者的骨缺损形态多为不利植骨型,且骨缺损量大,往往需要进行块状骨移植,甚至需要从口外的髂骨、腓骨或颅骨等部位取骨。这种方法不仅存在取骨区域的创伤,同时也增加了患者的治疗周期及治疗费用,甚至有植骨区骨吸收的风险。单颧种植的另一个局限性体现在,当前牙区植骨后,单纯依靠 2 枚颧种植体,是无法实现无牙颌患者的即刻负载,往往需要很长的等待期。综上所述,这类患者采用单颧种植不能完全体现颧种植即刻负载和避免大面积骨移植的优势(图 7-1-1~ 图 7-1-6)。

此外,尽管文献报道单颧术式中的颧种植体存留率高,但与颧种植体比较,前牙区植入的常规种植体失败风险远高于前者,文献报道常规种植体的失败率可达到 0~27% 不等(图 7-1-7)。前牙区常规种植体一旦失败,既延长了患者治疗周期,也为后续固定修复带来了一定的困难。

二、双侧双颧的发展

为解决上颌前、后牙区广泛严重骨量不足的问题,2003 年 Bothur 等学者最先提出在单侧颧骨内植入多枚种植体的方案,分别于双侧颧骨各植入 2 枚和 3 枚颧种植体,重建严重吸收的无牙颌。2007 年,Duarte 等应用在双侧颧骨各植入 2 枚颧种植体,不联合使用常规种植体重建严重萎缩无牙上颌的方法,成功治疗了 12 位患者,并将这种方法命名为双侧双颧种植(zygomatic Quad Approach)。

双侧双颧种植术式提出至今,已被国际上许多学者接受并采用,本书作者所在单位是国内最早开展此技术的机构,目前已形成较为成熟的技术体系。双侧双颧种植术式的提出为上颌极度萎缩患者口腔功能的恢复提供了一种可预期的方案。与传统骨增量的治疗方案相比,双侧双颧种植的方法避免了取骨部位的二次损伤及移植骨吸收的风险,对于能获得种植体初期稳定性的患者还可进行即刻负载恢复口腔功能,缩短了种植治疗周期。但需要强调的是,对于上颌前、后牙区域广泛严重骨量不足的患者,尽管双侧双颧种植术式具有众多优势,但由于颧骨区域解剖空间有限且邻近眼眶、翼腭窝等重要解剖结构,需要高度重视这一术式术中损伤重要解剖结构的风险。此术式技术敏感性高,对术者有很高的外科操作要求,需要经过长期训练,且经验丰富的医师及成熟的治疗团队协作共同完成。

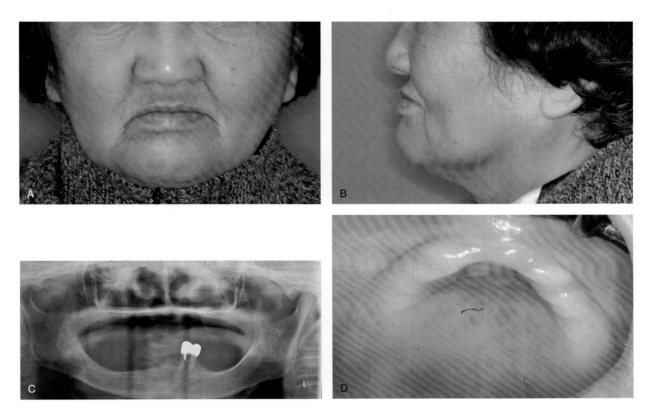

图 7-1-1　无牙上颌伴严重骨萎缩,Cawood and Howell Ⅴ类患者术前检查

A. 术前口外正面照,面下 1/3 高度降低,口角低垂,鼻唇沟深　B. 术前口外侧面照,下颌前伸,上唇塌陷

C. 术前全景片显示上颌牙槽骨重度萎缩,基底骨吸收　D. 术前口内殆面观,牙槽嵴完全吸收,前庭沟基本消失,切牙乳头位于前牙牙槽嵴唇侧

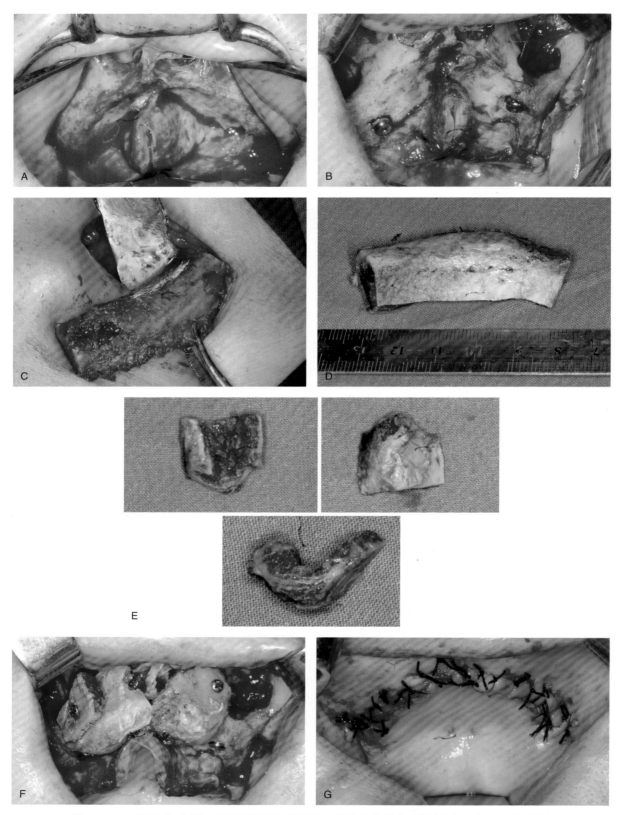

图 7-1-2 一期手术,包括 2 侧单颧种植和前牙区髂骨块状骨游离移植(垂直及水平向骨增量)

A. 术中翻瓣见前牙区牙槽嵴至鼻底有限的骨高度,双侧梨状孔清晰可见 B. 双侧单颧植入 C. 供区制备游离髂骨
D. 游离髂骨 E. 髂骨分段后塑形 F. L 形移植物钛钉固定,同时增加骨高度和骨宽度 G. 切口关闭,无张力缝合

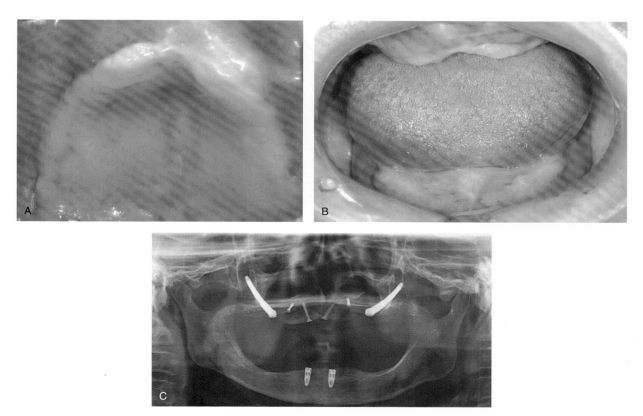

图 7-1-3　植骨术后检查

A. 3 个月愈合期后口内殆面照　B. 3 个月愈合期后口内正面照　C. 一期植骨及颧种植术后全景片

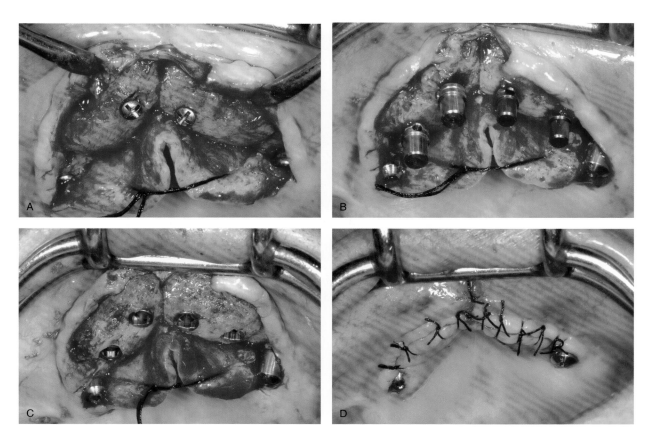

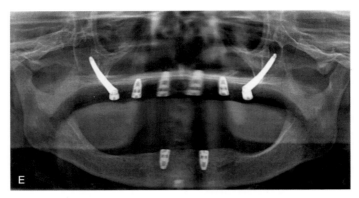

图 7-1-4　二期前牙区植入常规种植体进行上颌修复重建

A. 二期种植手术翻瓣后见移植物成骨良好,移植物无明显吸收　B. 髂骨移植区植入 4 枚常规种植体

C. 常规种植体周围有足量骨包绕　D. 切口关闭　E. 常规种植体植入后全景片

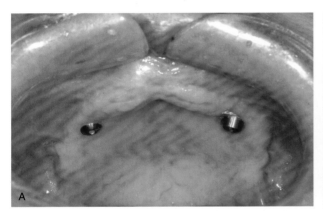

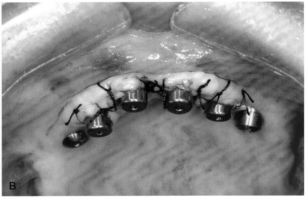

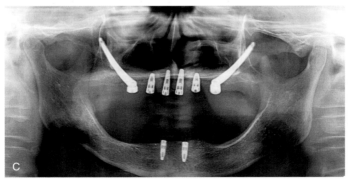

图 7-1-5　种植术后二期手术及取模前

A. 3 个月后口内照　B. 二期手术,暴露前牙区常规种植体　C. 印模制取前全景片,前牙种植体边缘骨高度稳定

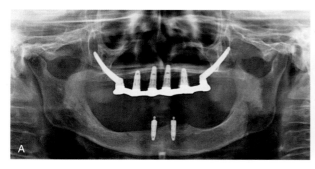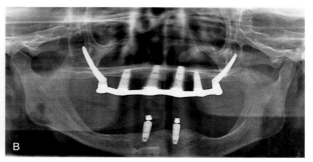

图 7-1-6　负载后随访期移植骨出现吸收

A. 最终修复戴入后 1 年,全景片显示髂骨移植区前牙种植体有边缘骨吸收

B. 最终修复戴入后 3 年,全景片显示髂骨移植区前牙种植体出现严重的边缘骨吸收

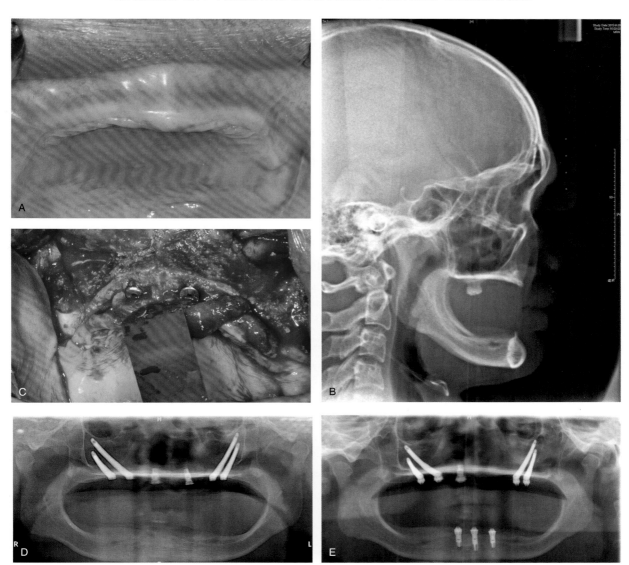

图 7-1-7　颧种植患者前牙区常规植体失败

A. 先天缺牙患者,口内正面照显示牙槽骨低平　B. 术前头颅侧位片显示上下颌骨牙槽嵴基本无发育

C. 术中行双侧双颧植入,同时在上颌前牙区植入 2 枚常规种植体,术中行引导性骨再生　D. 术后全景片

E. 左侧常规种植体未获得骨结合,愈合期内发生脱落

第二节　双侧双颧植入术式

一、适应证及禁忌证

（一）适应证

由于双侧双颧种植具有一定的临床操作难度，术中一旦产生了植入位置偏差，所导致的重要解剖结构损伤的风险就大，因而需要严格把握适应证。目前国际上对于双颧种植的适应证仍有争议，众多学者采用不同的无牙上颌萎缩的分类方法来进行适应证的描述，尚未达成共识。我们总结的适应证包括以下几条（为便于对上颌种植方案进行规划，根据 Bedrossian 分类将上颌区域划分为 1 区，上颌前牙区；2 区，双侧上颌前磨牙区；3 区，双侧上颌磨牙区）：

上颌 2 区和 3 区因牙槽骨严重萎缩或上颌窦气化导致剩余骨量严重不足，一般可用骨高度小于 3mm。同时，上颌 1 区骨量不足，需进行大范围骨增量后方能植入 2 枚以上常规种植体（图 7-2-1，图 7-2-2）。

1 区严重骨量不足包括垂直向骨量不足，即应用倾斜种植技术亦无法植入常规长度的种植体（≥8mm）；或水平向骨量不足，无法植入常规直径种植体（≥3.5mm）。

临床有患者存在上颌 1 区，即前牙区剩余骨高度充足，能够放入长度大于 10mm 的常规种植体，但牙槽嵴及基底骨宽度不足的问题。此时，需要进行大面积的水平骨增量方可在前牙区分期植入常规种植体。如果采用单颧种植联合前牙区常规种植的方案，就不能实现即刻负载，同时也增加了额外的取骨供区，延长了治疗时间，无法体现颧种植的优势。那这类患者是否是双侧双颧种植的适应证呢？目前国内外文献研究和病例报道都没有结论性的解读，仅有少量研究将 Cawood and Howell Ⅳ 类患者列入了双侧双颧种植的治疗人群。应该说，采用这一术式可以大大缩短患者的治疗周期和无牙等待时间，使患者获益（图 7-2-3，图 7-2-4）。

这类患者采用双侧双颧时，由于前牙区牙槽嵴未发生严重的垂直向吸收，且前牙区颧种植体入点远离颧骨，近中颧种植体最佳植入长度常会大于市售的最长颧种植体，达到 52.5mm 以上。此时如果仅使用 52.5mm 的植体，那么种植体根方与颧骨的接触面积就会缩小，不利于获得良好的初期稳定性，也不利于种植体的长期稳定（图 7-2-5，图 7-2-6）。另一种解决方案是术中截骨，减少路径长度。但这种方法会进一步缩小上颌弓的体积，需要结合患者笑线、颌弓大小、上下颌比例综合判断来决定。目前多家种植体公司推出的颧种植系列中，最长的颧植体达到了 60mm，可以弥补临床上这一问题。

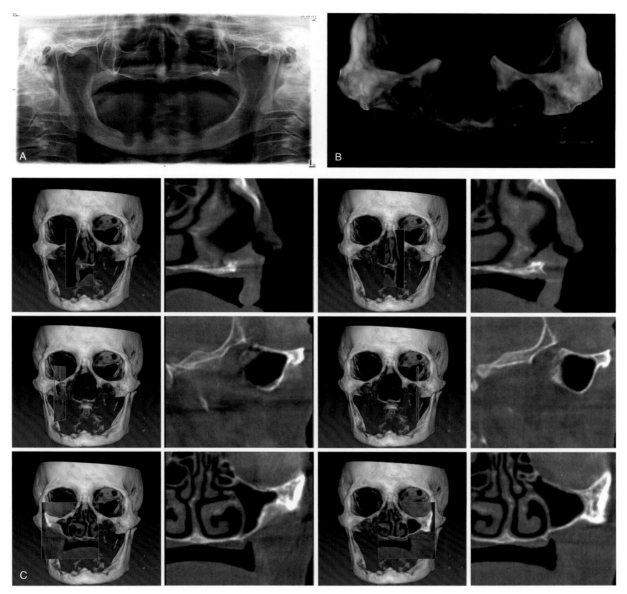

图 7-2-1 上颌 1 区、2 区和 3 区因牙槽骨严重萎缩或上颌窦气化导致剩余骨量严重不足

A. 严重萎缩无牙颌患者初诊全景片　B. 三维重建可见上颌前牙区骨量严重不足

C. 上颌前牙区、前磨牙区、磨牙区骨重度萎缩，基底骨严重吸收

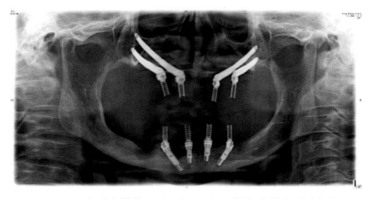

图 7-2-2 术后全景片，上颌采用双侧双颧解决修复重建问题

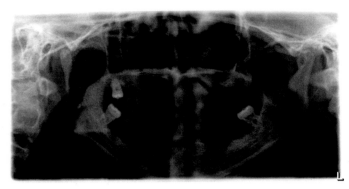

图 7-2-3   初诊全景片，双侧后牙区骨高度不足

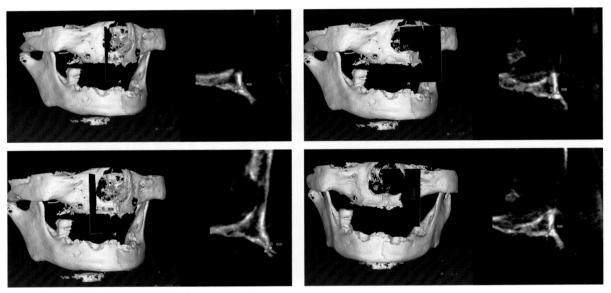

图 7-2-4   前牙区即 1 区骨高度充足，但骨宽度严重不足，必须进行水平骨增量方能植入常规尺寸种植体

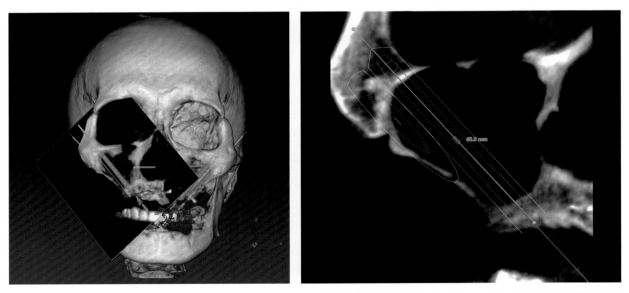

图 7-2-5   术前模拟设计，由于患者属于 Cawood and Howell Ⅳ类，从上颌侧切牙 / 尖牙位点入路，到达颧骨表面的长度在 62mm 左右，即使采用 52.2mm 的颧种植体，种植尖端仍未到达颧骨表层皮质

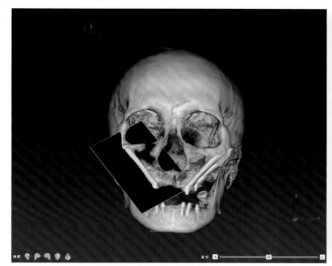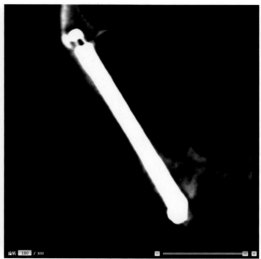

图 7-2-6　术后 CBCT 显示,种植体未充分利用颧骨骨量,尖端未达到骨密质表层

(二) 禁忌证

参见第五章颧种植手术外科植入。局部禁忌证还应包括患者颧骨体部宽度、厚度不足,不能为一侧 2 枚颧种植体提供足够有效的骨 - 种植体接触面积。

通过颧骨三维测量,我们已经知道颧骨体近眶区具有最大的骨厚度,因此对于单颧种植,推荐将颧骨体近眶区作为最佳种植体穿出区,但需要确保种植体尖端与眶侧壁及眶内容物保持一定的安全距离;而颧骨体中 1/3 区及远眶 1/3 区从近中向远中方向弯曲度逐渐增加,厚度减小,当远中种植体植入于颧骨体中 1/3 区及远眶 1/3 区时,随着种植体出点远离颧骨体中 1/3,种植体突入颞下窝的比例逐渐增大,导致种植体与颧骨接触面积的减小。同时,在一侧颧骨放置 2 枚种植体时,还需要考虑颧骨体的宽度,需要确保近中颧种植体与眶区的安全距离及 2 枚颧种植体间的安全距离(图 7-2-7)。

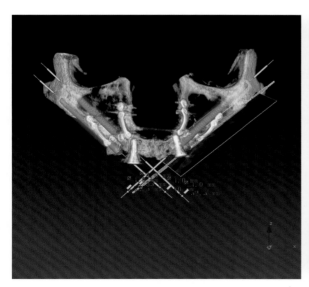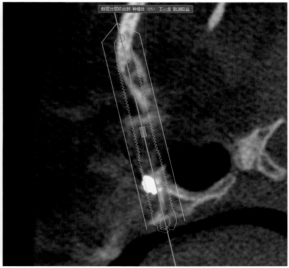

图 7-2-7　术前规划双侧双颧术式,先天缺牙患者颧骨宽度不足,远中虚拟植入种植体
在颧骨上几乎无骨包绕,此时可视为双侧双颧的禁忌证

因此,当临床实施双侧双颧种植方案时,存在局部颧骨骨量的解剖限制,而这是在施行单颧种植时考虑较少的局部解剖相对禁忌证。

二、外科手术

(一) 术前准备

术前除常规临床检查外,还应通过全景片及 CBCT 对患者上颌骨量进行详细评估,严格把握适应证(图 7-2-8)。手术医师应与患者进行充分的术前交流,告知所有种植修复的方式,包括植骨方案及其优缺点、风险、耗时、费用等。让患者在充分了解现有种植解决方案后再行选择。

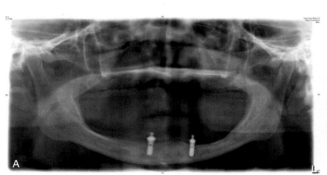
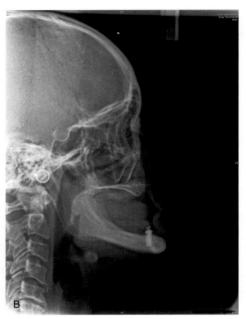

图 7-2-8   术前检查

A. 术前全景片示上颌重度萎缩   B. 术前头颅侧位片显示上下颌的位置关系

术前规划:采用种植规划软件进行术前双颧设计,确定双侧颧种植植入位置及方向(图 7-2-9)。设计规划内容如下。

(1)近、远中颧种植体牙槽嵴穿入位点:近中种植体入点多位于上颌侧切牙 / 上颌尖牙区域,远中种植体入点多位于上颌第二前磨牙 / 上颌磨牙区域。

(2)近、远中颧种植体颧骨穿出位点:颧骨体部中份,颧种植体之间及颧种植体与重要解剖结构之间需预留至少 2mm 安全距离。

(3)观察虚拟颧种植体与上颌窦的位置关系(窦内型、窦壁型和窦外型),便于制订术中对上颌窦侧壁的外科处理方法。

(4)观察种植体入点区域是否存在骨缺损,是否需行术中同期局部骨增量。

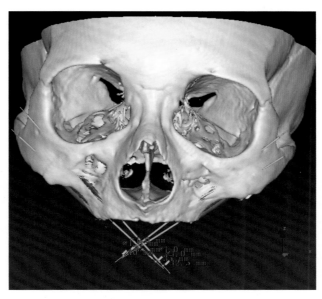

图 7-2-9　术前软件规划设计

（二）手术实施

由于双侧双颧手术时,种植窝预备是一个"半盲"的操作,因此需要手术医师对上颌骨、颧骨、眶区及周围的重要解剖结构有充分的理解,建议术前在打印头颅模型上反复模拟,寻找扩孔方向、角度的手感。目前双侧双颧可采用以下几种方法实施。

1. 自由手　手术通常需在全身麻醉下进行,沿牙槽嵴顶做正中切口,分别向颊、舌侧翻瓣,双侧上颌后牙区需广泛翻瓣暴露上颌窦外侧壁至上颌骨颧突、颧骨体,黏骨膜瓣向上可分离至眶下孔区域,以便于术中观察。

对于设计为窦内型的种植体位置,需要根据经典的 Brånemark 术式,在上颌窦外侧壁开窗,暴露上颌窦内黏膜。将黏膜向窦内彻底剥离至上颌骨颧突处,充分暴露颧突内面,以便保护窦黏膜,并利于观察颧种植体植入位置及方向。双侧双颧种植时,窦内型颧种植多见于远中种植体(图 7-2-10)。上颌窦外侧壁在靠近颧牙槽嵴区域一般较为平坦,有些甚至有膨隆,种植体路径多在上颌窦内。术中可考虑采用 Brånemark 经典术式中牙槽嵴略偏腭侧入路,也可采用牙槽嵴作为入点,兼顾修复引导外科植入和牙槽骨骨量 2 个要素。

由于上颌窦前外侧壁在接近尖牙窝根方区域有一定的凹陷,近中颧种植体多为窦壁型或窦外型。如在术前规划设计中确认种植体路径与上颌窦前外侧壁重

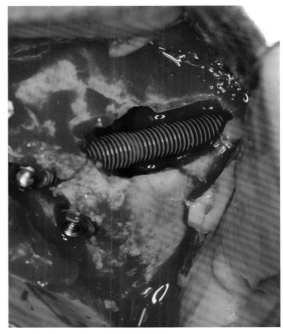

图 7-2-10　双颧窦内型

叠,可采用开槽法这一术式,通过在上颌窦前外侧壁与颧牙槽嵴平行位置开辟沟槽,到达上颌骨颧突,使种植体穿过牙槽嵴,沿着上颌窦前外侧壁沟槽进入颧骨内,术中不强调进行上颌窦黏膜的剥离(图7-2-11~图7-2-17)。也可同时在上颌骨颧突下方开窗,剥离上颌窦尖部的黏膜,可直视下在上颌骨颧突的入点进行窝洞预备。

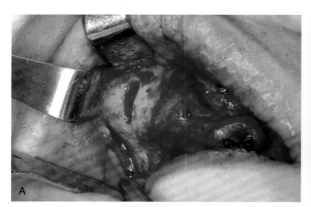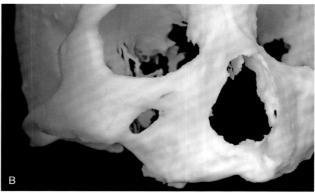

图 7-2-11　术中在上颌骨颧突位置开辟一小骨窗
A. 术中图　B. 模型图

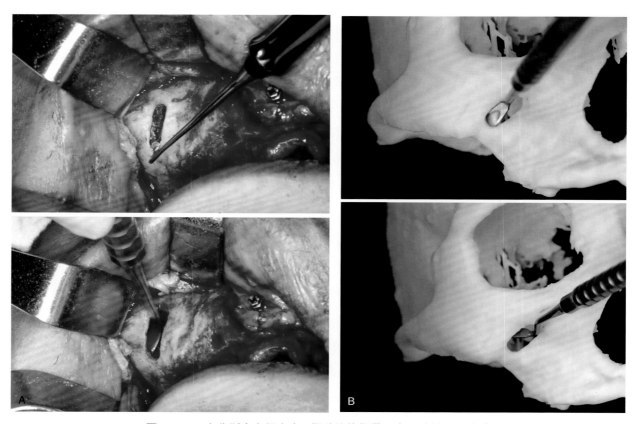

图 7-2-12　充分剥离上颌窦尖 - 颧种植体颧骨入点区域的周围黏膜
A. 术中图　B. 模型图

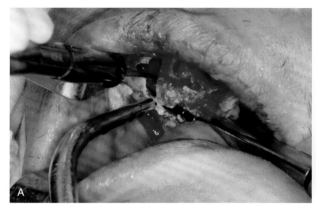

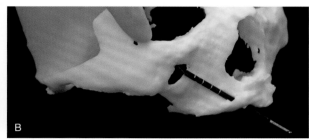

图 7-2-13　用麻花钻从牙槽嵴入点,沿颧牙槽嵴方向扩孔,进入颧骨入点,
扩孔过程中采用上颌窦黏膜剥离子保护上颌窦黏膜
A. 术中图　　B. 模型图

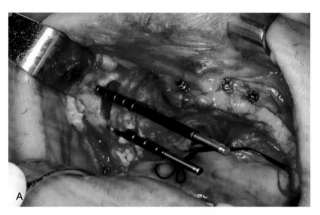

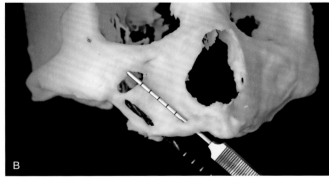

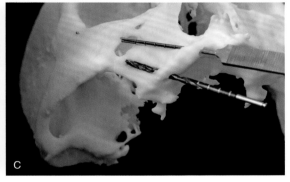

图 7-2-14　麻花钻显示 2 枚颧种植体的扩孔方向
A. 术中图　　B. 模型图正面观　　C. 模型图侧面观

对于设计为窦外型的种植体,可考虑仅在上颌骨颧突区域行局部的开窗处理,以及上颌窦尖部的黏膜剥离。窦外型的种植体不与上颌窦前外侧壁发生直接接触,因此不需要在上颌窦前外侧壁制备传统的骨窗处理。采用球钻于牙槽嵴定位后,再使用球钻在上颌骨颧突端定点,连接两定点即可形成种植体扩孔路径(图 7-2-18)。然后,采用扩孔钻逐级备洞扩孔,扩孔过程中需注意冲水冷却防止局部温度过高,同时要注意避免损伤周围重要的解剖结构。

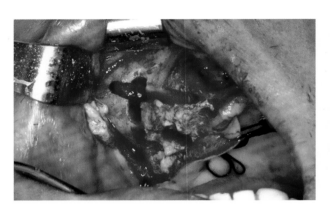

图 7-2-15　近中及远中种植体均为窦壁型

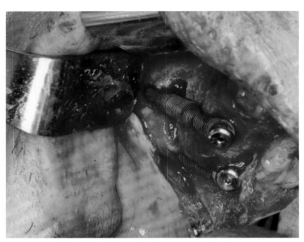

图 7-2-16　植入 2 枚颧种植体,近中颧种植体
中段完全走行于上颌窦前外侧壁

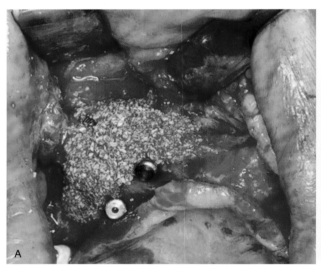

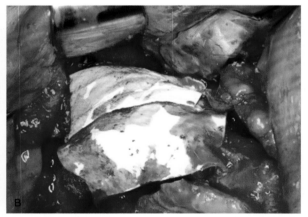

图 7-2-17　同期行局部骨增量
A. 2 枚颧种植体颊侧颈部均无牙槽骨,术中同期行局部骨增量　B. 人工骨移植材料表面覆盖可吸收胶原膜

在有限的颧骨空间植入 2 枚种植体,对于术中扩孔的定位要求非常高。理想状态下,近中种植体应尽量利用靠近眶区的颧骨骨量,但又需完全避免扩孔钻突破眶底,造成严重的眶内容物损伤。远中种植体需与近中种植体在颧骨端保持安全距离,但又应避免种植体植入在颧骨下段或更低的位置,增加进入颞下窝的风险以及出现颧种植体与骨接触面积过少的问题。

在临床手术技巧中,有经验的医师会选择先进行近中种植体的扩孔,首先保证眶及眶内容物的安全。术中剥离出颧骨的上缘,使用 S 形拉钩辅助在直视下确认植入的方向及出点,同时用指腹按压一侧眶外侧缘,感受扩孔过程中扩孔钻的震颤,一旦出现突破感,应立即终止扩孔。上述方法需根据医师经验和临床能力来进行。

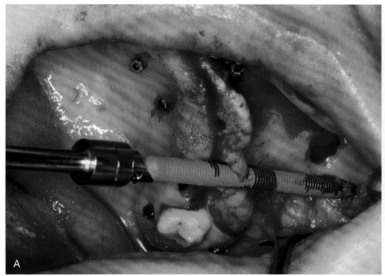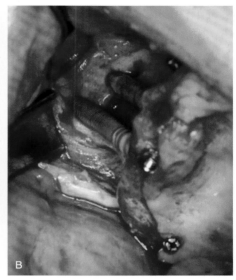

图 7-2-18　双侧双颧窦外型种植体植入
A. 窦外型的颧种植体植入路径　B. 近远中 2 枚颧种植体均为窦外型

手术医师应对颌面部解剖结构有充分的理解和认识,术中严格控制种植体植入位置及方向,确保种植体精确植入。建议临床医师在积累单颧种植经验后再行双侧双颧这一术式。

2. 辅助眼切口改良术式　在临床实践过程中,由于自由手在术中损伤相邻重要解剖结构的风险较大,本书作者对双侧双颧外科植入的手术方法进行了一些改良,其中包括进行眼外眦切口辅助的植入方法。

手术通常需在全身麻醉下进行,常规颧种植切口,充分暴露上颌窦外侧壁至上颌骨颧突及颧骨体。根据虚拟植入种植体与上颌窦的位置关系,决定对上颌窦前外侧壁的处理方法。完成后在眼外眦行 3~5mm 的水平切口直达骨面,分离眶下缘黏骨膜至暴露眶外侧缘及眶下缘转折处,在近中种植体入口处,即上颌侧切牙、尖牙区域及眶外侧缘 2mm 处放置颧种植体方向指示杆,用以指导近中种植体扩孔的理想方向。在指示杆引导下,分别使用球钻、2.9mm 直径麻花钻、3.5mm 直径导航钻、3.5mm 直径麻花钻进行分级扩孔。2.9mm 直径麻花钻直视下穿透眶外侧壁外 2mm 处骨密质时即到达扩孔预定深度,然后使用直式深度测量杆测量种植窝深度。

在近中种植体扩孔完成后,进行远中种植体种植窝预备。大部分病例牙槽骨段上颌侧切牙至第一磨牙的跨度会略大于颧骨宽度。但也会有上颌骨极度萎缩导致上颌剩余牙弓缩窄,上颌侧切牙至第一磨牙的跨度与颧骨宽度基本等宽的情况。前者远中颧种植体的扩孔路径与近中种植体在植体尖端略有内聚,需注意不能过分内聚导致种植体尖端发生碰撞,如过度内聚,可适当将远中种植体的入点向远中移动(图 7-2-19)。后者 2 枚颧种植体的扩孔路径基本平行。术中可采用在近中种植窝内插入深度测量杆,指引远中种植体的扩孔方向。远中种植体的深度仍然以 2.9mm 直径麻花钻穿破颧骨外层骨密质为限。注意扩孔过程中不能过深,避免钻头对皮下组织和皮肤造成损伤。

扩孔完成后,选择合适长度的颧种植体植入。理想状态下,植入种植体尖端应达到颧骨外层骨密质,获得此处的固位,切记不要过于突出,导致后续出现皮瘘风险(图7-2-20~图7-2-28)。

相较于自由手和眼外眦切口辅助双侧双颧种植,数字化导航引导下的双颧种植在精准植入方面有着无可比拟的优势,具体内容详见章十章。

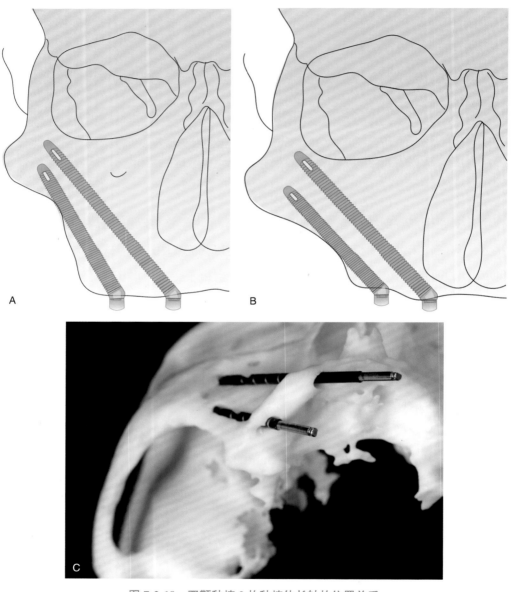

图 7-2-19　双颧种植 2 枚种植体长轴的位置关系

A. 上颌牙槽骨中重度萎缩时,2 枚颧种植体入点分布跨度大于出点,种植体长轴呈内聚　B. 上颌牙槽骨极度萎缩时,上颌剩余牙弓缩窄,上颌侧切牙至第一磨牙的跨度与颧骨宽度基本等宽的情况,2 枚植体长轴基本平行　C. 模型显示远中颧种植体的扩孔路径与近中种植体在植体尖端略有内聚

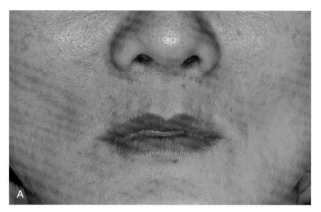

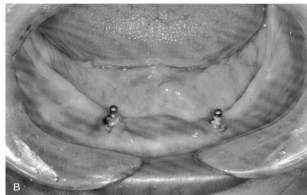

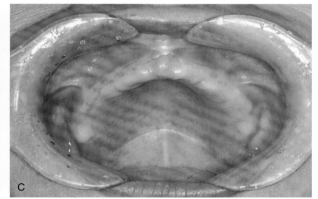

图 7-2-20　术前临床检查

A. 术前患者口外正面照，上唇塌陷明显，面容苍老　B. 下颌已植入 2 枚常规种植体，行覆盖义齿修复

C. 上颌口内正面照

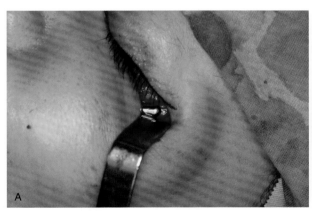

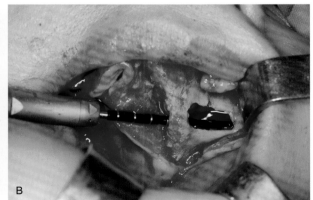

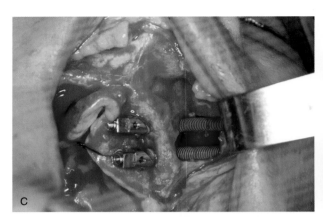
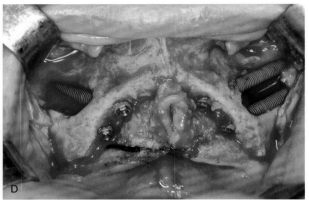
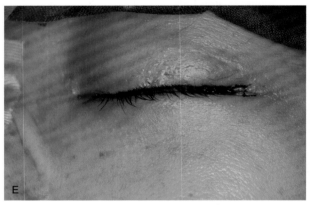

图 7-2-21 双侧双颧辅助眼切口改良术中

A. 眼外眦切口完成后,放入方向指示杆,引导近中种植体扩孔 B. 近中植体扩孔完成后,远中植体扩孔
C. 一侧 2 枚颧种植体放入 D. 双侧双颧植入 E. 眼外眦切口缝合

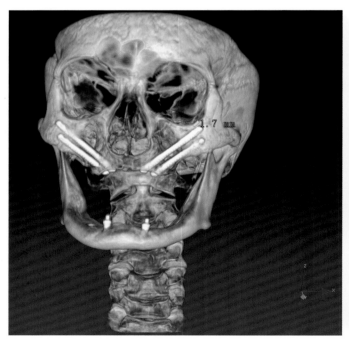
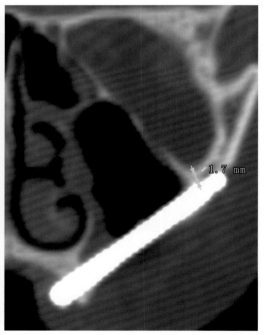

图 7-2-22 术后三维重建显示近中种植体尖端与眶外侧缘的距离约为 1.7mm

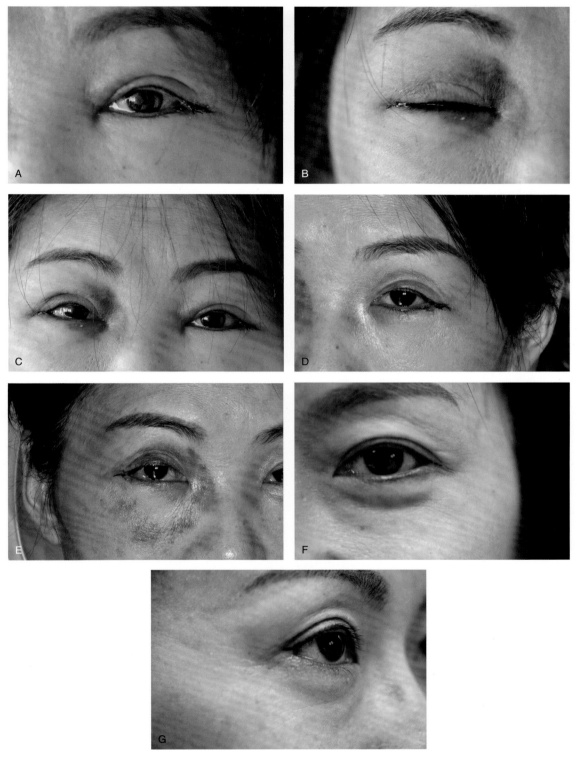

图 7-2-23　术后

A. 术后第 1 天左侧眶周水肿　B. 术后第 1 天右侧眶周淤血　C. 术后 1 天　D. 术后第 3 天左
侧眶周水肿好转　E. 术后第 3 天右侧眶周淤血好转　F. 术后 3 个月左侧眼外眦切口恢复情况
G. 术后 3 个月右侧眼外眦切口恢复情况

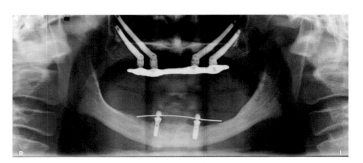

图 7-2-24　最终修复体戴入后全景片

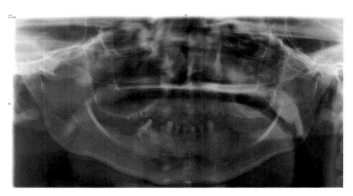

图 7-2-25　先天缺牙患者术前全景片

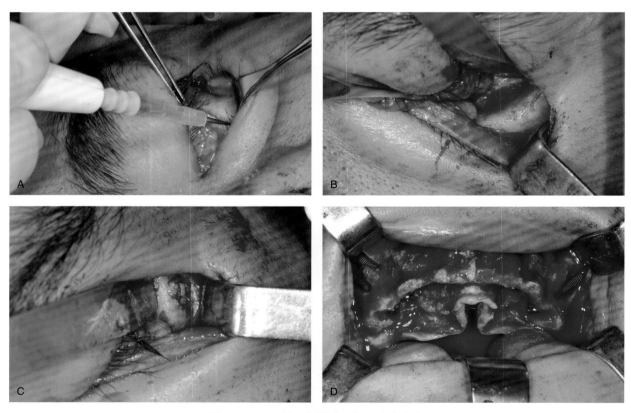

图 7-2-26　双侧双颧辅助眼切口改良术中

A. 眼外眦切口后，分离眶下缘黏骨膜　　B. 暴露眶外侧缘及眶下缘转折处　　C. 在方向指示杆引导下
植入近中颧种植体，可直视种植体尖端和眶外侧缘的位置关系　　D. 4 枚颧种植体植入

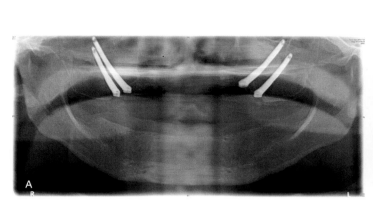
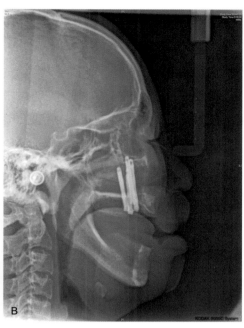

图 7-2-27 术后影像
A. 术后全景片 B. 术后头颅侧位片

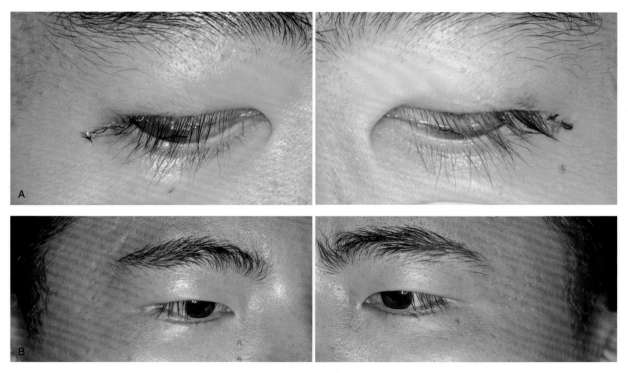

图 7-2-28 术后
A. 术后 4 天眶周略水肿,眼外眦切口处缝线可见 B. 术后 6 个月,眼外眦切口恢复情况

3. 双侧双颧改良　临床文献回顾提示,在重度萎缩的无牙上颌,种植体植入前牙区天然牙槽骨内或经由骨增量重建的牙槽骨内的常规种植体留存率低于颧种植体。因此,经典的双侧双颧种植只在2侧颧骨分别植入2枚颧种植体,无须在前牙区植入常规种植体作为补充,即可完成无牙颌上颌的重建。

然而,在临床中遇到以下情况时,本书作者认为可以考虑增加双侧双颧术式中前牙区和翼区的常规种植体。

(1)补偿颧种植体失败风险,实现即刻负载。多数患者的颧骨骨量较为充足,可在一侧颧骨设计2枚颧种植体,但仍有少数患者存在颧骨宽度不足或颧骨下段1/3厚度不足的问题。通过术前规划设计如发现远中颧种植体尖端骨包绕不足,预估术中难以获得良好的初期稳定性实现即刻负载时,可以考虑利用上颌剩余骨量放置常规种植体,使初期稳定性不佳的颧种植体暂不负重,利用其他初期稳定性良好的种植体来完成即刻负载。

术中扩孔如发现患者颧骨骨质欠佳,或由于术者经验不足,扩孔时反复提拉导致颧种植体初期稳定不佳时,也可考虑上述方法实现即刻负载。

(2)上颌弓小,A-P距离不足,唇侧丰满度要求高,前牙悬臂长。由于上颌解剖外形呈"钟"状,伴随上颌水平和垂直向吸收萎缩,上颌弓形态逐步缩小。即使2枚颧种植体入点设计在侧切牙/尖牙和第二前磨牙/第一磨牙的位置,也会出现近中和远中种植体跨度变小,A-P距离不足的问题。如同时伴随患者对唇侧丰满度要求高,就会产生前牙区悬臂大于A-P距离的问题。这种额外的过量的侧向力,不利于种植体的长期稳定。此时,可考虑利用上颌结节-翼区骨量行上颌结节翼种植,增大A-P距离(图7-2-29~图7-2-34)。

(3)对颌为天然牙或固定修复:目前的临床病例和研究没有涉及对颌牙状态对颧种植体留存率的影响。对颌牙状态可分为下颌牙列缺失总义齿修复、下颌多数牙缺失活动义齿修复、下颌天然牙列或固定桥、下颌种植覆盖义齿修复、下颌种植固定修复等多种形式。根据笔者临床经验,当对颌为天然牙或固定修复时,会产生更大的咬合力。因此,如患者对颌为上述状态且牙列完整时,可考虑增加上颌常规种植体的数目。

(4)患者的年龄:20世纪初,颧种植技术在全球普遍开展,目前颧种植的长期留存率统计在10~20年间。若临床患者治疗年龄低,对种植修复的预期使用寿命长,可以考虑采用增加常规植体数目的方法。一旦出现单个种植体包括颧种植的失败,也不会影响上部结构修复体的功能。

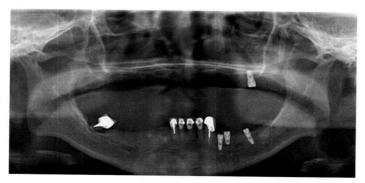

图7-2-29　初诊全景片,患者外院上颌常规种植失败,仅存留左侧上颌后牙区
1枚种植体,上颌牙槽骨萎缩严重,左侧下颌已植入3枚常规种植体

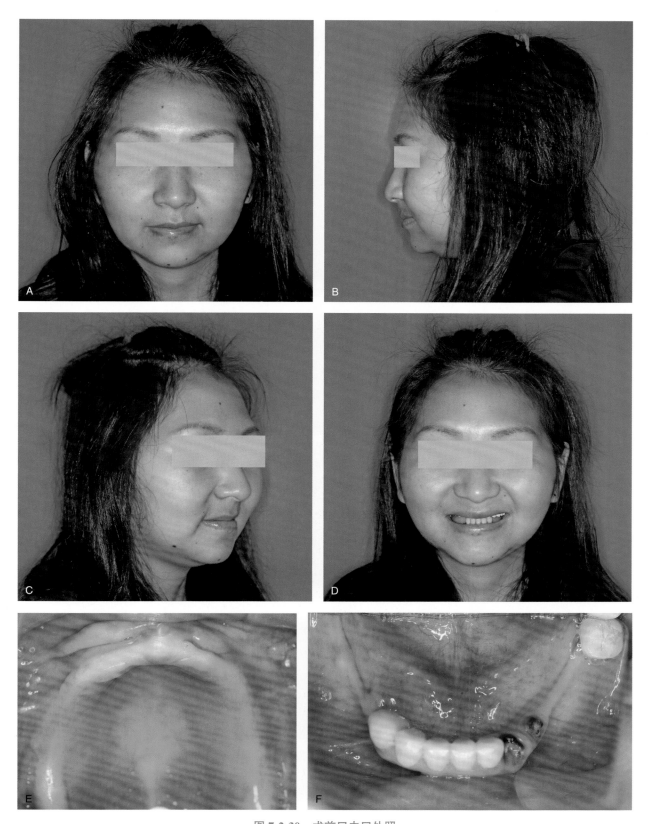

图 7-2-30 术前口内口外照

A. 术前患者口外正面照,面下 1/3 缩短,鼻唇沟加深　B. 术前口外侧面照,鼻唇角>90°　C. 术前口外 45° 侧面照,显示塌陷的上唇　D. 低位笑线　E. 术前上颌口内𬌗面照　F. 术前下颌口内𬌗面照

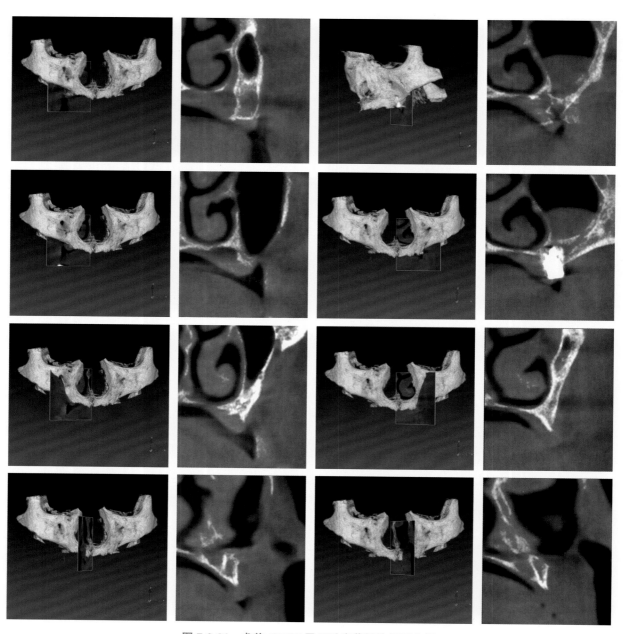

图 7-2-31　术前 CBCT 显示重度萎缩的无牙上颌

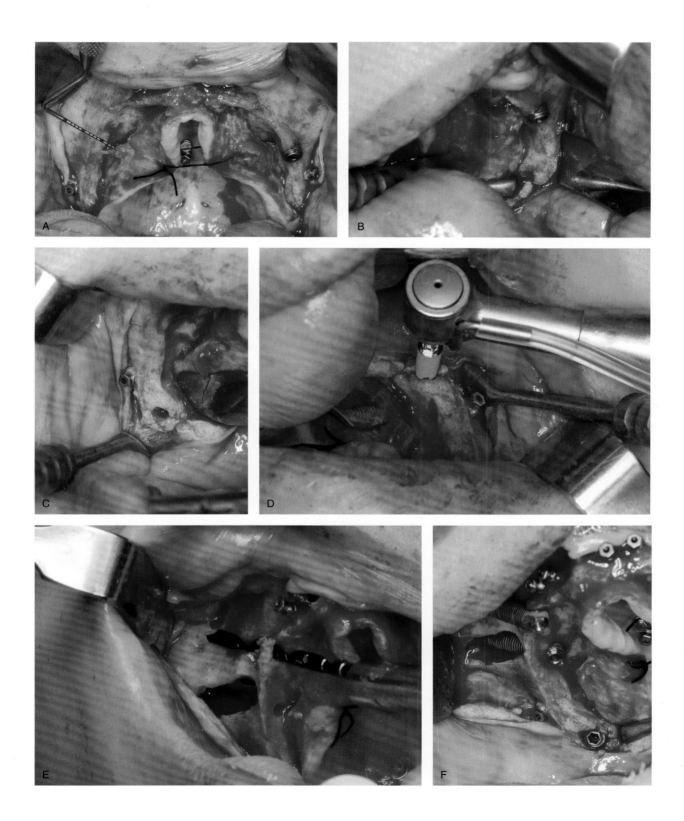

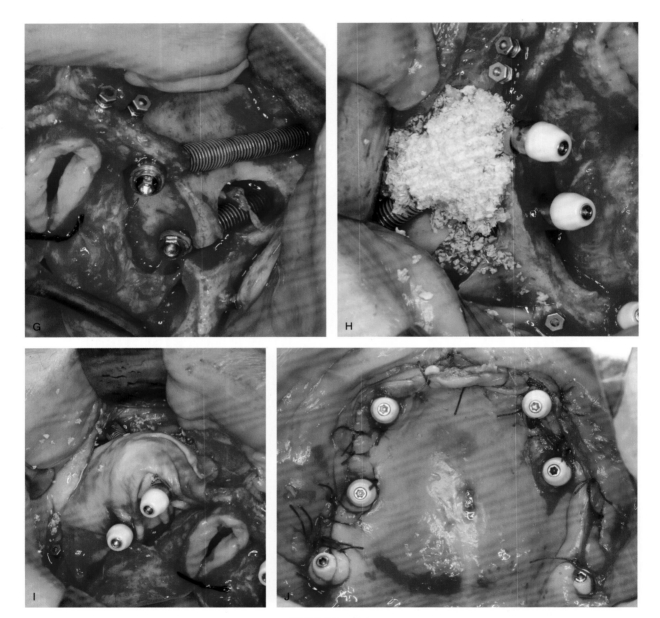

图 7-2-32 术中

A.术中翻瓣见上颌菲薄的牙槽嵴 B.充分暴露左侧上颌结节 C.充分暴露右侧上颌结节 D.右侧上颌结节翼种植 E.右侧颧种植扩孔 F.右侧 2 枚颧种植体及 1 枚上颌结节翼种植体 G.左侧 2 枚颧种植体及 1 枚上颌结节翼种植体 H.右侧近中颧种植体颊侧进行骨增量 I.覆盖可吸收胶原膜 J.切口关闭,6 枚种植体位置分布均匀

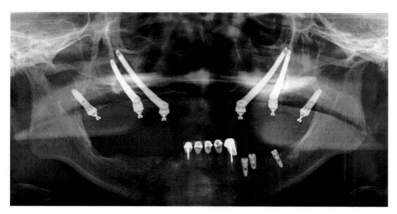

图 7-2-33　术后全景片

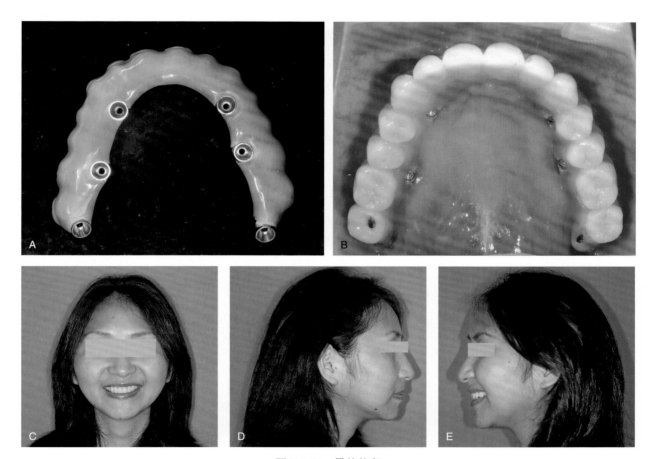

图 7-2-34　最终修复

A.最终修复体组织面　B.最终修复体戴入口内　C.最终修复体戴入后口外正面微笑照　D.最终修复体戴入后口外侧面照　E.最终修复体戴入后口外侧面微笑照

第三节 临床效果评估

对于上颌前、后牙区域存在广泛严重骨量不足的患者,相比于传统骨增量的治疗方法,双侧双颧种植在缩短治疗时间、实施即刻负载方面具有绝对的优势,然而该方法存在技术敏感性高的问题,一旦发生术中及术后并发症,处理较为复杂棘手。目前,关于双侧双颧种植临床效果评估的研究以回顾性研究和系列病例报道为主,有少量的前瞻性研究,仅有极少数团队实施了随机对照临床研究。

本书作者基于循证医学的研究方法,根据一定的纳入标准(病例数和随访时间)对目前国内外所有已报道的双侧双颧种植文献进行了回顾,截至 2019 年 2 月,有 11 项研究符合纳入标准。在这 11 项研究中,共有 166 名患者接受了双侧双颧种植的治疗,植入了总计 664 枚颧种植体。表 7-3-1 总结了这 11 项研究的设计类型、患者数、患者年龄、随访时间、种植体数目、上颌骨萎缩程度、种植体表面处理方式、植入物长度、负载方案以及种植体失败个数的信息。

在这 11 项研究中,发现颧种植体的留存率为 96%~100%,经统计分析,总留存率高达 98%(95% 可信区间:97%~99%),各研究间未存在显著异质。同时也发现,无论是前瞻性研究或回顾性研究,2 组间种植体留存率亦无显著性差异(99%,95% 可信区间:97%~100%;97%,95% 可信区间:95%~99%)。

664 枚颧种植体中共有 16 枚种植出现了失败。其中 8 枚颧种植体是因为术中位置放置不准确或在放置过程中即出现了失败(50%),其余 8 枚颧种植体在常规负载愈合期间、即刻负载期间或最终修复体戴入数月后发生了旋转或松动。在 16 枚失败的种植体中有 12 枚颧种植体显示了失败的位置,其中 9 枚位于后牙区,剩余 3 枚位于前牙区。

在 16 枚颧种植体失败发生的时间点上,3 枚在骨结合愈合期内,7 枚植入物在术后 6 个月内发生松动脱落,其余 6 枚植入物在最终修复戴入后一段时间内失败(表 7-3-2)。

表 7-3-1 系统回顾中 11 篇研究的概况

研究	研究类型	患者人数	平均年龄	随访时间/月	种植体数目	上颌骨萎缩程度	种植体表面处理
Duarte et al. 2007(3)	前瞻性病例研究	12	NA	6~30	48	上颌骨缺损致无法放置常规种植体	机械表面
Stievenart et al. 2010(7)	回顾性病例研究	20	56	6~40	80	Lekholm 分级至 D 级或 E 级	NA
Maló et al. 2014(8)	回顾性病例研究	7	53	6~60	28	上颌骨缺损致无法放置常规种植体	TiUnite
Davó and Pons 2015(9)	前瞻性病例研究	14	57.7	36	56	C-H 4,5,6	NA

续表

研究	研究类型	患者人数	平均年龄	随访时间/月	种植体数目	上颌骨萎缩程度	种植体表面处理
Mozzati et al. 2015（10）	前瞻性病例研究	10	51.2	30	40	C-H 6 或更差	NA
Bertolai et al. 2015（11）	回顾性病例研究	8	62	20~60	32	C-H 5,6	NA
Agliardi et al. 2017（12）	前瞻性病例研究	6	62	73~91	24	C-H 5,6	NA
Araújo et al. 2017（13）	回顾性病例研究	28	55.6	≥ 12	112	C-H 4,5,6	NA
Esposito et al. 2017（14）	前瞻性随机对照	20	68	12	80	剩余骨高度 < 4mm，无法放置常规种植体	TiUnite
Wang et al. 2018（15）	回顾性病例研究	11	43	6	44	C-H 6	TiUnite
Davó et al. 2018（16）	前瞻性随机对照	30	58.31	12	120	剩余骨高度<4mm，无法放置常规种植体	TiUnite
总数		166			664		

注：NA 表示无明确数据，C-H 表示 Cawood and Howell 分类。

表 7-3-2　双颧种植临床治疗效果

研究	种植体长度 /mm	负载方式	种植体失败数
Duarte et al. 2007	NA	即刻负载	2
Stievenart and Malevez 2010	30~52.5	10 个即刻负载 10 个延期负载	3
Maló et al. 2014	35~50	即刻负载	0
Davó and Pons 2015	35~52.5	即刻负载	1
Mozzati et al. 2015	30~50	即刻负载	0
Bertolai et al. 2015	NA	即刻负载	1
Agliardi et al. 2017	35~50	延期负载	0
Araújo et al. 2017	35~55	延期负载	2
Esposito et al. 2017	27.5~50.5	即刻负载	3
Wang et al. 2018	40~52.5	即刻负载	0
Davó et al. 2018	30~52.5	即刻负载	4
总数			16

注：NA 表示无明确数据，C-H 表示 Cawood and Howell 分类。

在并发症方面，这 11 项研究中报道的术后并发症发生率从 8%~15% 不等。统计学分析比重加权后显示，双侧双颧术后并发症的发生率在 5%~12% 之间（表 7-3-3）。

表 7-3-3   系统回顾中 11 篇研究的并发症

研究	患者人数	上颌窦炎（术后）	局部感染／损伤	手术并发症	上部修复体并发症
Duarte et al. 2007	12	NA	NA	2	0
Stievenart et al. 2010	20	1	3	1	NA
Maló et al. 2014	7	NA	NA	NA	0
Davo and Pons 2015	14	2	1	1	4
Mozzati et al. 2015	10	NA	NA	0	2
Bertolai et al. 2015	8	NA	NA	3	0
Agliardi et al. 2017	6	NA	NA	0	0
Araújo et al. 2017	28	8	NA	NA	NA
Esposito et al. 2017	20	NA	1	5	2
Wang et al. 2018	11	NA	0	0	NA
Davó et al. 2018	30	4	5	8	1
总数	136	15	10	20	9
Meta 分析并发症率		12%	9%	11%	5%
95% 可信区间		4%~23%	4%~17%	3%~21%	0~13%
异质性（I^2）		49%	0	48%	32%

注：NA 表示无明确数据。

有 9 篇研究共报道了 20 例术中及术后并发症，发生率为 11%（95% 可信区间：3%~21%）。术中并发症包括种植体入眶，种植体放入后稳定性不佳发生转动而直接取出，种植体放置过程中发现颧骨处有骨折线未利用种植体进行上部结构修复。术后并发症有面部血肿、颌面部眶下区肿胀、颧骨区域感觉减退、颊部暂时性感觉减退、植入后局部区域出现疼痛、唇部灼伤、颧种植体尖端穿出颧骨表面过多患者感觉不适等。其中，严重的术中并发症多半直接导致了放弃植入种植体。术后并发症多为外科手术创伤导致的暂时性损伤。除 1 例报道损伤颧神经后颧骨区域感觉减退外，其余并未直接导致不可逆的组织损伤或异常。

在随访期并发症方面，5 篇研究共报道了 15 例鼻窦炎，鼻窦炎的发生率为 12%（95% 可信区间：4%~23%），是随访期最常见的并发症。但在上述所有研究中，并未发生因鼻窦炎导致的种植体脱落。

随访期内共计有 10 例患者出现了局部感染和损伤，发生率为 9%（95% 可信区间：4%~18%）。包括因口腔卫生问题导致种植体周围软组织炎症，颧骨和眶周感染发展为慢性皮肤瘘管，种植体感染伴有局部疼痛和肿胀，种植体周黏膜炎、瘘管等。

对于修复并发症，8 篇文章共报道 9 例，发生率为 5%（95% 可信区间：0%~13%），分别有修复体折断、基台螺丝折断、临时修复体折断、修复体负载后患者自觉有烧灼感和不适（黏膜炎）、树脂修复体断裂等。

值得注意的是，上述纳入的 11 篇研究中，有部分文章并未详细说明并发症是否发生，因此，猜测最终的并发症发生率数值可能会高于 5%~12% 这一范围。现有的临床研究结果支持双侧双颧种植可取得理想的临床治疗效果,种植体存留率高达 95% 以上,且种植修复后患者满意度较高。

第四节　展　　望

一、双侧双颧种植的优势及挑战

上颌严重骨量不足患者的种植修复是临床工作中面临的难题。尤其对于上颌前牙及后牙区均严重萎缩的患者,传统大面积骨增量的治疗方法存在治疗周期长、效果不稳定等明显局限性。双侧双颧种植方法的提出,为上颌严重骨量不足患者的口腔功能恢复提供了更多选择,相比于传统治疗方法,双侧双颧种植的主要优势如下。

(1)避免大面积骨增量:对于上颌前牙区及后牙区均严重萎缩的患者,由于骨缺损范围大,口内来源的下颌外斜线或颏部可用骨量有限,无法满足骨增量需求,往往需要从腓骨、髂骨或颅骨等口外供区取骨,不仅增加了患者的手术创伤,也存在术后供骨区域发生并发症的风险,双侧双颧种植避免了大面积骨增量,减少了患者的手术创伤,降低了植骨手术失败的风险。

(2)缩短治疗周期:传统骨增量治疗方法往往需待患者植骨区域完成骨改建后才能进行种植体植入,待种植体骨结合后完成上部修复,治疗周期长,可预期性低。双侧双颧种植术由于避免了骨增量,可在种植体骨结合后进行上部修复,明显缩短了患者的治疗周期。

(3)可实现即刻负载,利于早期功能恢复:由于颧种植体借助颧骨及上颌骨的双重固位,植入后可获得良好的初期稳定性,对于部分双侧双颧种植患者,若种植体初期稳定性满足要求,可行即刻负载,在最短时间内恢复口腔功能。

尽管双侧双颧技术具有减少治疗创伤、缩短治疗周期等优势。但由于颧种植体植入位置较深,且邻近眼眶等重要解剖结构,植入风险较高。在进行双颧种植时,不仅需要严格把握适应证,进行详细的术前评估及术前规划,同时要求术者对于上颌骨及颧骨的解剖结构十分熟悉,术中精细操作,严格控制种植体植入的部位及方向。

二、与数字化技术结合

由于颧种植体植入位置较深,且颧骨区域空间有限,对于双颧种植术式,既要保证种植体合理分布,又要避免种植体尖端靠近眼眶、颞下窝、翼腭窝等重要解剖部位,因而需要术中精细操作,确保精确的扩孔方向,将种植体植入到正确位置。传统数字化导板对于常规种植而言,可帮助术者进行种植体的精确植入。但由于颧种植体过长,入点和角度的微小偏差可能导致种植体穿颧部位的巨大误差,目前文献都证实,采用传统数字化导板引导颧种植体植入,难以达到颧种植的精度要求。实时导航技术可有效提升种植体植入精度,对于这一术式,本书作者推荐在实时导航技术引导下进行手术,以确保种植体精准植入,减少并发症风险。

(黄　伟　赵　凯)

▶ 参考文献 ....

1. WANG F, MONJE A, LIN G H, et al. Reliability of four zygomatic implant-supported prostheses for the rehabilitation of the atrophic maxilla: a systematic review. Int J Oral Maxillofac Implants, 2015, 30 (2): 293-298.

2. BOTHUR S, JONSSON G, SANDAHL L. Modified technique using multiple zygomatic implants in reconstruction of the atrophic maxilla: a technical note. Int J Oral Maxillofac Implants, 2003, 18 (6): 902-904.

3. DUARTE L R, FILHO H N, FRANCISCHONE C E, et al. The establishment of a protocol for the total rehabilitation of atrophic maxillae employing four zygomatic fixtures in an immediate loading system: a 30-month clinical and radiographic follow-up. Clin Implant Dent Relat Res, 2007, 9 (4): 186-196.

4. BEDROSSIAN E, STUMPEL L 3RD, BECKELY M L, et al. The zygomatic implant: preliminary data on treatment of severely resorbed maxillae. A clinical report. Int J Oral Maxillofac Implants, 2002, 17 (6): 861-865.

5. WANG F, TAO B X, SHEN Y H, et al. A single-arm clinical trial investigating the feasibility of the zygomatic implant quad approach for Cawood and Howell Class 4 edentulous maxilla: An option for immediate loading. Clin Implant Dent Relat Res, 2021, 23 (5): 800-808.

6. WU Y Q, WANG F, SHEN Y H, et al. Eye lid approach for four zygomatic implant placement in the severely reabsorbed maxillae: technical note. Int J Clin Exp Med, 2015, 8 (3): 4670-4675.

7. STIEVENART M, MALEVEZ C. Rehabilitation of totally atrophied maxilla by means of four zygomatic implants and fixed prosthesis: a 6-40-month follow-up. Int J Oral Maxillofac Surg, 2010, 39 (4): 358-363.

8. MALÓ P, NOBRE MDE A, LOPES A, et al. Five-year outcome of a retrospective cohort study on the rehabilitation of completely edentulous atrophic maxillae with immediately loaded zygomatic implants placed extra-maxillary. Eur J Oral Implantol, 2014, 7 (3): 267-281.

9. DAVÓ R, PONS O. 5-year outcome of cross-arch prostheses supported by four immediately loaded zygomatic implants: a prospective case series. Eur J Oral Implantol, 2015, 8 (2): 169-174.

10. MOZZATI M, MORTELLARO C, ARATA V, et al. Rehabilitation with 4 zygomatic implants with a new surgical protocol using ultrasonic technique. J Craniofac Surg, 2015, 26: 722-728.

11. BERTOLAI R, AVERSA A, CATELANI C, et al. Treatment of extreme maxillary atrophy with zygoma implants. Minerva Stomatol, 2015, 64 (5): 253-264.

12. AGLIARDI E L, ROMEO D, PANIGATTI S, et al. Immediate full-arch rehabilitation of the severely atrophic maxilla supported by zygomatic implants: a prospective clinical study with minimum follow-up of 6 years. Int J Oral Maxillofac Surg, 2017, 46 (12): 1592-1599.

13. ARAÚJO R T, SVERZUT A T, TRIVELLATO A E, et al. Retrospective analysis of 129 consecutive zygomatic implants used to rehabilitate severely resorbed maxillae in a two-stage protocol. Int J Oral Maxillofac Implants, 2017, 32 (2): 377-384.

14. ESPOSITO M, BARAUSSE C, BALERCIA A, et al. Conventional drills vs piezoelectric surgery preparation for placement of four immediately loaded zygomatic oncology implants in edentulous maxillae: results from 1-year split-mouth randomised controlled trial. Eur J Oral Implantol, 2017, 10 (2): 147-158.

15. WANG F, BORNSTEIN M M, HUNG K, et al. Application of real-time surgical navigation for zygomatic implant insertion

in patients with severely atrophic maxilla. J Oral Maxillofac Surg, 2018, 76 (1): 80-87.

16. DAVÓ R, FELICE P, PISTILLI R, et al. Immediately loaded zygomatic implants vs conventional dental implants in augmented atrophic maxillae: 1-year post-loading results from a multicentre randomised controlled trial. Eur J Oral Implantol, 2018, 11 (2): 145-161.

17. LAN K L, WANG F, HUANG W, et al. Quad zygomatic implants: a systematic review and Meta-Analysis on survival and complications. Int J Oral Maxillofac Implants, 2021, 36 (1): 21-29.

18. APARICIO C, OUAZZANI W, HATANO N. The use of zygomatic implants for prosthetic rehabilitation of the severely resorbed maxilla. Periodontol 2000, 2008, 47: 162-171.

19. DAVÓ R, DAVID L. Quad zygoma: technique and realities. Oral Maxillofac Surg Clin North Am, 2019, 31 (2): 285-297.

第八章

数字化技术在颧种植中的应用

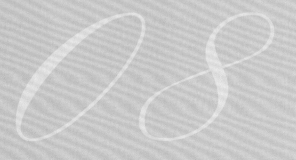

颧种植体植入路径长,种植位点毗邻重要的血管神经结构,且手术的部分区域不可直视,很容易造成种植路径的偏差,进而损伤眼球、眶下血管神经等结构造成严重的并发症。对于治疗这些复杂病例,完善的术前规划与评估以及准确的植入有利于获得更高的种植成功率。为达到理想的治疗效果,数字化技术逐渐应用于颧种植领域。

数字化技术在颧种植手术中的应用主要表现在:计算机辅助诊断及术前规划软件开发、数字化外科导板的应用及临床改良、动态导航系统的开发和应用。

第一节 计算机辅助诊断及术前规划软件开发

一、CT 和 CBCT 技术的发展

种植手术的术前诊断和手术规划离不开影像学技术,对于颧种植手术,由于部分手术区域不可直视,影像学信息的获取和手术路径的精确规划显得十分重要。因此,计算机体层成像(computerized tomography,CT)技术以及术前规划软件的开发成为保障颧种植手术成功的重要组成成分。

CT 技术是采用 X 线发射器发射扇形 X 线束从多个方向,对人体检查部位进行一定厚度的层面进行扫描。由位于检查部位另一端的探测器接收透过该层面的 X 线,转变为可见光后,再由光电转换器转变为电信号,经模拟 / 数字转换器转为数字信号,输入计算机处理。在进行图像处理时,将获得的层面分成若干体积相同的立方体,称为体素(voxel)。

由于人体各组成成分密度不同,X 线穿过后的衰减也不相同,根据选定层面不同角度的衰减值,得出每个体素的衰减系数或线性衰减系数 μ。之后将数字信号输入计算机,转换成矩阵,根据值的大小赋予不同灰度值,称为像素(pixel),并按原有矩阵顺序排列,即构成 CT 图像。CT 技术在过去近 50 年中得到了长足发展,从第一代单发射头、单接收器发展到第四代 256 排甚至 512 排螺旋 CT,极大地提高了 CT 扫描的效率及扫描精度。

锥形束 CT(cone beam CT,CBCT)的成像基本原理和 CT 相同,但也有一些不同之处。首先,CBCT 是 X 线发射器和接收器的集成,两者围绕位于感兴趣区域(region of interests,ROI)中央的转轴旋转。和 CT 不同,CBCT 受照射物体只需保持固定而不需移动。最主要的是,CBCT 的 X 线束为锥形束而不是扇形束,其视场角(field of view,FOV)达到了 180° 甚至更高,其接收器早期大多为集成的图像放大器和电荷耦合设备(image intensifiers and charge-coupled-device,II/CCD),目前多采用平板接收器(flat panel detector,FPD),拍摄结果和曲面体层相似,即多张、多角度曲面体层片的融合,其相互之间只相差很小的角度。

和 CT 相比,CBCT 展现出很多优点。首先,与螺旋 CT 不同,CBCT 只需旋转 1 圈即可获得拍摄物

体的图像,提高了拍摄效率、减少了由于患者微动导致的伪影,同时降低了辐射量。其次,CT 的体素受到层厚度的限制而表现出各向异性,而 CBCT 的体素在三个正交方向上具有各向同性,所以 CBCT 的分辨率较高,其分辨率达到 5lp/mm,而 CT 只能达到 2~3lp/mm。再次,CBCT 可以进行快速、多平面的三维重建,满足口腔颌面部手术不同的需求。

但 CBCT 的锥形 X 线束易造成噪声、伪影和散射。比如,由于 II/CCD 和 FPD 的动态范围不及 CT 探测器等原因,导致 CBCT 对软组织的分辨精度不及 CT,对液体和实性肿瘤的分辨精度较差。CBCT 易产生锥形束效应(cone-beam effect),导致图像中心清晰而图像周围对比降低,产生伪影以及扭曲。

总体来说,CBCT 因辐射量低、成像准确以及相对费用低廉,已被越来越多的医师选择和使用。CBCT 可以提供骨的高度、宽度和密度等信息,被广泛应用于种植术前骨量评估等方面。此外,CBCT 还可应用于图像引导手术(image guided surgery),这将对口腔疾病的诊断和治疗产生深远的影响。

二、术前规划软件的开发

种植体的长期稳定与种植体的位置密切相关,后者需要完善的术前规划才能实现。种植规划的基本目标是:评估可用骨量和骨密度、标记周围重要解剖结构、从软件目录中选择真实种植体尺寸来模拟种植体的植入过程。故相应的术前规划软件就成了连接图像获取和术前规划的桥梁。

1988 年,美国 Columbia scientific 公司开发了可以重建 CT 影像并对牙槽嵴进行测量及评估的软件。1991 年,更先进的种植规划软件 ImageMaster-101 问世。1993 年 Columbia scientific 公司开发了种植规划软件 SimPlant,实现了在断面、轴向及全景片模拟种植体的植入过程。2002 年 Materialise 公司(Leuven,Belgium)完成了对 SimPlant 软件的收购并进一步改进推广,自此之后,各种种植术前规划软件不断涌现,如 Nobel Clinician、InVivo5、Straumann®coDiagnostiX 等。

术前规划软件的功能如下。

(1)将 CT 或 CBCT 获得的图像数据以 DICOM(digital imaging communications in medicine)格式导入,对扫描影像进行三维重建,在计算机上获得术区及颌骨的三维影像(图 8-1-1)。

(2)标记重要解剖结构的位置,如下颌管、眶下孔、鼻腔,特别是针对颧种植手术区域附近的眶底、上颌窦等结构(图 8-1-2)。

(3)将通过 CT/CBCT 扫描或光学扫描获得的修复体数据,与 CT/CBCT 图像数据进行拟合,根据修复引导外科的原则确认颧种植的位置和长度,规划各种种植手术路径(图 8-1-3)。

(4)结合与上颌窦前外侧壁的位置关系,选择不同的手术方式(图 8-1-4)。

(5)调整种植体的位置、角度,以期获得最佳的种植体 - 骨结合面积,选择合适的基台角度和高度等(图 8-1-5)。

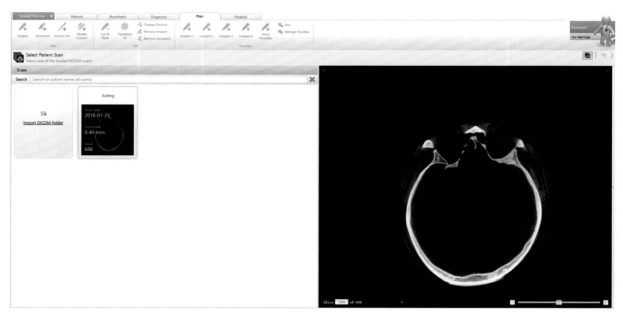

图 8-1-1 将 CT 数据导入设计软件中

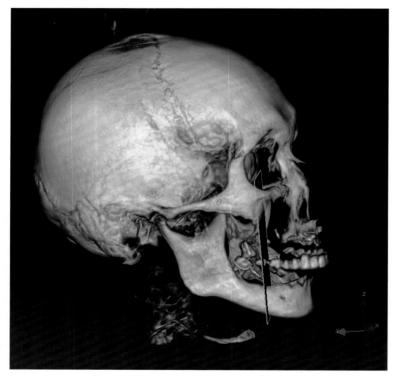

图 8-1-2 标记重要解剖结构,测量分析颧区骨量

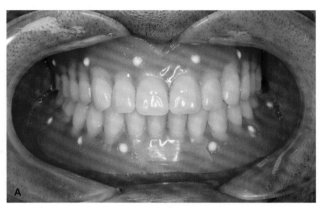

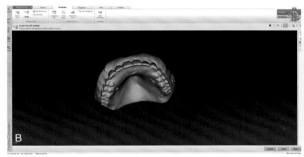

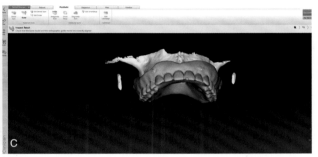

图 8-1-3 术前 CBCT

A. 患者配戴带有阻射标记的全口义齿进行 CBCT 扫描　　B. 单独扫描带有阻射标记的上颌义齿，将数据导入软件
C. 拟合修复体和颌骨骨量数据，依据修复引导外科设计种植体位置

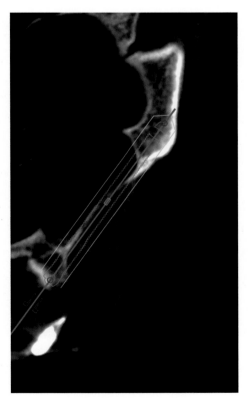

图 8-1-4 观察颧种植体与上颌窦侧壁的位置关系

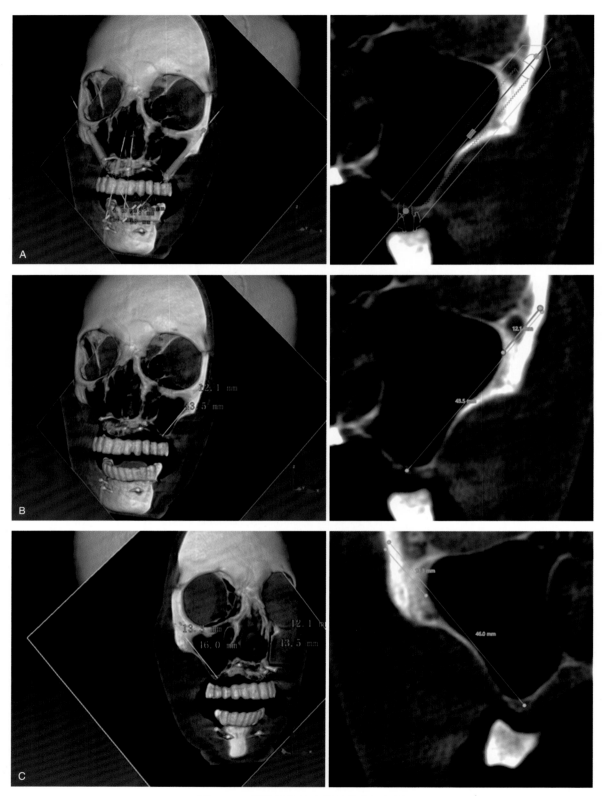

图 8-1-5   颧种植体的术前植体虚拟规划

A. 模拟左侧颧种植体的植入, 注意种植体与上颌窦侧壁的位置关系, 选择合适的基台角度和方向

B. 模拟左侧颧种植体的植入, 可测量颧种植体与颧骨大致的线性接触距离   C. 带有上部排牙信息

的 CBCT 影像进行颧种植手术的种植体位置规划

目前,颧种植手术常用的术前规划软件包括 SimPlant software(图 8-1-6)、Nobel Clinician(图 8-1-7)、Dental Slice software、SurgiCase® software、Sun UltraSPARC 10。另有一些大型科研机构自主研发设计的软件,包括国内陈晓军等人基于 Microsoft Visual C++6.0 和 Visualization ToolKit 开发的软件 MedPlan(图 8-1-8),以及国外 Verstreken K 等人开发的软件等。

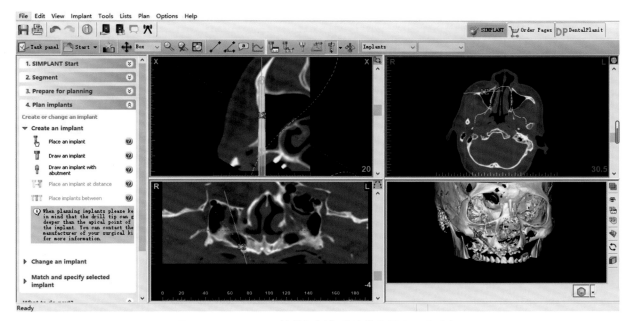

图 8-1-6 SimPlant 软件规划颧种植体位置和手术路径

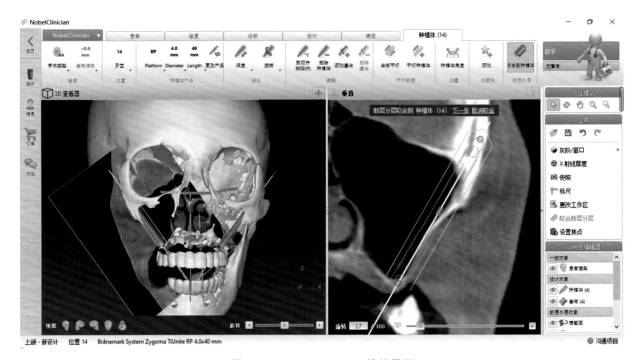

图 8-1-7 Nobel Clinician 软件界面

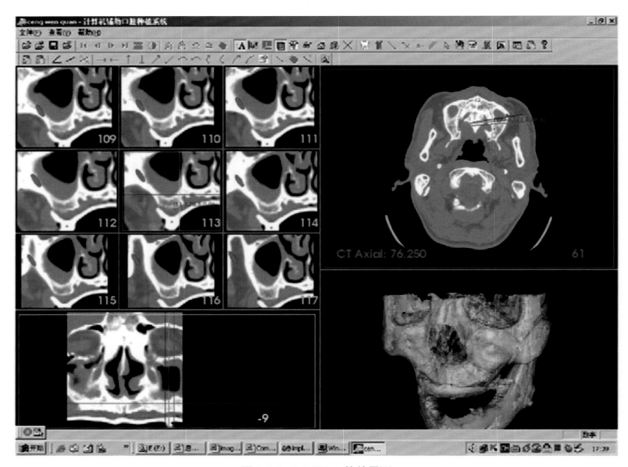

图 8-1-8   MedPlan 软件界面

此外,三维建模软件如 SolidWorks 2014 software 等也可用以配合术前规划软件进行颧种植体和上颌骨模型的进一步细化和渲染。Yang 等人还根据发展需求,开发了针对种植手术机器人的术前规划软件,在其中添加了机器人系统接口,实现了机器人与电脑及周围设备的交互。

三、颧种植手术的术前规划

利用术前规划软件,针对颧种植手术患者进行颧种植路径以及种植体位置的设计和规划,可以和患者达成良好的术前沟通。根据患者需求结合患者具体特征,为患者制订个性化种植方案,可以使术者明确种植路径以及周围结构,为临床医师提供准确且可预见的手术选择,以便确定颧种植体的最佳位置。

拍摄 CBCT 是数字化流程的初始步骤,有学者提出"微笑扫描"的概念,即让患者保持微笑的姿势拍摄 CBCT,使临床医师仅使用一个 CBCT 即可了解与患者三维面部解剖结构有关的所有信息。在微笑期间,余留牙保持接触,以记录患者的牙齿和咬合状况。另外,还包括脸部的上、中和下三等分之间的关系,中线,笑容中嘴唇的位置以及整个口腔外和口腔内骨骼解剖结构。针对无牙颌患者则需要带上全口修复体进行微笑扫描,以获得嘴唇、脸颊和当前修复体之间的关系,从而简化了获取患者面部解剖信息的流程。

在以修复为导向的颧种植修复过程中,首先需要根据患者的余留牙槽嵴状态及软组织情况设计修复体,依据修复体的位置设计颧种植体的植入路径,在这个过程中会涉及数字化口腔扫描和 CBCT 数据融合,以及修复体扫描与 CBCT 融合这两个步骤。

种植体位置特征和邻近解剖结构的三维可视化为临床医师提供了对手术、修复和美学要求的更多理解,并且可以改善术前方案的质量,提高整体种植治疗的可预测性。由于 CBCT 或 CT 的局限性,口内软组织的显示质量有限,而软组织状况是影响最终修复体状态的关键因素之一。因此,如何最佳地获得并反映无牙颌患者上颌软组织的状况成为颧种植术前规划的热点问题。常规方法包括仔细的术前检查和口内摄影,但这些信息都不可再现或者仅为二维影像,无法全面反映无牙颌软组织的状态。

结合数字化口腔扫描技术可以获得剩余软组织的 STL(stereolithography)文件,与 CBCT 的 DICOM 文件叠加后,可以同时得到患者骨组织和软组织的三维状态,在此基础上进行颧种植路径的规划。

将修复体扫描数据和 CBCT 数据相融合可以采取双重扫描技术(double-scan technique)。首先,需要制作患者上颌修复体以及咬合记录,之后采用两次 CBCT 扫描:①对患者戴入放射性修复体和口腔中的咬合记录进行扫描(图 8-1-9);②对放射性修复体进行单独扫描(图 8-1-10)。其中,放射性修复体上存在数个放射性阻射点(图 8-1-11)(牙胶、锆珠等阻射材料制成)。这些阻射标记点在两次扫描中都可见,术者据此正确匹配两次扫描的图像(图 8-1-12)。根据匹配良好的图像,术者可以根据修复体位置规划颧种植体的位置,以此来实现修复为导向的颧种植手术(图 8-1-13)。

随着数字化技术的发展及其在口腔医学领域的不断普及,口内数字化印模技术因其临床操作高效、患者体验舒适、便于医技患沟通、易于数据储存等优势而越来越广泛地应用于临床。

针对双重扫描过程较为烦琐的问题,也可以采用口腔数字化印模与 CBCT 数据相融合的方法,进行术前规划设计。

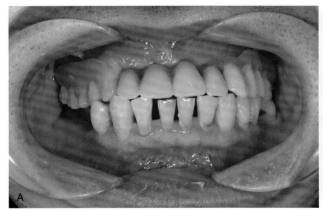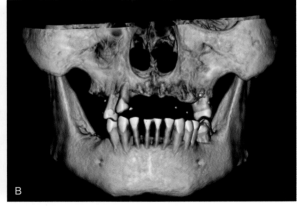

图 8-1-9　终末牙列患者戴入带有阻射点的修复体并进行 CBCT 扫描后三维重建影像
A. 修复体戴入口内　B. 患者戴有修复体进行 CBCT 扫描

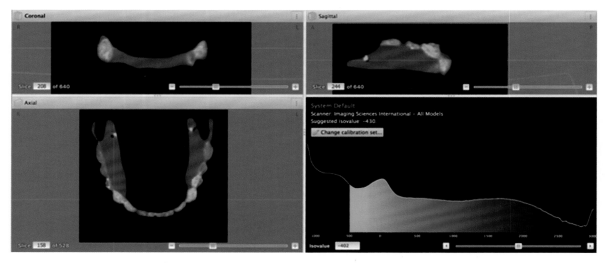

图 8-1-10　将带有阻射标记的诊断义齿进行单独 CBCT 扫描后导入 Clinician 软件

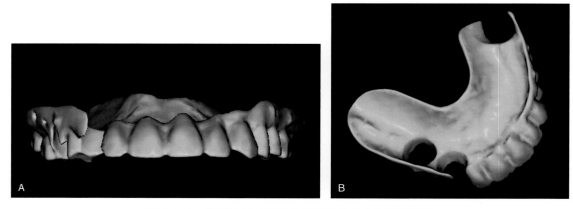

图 8-1-11　调整合适的灰度值使阻射的修复体完整显现

A. 修复体正面观　B. 修复体组织面观

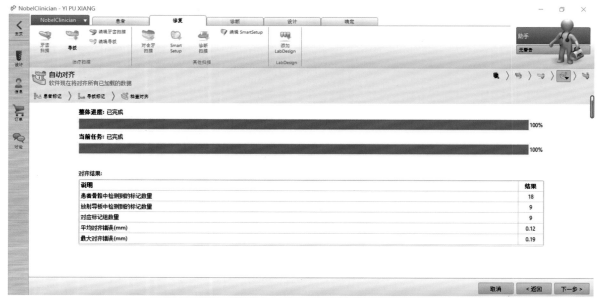

图 8-1-12　软件将自动识别阻射标志的数量,进行自动数据相容,并提供其相容后的误差大小

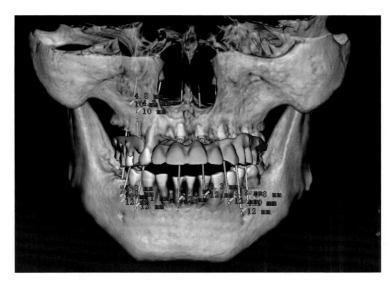

图 8-1-13　操作界面可见修复体拟合于患者的影像数据中,在此基础上进行后续设计

口腔数字化印模可分直接法和间接法两类。间接法是指将已取得的石膏模型或义齿组织面放入扫描仓进行三维扫描获得数字化数据。首先,制取患者口内印模,确定垂直高度后,在模型上排牙制作蜡型,患者试戴确认后,对模型或义齿组织面进行扫描。然后,患者配戴有阻射标记点的排牙进行 CBCT 扫描,根据特征点将仓扫的 STL 格式数据和 CBCT 扫描的 DICOM 数据进行融合。对于有多个天然牙存留的患者,可选用至少有 3 个,且一般为牙尖或者是切牙切角的特征点进行融合。对于无牙颌患者,只能借助预先在排牙上放置的一定数量的分散阻射标记来完成。

相比于双重扫描技术,这种方法可以简化扫描步骤、缩短所需时间、降低费用,并且可以获得软组织更真实的厚度。因为在进行双重扫描时,为使全口义齿能获得稳定,往往需要患者咬住硅橡胶或蜡块等一类的咬合记录,以固定放射性修复体。这种咬合状态会造成黏膜受压,对于黏膜较厚、软组织移动度较大的患者,这是一个影响融合精度的干扰因素。目前这种间接法印模已较为成熟(图 8-1-14)。

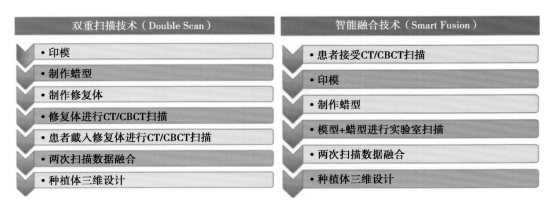

图 8-1-14　两种术前数据采集方法的对比

除了采用仓扫的方法来获得组织面数据外,也可将扫描头直接放入患者口腔内,按一定顺序对牙列和周围软组织进行扫描,通过连续拍照、三角测量、主动波采样、持续摄影等原理将获取的图像或视频重

新进行处理计算,得到口腔内部软硬组织结构的三维重建模型,这就是直接法口内数字化印模技术。

目前口腔数字化扫描系统包括 CEREC、Lava COS 系统、iTero、E4D 和 TRIOS 系统等,它们在原理、操作过程和输出文件格式等关键特征方面有各自的独特之处,但总体流程大致相似。

在获取软组织扫描的 STL 文件之后,需要与 CBCT 的 DICOM 数据进行叠加(图 8-1-15)。常用的叠加方法包括标志点配准、表面配准和体素配准,最常采用的为标志点配准法。基于三角测量的概念,在配准的过程中至少选择 3 个标志点进行配准,有牙齿存留的患者一般选择牙齿解剖标记点如切角或者牙尖进行匹配。

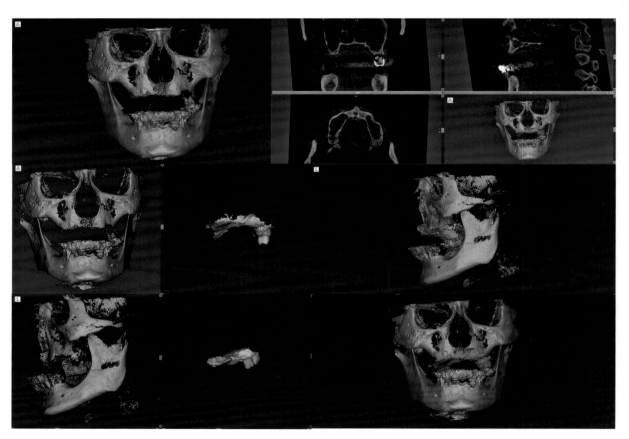

图 8-1-15 直接法口腔印模采集,软件将两组数据进行叠加

由于口扫扫描头单视野视场数据较小,对于跨度大的扫描视野需要进行大量的数据拼接,拼接次数越多,精度越低。因此,无牙颌的口内扫描精度低于部分牙弓的扫描精度。同时,无牙颌缺乏清晰的标记点,扫描数据的拼接缺乏明显、固定的参照点,口内扫描时不稳定的黏膜形态,以及平整的黏膜表面均会增加数据拼接处理的难度,从而影响扫描精度。相比于间接法口腔数字化印模,直接法应用于无牙颌数据的采集还需要进一步优化。

本部分采用三款软件针对具体病例介绍颧种植的术前规划过程。

(1)Nobel Clinician 的术前设计(以上颌无牙颌患者已制作完成了上颌总义齿为例):Nobel Clinician 系统是一款用户友好化、针对种植术前设计的软件,兼有术前种植体设计、周围解剖结构可视化、手术导板设计及远程制作、患者交流等功能,同时具有多界面显示、患者信息集成处理等便捷处理方式,在世界各地广泛应用。

1)数据导入:导入患者 CT/CBCT 的 DICOM 文件,根据需要选择重建区域大小(图 8-1-16)。

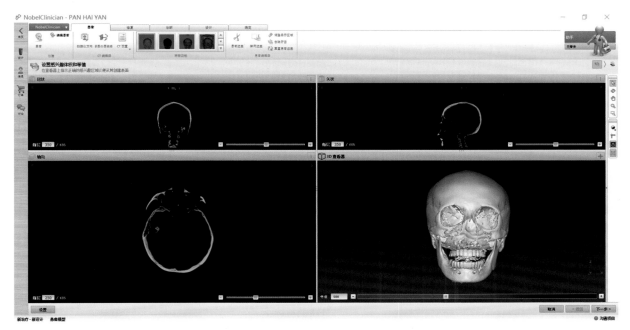

图 8-1-16　患者 CT 数据导入

2)规划前准备:根据种植体位置选择设计的颌位,同时调整𬌗平面的位置,之后绘制牙弓曲线(图 8-1-17)。

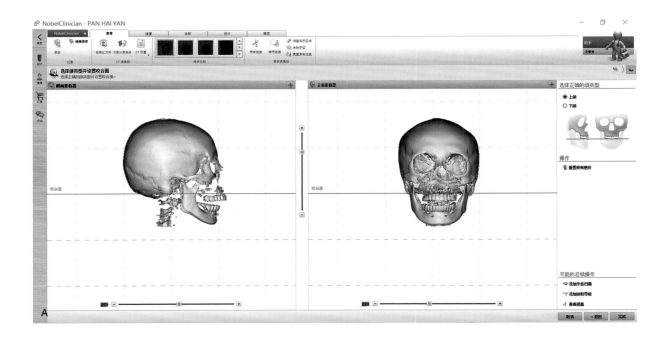

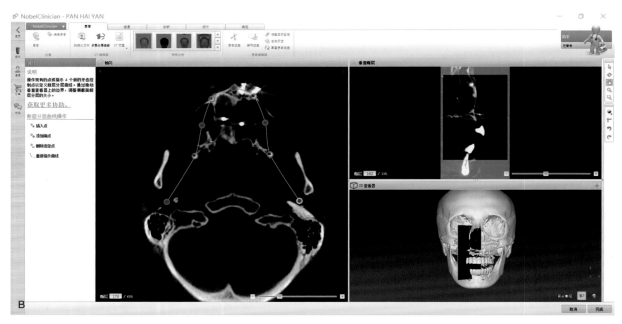

图 8-1-17　导入数据调整

A. 确定𬌗平面　B. 牙弓曲线绘制

3）颧种植体位置设计：根据剩余骨量，选择合适的颧种植体长度，同时选择最佳的入点、出点及角度位置（图 8-1-18）。

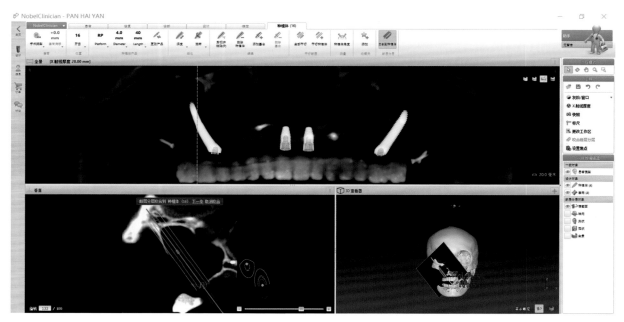

图 8-1-18　颧种植路径规划

4）种植体位置调整：依据种植体与周围组织的关系、患者开口度、对颌牙列的关系等调整颧种植体位置（图 8-1-19）。

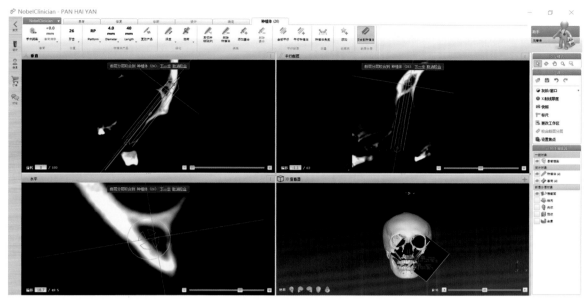

图 8-1-19　颧种植体位置微调

（2）SimPlant 术前规划软件（以上颌终末牙列患者为例）。

SimPlant 系统是一款专为口腔医学研发的三维手术设计平台，迄今已有近 20 年的历史。SimPlant 使口腔医学的手术设计准确、可预测，且具有更高的指导性。系统接受 20 世纪 70 年代以来常用的 CT 和 CBCT 导出的 DICOM 文件，可以精确实现三维数字化口腔手术。该系统与数字化导板制作流程能达到很好的衔接，术者可以在软件设计完成后，通过 3D 打印机或者请厂家直接制作数字化导板，整个流程方便快捷。

1）数据导入：可以将患者 CT/CBCT 获得的图像数据以 DICOM 格式导入，对扫描影像进行三维重建，在计算机上获得重建的三维影像（图 8-1-20）。

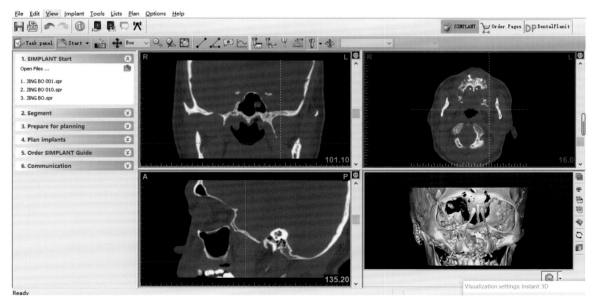

图 8-1-20　DICOM 数据导入

2）规划前的准备：绘制上颌的牙弓曲线以便获得沿牙弓曲线的断面影像，评估断面的骨量，根据颧骨部分的断面影像评估颧骨的骨量（图 8-1-21，图 8-1-22）。

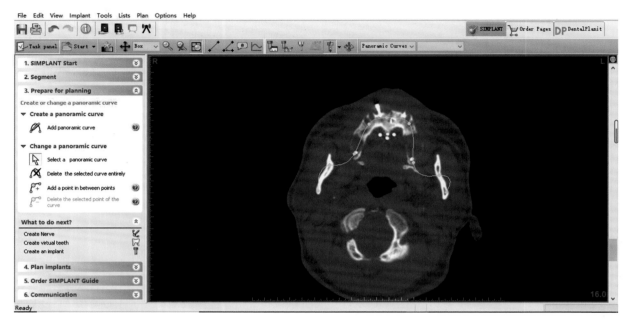

图 8-1-21　绘制上颌牙弓曲线

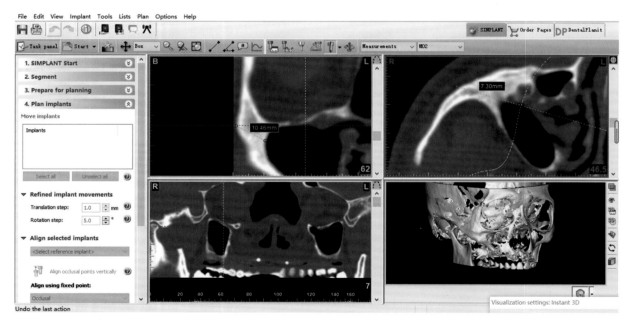

图 8-1-22　测量颧骨厚度，评估骨量

3）颧种植体规划：根据颧种植体入点和出点位置，放置合适长度的颧种植体，规划颧种植手术路径（图 8-1-23）。

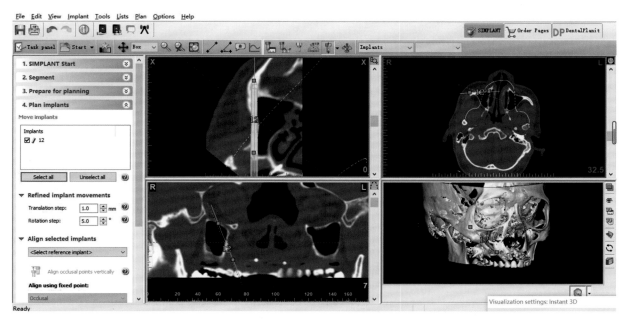

图 8-1-23　上颌终末牙列患者,根据存留天然牙的位置,规划颧种植体入点位置,
同时确认种植体在颧骨出点位置,放置合适长度的颧种植体

4)根据规划种植体和周围解剖结构如上颌窦前外侧壁、眶底的位置关系,对种植体位置进行微调,确保颧种植尖端与颧骨有最大接触,种植体尖端周围有足够厚度的骨包绕,确定最终手术方式(图 8-1-24)。

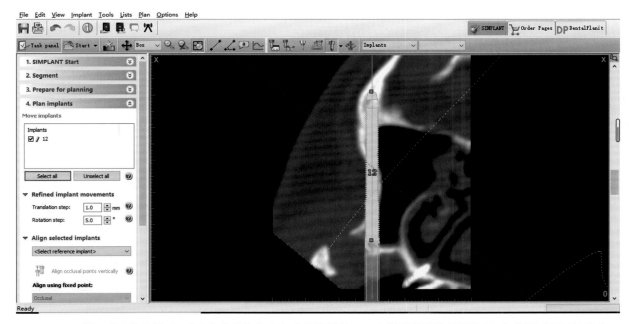

图 8-1-24　微调种植体位置,同时观察种植体与上颌窦的位置关系。在微调种植体位置的同时,兼顾对颌牙的状态,
如对颌牙完整且患者张口度有限时,需考虑术中颧种植设计的方向是否能够实现

(3)SurgiPlan 术前规划软件(以终末牙列患者为例):SurgiPlan 术前规划软件是上海交通大学医学院附属第九人民医院联合上海交通大学机械与动力学院陈晓军团队共同自主研发的第二代口腔种植手

术术前规划软件,涵盖了目前规划软件所具备的功能。

1）数据导入：可以将患者 CT/CBCT 获得的图像数据以 DICOM 格式导入,进行三维重建后在计算机上获得重建的三维影像（图 8-1-25）。

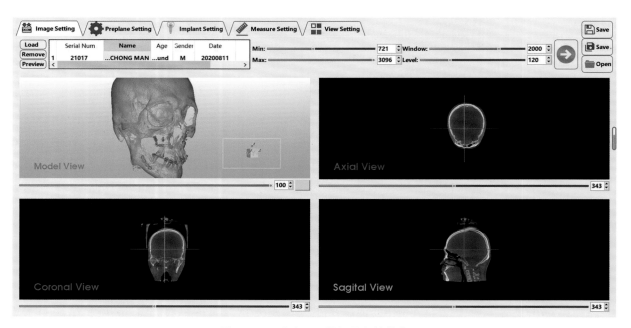

图 8-1-25　患者 CT 数据导入软件内

2）规划前准备：绘制上颌的牙弓曲线以便获得沿牙弓曲线的断面影像,评估断面的骨量,根据颧骨部分的断面影像评估颧骨的骨量（图 8-1-26,图 8-1-27）。

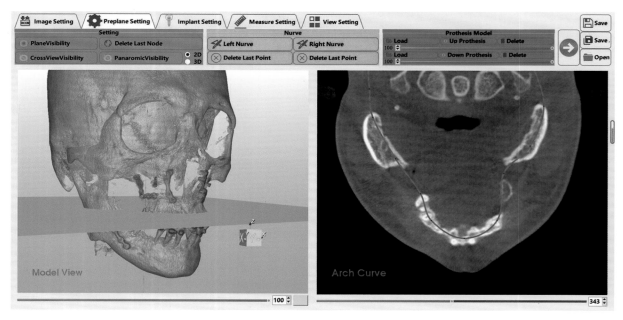

图 8-1-26　绘制上颌牙弓曲线

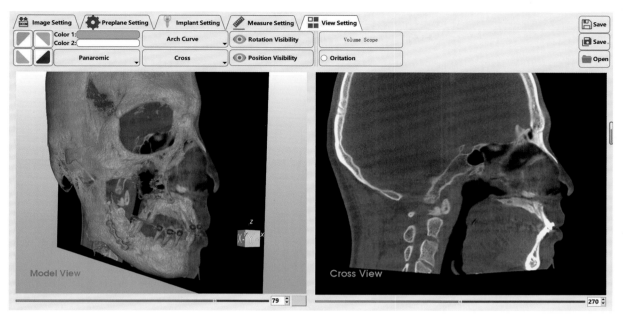

图 8-1-27　评估颧骨形态和骨量

3）颧种植体规划：根据余留牙位置、剩余牙槽嵴和颧骨形态放置颧种植体（图 8-1-28）。

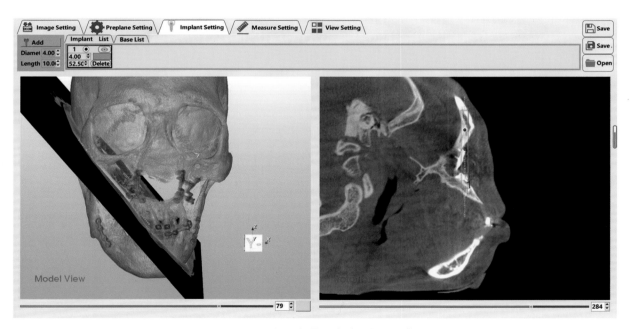

图 8-1-28　根据颧骨形态放置颧种植体

4）种植体位置微调：根据种植体和上颌窦侧壁等周围解剖位置的关系，对种植体位置进行微调，确定最终种植路径及手术方式（图 8-1-29）。

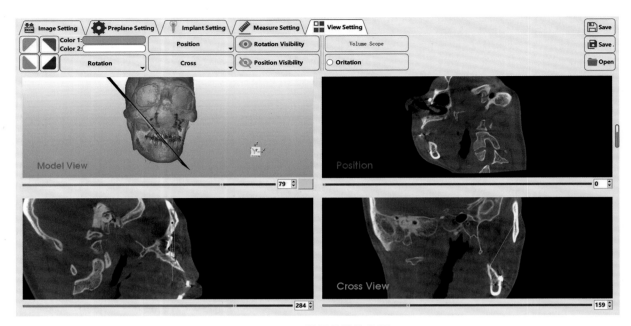

图 8-1-29   微调种植体位置

第二节   颤种植数字化导板的临床应用和改良

一、数字化导板概况

对于种植手术,能否将术前规划准确转移到手术区域是十分重要的。数字化种植导板作为一个虚拟到现实的信息载体,可使种植体按照术前规划植入设计位点,从而避免损伤重要解剖结构并有利于种植体的长期稳定。

1987 年,Edge 首次在种植体植入手术中采用导向模板辅助种植体植入,一定程度上提高了种植的精度,使得只凭借医师经验根据影像学信息进行牙种植手术的状况发生转变。此后,数字化导板不断发展和改进,越来越多地应用于口腔种植领域,有效地提高了种植牙手术的精确性。

数字化种植导板根据支持组织的不同,可分为牙支持式、骨支持式、黏膜支持式和混合支持式。牙支持式导板适用于单颗牙缺失或少数牙缺失的患者(图 8-2-1,图 8-2-2),具有固位稳定、无损伤、精度高等优点,但受限于缺牙数目及位置、张口度、种植体长度等因素。牙支持式导板在颤种植手术中基本无法应用。骨支持式导板优点包括能直接接触骨面、固位稳定,适用于多颗牙、全部牙缺失。但骨支持式导板需要翻开足够大的组织瓣才能放置骨支持式导板,手术创伤大,手术时间长,并发症发生的概率高。黏膜支持式导板的优点是减少种植手术时间、手术效率高、手术创伤小、减少并发症发生率。但研究表明,黏膜支持式导板精度易受以下因素影响:骨密度、黏膜厚度、手术方式、导板应用的位置以及种植体长度(图 8-2-3,图 8-2-4)。除此之外,还包括牙支持和黏膜支持的混合支持式导板(图 8-2-5~ 图 8-2-7)。

其中,导板精度在骨密度高的区域高于骨密度低的区域,在上颌的应用精度高于在下颌的应用。随着黏膜厚度的增加,植入种植体长度增加,导板精度会逐步降低。在三种导板的精度方面,Ozan 等人进行的体内试验发现采用牙支持式导板进行常规种植体植入的角度偏差为 2.91° ± 1.3°,骨支持导板为 4.63° ± 2.6°,黏膜支持式导板为 4.51° ± 2.1°,这提示牙支持式导板精度明显优于后两者。耿威等人的试验也显示牙支持式导板精度高于黏膜支持式导板。Vercruyssen 等人的试验显示骨支持式导板和软组织支持式导板精度差别不明显。由于颧种植手术的患者大部分为上颌牙列缺失伴随牙槽骨严重萎缩或先天性牙缺失颌骨发育不全的患者,因此能应用于颧种植手术的种植导板多为骨支持式、黏膜支持式和混合支持式三种。

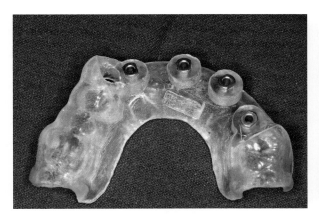

图 8-2-1　牙支持式导板

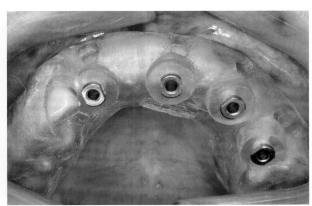

图 8-2-2　牙支持式导板戴入口内

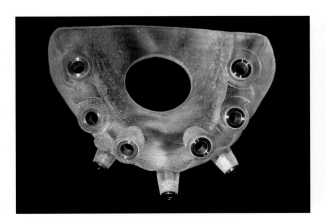

图 8-2-3　黏膜支持式导板

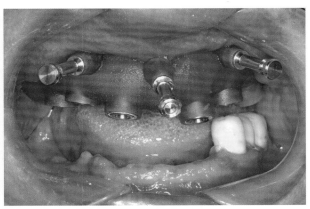

图 8-2-4　黏膜支持式导板戴入口内,由多枚骨固位钉固位

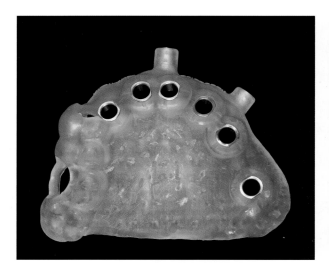

图 8-2-5　混合支持式导板

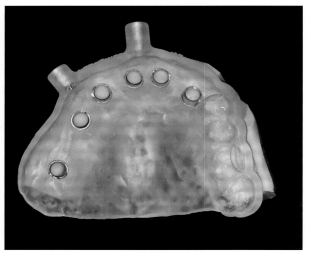

图 8-2-6　混合支持式导板与咬合硅橡胶

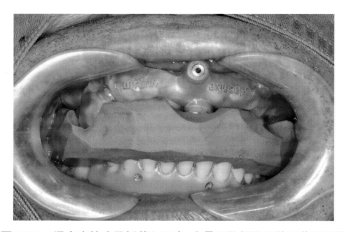

图 8-2-7　混合支持式导板戴入口内,由骨固位钉和天然牙共同固位

　　在颊种植中,关于导板类型对植入精度的研究方面,早期学者多采用骨支持式导板,目前有学者采用黏膜支持式导板。总体而言,不论使用骨支持式或黏膜支持式导板植入颊种植体,种植体尖端的偏差在 3mm 以上且容易受到导板固位不稳的因素影响。

二、颊种植数字化导板的临床应用

(一) 制作流程

　　在获得患者术前影像数据后,首先利用术前规划软件设计种植体的角度和位置,然后将其导入 CAD/CAM 系统中进行导板设计,采用光固化成型或快速成型的方式制作种植导板(图 8-2-8)。

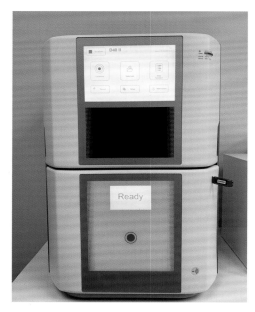

图 8-2-8　快速成型打印机

种植导板一般包括树脂定位板和引导管两部分,树脂定位板与组织面贴合支撑金属引导管(图 8-2-9)。引导管通过引导钻头位置和方向,进而引导种植体的位置和方向。术中将树脂定位板放置于和对应组织最佳贴合状态,此时引导管对应规划的种植路径及方向,将导板用微螺钉固定后完成钻孔操作(图 8-2-10)。

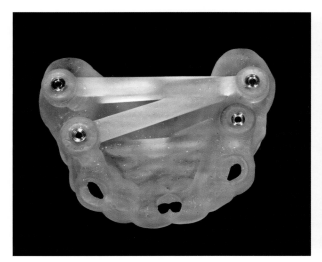

图 8-2-9　常规种植导板,由树脂定位板和引导管两部分组成

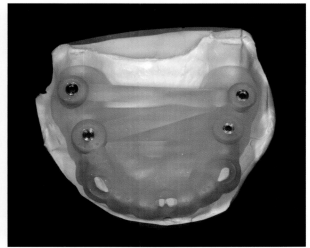

图 8-2-10　导板戴入石膏模型确认就位情况

(二) 数字化导板的临床应用

由于颧种植导板体外实验精度误差范围较大。临床中,未经改良仅以黏膜或骨为支持方式的颧种植体导板多用于确定种植路径的起点,而不会单独作为颧种植体扩孔路径的引导装置(图 8-2-11~图 8-2-17)。

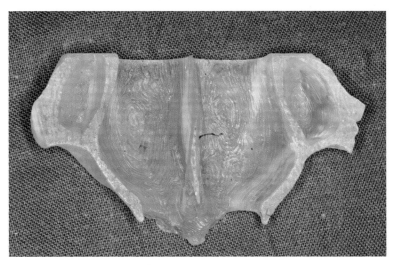

图 8-2-11　术前根据 CT 扫描数据打印的患者上颌骨模型,制作骨支持导板

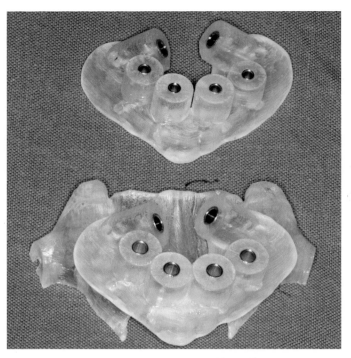

图 8-2-12 在颌骨 3D 模型上试戴骨支持式导板

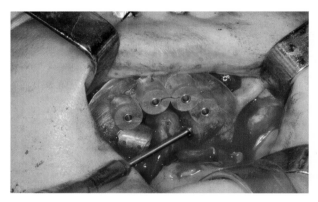

图 8-2-13 骨支持式导板引导术中颧种植体入点，
导板由手持固定

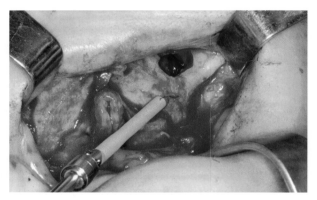

图 8-2-14 植入颧种植体

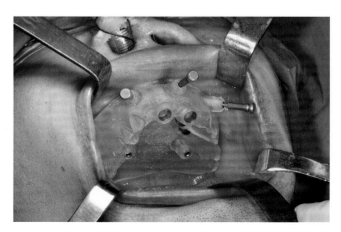

图 8-2-15 黏膜支持式导板，术前导板经由 3 枚固位钉固定于上颌

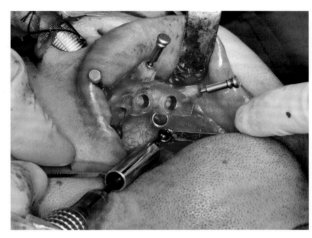

图 8-2-16　导板引导颧种入点

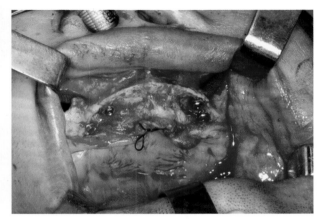

图 8-2-17　植入颧种植体

三、颧种植数字化导板的误差

种植导板使用简单、可重复,能将术前规划准确转移到术中区域,但是对于不同种植导板其精确性仍存在一定差异,植入过程中依然存在一些较大的偏差。

由于种植导板辅助颧种植手术是一个系统的过程,任何一个细节的误差都会不断累积和相互影响,导致最终误差的产生。CBCT 层数过厚或者扫描过程中患者移动,术前规划软件的系统误差,三维模型重建阈值选择不恰当,导板制作过程中产生的误差,固定导板螺钉的不对称分布或是没有拧紧都会导致导板的晃动,导板上的引导管直径略大于扩孔钻导致的晃动,引导管入口位置的精确性误差以及最后颧种植体的植入过程需要去除导板由手工完成而带来的误差等,这些因素都会导致误差的积累。

临床中使用导板技术,颧种植体入口偏差的原因有以下几种。

(1)上颌严重骨吸收的患者剩余骨量不足,剩余上颌骨松软,无法提供导板良好的固位。

(2)因颧骨位置的原因,颧种植体和上颌骨之间成锐角而非直角。

(3)角度种植的原因,使预备后种植体入口形状多数为椭圆形而非圆形。

种植体穿出口偏差的原因如下。

(1)颧种植的长度是常规种植体的数倍,扩孔长度也是常规种植体的数倍,入口的细微偏差会导致出口偏差的成倍放大。

(2)术中难以达到并观测到出口位置。

(3)用于颧种植窝预备麻花钻有一定柔韧性。

(4)颧骨下部弯曲或不规则的外部形态。

(5)引导管的长度有限,且与钻针有一定间隙,对植入方向控制不佳。

这些因素都会造成颧种植体植入精度的下降。

四、颧种植数字化导板的改良

导板临床改良提高精度可以在导板引导下辅以其他引导装置。为进一步提升颧种植导板的精度，有学者研发了颧种植引导器。

引导器包括种植方向指示器和种植引导管（图 8-2-18）。研究者首先用圆车针在打印头模颧种植体尖端规划位置前下方 90° 方向钻一小孔作为标志点，之后将方向指示器的尖端钩在小孔中。然后，将引导管放置于上颌牙槽嵴的种植入口处，用侧方螺丝将方向指示器固定。最后，将牙钻放入种植引导管中，完成种植窝洞预备（图 8-2-19）。该方法的优点在于可以更加准确、安全地植入颧种植体。但采用这种方法的入点略偏向腭侧，同时会导致种植体尖端位置过低或过于偏向侧方。作者认为可能需要配合上颌窦开槽技术（sinus slot）才能解决颧种植体植入位置不理想的问题。

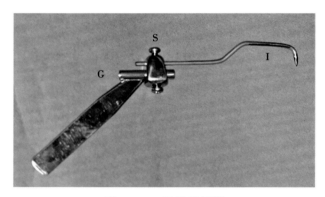

图 8-2-18　种植引导器
G. 种植引导管；S. 侧方螺丝；I. 种植方向指示器。

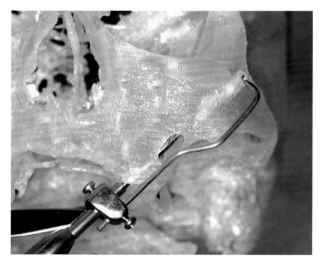

图 8-2-19　颧种植引导器置于 3D 打印头颅模型上模拟窝洞预备

Varley 等人首先确定了一个基于患者解剖形态考虑的最佳颧种植位置。基于此位置，他们设计了 55° 体位以及一种辅助植入器械，将此种器械用骨螺钉固定后，其上的引导管可以引导牙钻在更接近牙槽嵴的方向入路,从而减少颊侧悬臂,提高了植入的精确性。

　　总之,近年来随着数字化技术的不断发展,其在颧种植手术的术前规划以及导板的术中引导种植路径等方面产生了十分重要的影响,对简化手术过程、提高种植精度起到了推动作用。然而,数字化导板在临床应用中也存在一系列的问题,如各种原因导致的误差依然存在、手术成本增加等。针对这些问题,不同学者结合自己的临床经验,对数字化导板在颧种植的应用方面做出了创新性的改进和提升,优化了其整体使用过程,在一定程度上提高了总体精度,使导板的使用更能满足临床需求。虽然颧种植手术复杂、风险较高,但数字化技术的应用使之精准化、高效化、风险可控化,在数字化技术井喷式发展的今天,数字化导板也会乘着时代快速发展的东风,在颧种植手术领域的应用越来越广泛。

(吴轶群　陶宝鑫)

▶ **参考文献**

1. DEDONG Y, WEI H, ZHIYONG Z, et al. Application of digital technology in implant surgery. Chinese Journal of Practical Stomatology, 2016 (1): 10-14.
2. RAVIDÀ A, BAROOTCHI S, TATTAN M A, et al. Clinical outcomes and cost effectiveness of computer-guided versus conventional implant-retained hybrid prostheses: A long-term retrospective analysis of treatment protocols. Journal of Periodontology, 2018, 89 (9): 1015-1024.
3. SOHMURA T, KUSUMOTO N, OTANI T, et al. CAD/CAM fabrication and clinical application of surgical template and bone model in oral implant surgery. Clinical Oral Implants Research, 2009, 20 (1): 87-93.
4. ANGELOPOULOS C, SCARFE W C, FARMAN AG. A comparison of maxillofacial CBCT and medical CT. Atlas of the Oral and Maxillofacial Surgery Clinics of North America, 2012, 20 (1): 1-17.
5. SCARFE W C, FARMAN A G. What is cone-beam CT and how does it work？ Dental Clinics of North America, 2008, 52 (4): 707-730.
6. FORTIN T, CHAMPLEBOUX G, BIANCHI S, et al. Precision of transfer of preoperative planning for oral implants based on cone-beam CT-scan images through a robotic drilling machine. Clin Oral Implants Res, 2002, 13 (6): 651-656.
7. FORTIN T, BOSSON J L, COUDERT J L, et al. Reliability of preoperative planning of an image-guided system for oral implant placement based on 3-dimensional images: an in vivo study. Int J Oral Maxillofac Implants, 2003, 18 (6): 886-893.
8. CHOW J, HUI E, LEE P K, et al. Zygomatic implants—protocol for immediate occlusal loading: a preliminary report. Journal of Oral and Maxillofacial Surgery: Official Journal of the American Association of Oral and Maxillofacial Surgeons, 2006, 64 (5): 804-811.
9. PIA F, ALUFFI P, CRESPI M C, et al. Intraoral transposition of pedicled temporalis muscle flap followed by zygomatic implant placement. J Craniofac Surg, 2012, 23 (5): e463-465.
10. DE SANTIS D, TREVISIOL L, CUCCHI A, et al. Zygomatic and maxillary implants inserted by means of computer-assisted surgery in a patient with a cleft palate. J Craniofac Surg, 2010, 21 (3): 858-862.
11. CHRCANOVIC B R, OLIVEIRA D R, CUSTODIO A L. Accuracy evaluation of computed tomography-derived stereolithographic surgical guides in zygomatic implant placement in human cadavers. The Journal of Oral Implantology, 2010, 36 (5): 345-355.
12. VRIELINCK L, POLITIS C, SCHEPERS S, et al. Image-based planning and clinical validation of zygoma and pterygoid implant placement in patients with severe bone atrophy using customized drill guides. Preliminary results from a prospective clinical follow-up study. International Journal of Oral and Maxillofacial Surgery, 2003, 32 (1): 7-14.

13. WATZINGER F, BIRKFELLNER W, WANSCHITZ F, et al. Placement of endosteal implants in the zygoma after maxillectomy: a Cadaver study using surgical navigation. Plastic and Reconstructive Surgery, 2001, 107 (3): 659-667.

14. XIAOJUN C, CHENGTAO W, YANPING L. A computer-aided oral implantology system. Conf Proc IEEE Eng Med Biol Soc, 2005, 3: 3312.

15. XIAOJUN C, MING Y, YANPING L, et al. Image guided oral implantology and its application in the placement of zygoma implants. Computer Methods and Programs in Biomedicine, 2008, 93 (2): 162-173.

16. VERSTREKEN K, VAN CLEYNENBREUGEL J, MARCHAL G, et al. Computer-assisted planning of oral implant surgery: a three-dimensional approach. The International Journal of Oral & Maxillofacial Implants, 1996, 11 (6): 806-810.

17. ALMEIDA P H T, CACCIACANE S H, FRANCA F M G. Stresses generated by two zygomatic implant placement techniques associated with conventional inclined anterior implants. Annals of Medicine and Surgery (2012), 2018, 30: 22-27.

18. YANG L, ZHOU C, ZHOU T. Design and implementation of software planning system for dental robot. IOP Conference Series: Materials Science and Engineering, 2018, 435: 12018.

19. POZZI A, ARCURI L, MOY P K. The smiling scan technique: facially driven guided surgery and prosthetics. Journal of Prosthodontic Research, 2018; 62 (4): 514-517.

20. POZZI A, ARCURI L, MOY P. Comprehensive integrated digital workflow to guide surgery and prosthetics for full-arch rehabilitation: a narrative review//Jivraj S. Graftless Solutions for the Edentulous Patient. Cham: Springer, 2018, 45-68.

21. POZZI A, TALLARICO M, MARCHETTI M, et al. Computer-guided versus free-hand placement of immediately loaded dental implants: 1-year post-loading results of a multicentre randomised controlled trial. Eur J Oral Implantol, 2014, 7 (3): 229-242.

22. JODA T, BUSER D. Digital implant dentistry-a workflow in five steps. CAD/CAM, 2013, 4: 16-20.

23. WOJCIECHOWSKI W, KOWNACKI P, KOWNACKI S, et al. Virtual planning of dental implant placement using CT double-scan technique-Own experience. Polish Journal of Radiology, 2007, 72: 44-49.

24. ARCURI L, VICO G, OTTRIA L, et al. Smart fusion vs. Double scan: a comparison between two data-matching protocols for a computer guided implant planning. La Clinica Terapeutica, 2016, 167 (3): 55-62.

25. TING-SHU S, JIAN S. Intraoral digital impression technique: a review. J Prosthodont, 2015, 24 (3): 313-321.

26. PLOOIJ J M, MAAL T J, HAERS P, et al. Digital three-dimensional image fusion processes for planning and evaluating orthodontics and orthognathic surgery. A systematic review. International Journal of Oral and Maxillofacial Surgery, 2011; 40 (4): 341-352.

27. JODA T, FERRARI M, GALLUCCI G O, et al. Digital technology in fixed implant prosthodontics. Periodontol 2000, 2017, 73 (1): 178-192.

28. CAO Z, QIN C, FAN S, et al. Pilot study of a surgical robot system for zygomatic implant placement. Medical Engineering & Physics, 2020, 75: 72-78.

29. EDGE M J. Surgical placement guide for use with osseointegrated implants. Journal of Prosthetic Dentistry, 1987, 57 (6): 719-722.

30. SCHIROLI G, ANGIERO F, ZANGERL A, et al. Accuracy of a flapless protocol for computer-guided zygomatic implant placement in human cadavers: expectations and reality: to evaluate the accuracy of a protocol for flapless zygomatic implant. Int J Med Robot, 2016, 12 (1): 102-108.

31. SCHIROLI G, ANGIERO F, SILVESTRINI-BIAVATI A, et al. Zygomatic implant placement with flapless computer-guided surgery: a proposed clinical protocol. Journal of Oral and Maxillofacial Surgery: Official Journal of the American Association of Oral and Maxillofacial Surgeons, 2011, 69 (12): 2979.

32. SEO C, JUODZBALYS G. Accuracy of guided surgery via stereolithographic mucosa-supported surgical guide in implant surgery for edentulous patient: a systematic review. Journal of Oral & Maxillofacial Research, 2018, 9 (1): e1.

33. OZAN O, TURKYILMAZ I, ERSOY A E, et al. Clinical accuracy of 3 different types of computed tomography-derived stereolithographic surgical guides in implant placement. J Oral Maxillofac Surg, 2009, 67 (2): 394-401.

34. GENG W, LIU C, SU Y, et al. Accuracy of different types of computer-aided design/computer-aided manufacturing surgical guides for dental implant placement. International Journal of Clinical and Experimental Medicine, 2015, 8 (6): 8442-8449.

35. VERCRUYSSEN M, COX C, COUCKE W, et al. A randomized clinical trial comparing guided implant surgery (bone or

mucosa supported) with mental navigation or the use of a pilot-drill template. Journal of Clinical Periodontology, 2014, 41 (7): 717-723.

36. CHRCANOVIC B R, PEDROSA A R, CUSTÓDIO A L. Zygomatic implants: a critical review of the surgical techniques. Oral and Maxillofacial Surgery, 2013, 17 (1): 1-9.

37. CHOW J. A novel device for template-guided surgery of the zygomatic implants. International Journal of Oral and Maxillofacial Surgery, 2016, 45 (10): 1253-1255.

38. TAKAMARU N, NAGAI H, OHE G, et al. Measurement of the zygomatic bone and pilot hole technique for safer insertion of zygomaticus implants. International Journal of Oral and Maxillofacial Surgery, 2016, 45 (1): 104-109.

39. BOYES-VARLEY J G, HOWES D G, LOWNIE J F, et al. Surgical modifications to the Branemark zygomaticus protocol in the treatment of the severely resorbed maxilla: a clinical report. Int J Oral Maxillofac Implants, 2003, 18 (2): 232-237.

第九章

颧种植的数字化导板手术

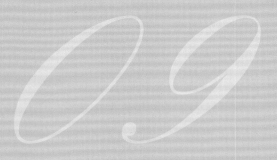

2004 年,Brånemark 教授和他的同事们发表了第一篇颧种植的回顾性临床研究报告。他们追踪了 28 位自 1990 年 5 月—1995 年 8 月期间接受颧种植手术的患者。这 28 位患者共植入了 52 颗颧种植体 和 106 颗常规种植体,追踪了不少于 5 年时间,当中有 9 人被追踪了 10 年。这 28 位患者在治疗前都被 诊断为上颌骨严重萎缩,其中 21 位属于 Lekholm & Zarb 骨量分类中的 D 型和 E 型。28 位患者中有 13 位曾经接受过口腔种植治疗,另外有 11 位患者接受过骨增量手术。13 位接受过口腔种植的患者中有 7 人已经失去全部种植体。从上面的资料看出这 28 位患者都属于口腔种植的复杂病例。他们在完成口 腔种植修复之后的 5~10 年间,被安排定期进行临床和影像学检查。在研究进行期间,颧种植体的留存 率是 94%,而常规种植体的留存率只有 73%,可以看到颧种植体在上颌骨严重萎缩病例中的表现比常 规种植体优胜。

Brånemark 教授在文章中解释了为什么要专门针对严重萎缩的上颌骨发展一套新的种植系统。在 颧种植治疗方案推出之前,对于严重萎缩的无牙上颌,传统的治疗手段是进行骨增量手术,可是骨增量 手术除了技术敏感、治疗成本高、治疗时间长、患者痛苦大,在增骨区植入的种植体中长期的留存率只有 大约 80%。美国 Mayo Clinic 的 Tolman 教授在 1995 年发表了一篇骨增量系统性回顾,根据分析结果, 并没有得出在什么情况下应该采用哪一种骨增量手术或者哪种手术方案的效果最好的有意义结论。基 于上述各种原因,也为了给患者提供更好的选择,经过 Brånemark 教授和他的团队不懈努力,最终提出 了颧种植方案。经过 20 多年的临床应用和研究,颧种植以 Brånemark 教授的经典方案为基础累积了丰 富的经验和知识,也发展出了许多新的术式和技术。颧种植是高难度的口腔种植手术,也是治疗严重萎 缩无牙上颌的最后手段。在口腔种植向数字化转型的趋势中,开展数字化手术导板引导下的颧种植手 术既是一个有意义的尝试,也是一个尚被忽略的课题。

第一节　颧种植方案的适应证和演变

颧种植的临床追踪研究由 Brånemark 教授等人在 2004 年发表,根据 Brånemark 教授的经典方案, 颧种植的手术和修复方案是两段式手术结合延期负载。2004 年的报告中包括了 28 位患者共 52 颗颧 种植体,都是在全麻下翻瓣进行手术并使用自由手植入。经典方案中颧种植体都采用了穿过上颌窦腔 的路径,颧种植体颈部位置在上颌前磨牙至第一磨牙的范围,一般较偏向腭侧,而根部在进入颧骨后会 在侧方骨密质面穿出。当时颧种植方案是作为一种最后的手段,主要应用于一些上颌骨严重萎缩,且曾 经接受过骨增量或者口腔种植治疗失败的患者。颧种植的经典术式是两段式手术配合延期负载方案, 2006 年,Chow 和 Bedrossian 等人先后发表了颧种植体即刻负载的临床研究报告。在前者颧种植体即 刻负载的探索性研究中,5 位患者全部都接受了螺旋 CT 检查,然后利用 SimPlant™ 口腔种植软件把 DICOM 数据分块重建,并进行了口腔种植包括颧种植的模拟方案。黏膜支持式数字化导板会根据模拟方案通过快速成型技术制造出来。黏膜支持式导板除了用来辅助颧种植体和常规种植体的定位,还减轻了手术引起的创伤。在上颌前牙区,Chow 等人利用黏膜支持式导板进行不翻瓣的微创种植手术,有 4 位患者的常规种植体是在手术导板引导下完成窝洞预备,然后徒手植入的。有一位患者使用了 SAFE™ 全程导板(图 9-1-1),上颌前牙区的常规种植体经过导板的套环植入预先计划好的位置。在进行颧种植手术前,Chow 等人于上颌前磨牙至磨牙区颊侧膜龈沟上做水平切口(图 9-1-2),然后翻瓣暴露颧牙槽嵴、上颌窦侧壁到颧骨底部范围(图 9-1-3)。按照颧种植的经典方案(classical approach),Chow 等人在上颌窦侧壁靠近颧骨后下方位置开窗,利用先行植入在前牙区的常规种植体把黏膜支持式导板固定,通过使用导板,在不翻瓣情况下预备颧种植体颈部位置窝洞,钻针穿过牙槽种植窝洞进入窦腔,当到达颧骨底部时能从上颌窦侧打开的窗口直接看到,在直视下完成颧种植体根部位置种植窝洞的预备。此时,手术导板的作用主要是为了有效控制颧种植体的颈部位置,以利于在手术后即刻安装预先在技工所制作好的临时修复体(图 9-1-4)。Chow 等人的颧种植方案和经典方案有几处不同的地方:第一,让患者配戴影像学检查模板来进行螺旋 CT 扫描,然后利用口腔种植软件将 CT 的 DICOM 数据分块重建,并且进行修复导向的颧种植治疗计划。第二,使用了光固化成型技术制造的黏膜支持式导板辅助手术。第三,采取了颊侧切口来暴露颧种植手术区术野。当然最重要的是对颧种植体进行了即刻负载,手术后即刻在椅旁安装预先制作的临时修复体,在此报告发表前并没有见到其他颧种植即刻负载的同类研究报道。Chow 等人这一临床研究的目的是要证明颧种植体进行即刻负载的可行性,而不是用来评估数字化导板使用在颧种植体植入手术时的准确性。

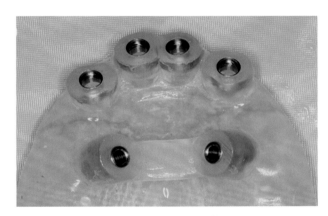

图 9-1-1 SAFE 导板

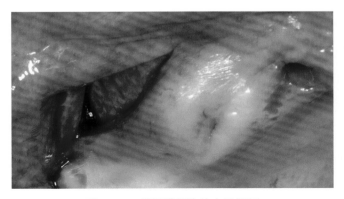

图 9-1-2 颊侧膜龈沟的水平切口

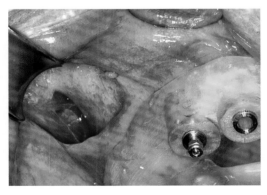

图 9-1-3 黏膜支持式导板手术中局部翻瓣暴露上颌窦侧壁至颧牙槽嵴范围

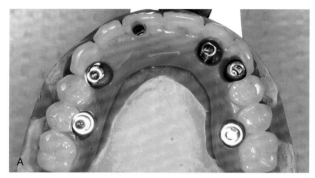

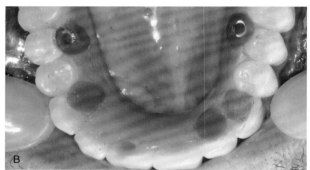

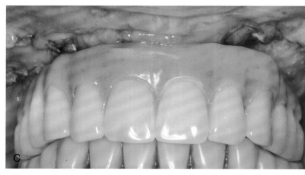

图 9-1-4 即刻负载
A. 在模型上预先制作的临时修复体　B. 手术后即刻戴入临时修复体行即刻负载　C. 用作即刻负载的临时修复体正面照

由于颧种植体是一种斜行种植体,在模拟手术时要充分考虑种植体的三维植入位置,包括颈部位置、根部位置和植入路径。手术中要控制好颧种植体的三维植入位置比控制直行的常规种植体困难。首先,颧种植体特别长,相应配合的窝洞预备钻针也是加长版的,在临床使用中不像常规钻针那般灵活。颧种植体颈部植入位置一般在上颌第二前磨牙至第一磨牙的范围。从牙列的后区往颧骨方向植入,术野比较差。其次,颧种植体的长度是常规种植体的 4~5 倍,假如患者张口度不够大、脸颊丰厚、有对颌牙等,都会进一步增加控制植入位置的难度。最后,按颧种植的经典方案,颧种植体先要穿入牙槽骨,然后经过上颌窦腔内,再进入颧骨里。由于植入路径是隐藏在窦腔内的,故颧种植体有两种错位风险,一是穿出颞下窝;二是穿进眼眶。颧种植的手术方案要求在上颌窦侧壁开窗来观察钻针在上颌窦内的位置,也建议窝洞预备时让颧种植体穿出颧骨外侧的骨密质表面,这样可以直接观察到颧种植体的植入过程。综合上述问题,寻求更有效控制颧种植体三维植入位置的方法,是使用颧种植体的一个重要考量。

目前对于上颌骨口腔种植牙列重建的适应证,有两套常用的分类方法,分别是 2008 年 Bedrossian 提出的上颌分区分类法(zones Ⅰ,Ⅱ,Ⅲ)(图 9-1-5)和 2011 年 Aparicio 发表的颧骨解剖引导方案分类法(zygoma anatomy guided approach,ZAGA classification)(图 9-1-6)。

Bedrossian 将上颌骨分成前、中、后三区,第一区是前牙区,第二区是前磨牙区,第三区是磨牙区。当三个区的骨量充足,可以直接采用常规的口腔种植方案。当只有一区和二区有足够的骨量,假如不考虑在三区进行例如上颌窦外提升骨增量手术,那么可采取结合倾斜和轴向种植体的方案,例如 All-on-4。假如只有一区有骨,二区、三区骨量不足而又不考虑骨增量的话,这类患者是颧种植方案的适应证。假如一区、二区、三区都没有骨,便是双侧双颧种植(quad zygoma)的适应证。Bedrossian 的分类法很简单,因此也被普遍采用在上颌无牙颌和上半口牙列重建的口腔种植诊断中。

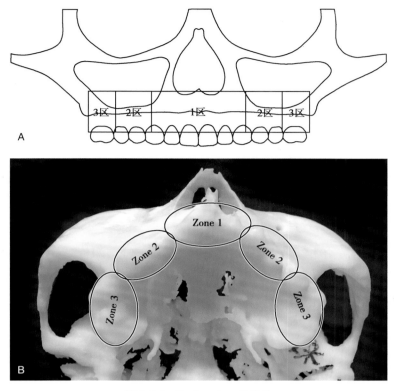

图 9-1-5　Bedrossian 分类法
A. Bedrossian 三区分类法平面图解　　B. Bedrossian 三区分类法立体图解

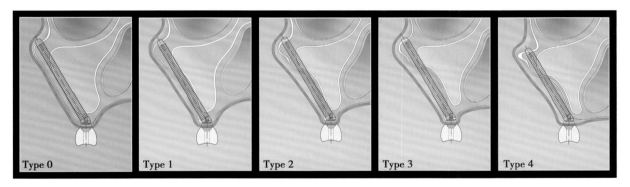

图 9-1-6　Aparicio ZAGA 分类法

　　Aparicio 的 ZAGA 分类法则是针对颧种植的适应证形成的。这一分类法进一步把颧种植的患者分成 0~4 类五种情况。按照 ZAGA 分类法,颧种植方案一方面要遵循修复导向的原则,同时要为患者提供即刻负载的功能。在术式方面,0~4 类的患者会根据颧牙槽崎和上颌窦侧壁的解剖形态,来决定颧种植体的植入路径是在窦内还是在窦外。按照 ZAGA 的 5 种类型,再配合修复导向的种植方案,能设计好颧种植体的颈部位置(起点)和根部位置(终点),连接起点和终点就是颧种植体的植入路径,由于上颌窦侧方骨壁的形态往往是从笔直到凹陷,因此颧种植体的植入路径可以是完全进入窦腔,也可以完全在窦外,也有可能一部分在窦内一部分在窦外。

Bedrossian 分类法中没有考虑上颌骨的形态,只是从骨量的多少来选择是否使用颧种植方案,基本上没有窦内和窦外植入路径的考量。Aparicio ZAGA 分类法能够指导医师如何选择和实施颧种植体的植入术式,这既满足了以修复为导向的目的,又降低了手术后可能出现的生物性并发症。数字化口腔种植中,不论哪种分类方法和哪种术式,关键是如何把数字化治疗计划精准地转移到临床中执行。

第二节　数字化口腔种植

口腔种植在数字化趋势下,无牙颌和牙列重建的种植方案,例如 All-on-4 方案和 Pro-Arch 方案都开展了相应的数字化工序。那么颧种植有相应的数字化方案吗?口腔种植牙列重建的原则是修复导向,最终修复的结果要能满足生物性、功能性和美观性等各项目标。在准备进行口腔种植数字化流程时,不论是 All-on-4、Pro-Arch,还是颧种植的导板或者导航方案,在数据采集、处理、整合和利用的各个方面都是大同小异的。数字化口腔种植由采集数据开始,处理和整合数据后再将之加以利用。口腔种植包括诊断与计划、手术执行方式、修复方案与加工制造四个环节。目前已经有各种相关的数字化设备和技术能应用在各个环节中,例如锥形束 CT、口内扫描仪、专门的口腔种植计算机软件、数控五轴车床、增材制造技术等。近年来,各种数字化技术都能输出开放格式的档案,这进一步促进了口腔种植全数字化工序的形成。

数字化导板手术在常规口腔种植手术中被广泛采用,但是数字化导板引导下的颧种植手术并不流行。2015 年欧洲骨整合学会(EAO)的共识会议中针对数字化导板手术发表了报告。共识委员会翻查文献中已发表的研究报告并进行分析时,发现数字化导板手术的适应证可以包括以下几项:①处理复杂的解剖结构;②进行不翻瓣的微创手术;③控制种植体三维植入位置,特别在美观要求高的情况下;④即刻修复和即刻负载。经过委员会详细研究和分析后得到的结论并没有完全采用上述提到的适应证,由于文献中没有足够的数据供分析,因此复杂的解剖结构最终没有包括在共识宣言里。这也反映出导板手术在复杂的解剖病例,例如颧种植方案中并不常用。在 2015 年 EAO 的共识会议报告中,按现有的证据显示,牙支持式的导板比黏膜支持式的导板准确性更高,另外黏膜支持式的导板又比骨支持式的导板准确性更高。报告还指出,假如是利用预先植入的临时种植体来支持导板,准确性比其他类型的导板会更好。

Tahmaseb 等人于 2018 年发表了一篇关于数字化导板手术的系统性回顾,从 372 份研究中筛选出 20 份符合要求的临床报告进行分析。把包括牙支持式、骨支持式、黏膜支持式和临时种植体支持式的各种导板数据归纳起来分析,得出种植体真实位置和计划位置的平均偏差在颈部是 1.2mm,在根部是 1.4mm,而长轴角度平均偏差是 3.5°。总体来说,数字化导板的准确性在大部分临床应用中都在可接受的范围内。不过 Tahmaseb 等人也指出不同的研究报告中都有出现例外的情况,因此他们建议在设计方案时,可以考虑加入 2mm 的安全边界。

数字化导板手术的准确性不是绝对的,研究指出临床上观察到的误差是由一系列的偏差产生。例如,在进行 CT/CBCT 影像学检查过程中,采集影像时患者是否移动。患者的牙齿是否接受过牙科治疗而产生金属伪影。在处理 CT/CBCT 数据时,分块过程有没有出错,和其他光学扫描影像融合时有没有对准。而其中最关键的是临床上手术导板就位是否准确,在导板设计方面,牙支持式的导板和骨支持式的导板由于不受软组织的厚度和弹性的影响,稳定性应该比黏膜支持式导板高。但事实上,牙支持式的导板也会受到牙齿的数目、牙齿的分布和牙齿松动度的影响。而骨支持式的导板就位时也会受到骨面上不规则的表面和倒凹的影响,或者是翻瓣时翻开是否足够而造成影响。导板正确就位后,还需要注意手术过程中导板是否已固定好,固定好的导板是否稳定等。

一般情况下,无牙颌黏膜支持式手术导板是按影像学检查模板制作的,假如影像学检查模板就位准确,手术导板理论上和影像学检查模板一样准。针对口腔种植牙列重建的患者,影像学检查模板是执行修复导向治疗计划的一个基本而关键的步骤。影像学检查模板的制作方法包括:第一,沿用患者本身使用中的活动义齿,当然这要符合一些条件,例如义齿就位是稳定的,牙列的排列和牙齿的大小与基托对上唇的支持都是合适的。第二,重新制作一副影像学检查模板,这与制作一副总义齿的步骤相同。第三,使用数字化技术包括口内扫描、虚拟排牙,然后通过 3D 打印技术把模板制造出来。固定黏膜支持式和骨支持式手术导板的方法基本有两种:一是用固位针把手术导板钉在骨上;二是用螺丝钉把手术导板锁在骨上。这两种方法原理上都是要把导板稳定地固定在颌骨上,防止导板在手术过程中移位或翘动。在严重萎缩的颌骨上放置导板会有困难,同样要固定导板可能也会存在问题。假如没办法保证导板就位和稳定,导板手术就不会达到理想效果。

一、颧种植数字化导板手术的发展

在文献中,有大量的关于颧种植的手术方案、修复方案、生物力学等方面的研究。但是,关于颧种植体的最佳三维植入位置的研究几乎没有。Aparicio 的 ZAGA 分类中提出种植体的起点是按修复导向,终点和植入路径是按解剖形态。Hung 等人进行了以 CT 的 DICOM 数据和 Quad Zygoma 方案为依据的颧种植体最佳植入位置研究。双侧双颧种植方案中,患者上颌骨每一侧的前后 2 枚颧种植体的起点、终点和植入路径都不相同。Hung 等人集中研究了在每侧同时植入 2 枚颧种植体时终点最好在颧骨的哪些位置,目标是要满足颧种植体根部和颧骨组织达到最大的骨接触面,同时把颧种植体的穿透风险降到最低。虽然上述研究报告指出了颧种植体的最佳三维植入位置,但对于应该采取哪些方法准确植入颧种植体,或者哪种手术方式更能达到最佳植入效果,目前尚没有足够的文献资料对其作出结论。在口腔种植正在向数字化转型的背景下,2015 年欧洲骨整合学会的共识会议指出,利用数字化导板把数字化口腔种植方案从计算机软件的虚拟环境中转移到临床上实施,已经被证明是可预测的、安全有效的方法。在执行治疗计划时,数字化全程导板的精准度远高于定位导板或者自由手的方式。

第一份关于颧种植的追踪研究发表于 2004 年,根据 Brånemark 教授的经典方案,颧种植的手术方案是自由手手术的两段式方案结合延期负载。差不多在同一时间,van Steenberghe 和 Vrielinck 的团队分别发表了颧种植导板手术的实验报告和临床研究报告。当时的背景包括：①螺旋 CT 影像学检查已经被应用在口腔种植的领域；②已经开发出了针对口腔种植的设计软件；③医疗领域开始利用 Stereolithography 增材制造技术打印解剖结构，包括颌骨模型。当时，比利时的 Materialise 公司也推出了供口腔种植使用的数字化导板。在上述各方面条件的配合下，把数字化导板应用到颧种植手术的可行性受到关注。

van Steenberghe 等人于 2003 年发表了在尸体上进行以导板引导的颧种植手术的实验结果，实验中他们在 3 颗头颅的上颌骨上共植入 6 枚颧种植体。van Steenberghe 等人基于螺旋 CT 影像学检查数据，使用他们自己开发的计算机软件来模拟种植体植入位置，并且按照计划中定好的种植体三维位置来设计数字化骨支持式手术导板，然后使用 Stereolithography 增材制造技术，打印出用光敏树脂材料制造的颌骨模型和骨支持式导板（SurgiGuide）。实验时使用导板在上颌骨进行颧种植体的窝洞预备，然后卸下导板，以徒手方式植入颧种植体。van Steenberghe 等人在手术完成后为头颅拍摄术后 CT，再利用计算机软件把手术方案中颧种植体的设计位置和术后 CT 中显示的颧种植体的真实位置比较，结果显示 6 枚颧种植体中有 4 枚的位置偏差在 2mm 以下，角度偏差在 3° 之内，但他们也发现其中 1 枚颧种植体的误差较大，根部偏差了 6.74mm，角度偏差达到 6.93°。在实验中，骨支持式导板并没有在手术前使用固位钉或者螺丝固定在上颌骨，这可能影响了导板在手术中的稳定性。报告的结论认为，利用骨支持式导板进行颧种植手术是有效的，但要留意手术结果可能较预期会出现颇大的偏差。报告虽然探讨了颧种植导板手术这个重要课题，但由于样本量太少，加上在尸体上操作，故并不能充分反映真实的临床情况。

同年，Vrielinck 等人发表了第一份关于颧种植导板手术的临床研究。他们对 29 位上颌严重萎缩的患者进行了结合颧种植体、常规种植体和穿翼种植体的口腔种植手术。Vrielinck 等人在这 29 位患者中随机选择了 12 位进行术后 CT 检查，采用术前的治疗计划和术后 CT 比较种植体真实位置和设计位置的差距，包括种植体颈部、根部位置和种植体长轴角度的偏差。所有患者都运用了计算机种植软件来设计种植体的位置，也都使用了骨支持式数字化导板来辅助种植手术。Vrielinck 等人在手术前用 4 到 5 颗 20mm 长的固定螺丝把骨支持式导板固定在上颌骨，导板手术先从颧种植体开始，然后到常规种植体。当完成所有种植体窝洞钻孔后卸下导板，然后徒手植入种植体。Vrielinck 等人认为他们研究得出的初步结果显示，数字化手术导板对于常规种植体和颧种植体是有用和安全的方法。但 12 位患者术前计划与术后 CT 的对照结果显示，颧种植体根部偏差平均达到 4.5mm（0.3~9.7mm），而颈部是 2.8mm（1.0~7.4mm），长轴的角度偏差平均有 5.1°（0.8°~9.0°）。除了真实位置和设计位置存在明显偏差，Vrielinck 等人还注意到颧种植体的偏差一般是往后靠的，这表示增加了种植体穿透到颞下窝的风险。由于这是第一次在文献上发表的关于导板手术准确性的临床研究报告，因此，Vrielinck 等人也表明有必要在颧种植导板种植手术方面进行更多、更深入的临床研究。

除了上述两篇关于骨支持式导板的研究外，Chrcanovic 等人在 2010 年发表了一项在尸体上使用骨支持式导板进行双侧双颧种植手术的实验报告。研究的目的是评估在严重萎缩上颌骨利用骨支持式导板引导颧种植手术能否取得可预测的成功治疗结果。这项研究只计算颧种植体的设计位置和植入后的真实位置在种植体长轴上出现的角度偏差。利用术前 CT 影像学检查的 DICOM 数据来设计手术方案,再用 3D 打印方法制作 SLA 骨支持式导板。Chrcanovic 等人在 4 颗头颅的上颌骨使用了骨支持式的导板,并且一共植入了 16 枚颧种植体。他们在手术前先用螺丝将手术导板固定在上颌骨,然后才开始窝洞预备的步骤。术后 CT 数据和术前的种植计划会使用软件来进行配对,再计算出种植体长轴角度的偏差。研究结果显示,在冠状面长轴角度的偏差幅度从 0.35°~21.20°,在横断面从 0.76°~37.60°。Chrcanovic 等人认为这么大幅度的长轴角度偏差显示了导板的准确性不足。在和 Vrielinck 等人的临床研究比较时,他们解释由于 2 项研究中使用螺丝固定的方法不相同,他们使用的螺丝长度只有 10mm,螺丝数目只有 2~3 颗,螺丝植入的位置也不对称,旋紧的力度也不一样,这些因素很可能影响了导板在术中的稳定性。Chrcanovic 等人对颧种植的导板手术有保留,建议要继续谨慎评估。他们还建议要发展颧种植体全程引导的导板系统,同时也认为结合 Sinus Slot 术式的导板手术效果会更理想。

　　Wang 等人在 2020 年发表了一个使用数字化导板来辅助进行 Sinus Slot 术式的病例,他们使用了基于患者义齿制造的黏膜支持式数字化导板,来引导颧种植体在起点位置的种植窝洞预备,由于是根据患者的义齿来选择位置,故颧种植体的起点位置是按修复导向原则设计的。Wang 等人在导板上颧种植体的套管外侧顺着长轴的方向打开一条沟槽,手术中安放好导板后可以在这沟槽里放置一把尺,然后顺着尺的边沿在上颌窦侧壁上用笔标示出 Sinus Slot 的位置和路径,再按标记用钻针在上颌骨行沟槽预备引导颧种植体的植入方向。Wang 等人在报告中并没有交待如何把导板固定在患者的上颌骨,也没有清楚说明在手术过程中除了用来标示 Sinus Slot 的位置,他们如何使用导板进行颧种植体的窝洞预备。报告中也没有评估以这种方式进行的颧种植导板手术在设计和真实位置上的偏差。Wang 等人对于颧种植导板手术中的其他难点也没有提出解决的办法。但有一点值得大家留意,口腔种植在数字化转型的过程中,除了更容易取得相应的技术包括种植软件、3D 打印机等,数字化也释放了大家的创造力,让大家更容易把一些想法实施出来,这种创造力对于解决临床中遇到的问题有很大的帮助。

　　2014 年,另一份关于颧种植体使用导板手术的研究报告由 Schiroli 等人发表。同样是在尸体上进行,这次使用的是黏膜支持式的手术导板,一共有 6 枚颧种植体在黏膜支持式手术导板的辅助下植入到 3 颗头颅的上颌骨里。由于使用黏膜支持式导板,手术是不翻瓣的微创手术。在这项研究中,作者还预先在每颗头颅的上颌骨植入各 3~4 枚临时种植体来帮助稳定手术导板。实验结果显示,6 枚颧种植体中有 1 枚没有成功植入颧骨内,有 1 枚颧种植体不能按计划完成。Schiroli 等人解释是因为在手术过程中有临时种植体松脱所致。他们认为只要确保手术导板能够稳定地固定在上颌骨,颧种植体的导板手术还是很准确的。假如将上述几篇研究报告的结果和文献上对于数字化种植导板的系统性回顾比较,不论是骨支持式或者是黏膜支持式的导板,在颧种植手术中出现的偏差相对于同样使用导板的常规种植体要大。

　　2007 年 10 月,诺保科公司在美国拉斯维加斯举办全球口腔种植峰会并且发布了颧种植体的导板方案,但最终没有真正推出市场。从诺保科公司的决定看到,虽然以数字化导板进行颧种植手术可行,但临床上实际的应用却非常有限。首先,在严重萎缩的上颌骨,不一定能有足够的剩余骨结构去支持导板,也不一定有合适的位置去固定导板。其次,临床上使用导板进行口腔种植手术,增加了对患者张口度的要求,医师需要患者大张口才能正确地操作预备种植窝洞的钻针,这情况在使用颧种植体时尤为突出。假如没有足够的张口度,或者患者有对颌牙,当口内剩余的空间不充分,导致钻针不能放进导板的套环内使用,勉强使用时很可能会出现导板移位甚至松脱。

导板种植手术的准确性受很多因素影响,包括 CT/CBCT 的精确度、导板的类型、导板的制造方法、导板的就位情况、患者的张口度等。

出现误差其中一个的重要原因是由导板系统的机械因素引起的。在套环和套管,套管和钻针之间存在着不能避免的机械性公差,在使用时使得钻针和套管、套管和套环之间可以出现小角度的偏差,这种偏差对于使用长的种植体或者是在长距离的窝洞钻孔过程中会产生显著的影响。由于颧种植体的长度是常规种植体的 4~5 倍,很容易把误差以倍数放大。另外,钻针本身也带有弹性,钻针愈长,在使用时愈容易弯曲。长钻针也比较难控制,当钻头碰到不规则的骨面或者是与骨面上的斜坡接触时,有可能出现滑脱的情况,并且造成种植窝洞移位。虽然颧种植的数字化导板手术有难度,但导板手术的优点还是很明显的,第一,导板能更准确地控制种植体植入位置,而最佳的植入位置除了满足修复导向的原则,也要更好地配合生物学和生物力学方面的需要;第二,便于预先制作临时修复体,方便在术后即刻安装进行即刻负载;第三,有利于开展口腔种植数字化工序。

颧种植数字化导板手术不流行,还有一个阻力是现有的种植软件一般不支持颧种植手术导板的设计,不过这方面的问题是能够克服的,在后文病例中会阐述。当然,针对颧种植的导板手术还需要多方改良,其中非常重要的是如何更有效地控制钻针的方向,提高植入的准确度和安全性。Chow 在 2016年发表了一篇技术报告,为颧种植导板手术特别设计了一个可伸缩的颧种植体钻针套管,能够同时控制钻针在起点和终点位置的方向。Chow 利用了 CAD/CAM 技术,首先用计算机辅助设计软件设计了颧种植钻针用的套管,接着使用 3D 打印机制造了套管的首版模型,然后在患者的上颌骨模型上试用,再根据试用的结果去修改设计,最终利用数控五轴车床将套管制造出来使用。这一特别设计的套管在临床应用上能有效地把计算机软件中设计好的颧种植体三维植入位置转移到手术中(图 9-2-1)。

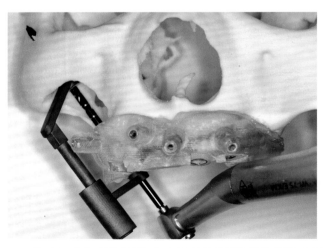

图 9-2-1　设计经改良后用金属打印方法制造的颧种植体导板手术导管

二、颧种植数字化导板手术流程

比较导板和导航,不可否认导航有一定的优势。导板的设计变化多,可以使用不同组织支持的导板,可以只使用一块导板,也可以是结合一系列不同类型的导板;可以使用定位导板,也可以使用全程导板。不论是哪一种组织支持的导板,研究显示全程导板是最准确的。假如使用实时导航,以上各种考量都不需要。另外,导板与生俱来的机械性公差问题在导航上并不存在。导航还有时间上的优势,在数字化诊断和计划后即刻可以执行,无须花时间等待导板的制造。那么,导板还有价值吗? 导板的门槛比较低,不需要添置额外的设备,也没有明显的学习曲线。而且,目前文献中有限的研究资料显示,导板和导航在准确性方面没有统计学意义。作者分析了自己在香港的口腔门诊部从 2004 年到 2014 年 10 年间共 186 例颧种植即刻负载的病例,其中 152 例是自由手手术,32 例导板手术(有 1 例是牙支持式,4 例是骨支持式,其余 27 例是黏膜支持式),2 例导航手术。

以下将从 2 个不同的病例了解颧种植导板手术的数字化流程。

(一) 案例 1(图 9-2-2~ 图 9-2-13)

患者,男,60 岁。身体健康,无抽烟、饮酒史。慢性牙周炎引起牙齿松动,上颌为无牙颌,下颌余留牙为 44—33。患者主诉上颌总义齿固位不稳,要求进行口腔种植行固定修复。

患者接受 CBCT 双重扫描检查后,使用 Nobel Clinician 软件对 DICOM 数据进行分块、重建、融合,再按修复导向设计种植体位置,包括上颌前牙区 4 枚 Nobel Speedy 窄种植体和双侧各 1 枚 Nobel BioCare 颧种植体,按 ZAGA 分类两侧都是 4 类。由于 Nobel Clinician 软件预设的限制,故要把计划中的颧种植体改成 Nobel Speedy 宽种植体后,计算机软件才能设计出黏膜支持式手术导板。

手术当天,在镇静麻醉下首先完成了上颌前牙区的全程引导微创种植手术,随后根据 Chow 等人于 2010 年发表的临床研究报告,进行了双侧扩大外提升手术,过程中开窗窗口的骨壁会保留并依附在上颌窦黏膜上,同时尽可能避免上颌窦黏膜穿孔或撕裂。扩大外提升的目的是要暴露上颌窦底部和顶部,可以直接观察到颧种植体的起点和终点位置,还有植入的方向和路径。在导板和颧种植钻针套管辅助下完成颧种植体起点和终点的窝洞预备,卸下导板后,徒手植入 2 枚颧种植体。由于进行了外提升,颧种植体的植入路径保持在提升了的上颌窦外侧。此外,还在外提升处颧种植体起点周围充填了骨粉,这

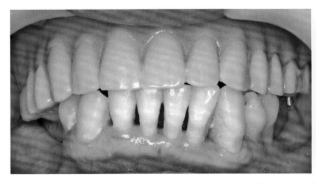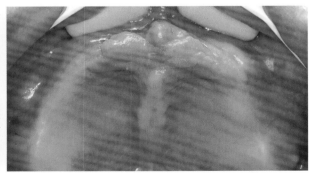

图 9-2-2　患者口内情况

样能进一步分隔口腔和窦腔,且在伤口愈合后可能会增加颧种植体颈部的骨支撑。在所有种植体植入后,即刻安装 MUA 修复基台并缝合伤口。最后,以闭口式转移杆取模,并交技工所制作螺丝固定临时修复体。患者在手术后第二天复诊,并安装临时修复体供其即刻负载以恢复美观和功能。患者在手术后 6 个月完成正式修复。从 2014 年到现在,已经定期复查维护了 6 年。

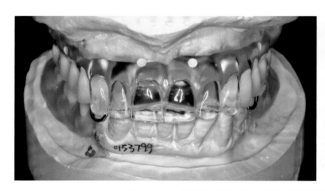 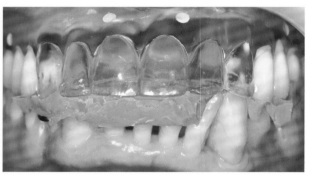

图 9-2-3　传统加工制作的影像学检查模板让患者戴入进行 2 次 CBCT 扫描

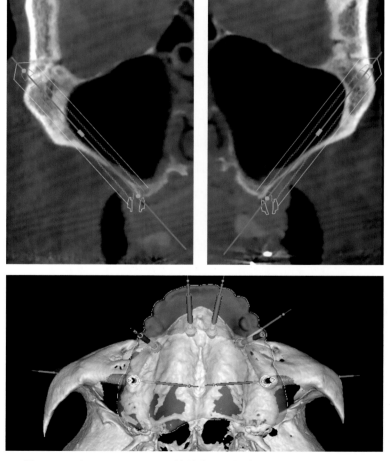

图 9-2-4　在 Nobel Clinician 软件中进行修复导向的种植手术模拟

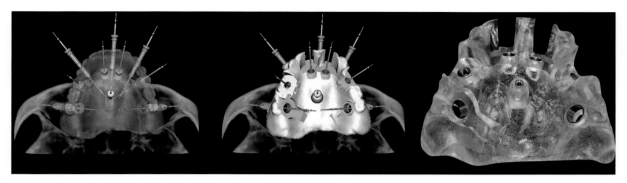

图 9-2-5 以 Stereolithography 方法制造按计划产生的黏膜支持式导板

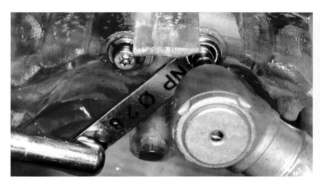
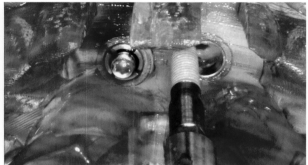

图 9-2-6 先经过导板完成上颌前牙区的全程引导种植手术

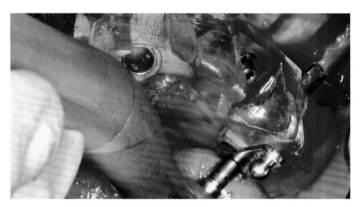

图 9-2-7 在磨牙位置经导板预备颧种植体起点窝洞

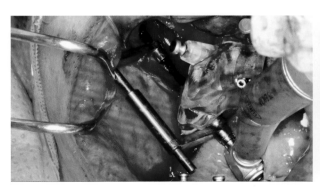
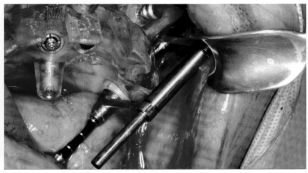

图 9-2-8 使用颧种植导板套管完成颧种植体窝洞准备

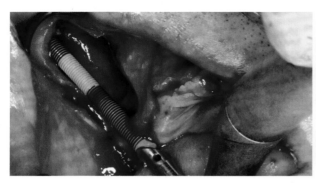
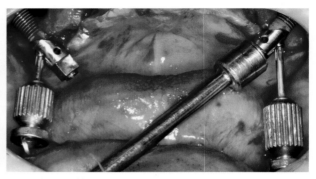

图 9-2-9　徒手植入双侧颧种植体

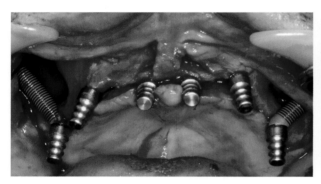

图 9-2-10　术后安装好修复基台和转移杆，
准备取模制作临时修复体

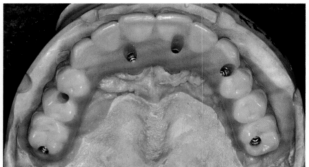

图 9-2-11　技工以传统方法制作的临时修复体

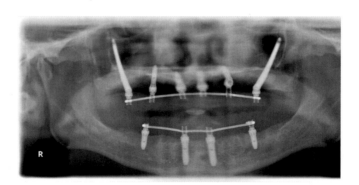

图 9-2-12　即刻负载后全景片

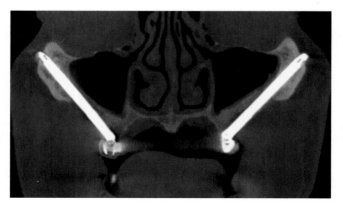

图 9-2-13　修复 2 年后回访的 CBCT

（二）案例2（图9-2-14~图9-2-25）

患者，女，68岁。患有高血压，无抽烟、饮酒史，余牙有牙周病和龋病。主诉上颌前牙中线偏右，牙龈萎缩，影响笑容，多颗牙缺失，部分余留牙松动、移位，影响咀嚼能力，要求进行口腔种植固定修复。和案例1不同，这位患者全口还有部分余留牙齿，但由于牙齿的位置不理想，故先替患者进行了口内扫描，然后利用Co-DiagnostiX®软件虚拟排牙，再根据排牙的数据结合CBCT影像学检查，通过Co-DiagnostiX®软件设计修复导向的口腔种植方案。患者双侧磨牙区上颌窦底低垂，加上1区和2区要进行截骨来隐藏过渡区移行线，因此最终的治疗计划包括在上颌前牙区植入4枚Straumann® BL窄植体和双侧各1枚Straumann® ZAGA Round颧种植体，按ZAGA分类两侧都是0类。根据治疗计划设计了一系列的数字化导板，包括牙支持式的固位钉定位导板、牙支持式颧种植手术导板、骨支持式的截骨导板、骨支技式的全程导板和取模导板。

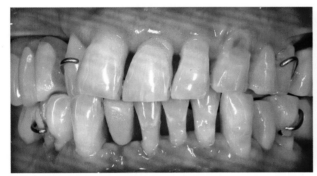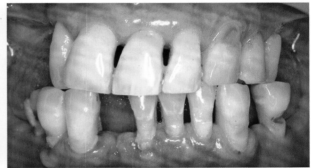

图9-2-14 术前口内情况

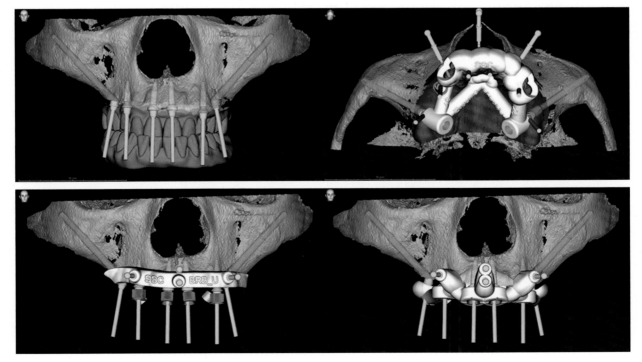

图9-2-15 修复导向的数字化方案与一系列导板设计

　　手术在全身麻醉下进行,从双侧扩大外提升开始,之后使用牙支持式固位钉定位导板,接着换成颧种植手术导板,先进行起点的窝洞预备,然后使用颧种植体钻针套管完成终点窝洞的预备。双侧颧种植体就位后,手术再换成截骨导板后继续进行,跟着是使用全程导板植入其他常规种植体。种植手术完成后即刻接上 Straumann® SRA 修复基台,安装开窗式转移杆取模,再以口内扫描仪扫描种植体和软组织数据用来制作螺丝固定临时修复体。

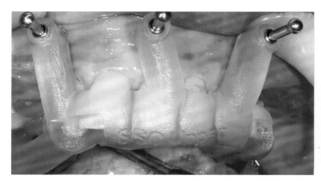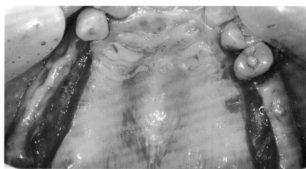

图 9-2-16　使用牙支持式导板进行双侧颧种植手术

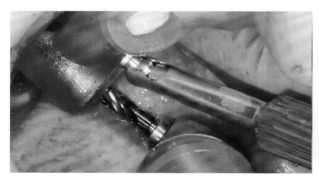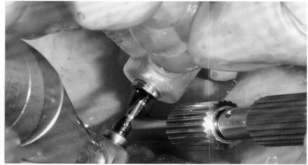

图 9-2-17　使用导板先进行颧种植体起点的窝洞预备

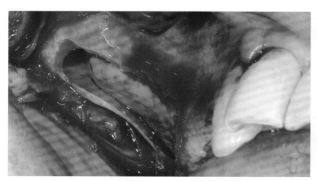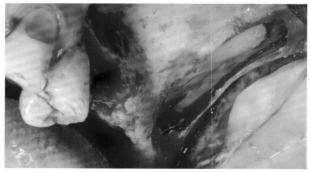

图 9-2-18　双侧扩大外提升

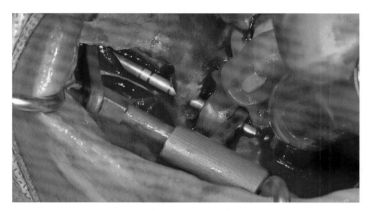

图 9-2-19　使用颧种植导板手术套管进行颧种植体终点窝洞预备

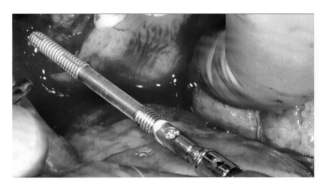

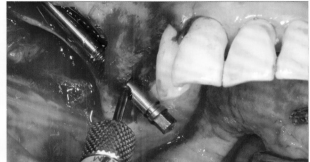

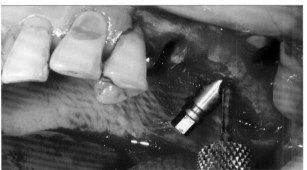

图 9-2-20　双侧颧种植体植入后

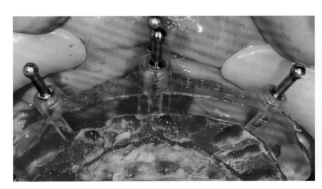

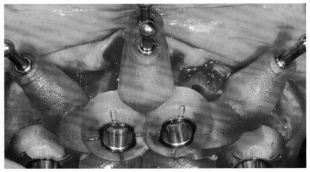

图 9-2-21　使用截骨导板截骨后,装上全程导板准备上颌前牙区种植手术

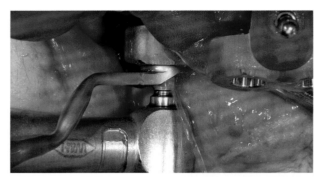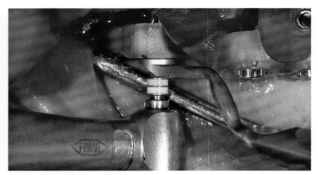

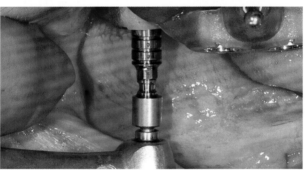

图 9-2-22   全程引导种植手术

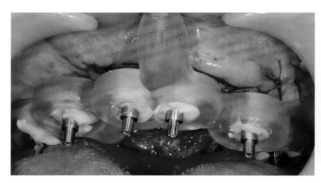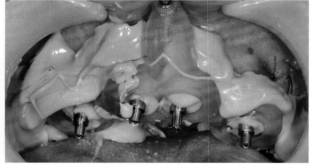

图 9-2-23   使用取模导板取模制作临时修复体

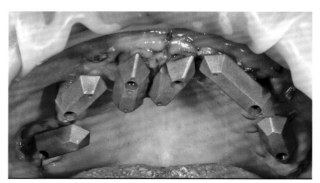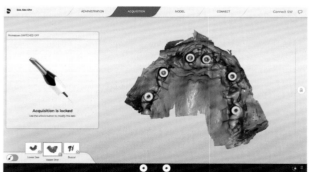

图 9-2-24   行口内扫描为正式修复作准备

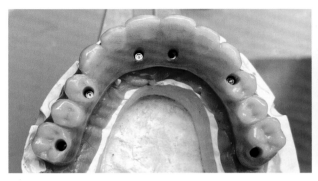 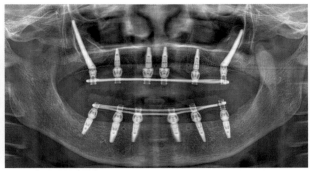

图 9-2-25　制作完成的临时修复体和戴牙后的全景片

以上 2 个病例演示了颧种植的数字化导板手术和即刻负载方案。第一个病例手术后已经追踪了 6 年,定期进行的临床和影像学检查结果显示了颧种植方案的可预测性。

对于有经验的医师,在掌握了与颧种植手术相关的上颌骨解剖特征后,自由手仍然是颧种植手术的主流术式。在口腔种植向数字化转型的过程中,口腔种植的各个环节例如诊断、设计治疗计划、执行手术方案、即刻行使功能、取模、制作正式修复体等都可以使用数字化技术来进行和完成。数字化口腔种植需要经过一个转型过程,其中涉及许多资源的投放、整合和优化。简单说就是需要投入时间和金钱,购买新的设备,学习新的技术,培养新的习惯。

最终数字化口腔种植能否为患者带来更好的治疗效果,为医师操作带来更大的帮助,现在还没有结论,但是笔者深信愿景是美好的。科技力量和创新精神会驱动口腔种植向前发展,当初 Brånemark 教授就是发挥了创新的精神和利用了科技的力量研发出了颧种植体这一新的种植系统。我们要以 Brånemark 教授为榜样,承传他创新的精神,同时拥抱数字化科技,尝试把颧种植方案发扬光大。引用 Brånemark 教授的话,不要让任何人把他们的牙齿留在一杯水中。相信颧种植数字化导板手术方案能让上颌骨严重萎缩的患者重新拥有固定和美观的牙齿。

（周国辉）

▶ 参考文献 ⋯⋯⋯⋯⋯⋯⋯⋯⋯⋯⋯⋯⋯⋯⋯⋯⋯⋯⋯⋯⋯⋯⋯⋯⋯⋯⋯⋯⋯⋯⋯⋯⋯

1. BRÅNEMARK P I, GRODAHL K, OHRNELL L O, et al. Zygoma fixture in the management of advanced atrophy of the maxilla: technique and long-term results. Scand J Plast Reconstr Surg Hand Surg, 2004, 38 (2): 70-85.

2. LEKHOLM U, ZARB G A. Patient selection and preparation//Brånemark PI, Zarb G A, Albrektsson T. Tissue integrated prostheses. Osseointegration in clinical dentistry. Chicago: Quintessence, 1985: 199-210.

3. TOLMAN D E. Reconstructive procedures with endosseous implants in grafted bone: a review of the literature. Int J Oral Maxillofac Implants, 1995; 10 (3): 275-294.

4. CHOW J, HUI E, LEE P K, et al. Zygomatic implants protocol for immediate occlusal loading: a preliminary report. J Oral Maxillofac Surg, 2006, 64 (5): 804-811.

5. BEDROSSIAN E, RANGERT B, STUMPEL L, et al. Immediate function with the zygomatic implant. A graftless solution

for the patient with mild to advanced atrophy of the maxilla. Int J Oral Maxillofac Implants, 2006, 21 (6): 937-942.

6. BEDROSSIAN E, SULLIVAN R M, FORTIN Y, et al. Fixed-prosthetic implant restoration of the edentulous maxilla: A systematic pretreatment evaluation method. J Oral Maxillofac Surg, 2008, 66 (1): 112-122.

7. APARICIO C. A proposed classification for zygomatic implant patient based on the zygoma anatomy guided approach (ZAGA): a cross-sectional survey. Eur J Oral Implantol, 2011, 4 (3): 269-275.

8. HÄMMERLE C H, CORDARO L, VAN ASSCHE N, et al. Digital technologies to support planning, treatment, and fabrication processes and outcome assessments in implant dentistry. Summary and consensus statements. The 4th EAO consensus conference. Clin Oral Impl Res, 2015, 26 Suppl 11: 97-101.

9. TAHMASEB A, WU V, WISMEIJER D, et al. The accuracy of static computer-aided implant surgery: a systematic review and Meta-Analysis. Clin Oral Impl Res, 2018, 29 suppl 16: 416-435.

10. VERCRUYSSEN M, LALEMAN I, JACOBS R, et al. Computer-supported implant planning and guided surgery: a narrative review. Clin Oral Impl Res, 2015, 26 Suppl 11: 69-76.

11. HUNG K F, AI Q Y, FAN S C, et al. Measurement of the zygomatic region for the optimal placement of quad zygomatic implants. Clin Implant Dent Relat Res, 2017, 19 (5): 841-848.

12. VAN STEENBERGHE D, MALEVEZ C, VAN CLEYNENBREUGEL J, et al. Accuracy of drilling guides for transfer from three-dimensional CT-based planning to placement of zygoma implants in human cadavers. Clin Oral Implants Res, 2003, 14 (1): 131-136.

13. VRIELINCK L, POLITIS C, SCHEPERS S, et al. Image-based planning and clinical validation of zygoma and pterygoid implant placement in patients with severe bone atrophy using customized drill guides: preliminary results from a prospective clinical follow-up study. Int J Oral Maxillofac Surg, 2003, 32 (1): 7-14

14. VERSTREKEN K, VAN CLEYNENBREUGEL J, MARTENS K, et al. An image-guided planning system for endosseous oral implants. IEEE Transactions on Medical Imaging, 1998, 17 (5): 842-852.

15. CHRCANOVIC B R, OLIVEIRA D R, CUSTÓDIO A L. Accuracy evaluation of computed tomography-derived stereolithographic surgical guides in zygomatic implant placement in human cadavers. J Oral Implantol, 2010, 36 (5): 345-355.

16. STELLA J, WARNER M. Sinus slot technique for simplification and improved orientation of zygomaticus dental implants: a technical note. Int J Oral Maxillofac Implants, 15 (6): 889-893.

17. WANG C, CHO S H, CHO D, et al. A 3D-printed guide to assist in sinus slot preparation for the optimization of zygomatic implant axis trajectory. J Prosthodont, 2020, 29 (2): 179-184.

18. SCHIROLI G, ANGIERO F, SILVESTRINI-BIAVATI A, et al. Zygomatic implant placement with flapless computer-guided surgery: a proposed clinical protocol. J Oral Maxillofac Surg, 2011, 69 (12): 2979-2989.

19. VAN ASSCHE N, QUIRYNEN M. Tolerance within a surgical guide. Clin Oral Impl Res, 2010, 21 (4): 455-458.

20. KOOP R, VERCRUYSSEN M, VERMEULEN K, et al. Tolerance within the sleeve inserts of different surgical guides for guided implant surgery. Clin. Oral Impl Res, 2013, 24 (6): 630-634.

21. CHOW J. A novel device for template-guided surgery of the zygomatic implants. Int J Oral Maxillofac Surg, 2016, 45 (10): 1253-1255.

22. CHOW J, WAT P, HUI E, et al. A new method to eliminate the risk of maxillary sinusitis with zygoma implants. Int J Oral Maxillofac Implants, 2010, 25 (6): 1233-1240.

第十章

颧种植手术导航系统的发展及临床应用

10

21 世纪以来,人类社会已经从农业社会、工业社会进入到了高速发展的信息社会,医学也已从传统的治病救人发展到今天的应用数字化信息技术来解释医学现象、解决医学难题、探讨医学机制、提高生命质量的数字医学和精准医疗,并成为全世界关注的焦点。随着新一代计算机智能化辅助系统的设计与研制,以及医疗放射影像学如 CT、磁共振成像(magnetic resonance image,MRI)、正电子发射体层成像(positive electron tomography,PET)、计算机图形图像学、空间定位跟踪技术等的发展,计算机辅助手术(computer-aided surgery,CAS)作为一门新兴学科应运而生,近年来已成为一个将医学、计算机科学、影像学、生物力学、机械学、材料学、机器人技术等诸多学科集为一体的新型交叉研究领域,同时也给包括口腔颌面外科、骨科、耳鼻咽喉科、神经外科等领域的手术带来了新的发展机遇。随着信息技术及数字医学的不断发展,计算机辅助手术已成为新一代临床手术的发展趋势,能有效提高手术精度、降低手术风险、实现精准与微创治疗。手术导航技术是计算机辅助手术领域的研究热点,近年来已被广泛应用于临床手术。

从 2000 年第一台颧种植导航手术开始,这项技术在引导颧种植体植入方面已经历了 20 多年的发展。从最初的模型实验、离体头颅实验到临床应用,医师们在不断总结经验、改良方法的基础上,使得导航引导颧种植体的植入获得了符合临床要求的良好的精度。在颧种植外科手术中,如何把数字化口腔种植方案从计算机软件的虚拟环境中转移到临床上实施一直没有找到一个重复性强、安全性高的方法,而导航技术的应用能够很好的解决这一难题。事实上,导航技术大大降低了颧种植外科手术的难度和风险。

第一节　手术导航系统的历史及原理

一、口腔种植手术导航系统的发展

(一) 手术导航系统发展

在传统的临床手术中,医师主要凭借医学理论结合经验来进行相应的操作,这种开放 - 观察 - 手术的流程往往无法保证手术的精度。即使是技术娴熟、经验丰富的医师主刀,在一些复杂、高难度的手术中,也很难控制手术器械或假体植入的精确位置。此外,对于如脊柱椎弓根螺钉植入、骨盆骨折骶髂关节螺钉植入等手术,医师在术中需要利用 C 型或 O 型臂 X 光机不断地进行透视,以此来确认和调整螺钉植入的方向,避开血管、神经等重要解剖结构,其缺点是辐射量大、手术时间长、对医师和患者都有伤害。

源于临床上复杂病例的治疗需求,外科医师与科学家合作研发了基于影像导向的手术辅助系统。事实上,手术导航系统是随着 CT 的逐步成熟而得以发展的,它通过结合导航立体定位框架、三维影像资料、术前规划软件及定位探针组成了初始的系统。

20 世纪 80 年代末,导航系统软件和定位功能得到了优化,系统能够准确定位术中器械尖端,可以完成实时跟踪与操作,这极大地增加了系统在临床工作中的实用性。此后,基于定位功能的成熟,导航系统得到飞速发展。1992 年,加拿大安大略医疗团队通过术前 CT 诊断制订治疗计划后,操控第一台应用于临床的计算机导航系统"Viewing Wand",完成了实时导航辅助下的神经外科手术,成为导航系统发展过程中重要的里程碑。之后,影像辅助手术技术逐渐扩展,成功应用于头颈部、脊椎、上颌窦和关节内窥镜等手术领域。到 21 世纪早期,计算机导航系统辅助手术已发展成为神经外科手术的标准术式之一。

(二) 导航系统在口腔种植领域的发展

1988 年 CT 三维重建发明后,导航系统正式应用于口腔领域。基于第一代种植手术规划软件的开发,第一个适用于种植领域的动态导航系统在 2000 年正式露面。它能利用术前影像资料规划种植体的位置和方向,对颌骨重要解剖结构进行手术安全距离设置,并于术中通过可视化路径实时监控器械位置,帮助术者进行种植窝的定位和预备,确保预备方向与术前设计保持一致。然而,第一代设备操作复杂、实时性差、仪器体积过于庞大等诸多不足限制了它在临床的推广应用。

近些年来,经过对导航仪不断的改良以及口腔临床 CBCT 的普及,全球多个厂家相继推出了专用于口腔种植手术的导航仪,如 IGI 系统、VISIT 系统、Robodent 系统等。这些种植专用的导航系统根据种植专业的特点,简化了导航手术步骤,提高了人机界面的可操控性,降低了学习曲线的难度,加快了这一技术在临床实践中的应用(图 10-1-1)。

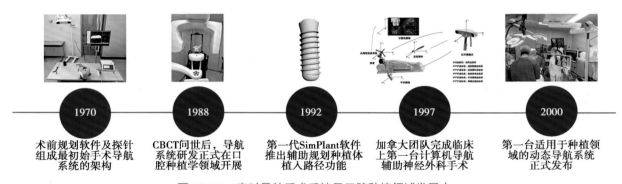

1970	1988	1992	1997	2000
术前规划软件及探针组成最初始手术导航系统的架构	CBCT问世后,导航系统研发正式在口腔种植学领域开展	第一代SimPlant软件推出辅助规划种植体植入路径功能	加拿大团队完成临床上第一台计算机导航辅助神经外科手术	第一台适用于种植领域的动态导航系统正式发布

图 10-1-1 实时导航手术系统于口腔种植领域发展史

计算机辅助术前种植规划系统的建立,使口腔种植科医师术前可以在三维图像上进行更准确的诊断。系统可以通过对患者 CT 或 CBCT 数据的解读,构造出患者内部结构的三维模型,任意旋转三维图像,从不同角度对要保护的血管、神经、上颌窦、眼眶、颞下窝等重要解剖结构进行了解,对术区及邻近区域的解剖有一个直观的认识。术者借由术前规划最优种植路径,获得颧种植体良好的植入和穿出位点位置,这样就可以实现颧种植体与颧骨最大面积接触和种植体间均匀分布,降低损伤颌面部重要解剖结构的风险,实现微创切口下的可视化操作。

颧种植手术因手术视野的限制,同时又毗邻一些重要的解剖结构,在扩孔和植入过程中,易因术者经验不足或手术失误造成严重并发症,因此实时手术导航系统的辅助就显得十分必要,尤其又以双颧植入和多枚颧种植体植入更能体现导航系统的作用及优势(图 10-1-2,图 10-1-3)。较可惜的是,全球目前尚未有厂家针对颧种植手术开发专用的商业化导航系统及规划软件。

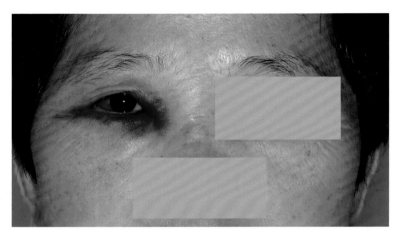

图 10-1-2   患者术后出现右眼结膜充血及眶区淤血

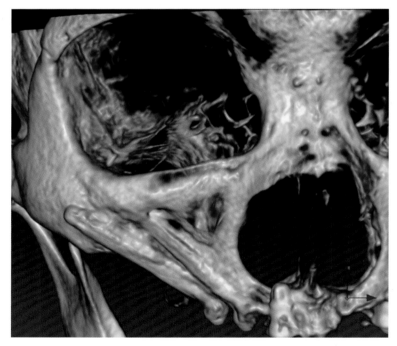

图 10-1-3   术后 CBCT 重建发现近中颧种植体尖端与右眼眶接近

二、手术导航系统原理

相较于静态导板,导航系统能够将术前规划完整地转移至术中,同时结合患者影像资料和配准技术,实现手术视野三维可视化及空间定位。

导航的原理是利用坐标矩阵转化技术,将真实的患者位置、手术器械工具和导航系统间转化为同空间坐标。使术中患者真实坐标 X-Y-Z 在计算机显示器上以对应的 X′-Y′-Z′ 坐标来显示。通过术前规划的种植路径得出相应的位置(起点、终端)和方向,术中通过导航器械尖端实现定位,最终精准植入种植体到规划的位置(图 10-1-4)。

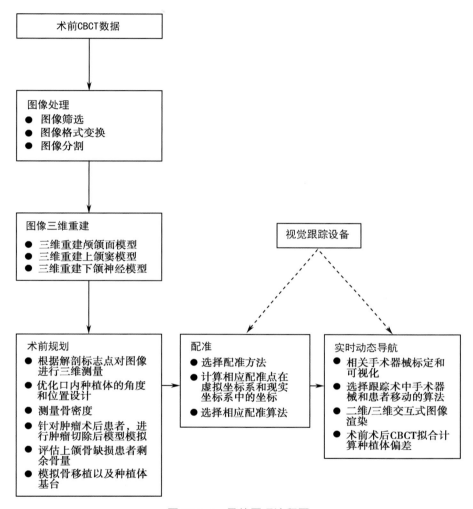

图 10-1-4　导航原理流程图

实现真实坐标与虚拟坐标间的转换必须要通过配准(registration)来完成。配准是计算机辅助手术实时导航系统中的关键技术,通过对术区周围的标记点进行识别和定位,来确定真实手术场景坐标相对于虚拟图像之间的坐标转换。完成配准后,导航探针可以精准地在屏幕上显示术者当前探及的位置及方向。术中种植专用手术钻头需要固定参考架,通过标定(calibration)来进行坐标矩阵转换才能在屏幕中显示真实位置(图 10-1-5)。

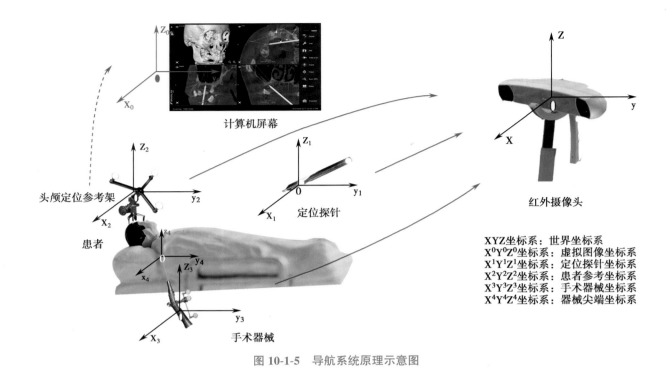

计算机屏幕

头颅定位参考架

患者

定位探针

红外摄像头

手术器械

XYZ坐标系：世界坐标系
$X^0Y^0Z^0$坐标系：虚拟图像坐标系
$X^1Y^1Z^1$坐标系：定位探针坐标系
$X^2Y^2Z^2$坐标系：患者参考坐标系
$X^3Y^3Z^3$坐标系：手术器械坐标系
$X^4Y^4Z^4$坐标系：器械尖端坐标系

图 10-1-5　导航系统原理示意图

三、手术导航系统关键技术

1. 空间定位跟踪技术　在手术导航系统中,定位跟踪技术是进行实时测量手术器械、植入物以及患者刚性解剖结构的空间位置和姿态的基础,并且其精度直接决定了导航系统的整体精度及手术质量。根据定位传感器的不同,可以分为机械定位法、超声波定位法、电磁定位法和光学定位法。机械定位法主要是在 20 世纪 90 年代前使用,医师利用精密的机械结构来达到测量和定位的目的,但其属于接触式定位法,医师需要人工调整,并在患者的颅骨等组织上钻孔、打钉,安装固定装置,给患者造成一定的创伤。进一步发展的数字化机械臂,如代表性的 Viewing Wand 作为空间定位设备,虽然定位精度比较高,但其结构复杂,占地空间大,操作烦琐、费时,关节间运动的灵活性较差,并且固定装置和制动器的位移还会产生误差。

超声波定位法、电磁定位法和光学定位法都属于非接触式空间定位法。超声波定位跟踪是基于测量超声波的传播时间来实现的,通过系统中的超声波发射器向目标物体发射超声波,接触到目标物体后被反射回来,经超声波接收器接收。已知超声波在空气中的传播速度且为常数,利用测量其发射到接收之间的时间差,可以计算出发射器到目标物体之间的距离,确定其空间位置。虽然超声波定位系统价格便宜,但该方法的缺点是定位精度不稳定,容易受到周围环境(包括温度、湿度、空气位移、空气非均匀性)以及发射器尺寸等因素的影响,且由于超声波在空气中的传播距离较短,导致适用于范围较小,测距距离较短的问题。

电磁定位技术的工作原理与超声波定位法类似,它利用三个磁场发生器线圈定义三个空间方向,然后通过一个磁场探测器线圈检测由发生器发射的低频电磁波,根据已知的发生器相对位置关系和接收到的相关信息就可以计算出探测器的空间位置,从而对目标进行立体定位。虽然该方法具有成本低、便携性强、操作简单等特点,但其系统磁场对工作空间中任何金属物体(例如手术区域中的铁磁性仪器)的引入都很敏感,从而影响定位精度。

光学定位法因其精度高、可靠性好,发展前途无量,目前已被广泛使用,成为手术导航系统中的主流定位方法。该方法通过装有红外线滤波片的摄像头接收目标对象传输的红外光,再根据立体视觉原理重建出目标对象的空间位置,其精度可达到 0.5mm 以内。此外,根据被观察目标是否主动发射光源信号,定位跟踪系统又可分为主动式和被动式两种。主动式光学定位器通常是将一组红外发光二极管集成在需要被跟踪的刚体上,然后摄像头接收发光二极管发射的光源信号,以此可以获得发光二极管的空间位置并推知目标物体的空间位置和运动情况。被动式光学定位器则是将涂有特殊材料的银白色反光小球作为标记点并集成在目标对象上,利用反光小球反射红外光信号来进行空间目标的定位和跟踪。这种定位方式的优点在于定位装置的安装和操作灵活方便,被跟踪的对象不需要导线连接,便于手术器械的更换。

2. 配准技术　配准是手术导航系统中的另一项关键技术,它指的是导航系统将虚拟图像坐标系(手术前,获取的患者 CT/CBCT、MRI 等医学影像数据经处理后,在计算机图像空间中形成的坐标系)与真实场景坐标系(手术中,患者实体坐标系,或由导航定位装置与患者实体构建成的参考坐标系)之间建立准确的空间转换关系,从而能够将跟踪到的手术器械与患者的相对运动关系正确实时地反映在计算机屏幕上,引导医师按照预先规划的方案施行手术,达到对手术过程进行监视和控制的目的。配准的方法和精度直接关系到整个导航系统的鲁棒性、可行性及可靠性,根据算法不同,常用的配准方法分为基于点对点的配准(point-to-point/point-based registration)、基于表面匹配的配准(surface matching/Surface-based registration)和基于点和面联合应用的配准(point-to-point combined with surface-based registration)。

(1)基于点对点的配准方法:是目前临床中应用最广泛的空间配准方法,它是利用在虚拟图像空间和患者实体空间中一系列对应的基准点(点的数目至少为 3 个)来计算两者之间的空间转换矩阵,使对应点在两个坐标系间的均方根误差最小,实现虚实空间的配准。基准点可分为人工标记点和解剖标志点两类,其中人工标记点包括在骨组织中植入钛螺钉或在患者皮肤表面粘贴若干标记,术前跟随患者一起通过 CT/CBCT 或 MRI 扫描,术中利用导航系统识别图像上的标记与患者身上的标记进行配准。标记植入骨内的方法配准效果比较精确,但会给患者造成身体创伤和痛苦,从而不易被患者所接受。粘贴标记的方法虽对患者无损伤,但由于皮肤软组织的变形往往会导致标记发生位移,进而影响配准的精度。而基于解剖标志点的配准方法则是医师选取患者的骨性标志点、牙齿、眼角等在图像和真实患者身上易于识别的解剖特征作为配准基准点,虽然无须植入或粘贴标记物,但选取标志点时完全凭借医师自身的判断和经验来完成,受人为因素的影响较大,配准精度可能不够理想。

(2)基于表面匹配的配准方法:利用定位探针或激光扫描设备(如 Softouch 和 Z-touch)在患者实体上(皮肤、骨质表面区域等)拾取点云,同时在虚拟图像中的患者三维重建模型上也提取一组点云,然后将2组点云进行配准,计算最优的空间变换矩阵。该配准方法无须使用标记点,可免去配准扫描和逐个选取配准点对,因此操作起来更加方便和节约成本,其中最常用的是基于最近点迭代算法(iterative closest point,ICP)的配准。ICP算法不需要预先知道2个点云中所有点的对应关系,而是以一个假设的初始变换矩阵为基础,通过不断地迭代优化,最终得到一个最优的映射矩阵,但该算法对两匹配对象的相对初始位置要求较高,有时会出现局部最优而全局无法收敛的情况,且鲁棒性(robustness)不强,配准精度难以保证。

(3)基于点和面联合应用的配准方法:将上述两种配准方法有效结合起来,医师首先利用患者的若干解剖标志点进行点对点转换获得一个相对粗略的配准矩阵,然后再以该矩阵作为面配准的初始变换进行迭代优化,最终使配准精度满足临床手术要求。该方法既可以避免配准步骤对患者造成额外的损伤,同时又减少了迭代次数和错误匹配的可能,提高了算法的运行效率,并且比单独使用解剖标志点或表面匹配进行配准具有更高的精度。

就配准误差而言,比利时鲁汶大学的孙毅博士等人利用Brainlab导航系统分别对基于患者面部特征的表面匹配、基于解剖标志点的配准、基于导板基准点的配准这三种方法在正颌手术中的应用进行了误差分析。结果表明,单独使用面部轮廓匹配的配准误差最大,成功率(在临床可接受的误差范围内)要远远低于其他两种点配准方法,而基于导板基准点的配准方法则最可靠,成功率为100%,最大目标点配准误差在1.5mm以内。此外,影响配准精度的因素还包括定位跟踪仪自身的误差、探针或激光扫描仪选取基准点的偏差等。

第二节 颧种植手术导航系统的组成

一、术前规划软件和术中导航软件

临床医师在术前规划软件中导入患者的三维影像数据,通过软件设定的功能,模拟种植体的植入来进行术前诊断,同时确认治疗方案及可实施的路径规划。

在实际临床操作中,患者配戴放射线阻射的术前诊断蜡型或虚拟排牙先进行CBCT扫描,然后将获得的CBCT数据导入术前规划软件内。此时,三维重建图像上显示有阻射的排牙,这样就可以直接观察到理想排列的牙齿位置和下方剩余牙槽骨的关系。以此在重建的三维影像上确定颧种植体的植入位点和穿出位点,就可以十分方便地完成修复引导外科下的术前规划。

在设计颧种植体位置时,如涉及一侧植入2枚及以上颧种植体,设计时需要避免种植体间植入路径间距过窄或角度过大等不良方案,同时还需要避让颧种植体出点附近重要的解剖结构,防止种植体突破损伤眶内容物或进入颞下窝等造成严重术中、术后并发症。

在实施外科手术的过程中,术中导航软件可以帮助实现术前规划的路径,实时追踪手术区域中钻针或种植体的位置,通过三维可视化的优势引导外科医师完成精确操作,提高手术的精确性和安全性。

因患者张口度受限或下颌牙列伸长阻挡等特殊情况,临床上难以实现术前最优路径规划时,术中导航软件具有实时更改手术路径方案的强大优势,可找寻新的牙槽嵴穿入点与颧骨出点进行相应种植体角度与长度的调整。

借助术中导航软件,术者可以在实时观察手术器械位置的同时完成手术操作,这样就能实现实时定位、调整、控制钻孔路径及角度。大部分软件也设置了偏离报警点,当术者在偏离扩孔路径时能及时发出警报(图 10-2-1,图 10-2-2)。上述这些功能使得术者能够按照术前手术规划精确植入 1 枚、2 枚或多枚颧种植体于一侧颧骨成为可能。

当进行颧种植自由手手术时,由于术区周围复杂的解剖结构和相对较高的手术风险,为获得提供良好的视野,临床医师会扩大切口范围,进行充分翻瓣暴露。暴露的范围包括上颌骨牙槽突、上颌骨外侧壁,直至颧弓上缘。术中会在颧骨切迹处放置软组织拉钩,扩大视野。在颧种植体扩孔、植入时,有学者甚至建议为防止入眶等严重并发症出现,要观察到种植体尖端穿出颧骨的位置。这一方面会增加手术的创伤和患者的术后反应,另一方面也会增加操作的难度和手术时间。颧骨体部有颧大肌与颧小肌的附着(图 10-2-3),颧骨下缘有咬肌的附着,尤其是咬肌的附着非常紧密,大大地增加了翻瓣的难度,在术中往往需要配合锐性分离,才能分离咬肌附着,扩大翻瓣范围。关闭创面时需将分离的咬肌复位,以防止颧骨后间隙的形成,减少术后水肿及血肿的发生。而通过导航的引导,就可以大大减小翻瓣的范围,能够实现全程可视化操作,降低了术中半盲操作可能引发的风险。

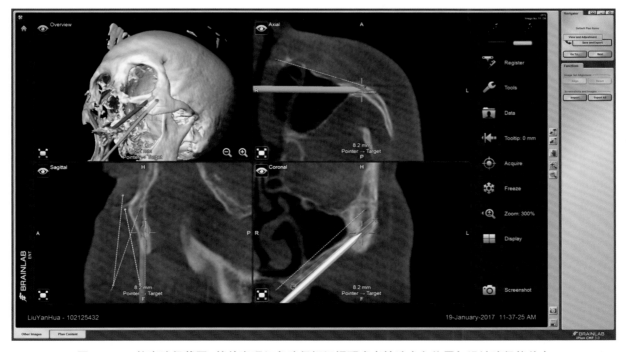

图 10-2-1　偏离路径截图:软件出现红色路径标记提醒术者钻孔方向位置与设计路径偏差大

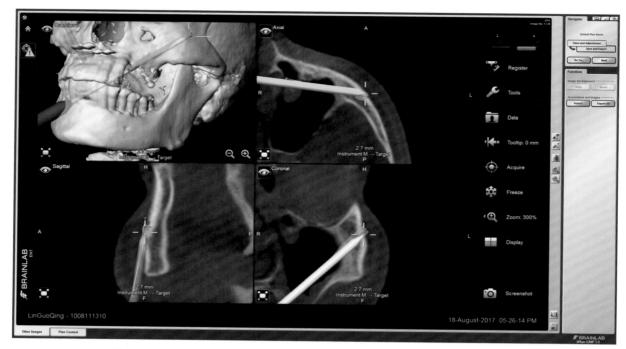

图 10-2-2　正确路径截图：当扩孔路径与设计路径一致时，软件显示路径为绿色

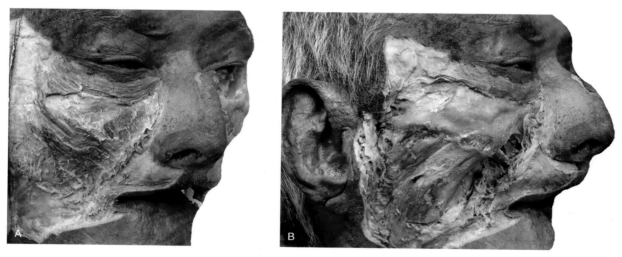

图 10-2-3　颧骨周围肌肉附丽
A. 颧骨上方颧大肌及颧小肌覆盖　B. 咬肌前缘附丽于颧骨下缘

二、硬件和导航工具

（一）硬件

数据处理计算机、监控屏幕、键盘、鼠标等硬件都整合于定制的手术工作站（图 10-2-4）。

（二）配准、标定设备

要实现在术中实时追踪手术器械和患者位置，需要将真实坐标系和虚拟坐标系通过配准点进行坐标矩阵变换，实现实时显示位置的目的。由于配准过程需要专用配准器械（图 10-2-5），要实现手术器械的实时显示,则需要标定步骤。配准标定设备主要包括配准钉、配准探针、标定块及光学反射球。通常采用经过特殊设计,在 CBCT 上能清晰分辨出中心点的骨螺钉作为配准钉。首先医师会在患者的口内植入数枚骨螺钉,螺钉的分布应尽量均匀。之后,患者接受 CBCT 检查,将 CBCT 数据导入术前规划软件中,使用软件标记出配准钉中心点的位置。导航系统提供的探针上自带 2~3 个光学反射球,通过在红外线追踪摄像头的视野范围内,用探针尖端探及现实中配准钉中心点位置,即能实现配准过程。标定块为装有 2~3 个光学反射球的金属制品,表面有与钻针直径适配的不同直径的孔洞,在红外线追踪摄像头的视野范围内,将带有钻针的手术器械插入相应的孔内,即可完成手术器械的标定。

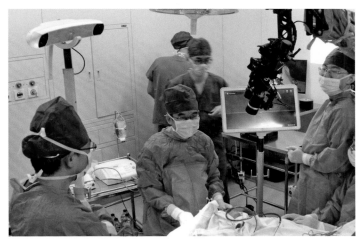

图 10-2-4　显示器、追踪摄像头及工作站

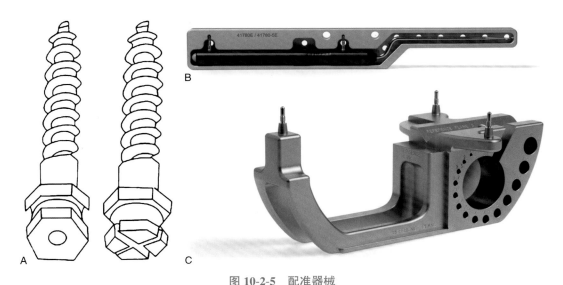

图 10-2-5　配准器械

A.圆锥形凹槽配准钉(左侧),十字花凹槽配准钉(右侧)　B.配准探针　C.标定块

(三)追踪系统

导航手术中,追踪系统能够实时追踪手术器械的移动和方向,计算手术工具与患者实际位置间的距

离,同时转换到三维影像上。追踪系统一般可分为可见光和不可见光两类,前者易受环境因素影响,目前多采用不可见光追踪系统。

　　追踪系统的主要构成:红外线追踪摄像头、参考架、光学反射球(图10-2-6)。参考架是固定于颧种植专用手术机头和患者头部的定位装置,在参考架上通过放置光学反射球,可以使手术工具和患者的坐标得到转换。

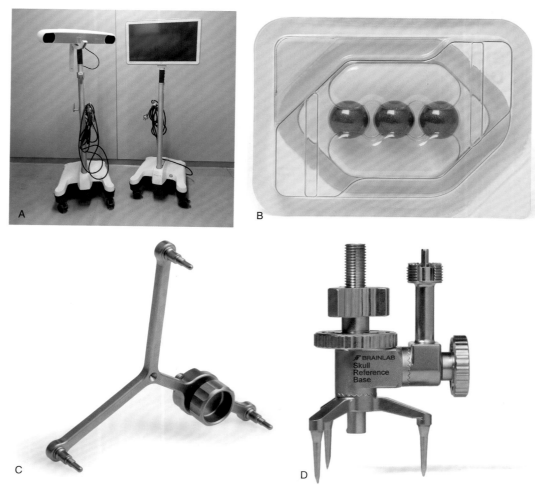

图 10-2-6　追踪设备
A.红外线追踪摄像头及显示器　B.光学反射球　C.手机参考架　D.头颅参考架

　　红外线追踪摄像头通过参考架上的光学反射球能接收到患者的实时位置,同时通过种植手机上的光学反射球,跟踪到钻头的实时位置,在追踪位置的同时将信号传回计算机(图10-2-7)。需要注意的是,红外线摄像头与参考架需保持在一定范围内,且两者之间不能有任何障碍物。

　　光学追踪系统是目前种植导航系统中较常用的定位方法,可分为主动追踪和被动追踪两种方式。前者在参考架上直接配有供电光源,自主发出信号给红外线追踪装置,但存在参考架重量过大的问题(图10-2-8,图10-2-9)。后者通过参考架上的反射球将红外线发光二极管发出的信号反射回红外线相机,把术区信号转换给计算机。

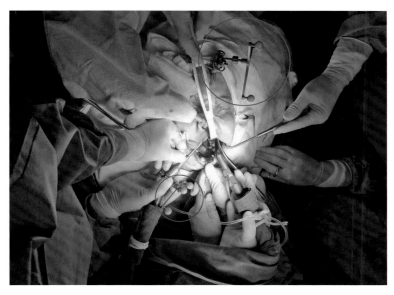

图 10-2-7　参考架上的光学反射球（右上方红圈）及种植手机上的
光学反射球（左下方红圈）在颧种植手术中的位置

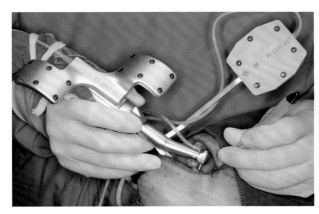

图 10-2-8　主动式追踪系统辅助种植体植入

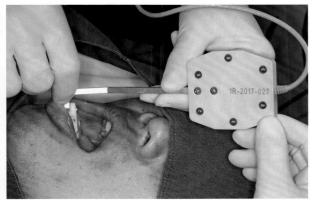

图 10-2-9　主动式追踪系统的参考架配有供电光源

　　目前在口腔种植领域，多数导航仪采用的是被动追踪模式。此方法的优点包括手术参考架易于消毒，达到无菌手术的要求；一次性反光球的使用能确保手术追踪精度。不论是主动追踪或被动追踪，整个手术过程中，参考架必须稳固地固定于手术器械和患者身上，术中一旦发生任一参考架的松动移位，都会导致系统坐标转换错误，给手术带来误差和风险。

　　早在 20 世纪 90 年代末期，本书作者团队与上海交通大学机械动力学院进行研发合作，致力于国产化导航仪器的研发和临床应用，构建了计算机辅助口腔种植手术实时导航系统（image guided oral implant system，IGOIS）。

　　IGOIS 的几大关键技术及其实现，包括图像三维重建与口腔种植手术规划、配准、实时导航技术等均达到了国产化。在完成体外模型测试及获得可靠精度后，首次在国内将手术导航系统应用于颧种植临床领域，获得了较好的可靠性和精度（图 10-2-10~ 图 10-2-13）。

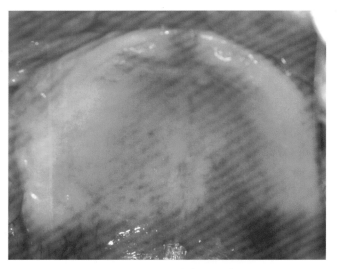

图 10-2-10　无牙颌患者上颌殆面观

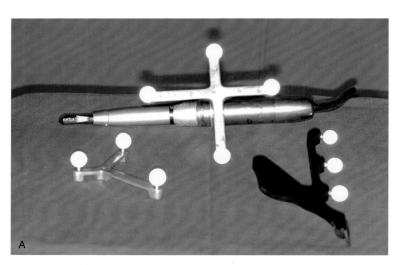

A

光学定位跟踪仪　　　　　多自由度调节支架

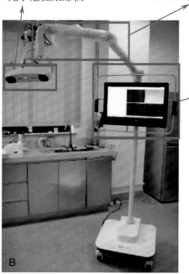

B

导航一体化工作站：

计算机型号：联想扬天 s773

CPU：Intel® Core™ i7-3770s
（频率: 3.10GHz）

内存：8GB

显卡：AMD Radeon HD 7650A

硬盘：128GB+2TB

操作系统：Windows 7 64bit

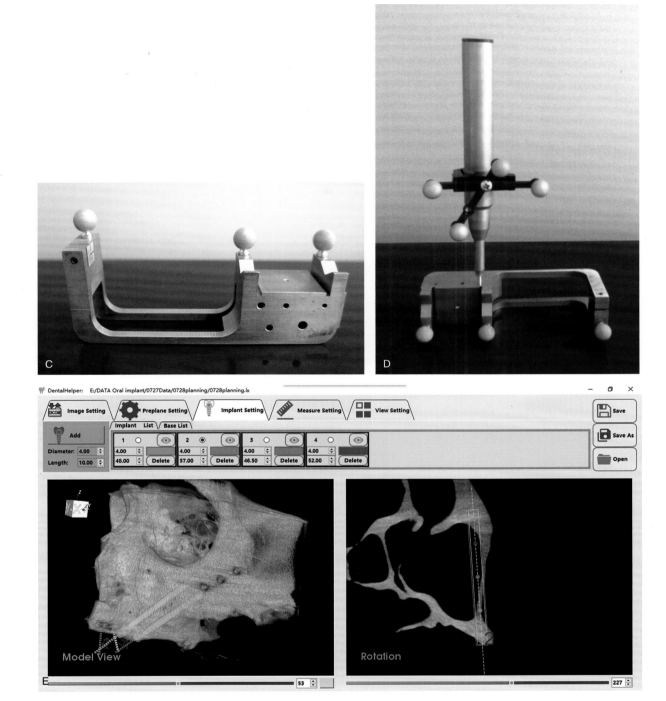

图 10-2-11 术前

A. IGOIS 导航器械（参考架、探针） B. IGOIS 红外线摄像头及工作站

C. IGOIS 标定块 D. 轴线标定 E. 国产导航软件（Dental Helper）

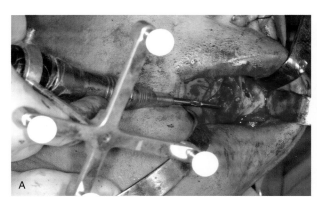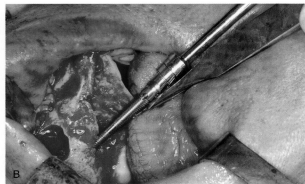

图 10-2-12　术中

A. IGOIS 引导下备洞　B. 颧种植体植入

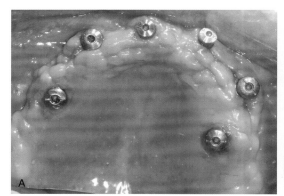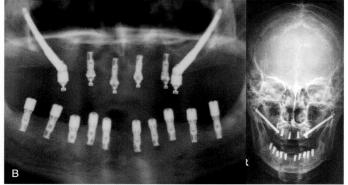

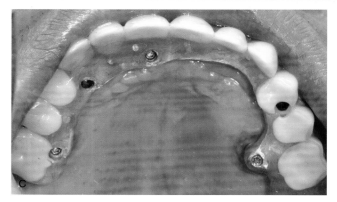

图 10-2-13　术后

A. 术后上颌𬌗面观　B. 术后全景片及头颅正位片显示颧种植体植入的位置

C. 最终修复体𬌗面观

第三节　导航系统辅助颧种植体植入手术流程

一、基本流程

导航系统辅助颧种植体植入的基本手术流程包括以下步骤(图 10-3-1)。

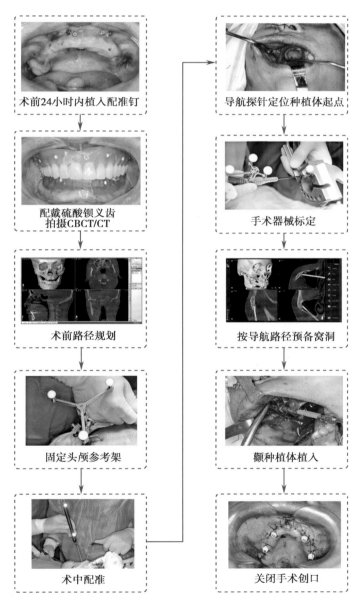

图 10-3-1　导航系统辅助颧种植体植入流程图

（1）获得患者已植入配准标记的 CT/CBCT 图像并进行三维重建，根据牙槽骨、颧骨形态及骨量规划颧种植体植入路径。

（2）术中以植入的配准点为基础，使用探针进行计算机三维重建图像和真实人体的配准。

（3）手术器械的术中标定。

（4）通过主动或者被动跟踪的方法，实时定位钻头在患者体内的位置，根据术前规划路径完成扩孔和植入。

二、术前准备

无牙颌或重度牙周炎寻求颧种植治疗的患者，上颌牙槽骨的形态、咬合关系都发生了改变。导航系统辅助手术能完全复制术前规划软件的设计与理念，因此通过给予患者一个准确的术前诊断蜡型，帮助确定颧种植体的穿入位点和修复体类型是术前规划和设计的重点。

让患者配戴含有阻射材料（如硫酸钡）的诊断义齿拍摄术前 CBCT/CT，可同时获得义齿牙列信息、上颌骨骨量信息及两者的位置关系。基于排牙的位置先确定颧种植体穿入位点（图 10-3-2），通常单颧种植于上颌第二前磨牙/第一磨牙牙槽嵴区域穿入，双侧双颧近中种植体于上颌侧切牙/尖牙牙槽嵴顶区域穿入，远中种植体于上颌第二前磨牙/第一磨牙牙槽嵴区域穿入。之后，在颧骨区确定种植体的出点，其中包括：①确保种植体尖端有足量的颧骨包绕，②种植体尖端距离重要解剖结构的安全距离至少为 2mm，③多枚颧种植体间至少间隔 3mm 等多个要点。根据入点和出点的位置规划种植路径，同时观测颧种植体路径和上颌窦、上颌窦侧壁的位置关系（图 10-3-3）。

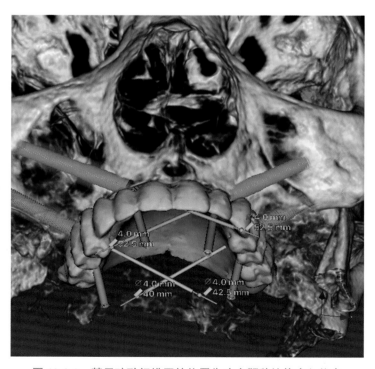

图 10-3-2　基于硫酸钡排牙的位置先确定颧种植体穿入位点

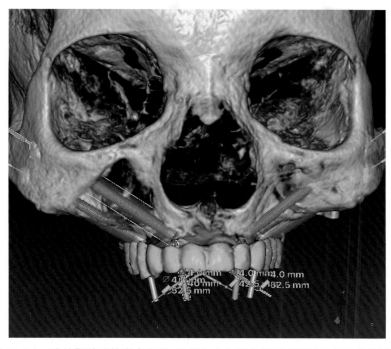

图 10-3-3　确认颧种植体出点位置,连接入点与出点即形成颧种植体路径的设计

三、配准

实时手术导航系统的基础为配准。通过匹配术区的标记点和工作站三维影像上的标记点,可将手术空间和工作站图像空间相结合,这一过程对手术精度有直接、显著的影响。

配准方法可分为非侵入配准和侵入配准两种。其中,解剖配准标记(图 10-3-4)、殆垫配准标记、粘固配准标记和面部扫描属于非侵入配准(图 10-3-5)。植入配准钉属于侵入配准(图 10-3-6,图 10-3-7)。

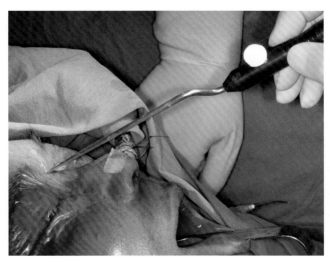

图 10-3-4　利用鼻根点进行解剖标志配准

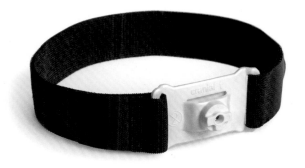

图 10-3-5　头带式配准标记

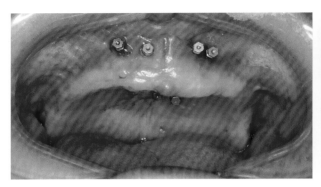

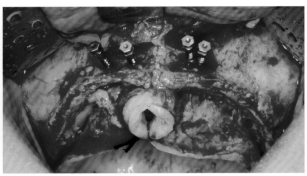

图 10-3-6   植入配准钉标记   图 10-3-7   翻瓣后仍保持稳固的植入配准钉标记

配准方法还可根据是否基于人工设置,分为人工标记点配准(Marker-based)和无人工标记点的配准(Marker-free)。前者是利用殆垫、钛钉等器械作为特殊标记固定于术区周围来实现空间结合配准。后者是利用患者本身的解剖标志作为标记点来完成配准。

配准方式会造成手术精准度的差异,临床医师需要了解不同配准方式的特点,选择符合适应证的病例。解剖标志配准需要在显著的解剖结构上进行,这类解剖标记需在 CBCT/CT 影像上易于识别。粘固于皮肤上的配准标志要确保其在术中不易脱落和移动。骨固位的配准钉需选择在骨量较好的区域植入,以确保获得足够固位力且不对手术造成影响。

常规种植患者可以利用天然牙的尖窝形态设定多个配准标志来完成配准,而颧种植患者因缺少稳固天然牙无法达到良好的解剖配准精度,常使用配准金标准——植入侵入配准钉作为配准标记点。

配准钉植入数量和位置会形成不同的配准组合,对手术精度产生显著的影响。West 提出配准的基本原则得到了多数学者的认同,其核心是:①配准钉需要均匀广泛分布;②配准组合的中心应尽量靠近主要手术区域;③避免将配准钉排列成线性或近线性;④在术区尽可能多地放置配准钉。对于严重萎缩的无牙上颌患者,为保证植入配准钉在术中的稳定性,在选择配准钉植入区域时,不仅需要考虑到它们的分布,也要排除剩余骨量过差的区域。

严重萎缩无牙上颌能用于固定配准钉的区域非常有限。临床中常以上颌前鼻嵴附近、双侧上颌结节区以及腭中缝作为配准钉的植入区(图 10-3-8)。体外试验证实,将 6 枚以上配准钉均匀广泛植入上述区域可获得颧种植导航手术良好的配准精度。临床中为防止配准钉植入后发生移位或脱落,常在手术前数小时植入配准钉。为确保术中上述每个区域至少有 1 枚留存,每个区域实际植入配准钉数目为2~3 枚。

患者植入配准钉后戴入放射线阻射的义齿,拍摄 CBCT 或 CT 取得实时影像学资料。将数据资料导入术前规划软件,依序将配准钉平面中心点于软件中的冠状面、矢状面和侧向面进行识别定位。配准钉的识别与定位由医师手动调试完成,需要准确地定位在配准钉中心,此中心点与手术导航探针配准位置一致。若在手动定位时产生一定的偏差,会造成整体精度的下降。

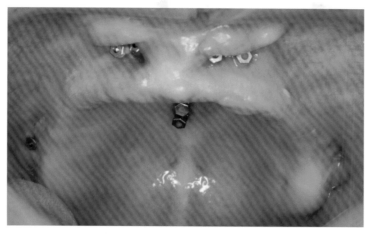

图 10-3-8　严重萎缩无牙上颌配准钉分布位置：上颌前鼻嵴附近、双侧上颌结节区以及腭中缝区域，注意配准钉的位置和数目

四、术中导航

实时导航系统将术中手术空间和工作站图像空间结合必须通过配准实现，配准为术中导航的第一步。为确保获得正确的手术坐标矩阵转换，患者头颅参考架、颧种植手机参考架及反射球必须安装牢固（图 10-3-9）。

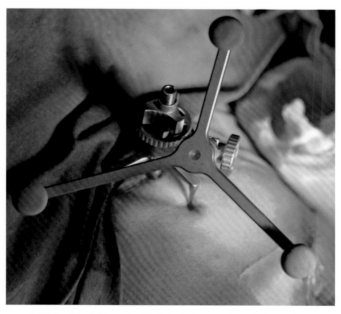

图 10-3-9　头颅参考架安装完成，需确保在术中不发生移动，以免降低导航精度

利用导航探针，依序对术前已识别的配准钉进行适配。完成配准后，通过红外线相机扫描，导航系统工作站屏幕即能显示出患者影像学资料、导航探针与患者间的相对距离与方向。利用导航探针可以容易找寻到术前预设的起点（图 10-3-10）。

使用颧种植钻头预备种植窝前，必须通过标定来确定不同钻头的尖端位置（图 10-3-11）。

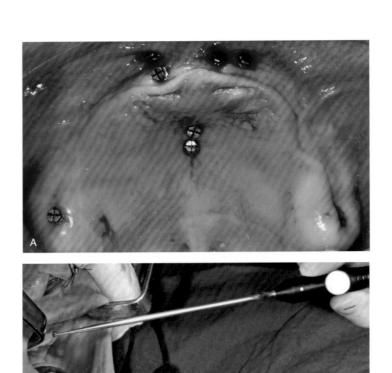

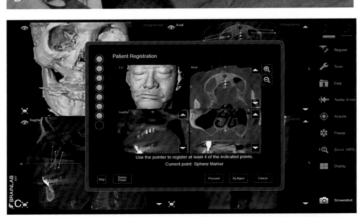

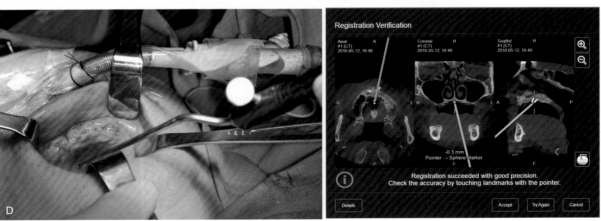

图 10-3-10　配准过程

A. 术前配准钉植入　B. 探针放置到配准钉凹槽中进行配准过程　C. 按顺序逐一完成配准钉配准

D. 配准结束后验证配准精度

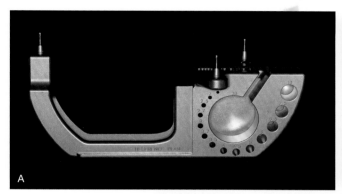
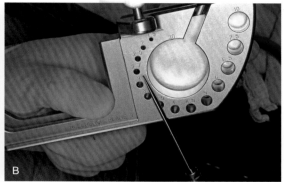
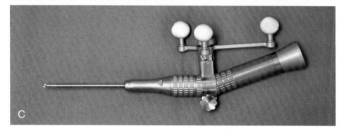

图 10-3-11　标定器械

A. 标定块　B. 根据钻针直径选择相应的标定孔　C. 带有支架的颧种植手机

　　将颧种植手机经标定孔插入标定器械底部后,导航系统会计算出手机参考架至钻头尖端的距离,并将手术参考架坐标转移至钻头尖端。完成标定后,导航屏幕上即显示出钻头位置及方向长轴(图 10-3-12)。在导航系统指示下,术者严格遵照术前规划进行逐级备洞,屏幕将实时显示钻头所在位置及路径,同时可显现周围解剖结构(图 10-3-13,图 10-3-14)。在整个扩孔过程中,每更换一个扩孔钻,都必须再次进行标定,术者全程都可以调整器械方向及位置直至种植窝洞预备完成(图 10-3-15)。扩孔完成后,在导航引导下植入颧种植体(图 10-3-16,图 10-3-17)。

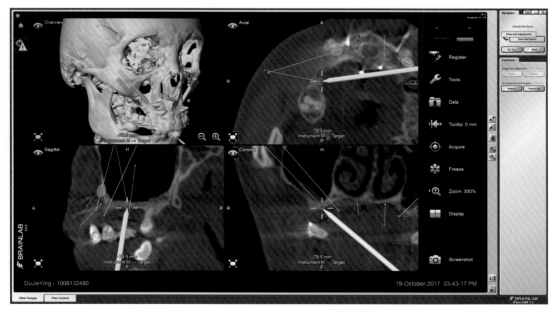

图 10-3-12　标定完成后,导航屏幕上即显示规划路径和起始点

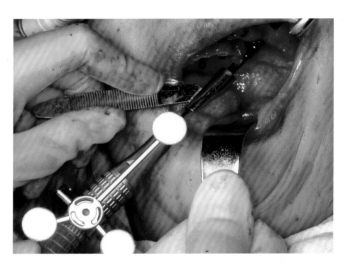

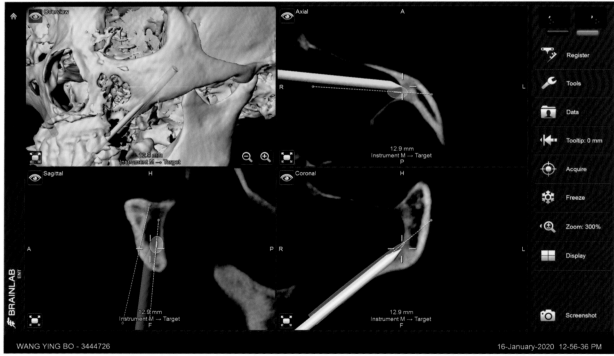

图 10-3-13 左侧颧种植扩孔过程中,屏幕实时显示钻头行进路径和方向,同时背景黄色虚线显示规划路径

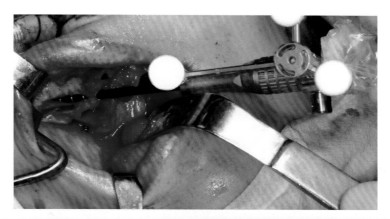

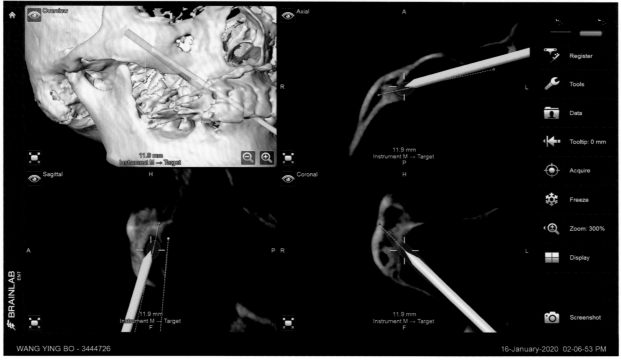

图 10-3-14 右侧颧种植扩孔过程中,屏幕实时显示钻头行进路径和方向,同时背景红色虚线显示规划路径

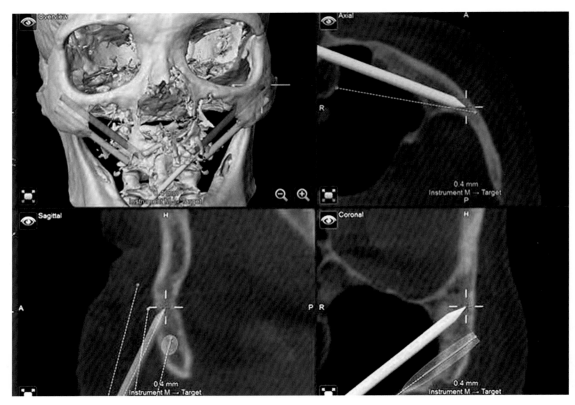

图 10-3-15   使用扩孔钻扩孔到达规划路线的止点

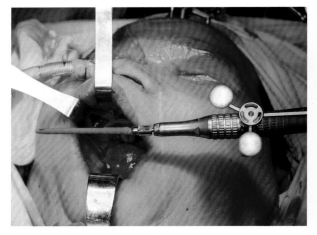

图 10-3-16   利用导航器械放置颧种植体至规划位置

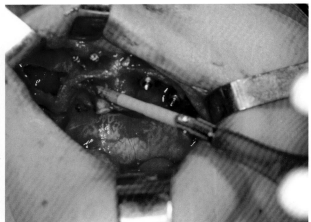

图 10-3-17   导航辅助种植体植入

五、术后误差测量

导航系统的显著优势在于能将术前设计的种植体植入位置和方向高精度地复制于患者口内。术后拍摄 CBCT/CT 可获得种植体的实际位置,将这一数据与术前规划位置通过软件拟合,可得到种植体的起点、止点和角度误差(图 10-3-18)。

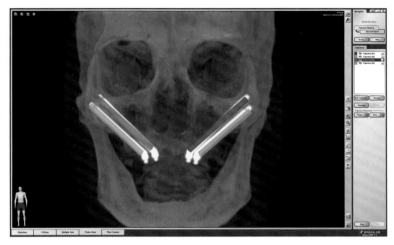

图 10-3-18 术后 CBCT 中对颧种植体的位置与术前设计位置进行拟合,
可得到种植体的植入精度

常规种植导航的体外研究结果表明,通过动态导航手术系统辅助,在离体头颅内植入常规种植体的起点误差、止点误差和角度误差分别是 0.58mm、0.79mm 和 3.55°。临床上得到的误差结果会略高于离体头颅,起点误差、止点误差和角度误差分别为 1.00mm、1.30mm 和 6.40°。离体头颅和 3D 打印头颅因未受限于患者体位、开口度、唾液血液干扰及手术器械和导航系统操作等影响,研究所得的精度会略高于临床研究。

目前,国内外已有多个品牌的口腔种植导航系统及设备。近期的一项研究比较了多个不同导航系统间的误差,对动态导航系统辅助下植入的 1 041 枚常规种植体进行起止点位置和角度进行分析,Treon 系统的起止点误差分别为 0.90mm 和 0.60mm,IGI 系统为 0.39mm 和 0.50mm,Robodent 系统为 0.35mm 和 0.47mm,Visit 系统为 0.72mm 和 0.99mm。上述导航系统辅助常规种植体植入的平均误差均在 1mm 以内,因此可认为,导航辅助植入种植体不仅适用于骨量充足不翻瓣微创种植手术,同样也适合于剩余骨量不足、邻近重要解剖结构的复杂种植。

文献中关于导航辅助颧种植植入精度的报道较少,多集中于一些体外试验和病例报道(表 10-3-1)。

2016 年,本书作者团队完成的临床研究检测了动态导航辅助颧种植体植入的精度。研究将导航软件术前规划路径和术后影像进行融合,测得 52 枚颧种植体的起点误差、止点误差和角度误差分别是 1.24mm、1.84mm 和 2.12°。这与之前在离体头颅及 3D 打印头颅上研究动态导航系统辅助颧种植体植入精确性的实验结果相近。

事实上,使用头颅模型或尸体头颅来进行体外实验中的误差可能被低估。在临床环境中,由于唾液或血液的干扰,配准过程变得更加复杂。在临床操作中,固定于骨内配准钉的稳固度受剩余骨量的限制,对于上颌剩余骨量极差的患者,部分配准钉在进行配准时稳定性不佳,翻瓣过程中就发生了脱落或移位。因此,临床上想要获得较稳定的配准精度,应在骨量充足的位点适当增加配准钉数目,预防术中可能发生的配准钉损失。

表 10-3-1　导航辅助颧种植植入精度的报道

年份	作者	研究类型	导航系统	纳入病例	种植体数量／枚	病例种类	结果及结论
2000	Schramm A 等	体内试验	Stryker Leibinger	1	3	颌骨缺损	首例病例报告，颧种植体完成精准植入
2001	Watzinger 等	尸体实验	VISIT	5	10	—	8 枚种植体获得较高的颧骨 - 种植体接触面积
2007	Kreissl 等	体内试验	VoXim	1	1	颌骨缺损	颧种植体植入与术前设计精准度高
2009	Chen 等	模型实验 + 体内试验	IGOIS	1	15 2	上颌无牙颌	精度在 2mm 和 5° 以内，导航系统在颧种植体植入中非常有帮助
2011	Chen X 等	体内试验	AccuNavi	1	3	颌骨缺损	导航系统辅助植入颧种植体可靠
2015	Pellegrino 等	体内试验	ImplaNav	5	17	颌骨缺损	导航系统应用于颌骨缺损患者颧种植植入可获得较高的精度
2016	Hung 等	体内试验	Brainlab	1	3	颌骨缺损	导航系统辅助植入颧种植体是一种可行的方法
2017	Gasparini 等	体内试验	—	1	3	颌骨缺损	导航可辅助颧种植更精确地植入
2017	Hung 等	体内试验	Brainlab	10	40	上颌无牙颌	导航辅助颧种植体植入的精度，入口精度为 1.35mm，出口精度为 2.15mm，出口角度偏差为 2.05°
2018	Wang 等	体内试验	Brainlab	15	52	上颌无牙颌	导航植入颧种植体的方法可行可靠，潜在并发症减少，并可充分利用颧骨骨量

　　与单纯使用导板进行颧种植引导手术比较，实时导航这一技术在植入精度上有着明显的优势。上颌严重萎缩患者由于剩余骨量严重不足，静态导板无法稳定固定。颧种植体的长度为常规种植体的 4~5 倍，若于种植窝预备起点处存在一点误差，尖端出点的误差会被放大数倍。因此，常规数字化手术导板仅可用于确认颧种植体的植入起点，而不建议用于全程手术引导。

六、导航误差来源分析

　　导航的误差是一组独立误差的累积值，它的来源常包括以下几个方面：①设备误差，应用于导航系统软件和硬件的误差；②图像误差，CBCT 或 CT 图像的噪声、几何变形、扫描层厚、体素；③配准误差，患者和虚拟影像之间的配准，可分为基准点定位误差（fiducial localization error，FLE）、基准点配准误差（fiducial registration error，FRE）和目标点配准误差（target registration error，TRE）；④应用误差，计划与实际结果之间的差异；⑤人为操作误差，贯穿于整个过程中。

其中，配准误差一直是研究的重点。FLE 主要来源于人为配准标记，基于临床医师的经验识别显示于系统上的配准标记会造成不同程度的误差。FRE 为配准后每个配准标记单独的误差，它的计算是通过配准标记之间和配准标记自身的坐标差值，其精准性与 CBCT 或 CT 的质量和配准标记的种类有关，此误差越小越能获得精度较高的导航手术。TRE 为实时导航过程中的实际坐标与相应的系统坐标之间的差异，即配准后在颧骨种植区域产生的配准误差。其中，TRE 最能代表整个配准过程中的误差，对手术的安全性、准确性具有重要的意义。

目前，口腔种植手术的配准误差暂无标准值，2mm 的误差对于脑外科手术和鼻窦手术被定义为"可接受"范围。对于颧种植体植入，由于颧骨宽度和厚度的限制，术前规划设定种植体与关键解剖结构（眶外侧壁）的安全距离在 2mm 或以上，配准精度 2mm 的误差仍然是较大的风险阈值。因此，在手术实践中，需要努力控制一切增大配准误差的干扰项，包括控制光学跟踪系统和追踪器械的距离，确保参考架的合理角度和稳定度，骨支持配准钉的稳定度和合理分布，探针测定配准点的位置、角度，CBCT 图像数据质量的控制，选择精确高的导航设备等（图 10-3-19）。

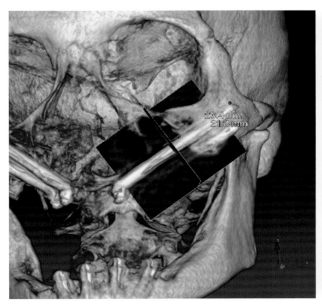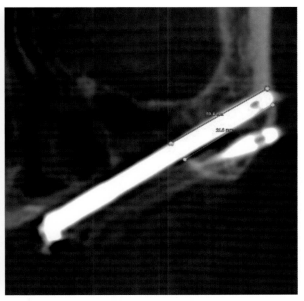

图 10-3-19　理想的颧种植体植入位置包括以下几个要素：未损伤重要解剖结构，充分利用颧骨骨量增加接触面积，种植体分布位置理想，多枚种植体间保持安全距离。导航引导下的颧种植体植入为达到上述目标提供了可能

对于刚开始接触导航系统的医师，可能会因为较复杂的操作流程难以上手，尤其术中需将手术视野从患者口内转移至实时三维影像显示器，增加了操作上的不适应。

任何新技术都有其特定的应用范围。在引入新技术时，一般先确定是否需要一定的经验基础即是否存在学习曲线,从而便于后续正确应用并达到相应的预期结果。在此方面,关于导板辅助口腔种植手术的研究已经发表。Cassetta 等对学习曲线的研究结果显示,使用导板技术引导种植体植入不存在学习曲线,说明此技术并不需要初始学习期便可达到预期结果。反之,若某种新技术存在学习曲线,如动态导航辅助种植技术,则需操作者到达学习曲线平台期后才能获得相应的可预测结果。

关于操作者因素对精度的影响,近期有研究报道了导航系统辅助种植体植入的学习曲线,证实了经过临床 20 次实时导航系统辅助种植体植入术后方能大幅提升植入精准度,其中常规种植体的止点误差能降低至 0.96mm,角度误差降至 3.63°。也有部分教学医院利用计算机导航辅助系统培训口腔种植科医师在离体头颅上的操作,利用设计软件预规划种植体植入路径,在离体头颅或 3D 打印头颅上预备种植窝,熟悉临床操作手感,增加临床实战前经验。

目前,计算机动态导航技术在种植外科领域中的应用已成为热点之一,但因导航设备相对昂贵,难以全面展开推广。导航术前规划软件、手术配准方法及术中设备的操作都具有较高的技术敏感性,需要经验丰富的技术人员指导才能发挥导航的最佳功能,将误差降至最低(图 10-3-20~ 图 10-3-30)。

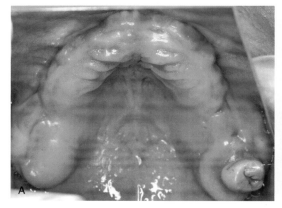
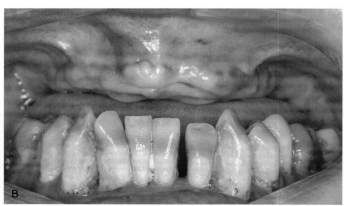
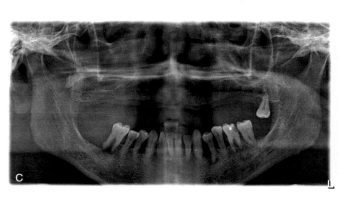
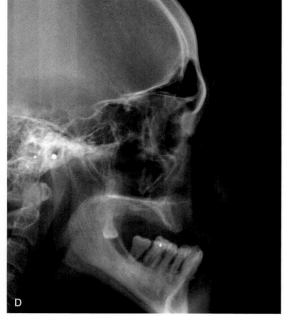

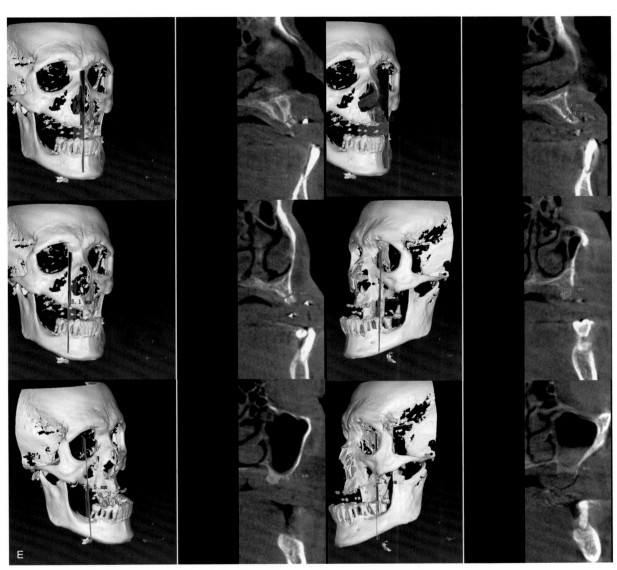

图 10-3-20　单颧病例 1（使用 Brainlab 导航软件规划）

A. 初诊口内𬌗面观　B. 初诊口内正面观　C. 术前全景片 D. 术前头颅侧位片

E. 术前 CBCT 显示上颌双侧磨牙区、前磨牙区骨量极为有限，上颌重度萎缩

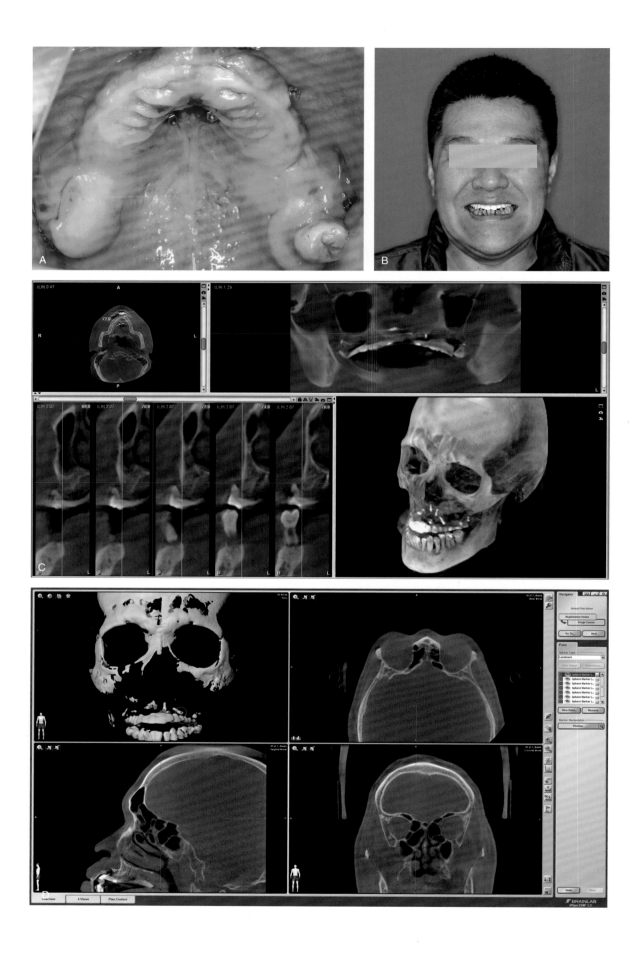

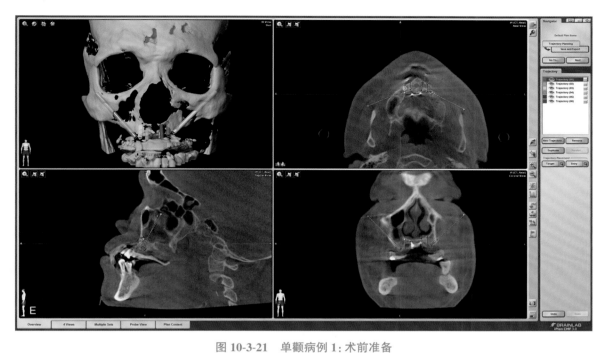

图 10-3-21 单颧病例 1：术前准备

A. 术前植入配准钉　B. 术前患者试戴硫酸钡排牙　C. 植入配准钉后，患者配戴硫酸钡义齿拍摄 CBCT
D. 导航屏幕显示配准点的设置　E. 使用导航软件进行种植体路径规划

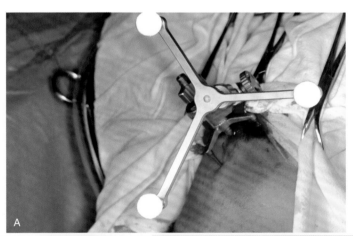

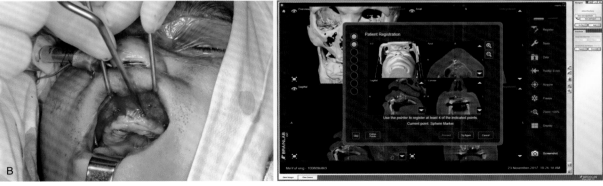

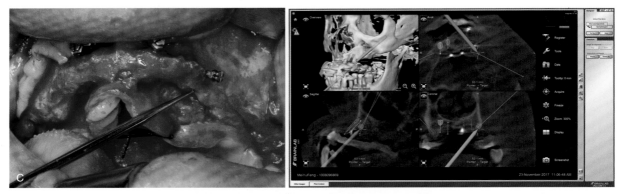

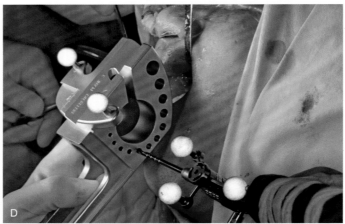

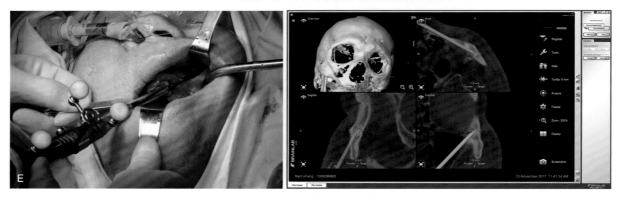

图 10-3-22   单颧病例 1：术中

A. 全麻后，消毒铺巾，固定导航头部支架   B. 术中使用配准探针利用配准钉进行配准   C. 术中使用探针
验证颧种植体入点位置，实时导航屏幕截图，黄色虚线显示术前规划的左侧颧种植体路径，由于术中受张
口度限制无法实现，术中直接调整路径为红色虚线，后根据调整路径进行扩孔   D. 术中标定钻头尖端位置
E. 在导航引导下进行颧种植窝洞制备

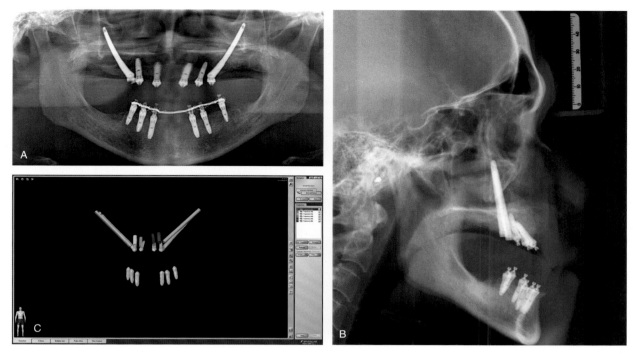

图 10-3-23 单颧病例 1：术后

A. 术后全景片　B. 术后头颅侧位片　C. 术后融合：彩色部分为术前规划种植体位置，最终种植体位置为灰色部分；由于左侧颧种植设计在术中调整了规划，在融合影像上出现了较大的偏差；前牙区 4 枚常规种植体为自由手植入，和术前设计也出现了较大的偏差

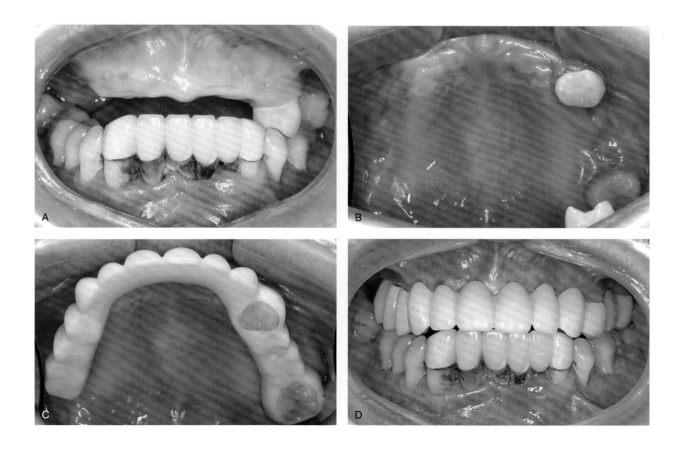

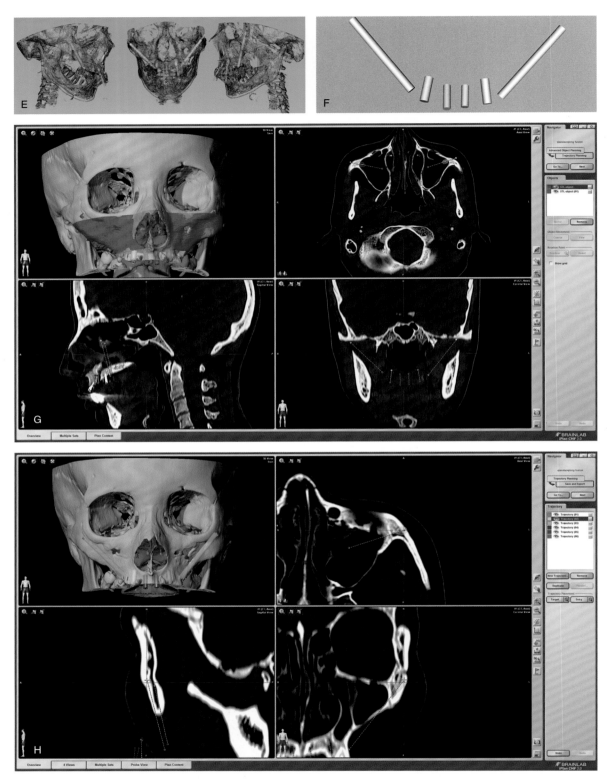

图 10-3-24　单颧病例 2（STL 术前规划后导入 IGOIS 导航系统）

A. 患者术前口内正面照　B. 患者术前口内骀面观，余留 24、27　C. 患者配戴硫酸钡诊断义齿骀面照　D. 患者配戴硫酸钡诊断义齿口内正面照　E. 将术前 CBCT 数据导入 Dental Helper（IGOIS）规划软件中进行种植规划　F. 将完成的规划（双侧单颧和 4 枚常规种植体）导出 STL 格式　G. 将导出的 STL 导入 Brainlab 导航系统，系统将与 CBCT 进行坐标上的重叠　H. 最终将规划的术前路径转移至导航系统

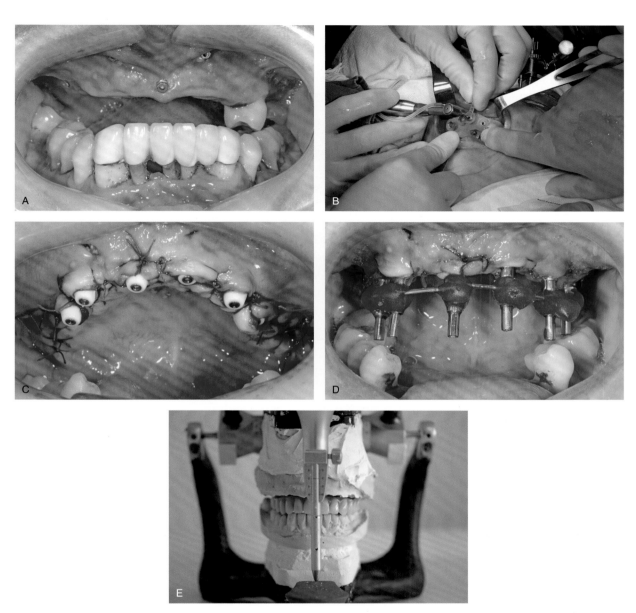

图 10-3-25 单颧病例 2: 术中

A. 患者口内配准钉分布　B. 术中　C. 关闭创口　D. 即刻负载取模　E. 制作临时过渡义齿

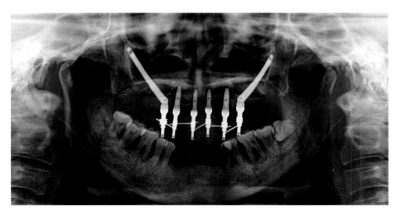

图 10-3-26 单颧病例 2: 即刻过渡义齿戴入后的全景片

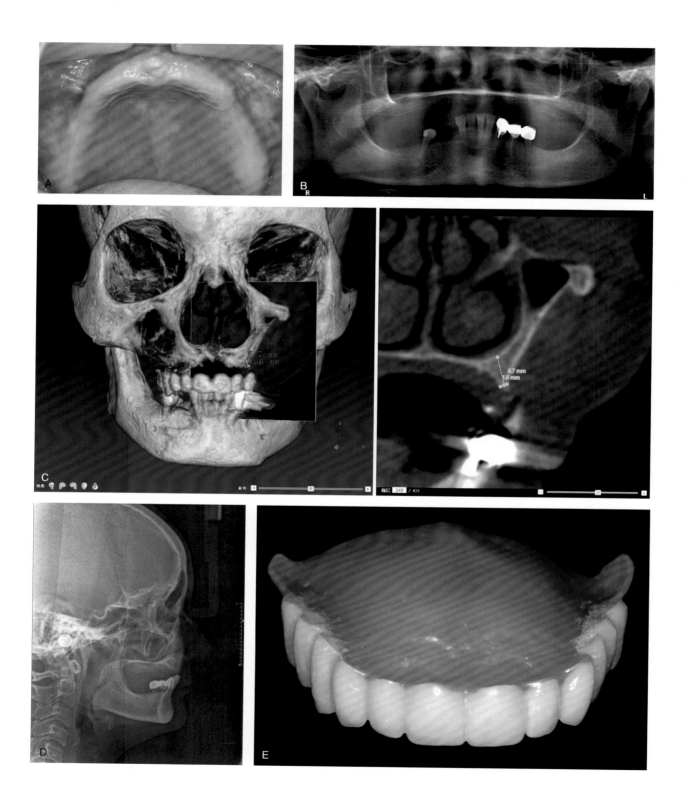

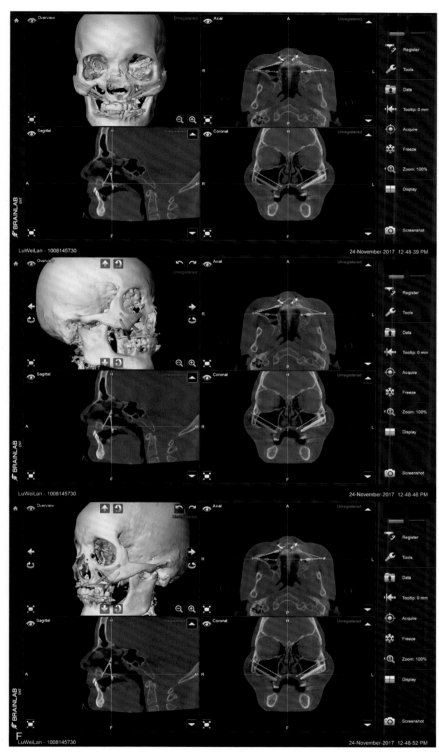

图 10-3-27　双颧病例（Brainlab 导航软件规划）

A. 术前口内照，切牙乳突已位于牙槽嵴顶偏唇侧，表明上颌骨萎缩严重　B. 术前全景片显示患者双侧上颌窦气化，后牙区骨高度严重不足　C.CBCT 重建后显示前牙区骨宽度和高度均不足　D. 头颅侧位片可见患者前牙区存在严重牙槽骨萎缩，但颌位关系基本正常，可以通过种植固定修复恢复正常的覆𬌗覆盖　E. 术前制作放射导板，人工牙为硫酸钡阻射材料　F. 患者口内植入配准钉，配戴硫酸钡义齿后拍摄 CBCT，将 CBCT 数据导入 Brainlab 导航软件，在修复体引导下，利用导航系统自带软件规划颧种植方案

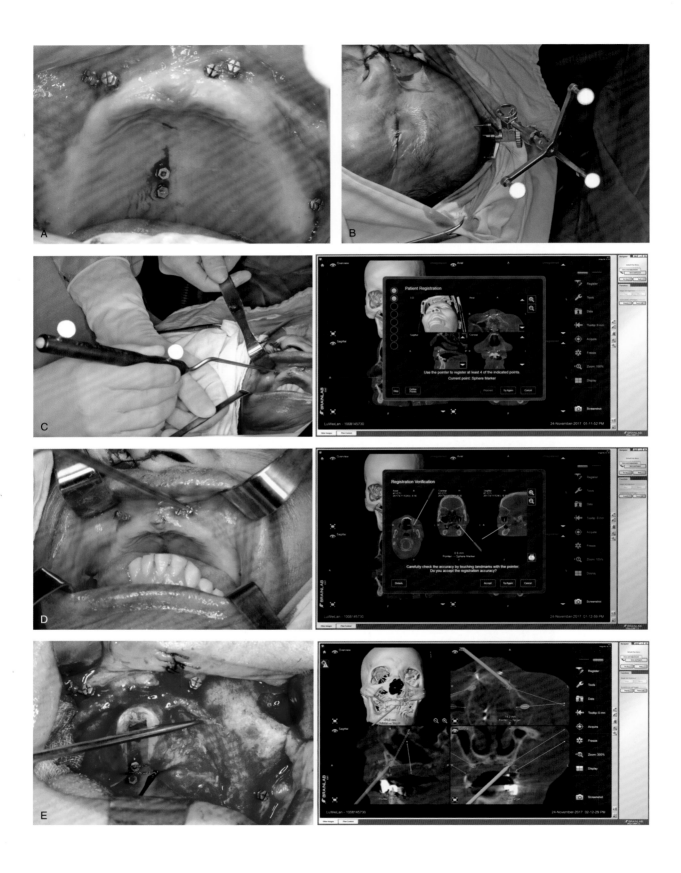

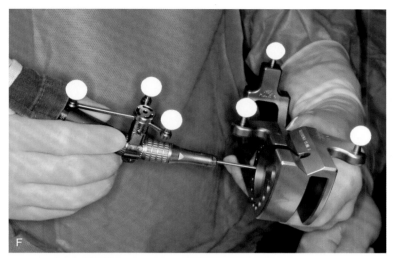

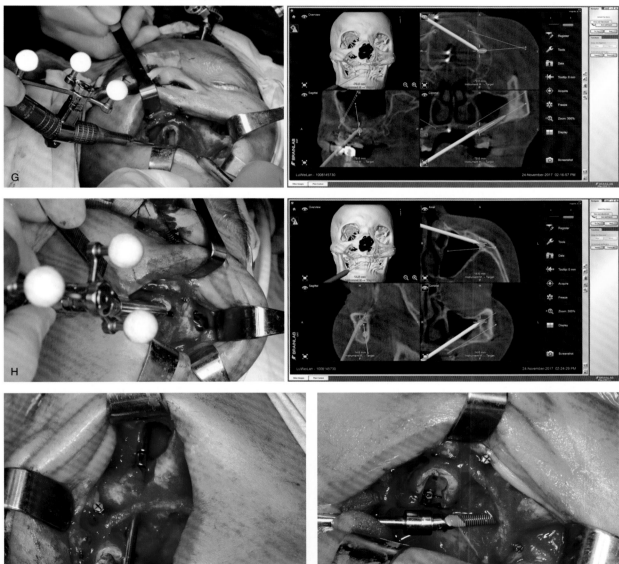

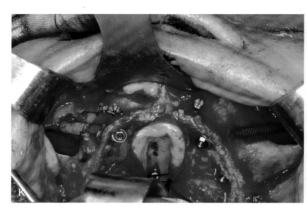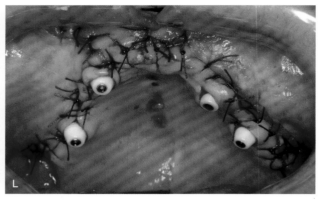

图 10-3-28 双颧病例：术中

A. 口内配准钉的分布，分别为上颌前牙唇侧、腭中缝和双侧上颌结节处　B. 术中全麻下，消毒铺巾后固定导航的头颅支架　C. 术中进行配准　D. 配准完毕后，再用探针进行验证　E. 翻瓣后再次使用探针进行手术路径探查　F. 术中标定，使钻头尖端与探针具有同样的空间定位能力　G. 标定后进行颧种植窝洞制备　H. 沿导航规划路径制备种植体窝，术中通过上颌窦腔，进入颧骨段，屏幕清晰显示扩孔路径和剩余长度，并与术前规划路径匹配　I. 使用测量杆探查窝洞　J. 植入颧种植体　K. 完成 4 枚颧种植体的植入　L. 关闭创口

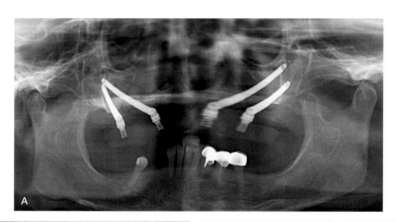

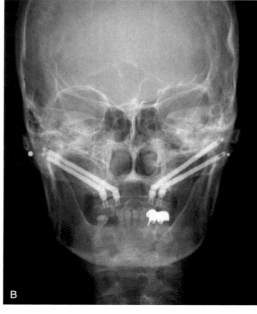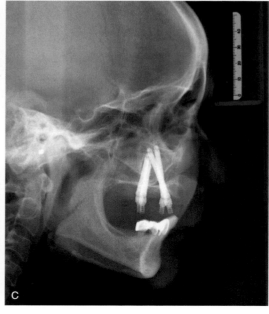

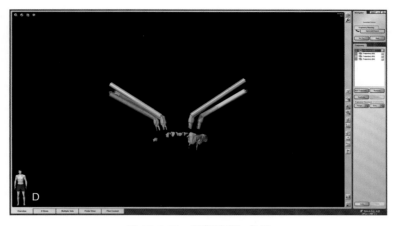

图 10-3-29　双颧病例：术后
A. 术后全景片　　B. 术后头颅正位片　　C. 术后头颅侧位片　　D. 术后融合：彩色圆柱状线段
代表术前设计的颧种植体位置，灰色为实际植入的颧种植体位置

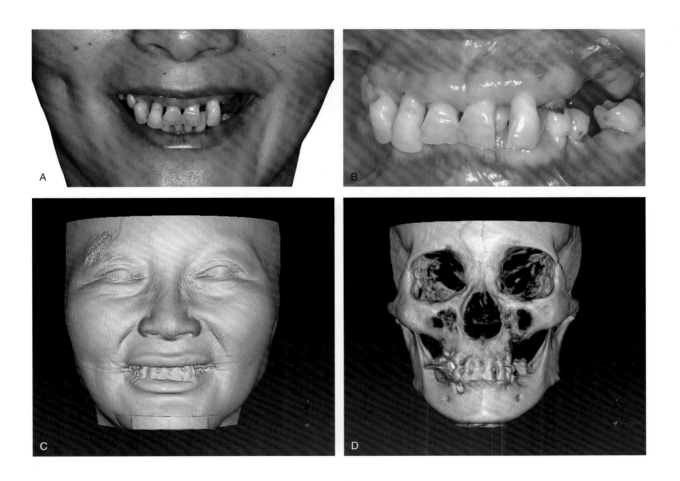

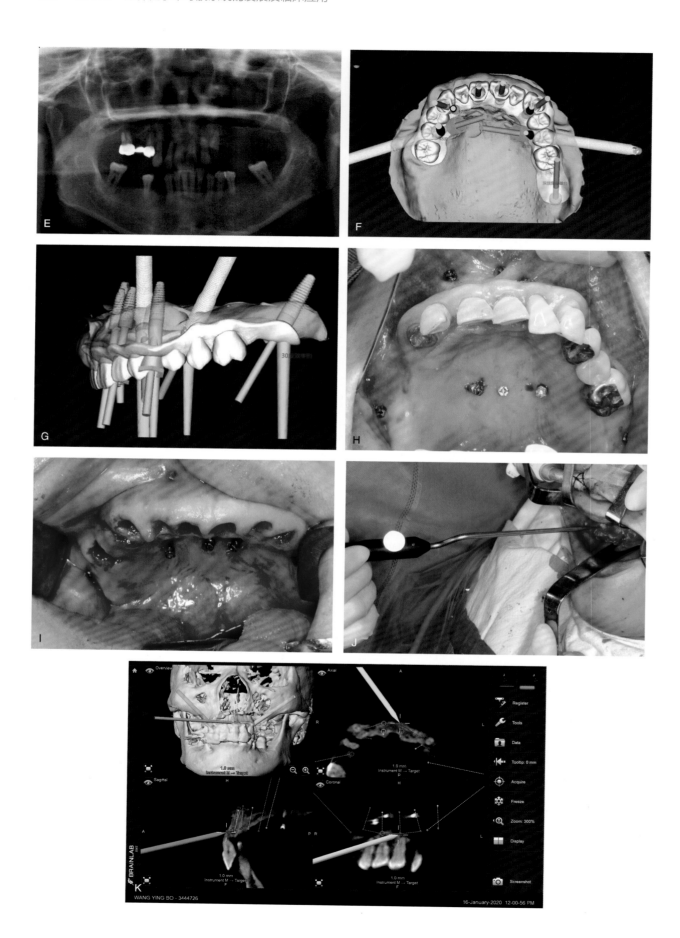

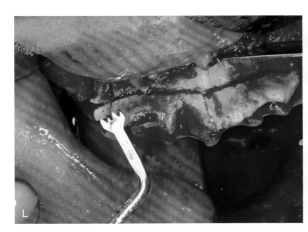
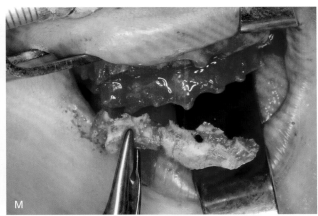
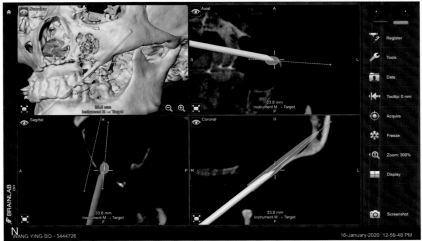
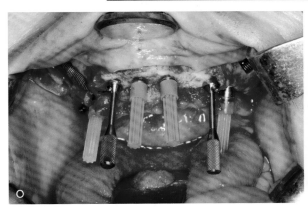
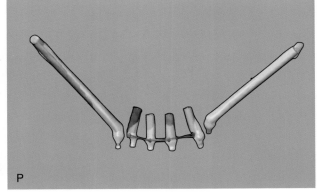

图 10-3-30　截骨病例

A. 高笑线上颌终末牙列期患者　B. 深覆𬌗，前牙无修复空间　C. 面扫获得患者大笑时笑线位置　D.CBCT 术前重建　E. 术前全景片　F. 根据排牙信息确认常规种植体和颧种植体穿出位点　G. 结合面扫、CBCT 数据确认截骨线平面和常规种植体植入深度　H. 术前植入导航配准钉　I. 术中拔除不能保留的前牙　J. 翻瓣后利用导航探针确定截骨线位置　K. 导航屏幕同步显示截骨定点过程和常规种植体位置　L. 超声骨刀截骨　M. 截骨完成　N. 导航引导颧种植体打孔　O. 按照预定方案植入单颧和前牙区 4 枚常规种植体　P. 术后植入位置（CBCT 数据）与术前设计位置拟合，其中彩色圆柱状线段代表术前设计的种植体位置，灰色为实际植入的种植体位置

第四节   颌骨缺损患者的颧种植导航

导航系统的精度在很大程度上取决于配准的精度,在此过程中建立虚拟坐标系与患者坐标系之间的关系。在全口无牙颌病例中,术前在上颌前牙区、腭中缝区和上颌结节区植入 6~8 枚配准钉,能够获得良好的配准效果。但由于上颌骨切除术后,其缺损范围因病而异,往往口内所剩余牙槽骨和颌骨无法提供足够且合适的配准钉植入位点,造成使用导航系统辅助此类病例颧种植体植入受到了一定的阻碍。

本书作者在已发表的病例报告中,将配准钉植入单侧颌骨缺损患者中的健侧牙槽嵴,通过导航在缺损区的颧骨植入 3 枚颧种植体。基于 West 关于配准点设置的原则,采用这一方法可能存在的问题是配准点的中心位置与扩孔区域,即颧种植区域的距离过大造成配准误差增大。在临床实践中,采用在健侧牙槽嵴植入配准钉的方法,似乎也能取得良好的手术精度,3 枚颧种植体的平均入点偏差为 1.07mm,出点偏差为 1.20mm,角度偏差为 1.37°,但这一配准方法需要更多的研究来证实其稳定性和可靠性。

对于双侧上颌骨缺损的患者,口内几乎没有残余骨能够放置配准钉。如果还是考虑采用骨支持、点对点配准的方法,就需要在口外区域另寻合适的配准位点(图 10-4-1)。

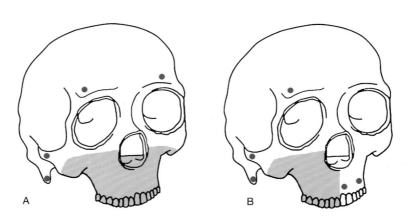

图 10-4-1   单、双侧颌骨缺损患者口外配准钉可选位点示意图
A. 双侧上颌骨缺损患者可考虑选取双侧乳突、眉弓、发际线内耳前颧弓作为配准钉入点(红色圆点示)
B. 单侧上颌骨缺损可采用健侧牙槽嵴,患者乳突、眉弓、发际线内耳前颧弓作为配准钉入点(红色圆点示)

本书作者首次报道了利用乳突和眉弓这两处作为颧种植导航配准的位点。上述区域不仅能提供足够的骨来支持配准钉,相对面部其他区域也较为隐蔽,术后瘢痕不明显。研究纳入了 4 位患者,共植入14 枚颧种植体,配准后得到的平均配准误差为 0.48~0.63mm,为临床可接受范围。当然,目前此项研究病例数较少,上颌骨缺损患者个体差异性大,几乎每位患者都需要制订相对个性化的配准方式,上述方法还需进一步研究来证明其可靠性和安全性(图 10-4-2~ 图 10-4-8)。

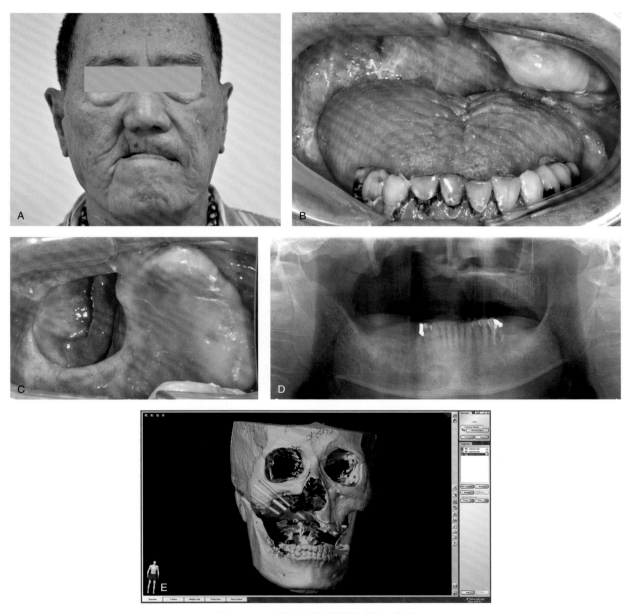

图 10-4-2　单侧上颌骨缺损病例：术前

A. 术前口外正面照显示右侧面部及上唇因缺乏组织支撑而出现塌陷　B. 术前口内照显示右侧上颌骨缺损　C. 术前口内殆面照显示口鼻腔穿通　D. 术前全景片　E. 术前测量右侧颧骨宽度和厚度，模拟规划颧种植体的数目、分布及长度

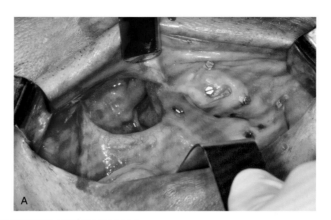

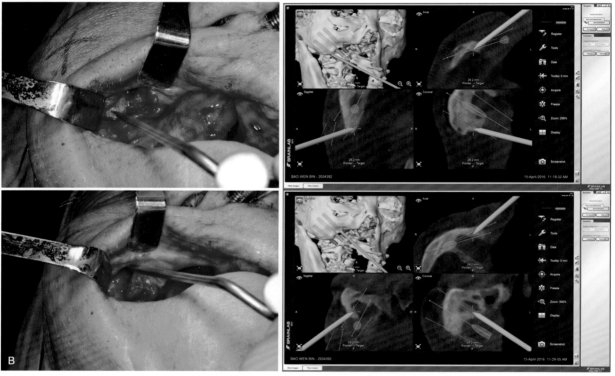

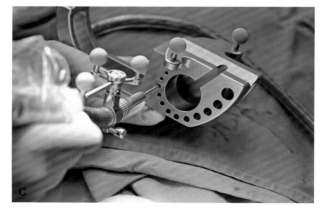

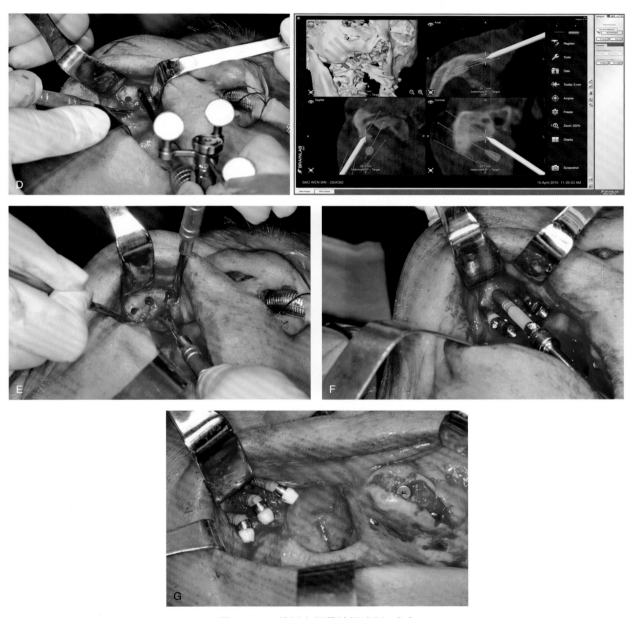

图 10-4-3 单侧上颌骨缺损病例: 术中

A. 局麻下健侧剩余牙槽骨内植入数枚配准钉　B. 导航探针精确确认扩孔入点, 导航软件能实时显示探针位置　C. 术中标定　D. 导航引导下预备窝洞　E. 完成窝洞预备　F. 植入颧种植体　G. 戴入基台及保护帽, 注意 3 枚颧种植体的均匀分布

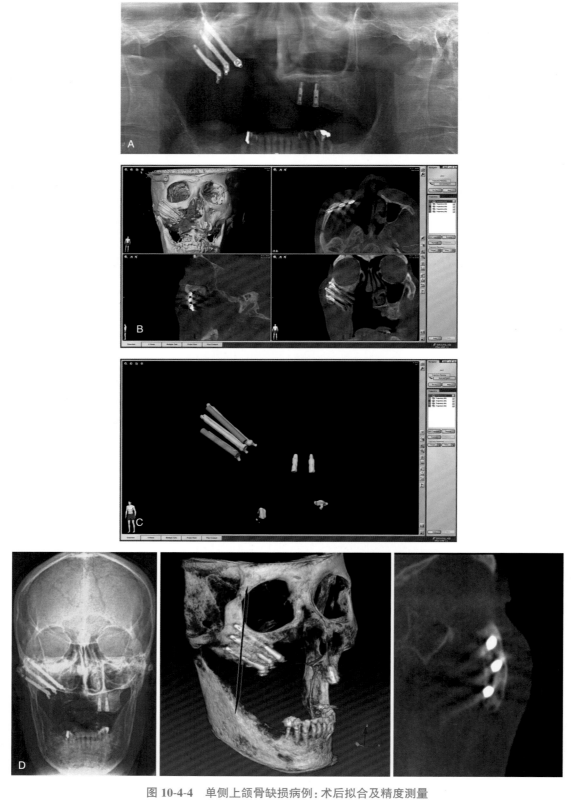

图 10-4-4 单侧上颌骨缺损病例：术后拟合及精度测量

A. 术后全景片：患侧颧骨植入 3 枚颧种植体，健侧牙槽骨植入 2 枚常规种植体 B. 术后拍摄 CBCT，导入导航软件与术前设计进行融合 C. 融合后检测颧种植体植入精度 D. CBCT 截图显示 3 枚颧种植体在颧骨区域位置分布均匀理想，充分利用了颧骨骨量

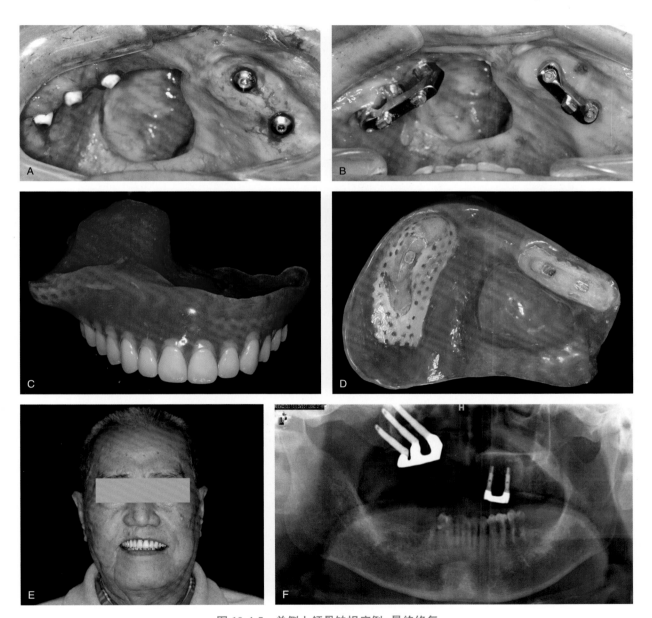

图 10-4-5 单侧上颌骨缺损病例：最终修复

A. 种植体植入术后 3 个月口内照 B. 上部结构𬌗面观，采用切削杆连接 3 枚颧种植体，Locator 辅助固位
C. 赝复体正面观 D. 赝复体组织面观 E. 修复体戴入后口外正面照 F. 修复完成后的全景片

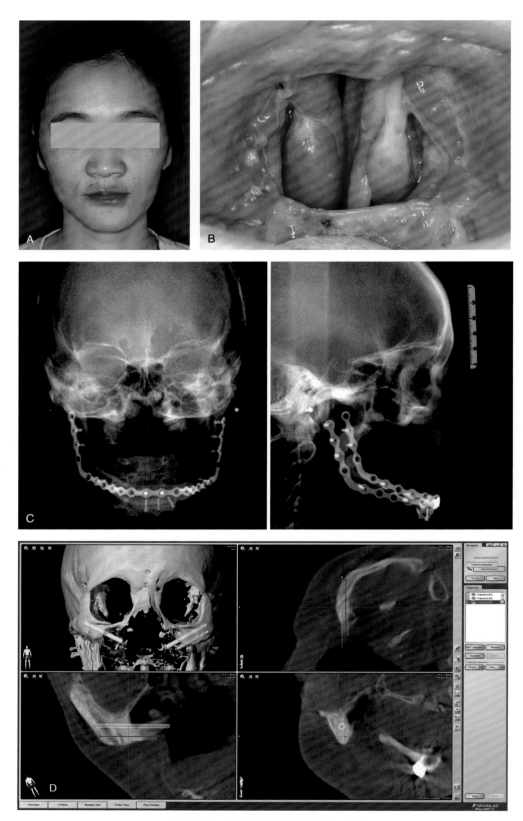

图 10-4-6   双侧上颌骨缺损病例：术前

A. 术前口外正面照，患者因骨纤维异常增殖症造成上下颌骨缺损   B. 术前口内照显示双侧上颌骨缺损，口鼻腔相通
C. 术前头颅正、侧位片   D. 通过术前导航软件设计颧种植体的数量及位置

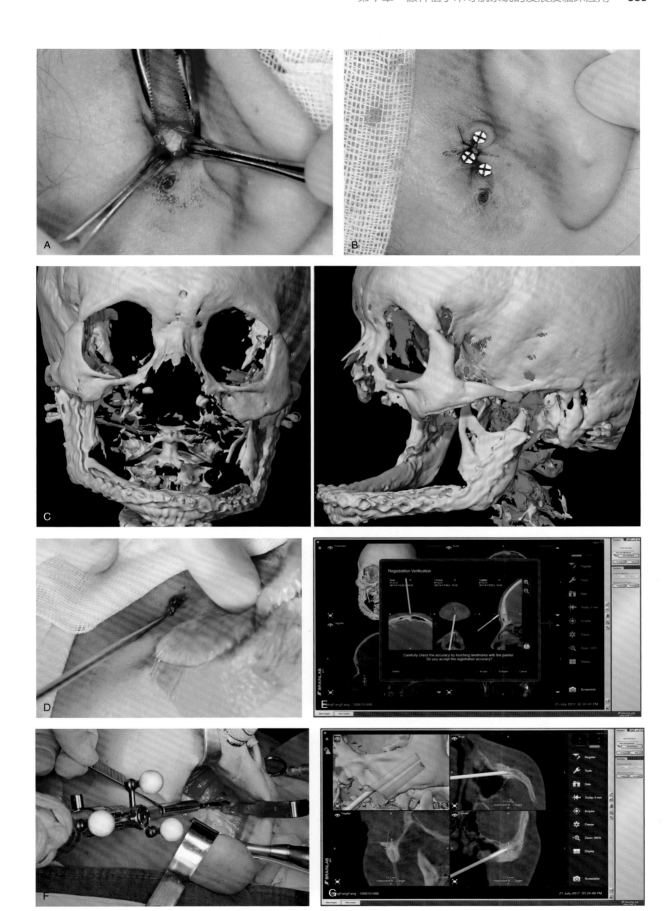

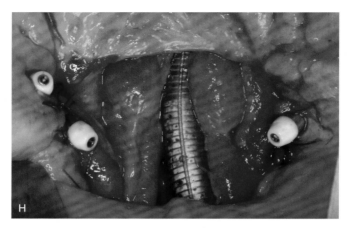

图 10-4-7 双侧上颌骨缺损病例：术中

A. 由于患者双侧上颌骨缺损，口内无剩余上颌骨可用于固定导航配准钉，采用患者双侧乳突根部作为配准钉的植入位点 B. 术前局麻下在双侧乳突各植入 3 枚配准钛钉 C. 植入配准钉后拍摄 CT D. 术中依序对配准钉进行配准，配准误差显示为 0.63mm E. 导航探针验证位点 F. 导航引导下预备窝洞 G. 窝洞预备同时导航仪屏幕显示实时扩孔路径 H. 患者右侧颧骨宽度不足，仅植入 1 枚颧种植体，左侧植入 2 枚颧种植体，术中同时放入基台及保护帽

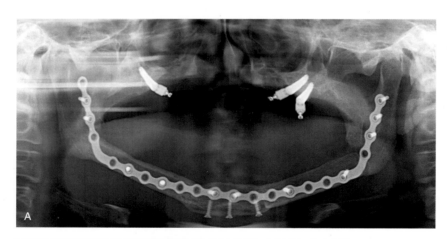

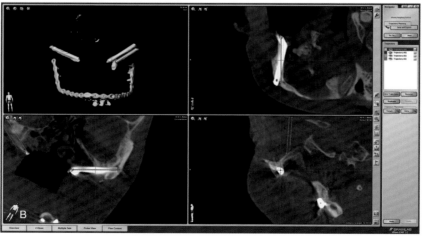

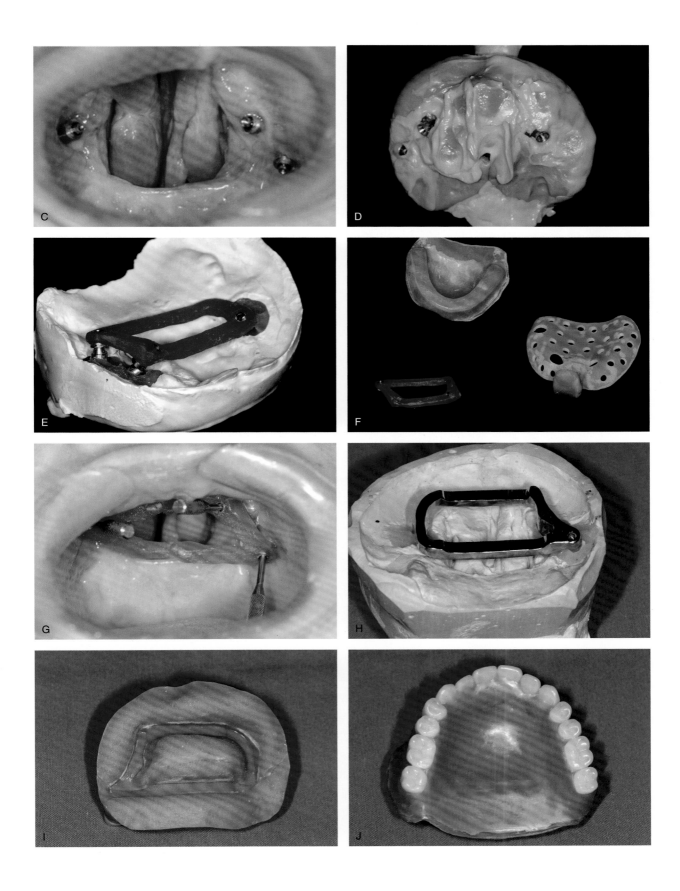

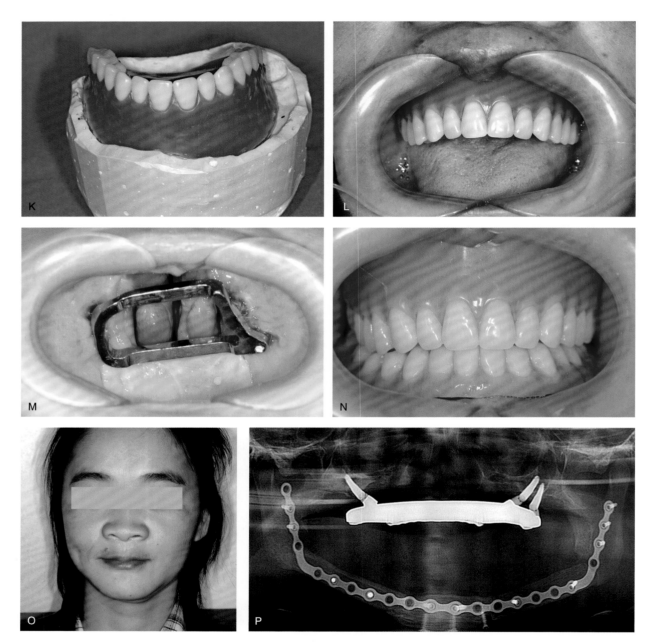

图 10-4-8　双侧上颌骨缺损病例：精度验证及最终修复
A. 术后全景片　B. 术后拍摄 CT，导入导航软件与术前设计进行拟合，检验导航精度，结果显示 3 枚植体的平均入点偏差为 1.06mm，出点偏差为 1.73mm，角度偏差为 2.10°　C. 术后 3 个月，种植体获得骨结合，口内软组织愈合良好　D. 制取开窗式印模　E. 制作上部结构蜡型　F. 上部结构蜡型、上颌蜡堤及个性化托盘　G. 上部结构蜡型口内试戴　H. 上部结构切削后模型上试戴　I. 上颌义齿组织面观　J. 上颌义齿𬌗面观　K. 模型上试戴上颌义齿　L. 上颌义齿口内试戴　M. 上部结构𬌗面观，采用切削杆连接两侧颧种植体　N. 戴入修复体后口内照　O. 修复完成后口外正面照　P. 修复完成后的全景片

第五节 手术机器人技术现状概述

虽然使用计算机辅助手术导航技术,能够实时提供最为正确的操作路径,提高手术安全性,实现微创操作,减少手术并发症,但是目前的动态导航技术也存在很多问题,例如医师仍然主导手术操作过程,手术精度和手术成功率主要由医师经验以及状态决定;基于动态导航的颧种植手术对于外科医师的操作要求十分高,医师学习周期长,因此对于动态导航的推广造成了很大的困难。在口腔狭窄的空间中手术,对于术者视野的影响较大,为了获得良好的视野,术者不得不长时间保持不适体位,医师疲劳会严重影响其操作精度。由于人类生理上难以避免的不同程度震颤等不稳定现象,也给需要极高精细操作的颧种植手术带来很大的困难。

针对上述问题,手术机器人有其优势:执行精度高,可以完全按照术前规划完成手术,不受主观判断影响;切割速度大小及三维空间方向容易控制,不会出现"手抖"现象;手术时间大大缩短,降低了时间成本、经济成本、手术安全成本等。因此,使用图像引导的手术机器人系统来辅助医师进行手术,来完成困难、精细和危险的操作,成为颧种植手术未来发展的必然选择。

从 Schramm 首次将计算机辅助技术应用于颧种植手术到目前已有 20 个年头。在数字化技术更新换代的过程中,术前规划软件的功能日趋全面、三维重建精度提高、计算速度更快、路径规划更加便捷、操作界面更加人性化、人机交互更加友好。数字化导板的发展更加个性化、精密化,导板制作从以往的切削发展到目前的 CAD 设计、光固化成型或快速成型,针对导板的精度也出现很多不同程度的改进,使其精度大大提高。动态导航技术在上颌牙列缺失伴有剩余骨量严重不足需要颧种植手术的患者中有更高的应用价值,主要是因为颧种植体长、手术大部分区域不可直视、周围重要结构复杂。虽然部分误差仍然存在,但是相对于种植导板其精度已大幅度提升,相信这一技术在临床的应用会越来越广泛。

作为自动化程度最高的技术产物——机器人,近年来也开始应用于口腔种植领域。2002 年,Brief 等设计了可以辅助术者进行种植体路径规划及种植体植入的机器人。2009 年,Kim 等设计了专用于口腔领域的 3 自由度机械臂。2011 年,Sun 等采用 6 自由度机器人及坐标协调机,通过两阶段配准后施行机器人种植窝洞预备。2017 年,Yomi 口腔种植机器人系统上市并经过美国食品药品管理局(FDA)认证。2018 年,由空军军医大学(原第四军医大学)赵铱民教授等人研制开发了基于手术导航的种植机器人系统,融合了视觉导航、力学传感等一系列技术,误差仅 0.2~0.3mm,精度远高于医师的操作,为种植手术机器人的发展奠定了新基础。

瑞医博口腔种植手术机器人于 2021 年获得中国国家药品监督管理局认证,成为国内首款口腔领域手术机器人获批产品。瑞医博口腔种植手术机器人由搭载控制计算机及 UR5e 机械臂臂(Universal

Robots)的专用仪器车、光学追踪定位仪及配套装置组成,其中光学追踪定位仪采用三目立体摄像头(MicronTracker),通过识别特定的标志物实现对机械臂及患者定位板进行追踪。UR5e 机械臂具有 6 自由度,末端整合 6 维力反馈模块,根据光学追踪定位仪的位置信息、控制计算机的指令及窝洞预备的力对缺牙区进行定位、窝洞预备及种植体的植入。配套装置包括患者定位板、手机钻针标定板及手术导航软件。

　　整个机器人辅助种植手术过程包括三个阶段:种植术前准备、机器人系统准备及机器人辅助种植手术。在种植术前准备阶段,除了完成常规种植术前准备,患者还需配戴患者定位板拍摄 CBCT,之后将 DICOM 文件导入手术导航软件中。由于患者定位板的配准点位置及配准点和追踪标志物之间的转换矩阵是事先确定并储存于手术导航软件中,所以在储存、配戴及 CBCT 拍摄时注意保持患者定位板的形态,不可产生微小的形变。在完成上述操作后,根据修复引导外科原则完成种植路径的设计。在机器人系统准备阶段,首先将光学追踪定位仪放置到合适位置,使之可以同时追踪机械臂和患者的位置。然后,将手机钻针标定板放置到机械臂末端手机上,在患者面部上方 6 个不共面位置依次移动机械臂,完成机械臂的标定,从而得到机械臂和光学追踪定位仪的转换矩阵。通过提取患者定位板的配准点位置结合配准点到定位板的转换矩阵,可以完成 CBCT 图像和患者实际位置的配准。通过上述转换矩阵,最终可以得到机械臂到 CBCT 图像的转换矩阵。由于机械臂上没带有定位装置,故在机械臂标定后不可移动光学追踪定位仪的位置,否则彼此之间的转换矩阵将发生变化,则需要重新进行机械臂的标定。在机器人辅助种植手术阶段,首先需要医师将机械臂拖拽至术区附近,之后机械臂自动定位到当前种植路径轴线上,按术前规划完成种植窝洞的预备和种植体的植入。在术中,可根据需求设定提拉范围、力阈值及操作模式,当患者发生微动时,机械臂可快速随动,实现自动校准。

　　术后,患者戴定位板拍摄 CBCT,通过术前、术后 CBCT 的融合,系统可自动识别术后种植体位置,计算出种植体在种植体平台、种植体尖端及种植体轴向和规划路径的偏差,进而可进一步评估机器人辅助种植手术的精度。

一、手术机器人关键技术

　　与普通的光学导航种植系统类似,基于光学导航的手术机器人系统也需要分别在患者和机械臂基座上安装定位参考架,使机械臂基座和患者能够被实时跟踪。此外,需要根据手术工具特征(钻头尖点偏移量),来确定手术工具与机械臂末端的相对位置关系。手术机器人系统中各个坐标系之间的空间变换关系如图 10-5-1 所示,手术机器人系统操作流程如图 10-5-2 所示。

　　1. 基于患者坐标系配准的机器人实时跟踪算法　在术前阶段需要标定机械臂,来确定机器人参考架坐标系 {Ref} 与机器人基座坐标系 {Base} 的关系。目前大部分系统是通过对定位工具的高精度加工与安装来确定该矩阵,在部分视觉伺服系统中存在类似的问题,需要求解 AX=YB 型矩阵方程组。然后,通过尖点标定算法标定手术工具,确定其与机械臂末端之间的相对位置关系。在术中使用基

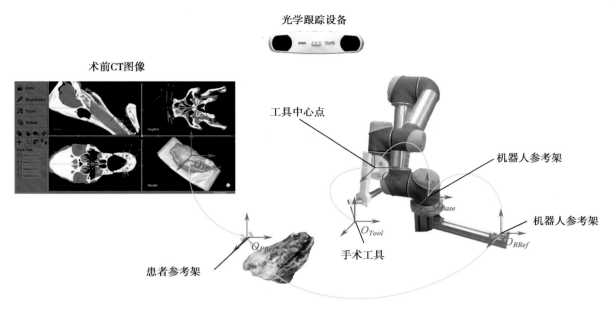

图 10-5-1　手术机器人系统中各个坐标系之间的空间变换关系

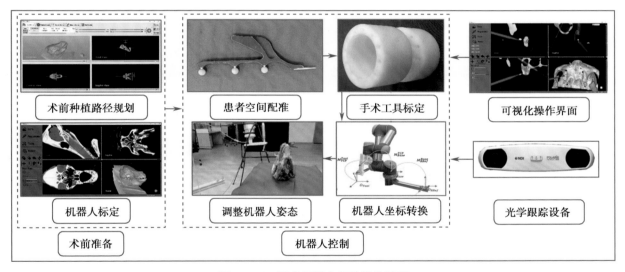

图 10-5-2　手术机器人系统操作流程

于奇异值分解（singular value decomposition，SVD）算法的点配准方法或基于迭代最近点算法（iterative closest point，ICP）的面配准方法，建立患者坐标系和医学图像坐标系之间的空间变换关系，使患者参考架坐标系与图像坐标系在对应点处达到空间上的一致，并获得医学图像到机器人尖点的位姿变换。由此可以实现机械臂末端的手术工具相对于患者的位姿关系实时地显示在医学图像上。最后，根据术前规划路径，得到种植目标路径入点和出点在图像的坐标，即可将图像坐标系下的术前规划方案转化为获得机器人目标姿态，最终实现由机器人完成种植路径钻孔。

2. 机器人运动规划　获得了机械臂的目标姿态后，需要进行插值，实现机械臂平稳运动。对于机械臂位姿插值,通常在机械臂末端的欧氏空间插值或者在关节空间插值。

对于平移空间,从当前位置到目标位置间对每个方向上的分量采用三次多项式插值,保证机械臂末端速度的连续性,降低机械臂运动时的抖动。根据边界条件求解各项系数,得到机械臂末端坐标插值。对于旋转空间,采用基于四元数的球面线性插值方法。四元数是另一种用于表示三维旋转的形式,由三个虚部与一个实部组成。向量的球面线性插值(spherical linear interpretation)可避免线性插值与归一化线性插值存在的问题,通过均分两个向量间的夹角来保证平稳的角速度变化。

二、人机协作

人机协作是实现机械臂在医师牵引下运动,并根据医师意图进行调整。为实现人机协作,需要在机械臂末端安装六维力/力矩传感器。当 6 自由度力/力矩传感器安装在机械臂末端时,随着机械臂运动时末端位姿的变换,安装在末端的手术工具、夹具以及传感器自身的重力会对 6 自由度力/力矩传感器读数产生干扰,为了抵消机械臂末端重力等力对传感器数据的影响,需要对传感器的数值进行补偿。此外,传感器本身零点漂移也会对传感器的输出产生影响,也需要进行补偿。重力补偿有静力补偿和动力补偿两种,前者只考虑传感器静止状态时的自身重力、手术工具和夹具的重力,后者还要考虑机械臂运动时的惯性力。一般在手术场景中,机械臂的运动多处于均匀低速的状态,因此可以使用静力补偿。

在人机交互时,经过滤波和补偿算法得到的 6 自由度力/力矩传感器的数据可认为是医师的牵引力。为了实现医师自由牵引安装在机械臂末端的工具,需要将该力映射为机器人的运动控制指令,实现手术机器人系统在术中协助医师把持手术工具,医师自由牵引工具至目标位置。

在实际操作过程中,需要限制机械臂的最高速度,当末端牵引力继续增大时,机械臂的响应速度保持不变,可防止机械臂运动过快而失控。同时,需要保证机器人在外界扰动、传感器信号噪声等情况下导致牵引力消失时,机械臂可以平稳地保持在原来的姿势。

三、颧种植手术机器人的应用

由于颧种植扩孔路径的特殊性,颧种植手术机器人的导航精度、稳定性以及安全性等方面较常规种植手术机器人的要求高很多。本书作者团队联合上海交通大学机械动力学院研制的颧种植手术机器人,采用自主研发的导航系统与商用机械臂进行搭建,为了验证手术机器人的精度,进行了模型实验和动物实验(图 10-5-3)。机械臂使用 UR5 机械臂。实验过程如下。

(1)在模型上安装 8 枚钛钉标志点,并进行 CT 扫描,将医学图像导入术前规划软件,外科医师在上颌骨、颧骨上设计种植路径。

(2)术前完成机器人标定,将种植手机固定安装在机械臂末端,连接动力源。

(3)将带有反光小球的定位参考架固定在模型上,使其能被导航定位仪实时定位,确保术中定位参考架与模型间不发生移动。

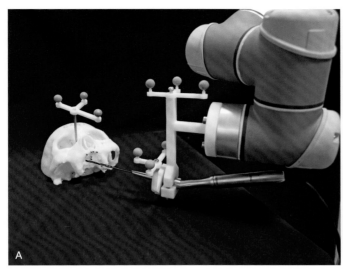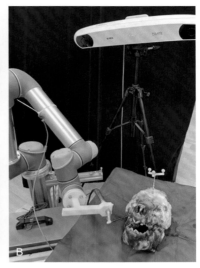

图 10-5-3　颧种植手术机器人模型实验和动物实验

A. 模型实验　B. 动物离体头颅实验

（4）导入术前规划信息到手术机器人系统软件，调整相关参数，并标定种植手机。

（5）在术中，依次选择定位钛钉，通过点配准方式，配准医学图像，并从术前规划信息中选择种植路径。

（6）启动机械臂电源，用机械臂根据术前规划方案将种植手机定位到种植路径起点。

（7）医师启动动力并控制种植钻的转速，用种植手机进行钻孔操作。

评价颧种植手术最重要的误差参数包括：种植体角度偏差、入点偏差和出点偏差（图 10-5-4）。入点是口腔进入患者颌骨的起点，它是设计路径中心与实际入点之间的距离。角度偏差是指设计路径与实际植入体之间的角度误差。实验在上颌无牙颌模型上进行了 12 枚 50mm 颧种植体的植入手术，获得了入点偏差为（2.34 ± 0.79）mm，出点偏差为（2.57 ± 1.73）mm，角度偏差为 2.76° ± 1.39° 的结果。

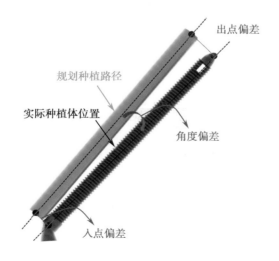

图 10-5-4　种植体误差计算示意图

在颧种植手术领域,通过成熟的动态导航技术结合种植机器人技术,相信在不远的将来,植入精度将会进一步提高。它也将会作为数字化技术的集大成者在颧种植手术领域得到更加广泛的应用,以低成本、高效率的手术效果为患者带来更多的福音。

(吴轶群   陶宝鑫   樊圣祈)

▶ 参考文献 ....

1. D'HAESE J, ACKHURST J, WISMEIJER D, et al. Current state of the art of computer-guided implant surgery. Periodontol 2000, 2017, 73 (1): 121-133.
2. 王跃平, 樊圣祈, 吴轶群. 动态导航系统在口腔种植领域的发展和应用. 口腔疾病防治, 2017, 25 (10): 613-619.
3. CHEN X J, YE M, LINY P, et al. Image guided oral implantology and its application in the placement of zygoma implants. Comput Methods Programs Biomed, 2009, 93 (2): 162-173.
4. VERCRUYSSEN M, FORTIN T, WIDMANN G, et al. Different techniques of static/dynamic guided implant surgery: modalities and indications. Periodontol 2000, 2014, 66 (1): 214-227.
5. RONALD E JUNG, DAVID SCHNEIDER, JEFFREY GANELES, et al. Computer technology applications in surgical implant dentistry: a systematic review. Int J Oral Maxillofac Implants, 2009, 24 Suppl: 92-109.
6. TAHMASEB A, WISMEIJER D, COUCKE W, et al. Computer technology applications in surgical implant dentistry: a systematic review. Int J Oral Maxillofac Implants, 2014, 29 Suppl: 25-42.
7. WANG F, BORNSTEIN M M, HUNG K,, et al. Application of real-time surgical navigation for zygomatic implant insertion in patients with severely atrophic maxilla. J Oral Maxillofac Surg, 2018, 76 (1): 80-87.
8. FITZPATRICK J M, WEST J B. The distribution of target registration error in rigid-body point-based registration. IEEE Trans Med Imaging, 2001, 20 (9): 917-927.
9. SUN Y, LUEBBERS H T, AGBAJE J O, et al. Evaluation of 3 different registration techniques in image-guided bimaxillary surgery. Journal of Craniofacial Surgery, 2013, 24 (4): 1095-1099.
10. BLOCK M S, EMERY R W. Static or dynamic navigation for implant placement-choosing the method of guidance. J Oral Maxillofac Surg, 2016, 74 (2): 269-277.
11. ENISLIDIS G, WAGNER A, PLODER O, et al. Computed intraoperative navigation guidance: a preliminary report on a new technique. Br J Oral Maxillofac Surg, 1997, 35 (4): 271-274.
12. WEST J B, FITZPATRICK J M, TOMS S A, et al. Fiducial point placement and the accuracy of point-based, rigid body registration. Neurosurgery, 2001, 48 (4): 810-816; discussion 816-817.
13. WIDMANN G, ZANGERL A, SCHULLIAN P, et al. Do image modality and registration method influence the accuracy of craniofacial navigation？ J Oral Maxillofac Surg, 2012, 70 (9): 2165-2173.
14. ZHANG W, WANG C, YU H,, et al. Effect of fiducial configuration on target registration error in image-guided cranio-maxillofacial surgery. J Craniomaxillofac Surg, 2011, 39 (6): 407-411.
15. LUEBBERS H T, MESSMER P, OBWEGESER J A, et al. Comparison of different registration methods for surgical navigation in cranio-maxillofacial surgery. J Craniomaxillofac Surg, 2008, 36 (2): 109-116.
16. SUN Y, LUEBBERS H T, AGBAJE J O, et al. Validation of anatomical landmarks-based registration for image-guided surgery: an in-vitro study. J Craniomaxillofac Surg, 2013, 41 (6): 522-526.
17. LÜBBERS H T, MATTHEWS F, ZEMANN W, et al. Registration for computer-navigated surgery in edentulous patients: a problem-based decision concept. J Craniomaxillofac Surg, 2011, 39 (6): 453-458.
18. SOTERIOU E, GRAUVOGEL J, LASZIG R, et al. Prospects and limitations of different registration modalities in electro-magnetic ENT navigation. Eur Arch Otorhinolaryngol, 2016, 273 (11): 3979-3986.

19. FAN S, HUNG K, BORNSTEIN M M et al. The effect of the configurations of fiducial markers on accuracy of surgical navigation in zygomatic implant placement: An in vitro study. Int J Oral Maxillofac Implants, 2019, 34 (1): 85-90.

20. WAGNER A, WANSCHITZ F, BIRKFELLNER W, et al. Computer-aided placement of endosseous oral implants in patients after ablative tumour surgery: assessment of accuracy. Clin Oral Implants Res, 2003, 14 (3): 340-348.

21. SCHRAMM A, GELLRICH N C, SCHIMMING R, et al. Computer-assisted insertion of zygomatic implants (Brånemark system) after extensive tumor surgery. Mund Kiefer Gesichtschir, 2000, 4 (5): 292-295.

22. WATZINGER F, BIRKFELLNER W, WANSCHITZ F, et al. Placement of endosteal implants in the zygoma after maxillectomy: a Cadaver study using surgical navigation. Plast Reconstr Surg, 2001, 107 (3): 659-667.

23. KREISSL M E, HEYDECKE G, METZGER M C, et al. Zygoma implant-supported prosthetic rehabilitation after partial maxillectomy using surgical navigation: a clinical report. J Prosthet Dent, 2007, 97 (3): 121-128.

24. CHEN X, LIN Y, WANG C, et al. A surgical navigation system for oral and maxillofacial surgery and its application in the treatment of old zygomatic fractures. Int J Med Robot, 2011, 7 (1): 42-50.

25. PELLEGRINO G, TARSITANO A, BASILE F, et al. Computer-aided rehabilitation of maxillary oncological defects using zygomatic implants: a defect-based classification. J Oral Maxillofac Surg, 2015, 73 (12): 2446. e1-2446. e11.

26. HUNG K, HUANG W, WANG F, et al. Real-time surgical navigation system for the placement of zygomatic implants with severe bone deficiency. Int J Oral Maxillofac Implants, 2016, 31 (6): 1444-1449.

27. GASPARINI G, BONIELLO R, LAFORÌ A, et al. Navigation system approach in zygomatic implant technique. J Craniofac Surg, 2017, 28 (1): 250-251.

28. HUNG K F, WANG F, WANG H W et al. Accuracy of a real-time surgical navigation system for the placement of quad zygomatic implants in the severe atrophic maxilla: a pilot clinical study. Clin Implant Dent Relat Res, 2017, 19 (3): 458-465.

29. WIDMANN G, STOFFNER R, BALE R. Errors and error management in image-guided craniomaxillofacial surgery. Oral Surg Oral Med Oral Pathol Oral Radiol Endod, 2009, 107 (5): 701-715.

30. CASSETTA M, ALTIERI F, GIANSANTI M, et al. Is there a learning curve in static computer-assisted implant surgery？a prospective clinical study. Int J Oral Maxillofac Surg, 2020, 49 (10): 1335-1342.

31. ZHAN Y, WANG M, CHENG X, et al. Evaluation of a dynamic navigation system for training students in dental implant placement. J Dent Educ, 2021, 85 (2): 120-127.

32. GOLOB DEEB J, BENCHARIT S, CARRICO C K, et al. Exploring training dental implant placement using computer-guided implant navigation system for predoctoral students: a pilot study. Eur J Dent Educ, 2019, 23 (4): 415-423.

33. CHRCANOVIC B R, OLIVEIRA D R, CUSTÓDIO A L. Accuracy evaluation of computed tomography-derived stereolithographic surgical guides in zygomatic implant placement in human cadavers. J Oral Implantol, 2010, 36 (5): 345-355.

34. BLOCK M S, EMERY R W, LANK K, et al. Implant placement accuracy using dynamic navigation. Int J Oral Maxillofac Implants, 2017, 32 (1): 92-99.

35. ZHOU W, FAN S, WANG F, et al. A novel extraoral registration method for a dynamic navigation system guiding zygomatic implant placement in patients with maxillectomy defects. Int J Oral Maxillofac Surg, 2021, 50 (1): 116-120.

36. BRIEF J, HABFELD S, BOESECKE R, et al. Robot assisted Dental Implantology. Int Poster J Dent Oral Med, 2002, 4 (1): 109.

37. SUN X Y, FREDERIC D M, SEBASTIAN B, et al. Automated dental implantation using image-guided robotics: registration results. Int J Comput Assist Radiol Surg, 2011, 6 (5): 627-634.

38. AHMED A. MADFA, ELHAM M. et al. Autonomous robotics: a fresh era of implant dentistry is a reality！Tensile stress distribution in maxillary central incisors restored with cast-made and prefabricated dental posts. Journal of Oral Research, 2017, 6 (9): 237-244.

39. 谢瑞. 口腔种植机器人系统精度的相关研究. 西安: 第四军医大学, 2016 [2024-08-19]. https://apps. wanfangdata. com. cn/thesis/article: D01104652.

40. 张凯, 余孟流, 曹聪, 等. 种植手术机器人辅助完成种植手术精度的初步研究. 中国医疗器械信息, 2021, 27 (21): 25-8, 53.

41. 吴煜, 邹士琦, 王霄. 口腔种植机器人在口腔种植手术中的初步应用. 中国微创外科杂志, 2021, 21 (09): 787-91.

42. FAN S C, CAO Z G, QIN C X, et al. The accuracy of surgical automatic robotic assisted implants placement in edentulous maxilla: an in vitro study. Clinical Oral Implants Research, 2018; 29: 283-283.

43. WU Y Q, WANG F, FAN S C, et al. Robotics in dental implantology. Oral Maxillofac Surg Clin North Am, 2019, 31 (3): 513-518.

第十一章

即 刻 负 载

即刻负载最早应用于无牙颌种植修复,后逐步在临床中推广应用到单颗牙和连续多颗牙缺失的种植修复。区别于分期植骨方案,能在严重萎缩的无牙上颌实现种植即刻负载,短期内恢复患者的口颌功能是颧种植治疗的一大优势。由于颧种植体进入颧骨内穿越了几层骨密质,同时颧骨本身骨质较好,一般情况下,植入的颧种植体都能获得良好的初期稳定性。现有的文献和临床报道得到的数据也支持在严重萎缩无牙上颌使用此项技术来实现即刻负载。值得注意的是,不同于常规种植体,由于上颌骨的严重萎缩,很多病例植入的颧种植体缺少在牙槽骨区域的锚固,仅在尖端进入颧骨获得有效固位,种植体产生了较长的悬臂。因此,在颧种植即刻负载中,特别强调需要获得跨牙弓稳定(cross arch stabilization)来确保颧种植即刻负载的成功率。本章就颧种植即刻负载的临床考量要素、操作步骤和并发症的预防、处理进行归纳和论述。

第一节　概　　述

一、定义

2002 年,巴塞罗那共识研讨会首次提出了即刻负载的定义,当时对于即刻负载的要求是患者在接受种植体植入术后 24 小时内戴入上部修复体。2008 年,第 4 届 ITI 共识研讨会提出了目前使用最为广泛的负载分类方案。即刻负载指患者在植入种植体 1 周内戴入上部修复体,这一时间跨度的调整是为了能给技师提供制作临时过渡义齿的时间(表 11-1-1)。常规负载是指种植体获得骨结合后再戴入上部修复体。

在本书中即刻负载是指颧种植术后 1 周内戴入上部临时过渡义齿,与对颌牙形成咬合功能接触。

表 11-1-1　即刻负载、常规负载比较

会议	即刻负载	常规负载
巴塞罗那共识研讨会,2002	<24 小时	3~6 个月
ITI 大会,2003	<48 小时	3~6 个月
EAO 大会,2006	<72 小时	>3 个月(下颌),>6 个月(上颌)
ITI 大会,2008	<1 周	>2 个月

临床医师只要掌握一定的原则,控制风险因素,无牙颌即刻负载就具有相当的可预期性。同时,即刻负载也能充分体现颧种植治疗的优势,即对上颌重度萎缩患者,实现种植体植入后即刻恢复咀嚼功能和外形美观,摆脱活动义齿带来的困扰。

在对颧种植修复大样本回顾性分析中,学者们发现即刻负载不会降低颧种植体的留存率。Goiato 等人回顾了 2000—2012 年发表的颧种植相关文献,共纳入了 25 篇临床研究,总计 1 541 枚颧种植体,

在平均随访期 3 年内有 33 枚颧种植体失败,存留率为 97.86%。即刻负载的颧种植体和常规负载的颧种植体比较,两者存留率没有差异。

Chrcanovic 等人在 2016 年的综述中,纳入了更多的临床研究,共计 68 篇文献,涉及 2 161 位患者,多达 4 556 枚颧种植体。其中,103 枚颧种植体出现了失败,12 年累积存留率为 95.21%。在 26 篇文献中,2 219 枚颧种植体采用了即刻负载的方案,37 枚失败了,失败率为 1.67%,但采用了常规负载的其余 1 592 枚种植体,有 50 枚出现了失败,失败率为 3.14%。即刻负载的颧种植体留存率高于常规负载。作者分析有几种特殊情况影响了常规负载患者种植体的成功率,如肿瘤术后颌骨缺损患者的种植体常常采用常规负载。对于种植体植入初期稳定性不佳的患者一般选择常规负载。20 世纪 90 年代早期,患者多采用常规负载,而这批病例随访年限更长。上述因素的累积都会拉低常规负载组颧种植体的留存率。

2013 年,本书作者等人对双侧双颧种植的文献进行了回顾,在已报道的 3 篇累计 49 例患者 196 枚颧种植的前瞻性及回顾性研究中,即刻负载的双侧双颧种植技术显示了 95.8%~100% 的高留存率。

通过文献提供的数据也可以发现,骨量、骨质、术者的外科技巧、种植体的外形设计和尺寸都是影响全口缺失患者能否实施即刻负载的因素。临床医师参照上述因素,在术中对颧种植体的植入后状况有准确的判断,即使是重度萎缩无牙颌采用即刻负载,也是一种可行和可靠的方法。

二、即刻负载的考量因素

在即刻负载中,与种植体成功最为直接的要素是种植体在愈合期内所受咬合力的大小和分布,这种力量与种植体的愈后直接相关,只有将咬合力控制在一定范围内,才能避免纤维性愈合,获得骨结合。

(一)初期稳定性

1. 初期稳定性的获得 针对上颌骨骨质比较疏松这一现象,在进行常规种植体即刻负载时,为获得种植体初期稳定性,理想状况是尽可能获得种植体根尖和颈部双层骨密质的固位,这就需要增加种植体的长度,获得颌面部几个区域,如鼻底、犁骨侧缘区、上颌窦前壁区骨密质的锚着点(图 11-1-1)。在 Jensen 分类中,作者强调利用梨骨侧缘的骨密质获得种植体更高的初期稳定性(图 11-1-2)。另一种方法是在极差备洞时扩大极差值,以获得种植体更佳的初期稳定性。

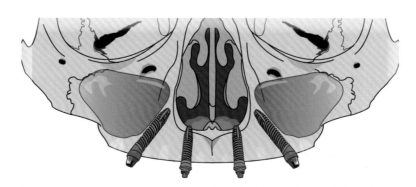

图 11-1-1 利用鼻底、犁骨侧缘、上颌窦前壁骨密质的锚着点获得植体固位

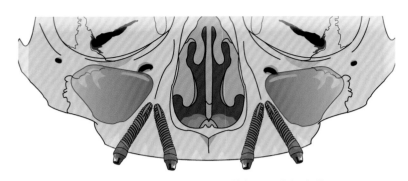

图 11-1-2　利用梨骨侧缘骨密质获得种植体根尖的固位

　　颧种植体能否行使即刻负载,首先判断的要素是在植入术中能否获得良好的初期稳定性。这和颧种植体的锚着区域,即颧骨的骨量、骨质有关,同时也和种植体的根尖形态(图 11-1-3)、外科医师的手术技巧密切相关。

　　骨密度对种植体初期稳定性至关重要。种植体植入骨密质更易获得良好的初期稳定性。一些学者强调需要使种植体的根尖和颈部都能获得骨密质的固定。Brånemark 经典法颧种植就选择了以牙槽骨偏腭侧为入路,利用牙槽骨、上颌窦底、颧骨根部、颧骨表面四层骨密质的锚着固位(图 11-1-4)。

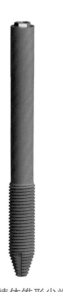

图 11-1-3　颧种植体锥形尖端和特殊设计螺纹切割槽更易获得良好的初期稳定性

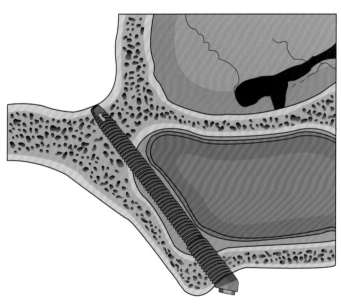

图 11-1-4　Brånemark 经典法颧种植以牙槽嵴偏腭侧为入路,利用牙槽骨、上颌窦底、颧骨根部、颧骨表面四层骨密质的锚着固位

　　在解剖上,颧骨是颅颌面部的支撑性骨性突起结构,是人体面形轮廓的重要构成部分,其生理功能之一就是保护作用。这个结构位于面部两侧最突出的部位,当外力从侧面打击面部时,颧骨和颧弓能起到对上颌窦、颞肌、颅骨外侧壁的保护。

　　骨密质是颧骨的主要构成结构,通过 CBCT 测量颧骨区域的 HU 值,发现它的密度与下颌的骨密质相近,部分区域甚至高于下颌骨密质(图 11-1-5,图 11-1-6)。

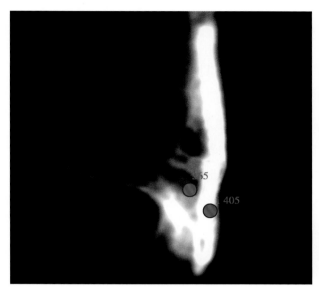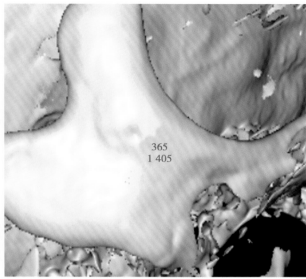

图 11-1-5 CBCT 测量颧骨骨密质 HU 为 1 405,颧骨骨松质 HU 为 365

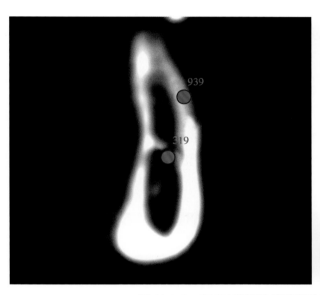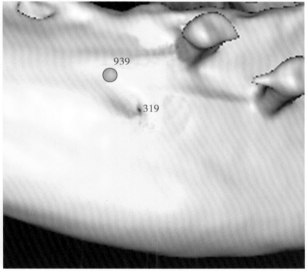

图 11-1-6 CBCT 测量下颌骨密质 HU 为 939,下颌骨松质 HU 为 319

在临床上,根据种植体的类别可以将无牙颌种植固定义齿分为分段式设计和一段式设计,两者各有优缺点,应根据临床患者骨量、笑线、植入种植体的数目、位置等具体情况来确定。在颧种植即刻负载中,过渡义齿必须将种植体以跨牙弓的形式刚性连接成一个整体,共同抵抗𬌗力。这一修复模式最大的优势在于,所有种植体连接成为一个整体后,能够最大程度抵抗侧向𬌗力所产生的弯曲力量,有效降低侧向𬌗力对种植体产生的不良影响,减少种植体的微动。有学者提出,种植体愈合期内的微动必须控制在一定阈值,否则种植体周围将会形成纤维结缔组织结构。当然,目前种植体表面设计已经得到明显改良,种植体形成生理性骨结合的时间显著缩短,这一微动的极限范围还需要实验加以证实。另外,不同于常规种植体,颧种植体绝大部分产生骨结合的区域在其尖端,它的中部和嵴顶部与骨接触面积很少,单一颧种植体受力会产生很大的杠杆力,而将颧种植体连接起来形成平面结构就可以有效减小这种悬臂结构引发的微动。

2. 初期稳定性的量化　对于如何量化良好的初期稳定性,目前大部分观点仍认同植入扭矩>30~35N·cm,这一参数被认为是颧种植体施行即刻负载的最重要条件之一。但也有研究表明,植入扭矩大小与即刻负载的成功与否没有直接的因果关系。在某些条件下,15N·cm的植入扭力也能达到成功的即刻负载,但上述研究限于单颗前牙的即刻修复。有学者提出,与单颗牙的即刻负载和多颗连续缺牙即刻负载不同,无牙颌种植体能获得跨平面的稳固,因此对于植入扭矩,可以控制在最小25N·cm或经由共振频率测定仪(resonance frequency analysis,RFA)测得植入稳定系数(implant stability quotient,ISQ)65以上。如果单一种植体不能达到上述植入扭矩和稳定值,就不建议进行即刻负载。

目前,由于临床研究样本、研究方法、种植体数目、修复类型的巨大差异,适合全口即刻负载的植入扭矩的最小临界值仍众说纷纭,但绝大部分学者认同即刻负载的种植体植入扭矩至少不小于35N·cm(图11-1-7)。也有学者将植入种植体的总扭矩数,如植入4枚植体时,植入总扭矩大于120N·cm作为是否实施即刻负载的依据。临床中,除考虑上述最低值外,还应控制过度的植入扭矩,这样能使种植体周围骨组织的应力保持在生理承受范围内,避免因扭力过大导致种植体周围骨的微小骨折和坏死。

除植入扭矩外,常规种植体可采用共振频率测定仪,通过共振频率数字化评估种植体组织界面的稳定性,可能是一种更为高效、直观的方法(图11-1-8)。但目前颧种植体并没有与之配套的测量杆,因此它的初期稳定性不能用ISQ量表量化。同时,由于颧种植体固位模式只在尖端与骨锚着,共振频率的原理也不适用于评估此类种植体的稳定性。故目前来讲,植入扭矩是评估颧种植体初期稳定性的唯一方法。

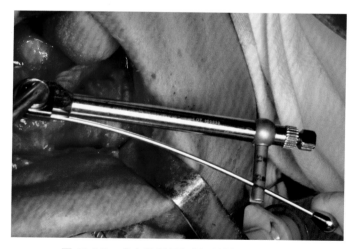

图 11-1-7　术中使用扭矩扳手判断植入扭矩,
此时颧种植体的植入扭矩>35N·cm

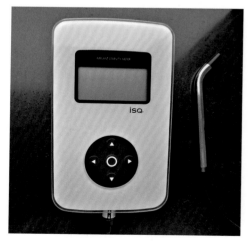

图 11-1-8　共振频率测定仪用于测定常规
种植体的稳定系数

临床上植入的颧种植体头部多带有角度设计,颧种植体的植入扭矩测量是带有一定角度的。事实上,可能只有沿种植体轴向的测量更为准确,才能反映种植体真实的初期稳定性。

(二) 种植体的分布及数目

实施即刻负载需要考虑种植体植入的数目和分布。常规无牙上颌进行即刻负载的种植体数目要求达到 4~6 枚及以上,且种植体分布位置均匀。种植体数目越少,种植体间的跨度越大,就会加重种植体侧向力的负担,影响种植预后。但如果种植体位置过于接近,两者间树脂强度不足,容易造成过渡期的义齿折断。总之,确认种植体数目和分布的主要目的是限制即刻负载时种植体可能的微动,获得咬合力量的均匀分布。

在实施颧种植即刻负载时,考虑将双侧至少各 1 枚初期稳定性良好的种植体,与前牙区至少 2 枚常规种植体连接在一起共同承担咀嚼压力。如果一侧颧种植体初期稳定性<30N·cm,则实施即刻负载造成种植体失败的风险加大。

(三) 副功能咬合和咬合曲线异常

对于曾有副功能咬合的无牙颌患者,临床医师很难在术前发现这一问题。如果是单颌缺失,可以通过观察对颌牙的磨耗状态来获取信息。如果是全口无牙颌,仔细问诊是唯一获取患者副功能咬合信息的方法,但患者常常遗忘或否认此类病史。有夜磨牙症的患者很容易在戴入临时过渡义齿后出现机械并发症。副功能咬合产生的𬌗力与正常咬合力相比,可能要高达数倍。即使不采用即刻负载,这一类患者在常规负载下也会出现比正常患者更多机械并发症的可能和风险。甚至有些学者提出,这类患者可能更适合种植体支持覆盖义齿修复。

在颧种植即刻负载时,如果对颌牙列存在缺损,应在术前完成各种修复。一些排列异常的天然牙,如出现伸长、倾斜也要进行及时调整,纠正异常𬌗曲线。因为异常的𬌗曲线在临时过渡期内会产生不必要的咬合干扰,增加额外的侧向力。临床上,应去除即刻义齿悬臂,确保对颌牙能平衡、稳定地与过渡义齿建立咬合接触,使𬌗力均匀地分散至每 1 枚种植体,最大限度减少负载在颧种植体上的侧向力。与此同时,患者必须有良好的依从性,避免在愈合期咬硬物,并能够按时复诊。

理想的无牙颌即刻负载应该尽可能恢复患者的各项功能,义齿既坚固、美观,又能方便患者维护日常口腔卫生,同时进食时咀嚼力量也能得到均匀合理的分布。

(四) 患者全身因素

对于一些全身情况不佳,可能会出现软硬组织愈合不良的患者,如接受过放疗、免疫功能异常,即刻负载可能是相对禁忌证。对于一些已控制的系统性疾病患者,如血糖已稳定的糖尿病患者可能不会增加即刻负载种植体失败的风险。但事实上,对于颧种植即刻负载全身风险因素的影响到底是否存在及其影响力并没有明确的研究和数据支持。目前所获得的信息多来源于无牙颌常规种植即刻负载的经验和结果。

第二节　即刻负载义齿的临床制作

临床医师一般会在术中将穿龈高度及角度合适的永久基台连接到种植体上。手术后,就可开始临时过渡义齿的制作。即刻负载的临床解决方案通常有两种,一种是口内法,另一种是口外法。根据患者的实际咬合情况和医师的个人习惯进行选择,更倾向和推荐口外法制作临时过渡义齿。

一、口内法

通过口内法制作临时过渡义齿是指利用患者原有或预成的义齿,在患者口内的永久基台上直接在口内固定完成(图 11-2-1)。在永久基台上拧入临时基底,并根据患者的咬合调改临时基底的高度,依据基台的出点,在旧义齿/预成义齿上磨改出临时基底的空间。严重萎缩的无牙颌吸收明显,出点多偏腭侧,亦可将穿出牙的腭侧基托磨除,将调磨好的义齿戴入口内,检查咬合状况。如未能准确就位,应再度调整穿出孔大小至准确就位,基台的出点在过渡树脂义齿预留临时基底空间,使用自凝树脂将临时义齿与临时基底连成一体(图 11-2-2,图 11-2-3)。固定完成后卸下过渡义齿,在口外调改组织面及去除多余的基托与悬臂,形成方便患者自洁的义齿组织面形态(图 11-2-4)。戴入过渡义齿后即刻拍摄全景片确认临时基底是否已完全就位(图 11-2-5)。如有未就位的临时基底,需要磨除基底周围的树脂后在口内重新固定。

口内法使用的义齿有三种:①如原有义齿的排牙、咬合关系正常,外形良好,可利用原有义齿进行调改;②对预先制作的过渡义齿进行调改(图 11-2-6);③利用手术导板预成的牙列(图 11-2-7)。

由于口内法不能将所有种植体进行刚性连接,临床适应证应该严格把握,避免失败风险。

口内法多应用于局麻下进行种植的患者。选择基台时,高度要达到牙龈边缘或略高于牙龈,这样有助于寻找种植体的方向进行固定,也容易获得修复体的被动就位位置,同时也有利于清洁卫生。

如果通过口内法重衬原有义齿,临时过渡义齿在外科术后几小时内就能完成,此时创面缝合后还未发生明显水肿反应,义齿容易就位,但对于采用全身麻醉的颧种植患者,这个时间点显然不能实现。口内法固定的患者通常是在术后第2、第3天进行上部结构修复。此时创面有一定程度的水肿,在进行固定时患者会感到疼痛。同时,创面的渗出也会影响固定树脂聚合,可以采用局部麻醉减少渗血、减轻局部疼痛。在手术关闭创面时,选用大号直径的基台保护帽,能方便在修复时寻找基台位置及避免软组织阻挡。有些医师会选用穿龈高度低的闭合式取模柱替代基台保护帽,但要注意咬合干扰引发种植体失败的风险。

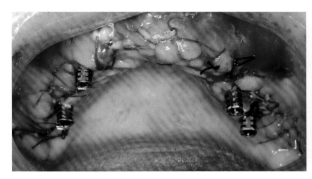

图 11-2-1　颧种植体植入术后第 2 日，临时基底经调磨至合适高度后戴入口内

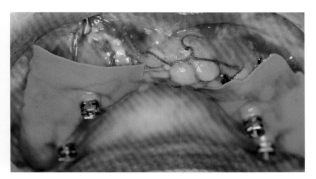

图 11-2-2　将橡皮障修剪后戴入临时基底周围，保护术区组织黏膜

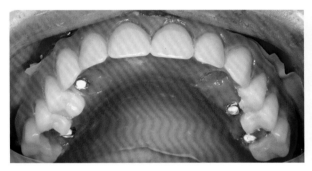

图 11-2-3　通过在过渡树脂义齿的组织面预留临时基底空间，使用自凝树脂固定临时义齿，腭侧基托与上腭穹隆完全贴合可作为上颌义齿就位的参照（通常是先固定一个临时基底后，检查其稳定性和咬合情况，反复确认正确位置，然后逐个固定每一个临时基底，这样有利于获得义齿与种植体之间的被动就位）

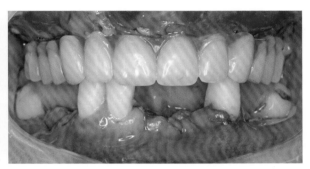

图 11-2-4　临时过渡义齿卸下后在口外进行边缘及组织面修改，重新戴入口内，调整咬合

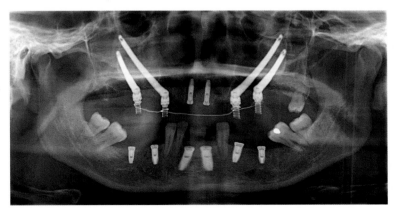

图 11-2-5　戴入过渡义齿后即刻拍摄全景片，确认临时基底就位情况。前牙区 2 枚常规种植体在术中进行了水平向骨增量，行埋入式愈合，未进行即刻负载

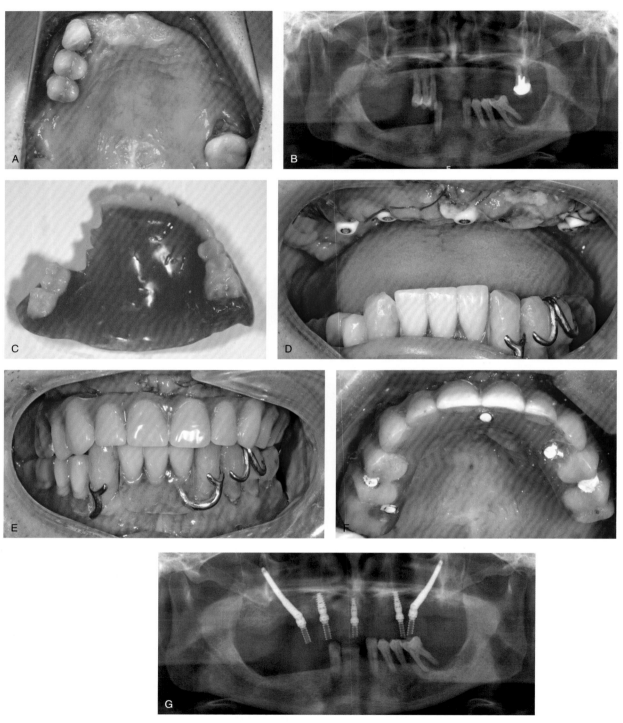

图 11-2-6　颧种植口内法预成义齿即刻修复

A.术前口内照,术前患者残留的天然牙有助于临床医师确认正确的咬合关系　B.术前全景片　C.术前义齿照,通过现有咬合关系制作临时活动义齿,再在术中拔除天然牙,使得上下颌咬合关系得到保留　D.颧种植体植入术后口内照　E.固定、修改预成义齿,添加拔牙区树脂牙制作过渡义齿,戴入口内正面照　F.口内𬌗面观　G.颧种植术后即刻义齿戴牙的全景片,临时基底完全就位

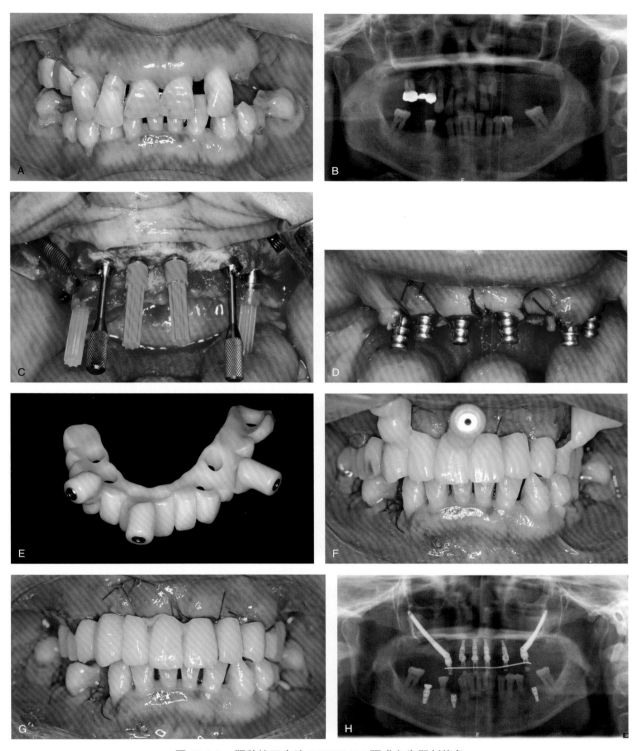

图 11-2-7　颧种植口内法 CAD/CAM 预成义齿即刻修复

A. 术前口内照　B. 术前全景片　C. 全程数字化颧种植术后放置复合基台,纠正种植体平行度　D. 颧种植术后暂时放置闭口取模柱替代基台保护帽,获得软组织袖口外形　E. 颧种植术前 CAD/CAM 预成即刻义齿　F. 即刻义齿就位,由于术中进行了前牙区截骨,预成义齿通过与术中导板匹配的固位钉来确定就位位置,临时过渡义齿经由固位钉固定后再确认与下颌的咬合关系　G. 口外调改预成义齿后再次戴入口内,调整咬合　H. 即刻过渡义齿戴入后拍摄的全景片,判断临时基底就位情况

相较于下颌,上颌即刻修复利用原有义齿有一定优势。在口内固定时,上颌义齿容易利用解剖标志如腭部组织、余留牙、未发生改变的牙槽嵴等获得稳定。

二、口外法

基于本书作者团队对颧种植即刻负载的临床经验总结,我们认为当所有颧种植体初期稳定性良好时,可以选择口内法。如果有个别颧种植体初期稳定性一般或较差,种植体数目较多,即刻负载时必须选择刚性连接,应采用口外法。口外法能获得精确的模型,减少口内操作时间,避免口内固定时树脂材料收缩而引起的不能获得良好被动就位的问题。

临床上一般是直接在种植体水平测定扭矩,按扭矩测量数值大小分为:≥45N·cm——良好;35~45N·cm——正常;15~35N·cm——一般;几乎无法测定数值——差。

单颧种植即刻负载原则:颧种植体扭矩≥30N·cm,前牙区常规种植体扭矩≥30N·cm。

双颧种植即刻负载的原则:①一侧至少有1枚颧种植体扭矩≥35N·cm或者一侧2枚颧种植体扭矩之和≥45N·cm;②双颧总扭矩和≥100N·cm。

无牙颌种植即刻负载常需要将临时基底使用刚性结构坚固地连接在一起,作为一个整体抵抗侧向力。对于颧种植患者,这一要素在即刻负载时会显得特别重要。不同于常规种植,颧种植体主要在根尖端与骨产生结合,种植体的中段和牙槽段产生了很长的悬臂。单个颧种植体受力时,这种悬臂效应会使种植体产生摆动效应。因此,如果单纯使用口内固定的方式,树脂连接抗拉力低,脆性大,易导致负载过程中修复体折断。所以,目前最常用的方法是在术后取模,请技师在口外将临时基底用金属加强丝连接在一起后制作上部结构。

当医师在临床制取基台水平的印模(图11-2-8),灌注模型后,技师使用加强丝U形焊接每个临时基底,形成刚性连接的整体,然后使用含有玻璃纤维的树脂材料制作有金属加强丝支撑的过渡义齿。虽然技工室加工的方法会产生额外的费用,制作时间较椅旁略有延长,但过渡义齿的强度可以大大增加,能有效对抗过渡期的咀嚼压力。同时,经由技师完成的过渡义齿,美学效果可以得到很大保证,可对义齿组织面进行充分设计、调改,形成有利于自洁的外形(图11-2-9)。

临床上临时过渡义齿被动就位的确认通常有2种检查方法:①在旋入螺丝时,手指体验其松紧感觉,拧入过程中应仅在螺纹最后几圈处有一定阻力;②临时义齿就位后影像学检查显示临时基底与基台边缘无缝隙。过渡义齿戴入患者口内(图11-2-10),通过拍摄全景片观察临时基底与永久基台之间是否有微间隙,确认所有临时基底是否完全就位(图11-2-11)。如全景片显影不清晰,可选择再拍摄局部种植体根尖片来判断。在戴入过程中,可以通过拧入修复螺丝过程中的顺滑程度和力量大小来初步判断临时基底被动就位情况。如戴入后通过影像学检查发现临时基底一旦未就位,就需要将未就位的临时基底去除,通过口内法再次固定,或重新制取模型在口外制作新的临时过渡义齿(图11-2-12)。

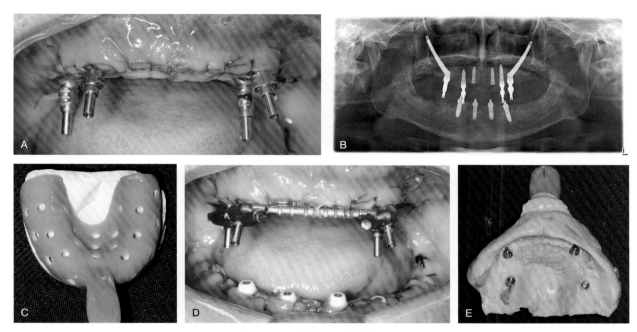

图 11-2-8　基台水平印模的制取

A. 颧种植体植入术后第 2 天,戴入基台水平开口式转移杆　B. 全景片确认转移杆就位情况,前牙区 2 枚常规种植体未达到 30N·cm 的植入扭矩,行埋入式愈合,后方 2 枚常规种植体与颧种植体连接行使即刻负载　C. 个性化托盘制取开窗式印模　D. 刚性连接转移杆　E. 制取开窗印模

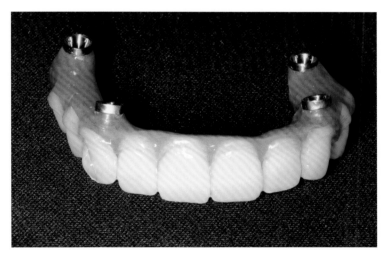

图 11-2-9　口外制作完成的临时过渡义齿,远中无悬臂

　　口外法可避免在口内使用自凝树脂固定时材料污染创面的问题,也可避免自凝材料固化产热对创口的不良影响和固化收缩产生的桥体误差,是目前最常用的制作临时过渡义齿的方法。

　　即刻负载修复体组织面不应压迫或挤压牙龈组织,修复体与牙龈接触区应该设计成凸面形态,且接触面要高度抛光,这样即刻负载期间就能够保持一定的自洁作用,并有利于患者进行日常清洁,避免食物嵌塞、滞留,干扰种植体与组织的愈合过程(图 11-2-13)。

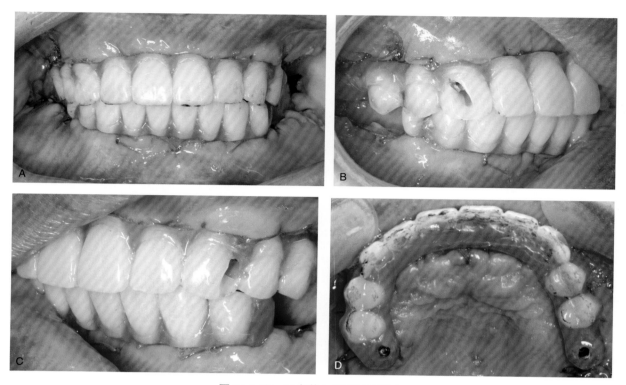

图 11-2-10　口内戴入临时过渡义齿
A.口内咬合正面观　B.口内咬合右侧观　C.口内咬合左侧观　D.上颌牙列𬌗面观

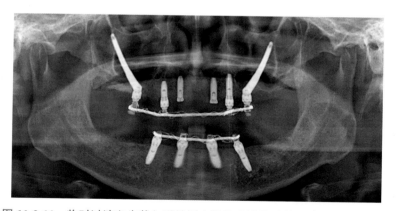

图 11-2-11　临时过渡义齿戴入后拍摄全景片确认临时基底是否已完全就位

与上颌无牙颌常规种植即刻负载要求一样,颧种植即刻负载的临时过渡义齿也应制作成短牙弓,避免悬臂结构,螺丝固位优于粘接固位。建议根据以下内容来调整临时过渡义齿的咬合。

(1)临时过渡义齿需要有跨牙弓平面稳定性来对抗侧向𬌗力。

(2)降低牙尖高度,减小牙面颊舌径,减少侧向力。

(3)正中咬合时为广泛接触的牙尖交错𬌗,无早接触。

(4)侧向咬合时无𬌗干扰。

(5)浅覆盖、浅覆𬌗。

(6)建议调整为组牙功能𬌗,加强对种植体的保护。

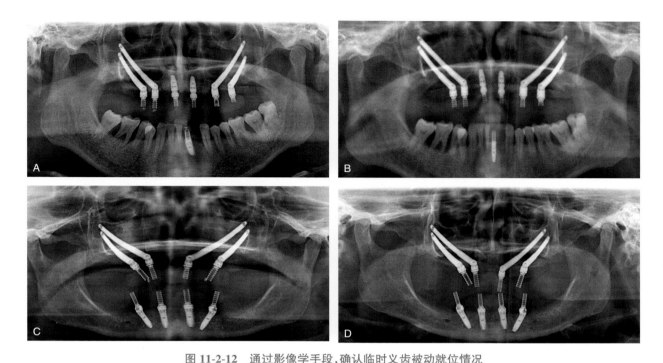

图 11-2-12 通过影像学手段，确认临时义齿被动就位情况

A. 全景片显示临时义齿左侧近中颧种植体上方临时基底未就位 B. 调整临时义齿后拍摄全景片，临时基底就位

C. 全景片显示下颌左侧倾斜种植体临时义齿临时基底未就位 D. 调整临时义齿后拍摄全景片，临时基底就位

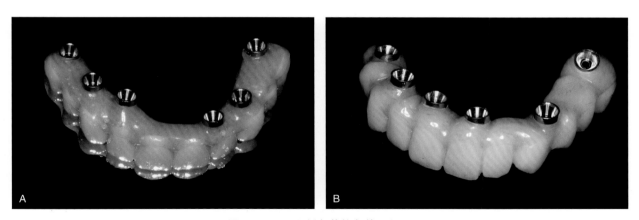

图 11-2-13 即刻负载修复体组织面

A. 抛光的义齿组织面 B. 凸面形态的义齿组织面

　　虽然临床医师会给出一些关于全口即刻负载咬合方面的建议和指导，但这些信息多基于临床经验的总结。对于上颌常规种植 All-on-four 的设计，考虑到上颌后牙区骨质较差，有学者给出过渡义齿正中咬合时尖牙至尖牙区域均匀咬合接触，后牙无咬合；侧方咬合时去除尖牙保护𬌗，侧方后牙无咬合的方案。但对于这些咬合建议，目前并没有足够的循证医学证据，包括临床对照研究来证实它们的有效性和优越性。对于颧种植体的临时过渡义齿，更没有足够的临床证据来支持哪种咬合设计更有优势。但需要考虑的一点是，颧种植体尖端植入密度较高的颧骨内，与传统的采用上颌常规种植 All-on-four 中上颌后部骨松质居多有所区别。目前的咬合建议多为保护咀嚼咬合过程中种植体为出发点，其中也包括

降低后牙牙尖高度和斜度、调磨对颌的陡峭牙尖等。

戴入临时过渡义齿后,应再次确认𬌗平面和上颌前牙露齿情况。对主诉有夜磨牙或其他副功能咬合的患者,应制作夜磨牙𬌗垫,指导患者夜间配戴。

三、随访

在愈合期内临时过渡义齿应避免拆戴,减少拆卸修复体螺丝过程中产生的不良外力影响。使用可吸收缝线可以完全避免在愈合期拆戴过渡义齿,但需要加强患者口腔卫生护理,避免菌斑堆积。

过渡义齿戴入后需嘱咐患者进软食 3 个月。戴牙当日,初步调整咬合,嘱咐患者餐后使用氯己定漱口水进行清洁。戴牙 3 天后要求患者复诊,检查创口愈合情况,调改咬合,去除软组织和义齿缝隙的食物残留,嘱咐患者使用软毛牙刷清洁假牙及牙龈交界处。戴牙后 10 天,拆除肉眼可见的缝线,检查咬合关系,清洁义齿及其下方的软组织,嘱患者使用冲牙器,进行每天至少 2 次的卫生护理。戴牙后 1 个月复诊,再次确认咬合关系,检查修复螺丝的松紧度,再次进行口腔卫生宣教。

第三节　即刻负载并发症的原因和处理

颧种植上颌即刻负载后,除发生常规种植修复重建全口缺失的机械、生物学普遍并发症外,一些特殊的并发症需要加以注意和重视。

一、食物残渣积聚

如果临时义齿组织面有倒凹,会造成食物残渣积聚。因此,技师和临床医师在制作和戴入临时过渡义齿时,要充分重视对义齿组织面外形的修整,应制作成凸面,至少是平面的形态,而不能形成凹面外形,以免造成食物残渣的聚集(图 11-3-1)。

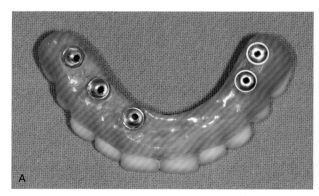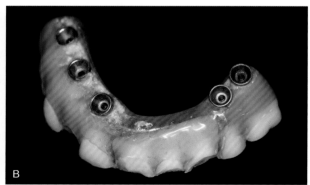

图 11-3-1　临时过渡义齿
A.过渡义齿桥体区域存在倒凹　B.过渡义齿戴入后 2 个月,种植体周围及组织面倒凹区域有食物残渣滞留

同时,外科手术中是否对牙槽嵴进行恰当平整,也会影响上部软组织的形态。如果发现临时过渡义齿组织面有小的倒凹,可通过树脂充填去除,大多数情况下,通过上述方法可对软组织进行有效塑形,不需要额外的外科手术干预。多数情况下,接受颧种植修复的患者上颌牙槽骨都存在严重骨吸收,绝大部分患者属于 Cawood & Howell Ⅴ类和Ⅵ类,垂直向吸收导致仅存留有限的基底骨。这使得固定义齿和牙龈的过渡区根向移位,接近前庭沟区域,不利于患者进行卫生维护(图 11-3-2)。在对一些重度吸收病例进行上部修复制作时,需要同时平衡美学和卫生清洁问题。对于凹面形患者,上颌前牙的唇向排列可以增加唇部的外形突度,一定程度上增加上唇丰满度,但同时也延长了修复体前部区域的悬臂,在与牙槽嵴移行区容易形成不易清洁的凹陷区域(图 11-3-3,图 11-3-4)。这种情况在牙槽嵴高度修整不充分、𬌗龈距离不足的病例中尤为突出。

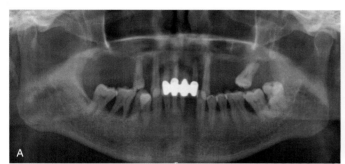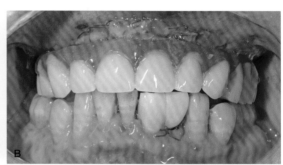

图 11-3-2 上颌骨重度吸收患者
A. 牙周病导致上颌牙槽骨严重吸收拟行颧种植修复术前全景片
B. 上颌骨垂直向吸收导致即刻义齿过渡区接近前庭沟,不利于清洁

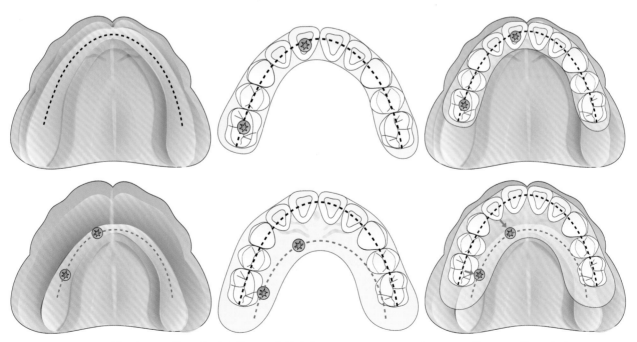

图 11-3-3 上颌牙槽骨轻中度萎缩时,种植体植入点基本与排列人工牙位置一致;上颌牙槽骨重度萎缩时,由于上颌牙弓巨大缩窄,即使颧种植体植入点在牙槽骨顶点,排列的人工牙仍位于唇颊侧,形成唇侧及颊向的悬臂

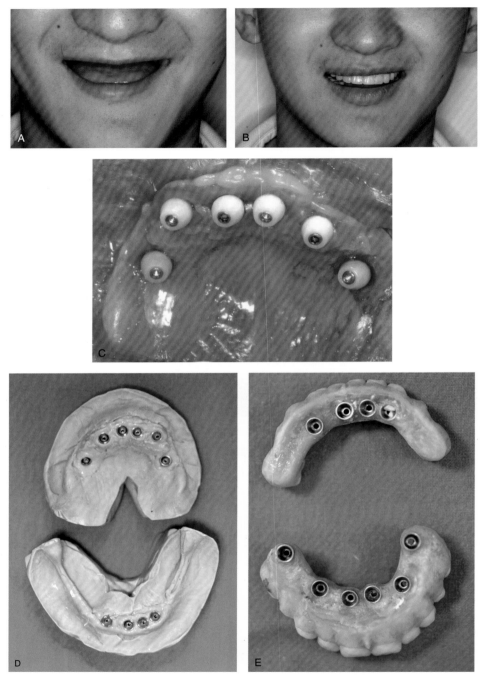

图 11-3-4　上颌骨严重缺损的凹面形患者

A.颧种植术前呈凹面形　B.颧种植术后临时义齿唇侧排列,恢复正常面形　C.上颌种植体
口内位置的分布　D.颧种植术后取模　E.为代偿上颌弓萎缩及上唇凹陷的问题,临时义齿前
后牙区位于牙槽骨的唇侧,同时悬臂未设计凸面接触形态,容易引起食物残渣的聚集

二、发音

发音不清是颧种植过渡义齿戴入后常见的问题之一。一方面是由于上颌牙槽骨严重吸收后,上颌牙弓形态明显缩小,固定修复体戴入后,舌体活动空间受限所致;另一方面也与颧种植体穿龈的位置相

关。经典法采用的是牙槽骨略偏向腭侧的入点,这会产生修复体在腭侧延伸,增加患者口内异物感的问题,另外也进一步缩小了舌体活动空间(图 11-3-5)。部分患者的发音问题会在配戴过渡义齿后的几周或数月内逐步适应。也有一些患者在更换最终修复后,伴随着支架体积的缩小,基台角度的调整,更合理的上部结构设计,发音问题得以缓解,但仍有一部分患者,通常是由于种植体穿龈位置不良所引起的发音问题,一直无法得到改善(图 11-3-6)。

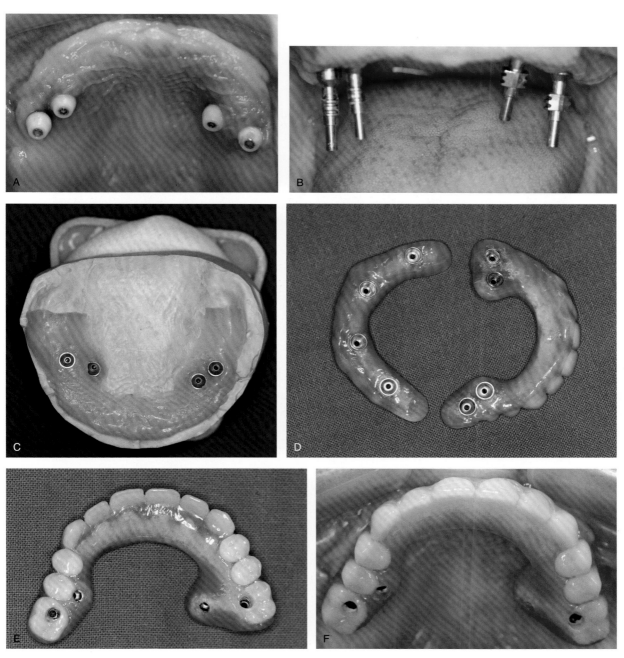

图 11-3-5 颧种植体穿龈位置偏向腭侧
A.外科术后 3 个月,常规负载病例,左侧近中颧种植体的入点偏向牙槽嵴腭侧 B.制取印模 C.模型上显示颧种植体入点偏向牙槽嵴腭侧 D.上下颌临时义齿 E.上颌临时义齿,由于种植体分布位置不佳,导致修复体腭侧过度延伸 F.临时义齿会产生腭向延伸,使得舌体活动空间受限

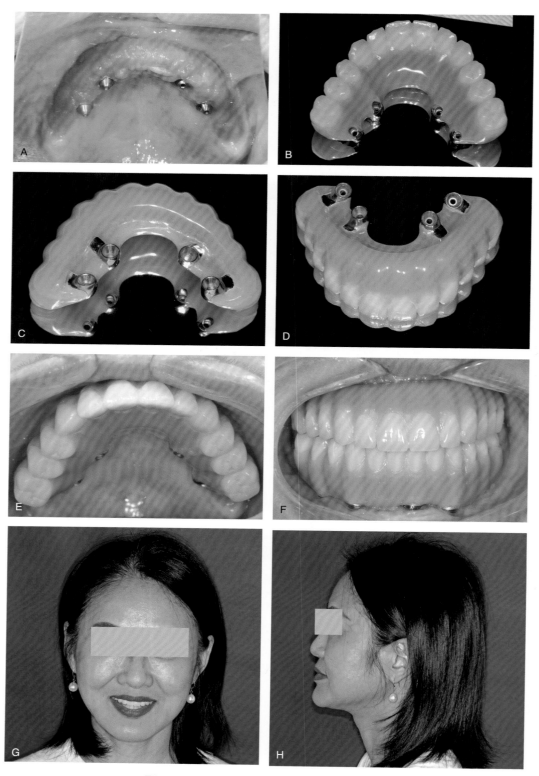

图 11-3-6　双侧双颧种植体穿龈位置偏向腭侧

A. 双侧双颧种植，种植体出点位于牙槽骨腭侧区域　B. 上部修复体合面观　C. 上部修复体组织面观,唇及颊侧均有较大悬臂　D. 上部修复体正面观　E. 上部修复体戴入口内,舌体活动空间受到限制　F. 上下颌重建后咬合正面观　G. 患者戴入修复体后正面照,面下 1/3 垂直距离恢复良好　H. 侧面照,通过上部修复体唇颊侧伸展基本恢复了面部丰满外形,但患者一直存在发音不清的问题

三、过渡义齿断裂

口外法制作的过渡义齿,义齿内会焊接钢丝进行加固,然而口内法制作的临时义齿是通过术前义齿修改制作,临时基底附近是义齿的薄弱区域,当咬合力集中或者不均匀时,常常会引起义齿折裂(图 11-3-7)。当义齿内钢丝不完整时,在钢丝末端也会形成应力集中区,容易导致折断。患者如有副功能咬合,发生上部折断的概率也会大大增加。

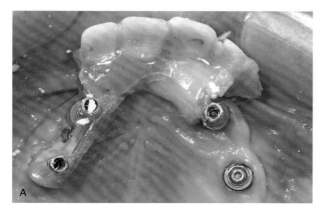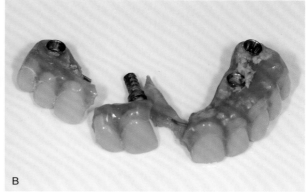

图 11-3-7 过渡义齿的树脂基托在基台附近发生折断,临时基底松动,修复螺丝断裂
A.口内观 B.口外观

建议在口外法制作义齿时采用一体式的加固钢丝,或者使几根钢丝有重复区域;口内法制作时,在义齿组织面使用复合树脂纤维来加强义齿强度,同时义齿需要有足够的厚度。

咬合不均也是义齿折裂的原因之一。因此,在初戴义齿时,应该降低牙尖斜度,调整到牙尖交错𬌗均匀广泛的接触,调整前伸𬌗及侧方𬌗至无𬌗干扰的状态。

四、临时基底松动、断裂

由修复螺丝松动引起的临时基底松动(图 11-3-8),可能是即刻负载时修复螺丝加力不足,或咬合调整不均引起的。当然,患者有副功能咬合问题而负载前医患对此均不知情也是需排除的原因。这种副功能咬合引起的后果很严重,大大增加了临时过渡义齿在愈合期内机械并发症的概率,同时也会增加种植体失败的风险。因此,一旦排除是医源性因素导致的机械并发症,就要考虑患者因素。过渡义齿戴入后即刻给患者夜磨牙𬌗垫可能是一种比较有效的预防措施。

在发生义齿基托断裂或者上部结构松动时,有一定概率会发生临时基底螺丝断裂。复合基台

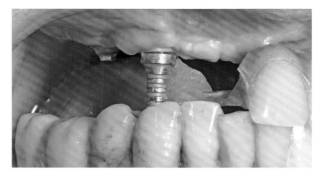

图 11-3-8 临时基底松动

　　螺丝断裂发生率低,而一旦遇到,处理相对棘手。大多数螺丝断裂是由于螺丝先发生松动,进而导致修复体松动,而患者又未及时就诊,在不均匀咬合力的作用下发生的(图 11-3-8)。

　　如果是临时基底螺丝折断,可以尝试使用超声波洁牙工作尖逆时针作用于螺丝断端,使螺丝逆时针旋转后取出(图 11-3-9)。如果此方法无效,建议更换下方同型号基台。如果是复合基台螺丝断裂于种植体中,可以按上述方法尝试取出,如取出失败,建议尝试使用厂家配套的螺丝取出工具盒。

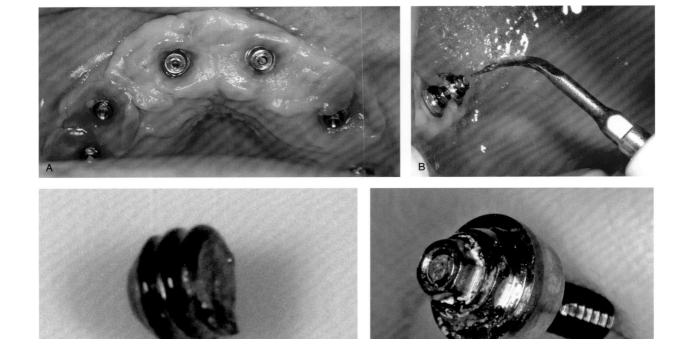

图 11-3-9　临时基底螺丝折断
A. 基底螺丝折断在基台内　B. 使用超声波洁牙工作尖取出
C. 折断的临时基底螺丝　D. 卸下基台,更换同型号基台

(王　凤　孙媛元)

▶ 参考文献

1. APARICIO C, RANGERT B, SENNERBY L. Immediate/early loading of dental implants: a report from the Sociedad Española de Implantes World Congress consensus meeting in Barcelona, Spain, 2002. Clin Implant Dent Relat Res, 2003, 5 (1): 57-60.

2. WISMEIJER D, BUSER D, BELSER U. ITI treatment guide Volume 4. 2nd ed. London: Quintessence Publishing, 2010.

3. GOIATO M C, PELLIZZER E P, MORENO A, et al. Implants in the zygomatic bone for maxillary prosthetic rehabilitation: a systematic review. Int J Oral Maxillofac Surg, 2014, 43 (6): 748-757.

4. CHRCANOVIC B R, ALBREKTSSON T, WENNERBERG A. Survival and complications of zygomatic implants: an updated systematic review. J Oral Maxillofac Surg, 2016, 74 (10): 1949-1964.

5. WANG F, MONJE A, LIN G H, et al. Reliability of four zygomatic implant-supported prostheses for the rehabilitation of the atrophic maxilla: a systematic review. Int J Oral Maxillofac Implants, 2015, 30 (2): 293-298.

6. JENSEN O T. Complete arch site classification for All-on-4 immediate function. J Prosthet Dent, 2014, 112 (4): 741-751.

7. PAREL S M, BRÅNEMARK P I, OHRNELL L O, et al. Remote implant anchorage for the rehabilitation of maxillary defects. J Prosthet Dent, 2001, 86 (4): 377-381.

8. JIVRAJ S. Graftless solutions for the edentulous patients. 1st ed. Switzerland: Springer International Publishing AG, 2018.

9. APARICIO C. Zygomatic implants: the anatomy-guided approach. London: Quintessence Publishing, 2012.

10. APARICIO C. Zygomatic implant based oral rehabilitation: state of the art and proposed criteria for success. Latvia: Scholars'Press, 2015.

11. BECKER C M, WILSON T G, JENSEN O T. Minimum criteria for immediate provisionalizatoin of single-tooth dental implants in extraction sites: a 1-year retrospective study of 100 consecutive cases. J Oral Maxillofac Surg, 2011, 69 (2): 491-497.

第十二章

最 终 修 复

12

牙周炎是导致成人缺牙的首要原因。无牙上颌重度萎缩患者绝大多数是由重度牙周炎造成的。此类患者在牙齿拔除或掉落前,牙槽骨已存在严重吸收。拔牙后,拔牙窝一般都较为浅表,在进行全口种植修复重建时存在严重的牙槽骨垂直向骨缺损。临床医师在选择种植修复类型时,无论采用颧种植支持的固定义齿或覆盖义齿修复,都应考虑患者牙槽骨的吸收程度,以功能、美观、长期预后为修复重建的主要目标。

即刻负载的临时过渡义齿为最终修复体提供了一个良好的参考。临床医师应积极听取患者对于过渡义齿的主观评价,结合客观检查,为患者提供兼顾功能、美观,易于维护的最终修复体。

第一节　概　　述

患者配戴即刻负载临时过渡义齿 3~6 个月后可以考虑更换为最终修复体。如果因颧种植体植入扭矩不足或其他原因未实施即刻负载的患者,可在 3~6 个月愈合期后进行常规负载,此时也需要先进行临时固定修复,患者配戴 3~6 个月待咬合稳定后再行最终修复。

临床医师在卸下临时牙前先观察患者的口腔卫生维护情况。卸下临时牙后,可以检查临时义齿组织面及种植体基台周围的卫生清洁程度,是否有严重的食物滞留(图 12-1-1)。对于有严重食物滞留的位点,需要判断是由患者自身维护不佳造成,还是义齿组织面形态设计不良引起的,后者在进行最终修复时需要纠正。

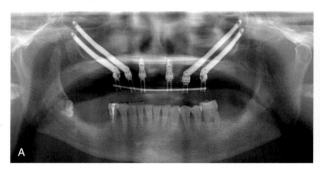
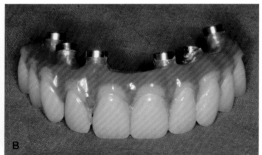
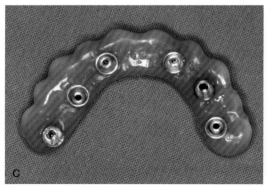
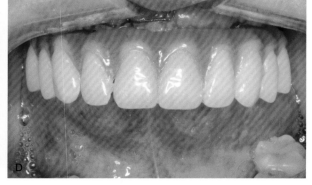

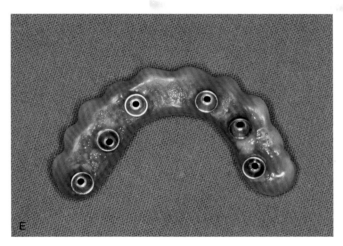

图 12-1-1 即刻负载临时过渡义齿组织面卫生情况

A. 临时过渡义齿戴入后 3 个月拍摄的全景片 B. 颧种植术后制作的过渡义齿(正面观) C. 过渡义齿(组织面观) D. 术后即刻负载戴入过渡义齿(口内正面观) E. 最终修复时拆下临时过渡义齿,组织面倒凹区有少量食物残渣

严重萎缩无牙上颌患者接受颧种植治疗后,修复方式常以种植体支持的一段式固定修复为主,但这种修复方式对患者的口腔卫生维护提出了很高的要求。同时,在后期处理机械并发症时,固定义齿修复比覆盖义齿修复更复杂,前者的临床及技工费用也高于后者。

应用颧种植技术修复上颌无牙颌,义齿应设计为便于拆卸维护的一段式一体螺丝固位结构,如果种植体位置、角度不佳(图 12-1-2),应该尽量通过基台更换进行方向调整。次选方案是设计制作为螺丝固位支架结合上部粘接冠的形式。

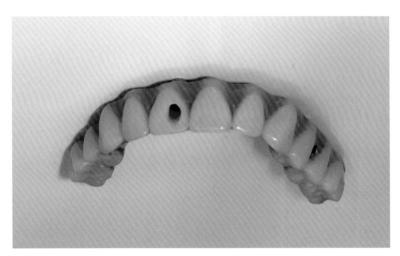

图 12-1-2 种植体位置不佳,种植体植入角度偏唇侧,基台选择不当造成修复体螺丝孔从唇侧穿出

由于颧种植体是沿上颌剩余牙槽嵴斜行植入,上部修复可能需要进行一定角度的调整。如果单纯使用直基台,修复螺丝开口会偏向腭侧,导致腭侧上部结构修复体支架体积过大,不利于患者清洁,同时影响发音(图 12-1-3)。

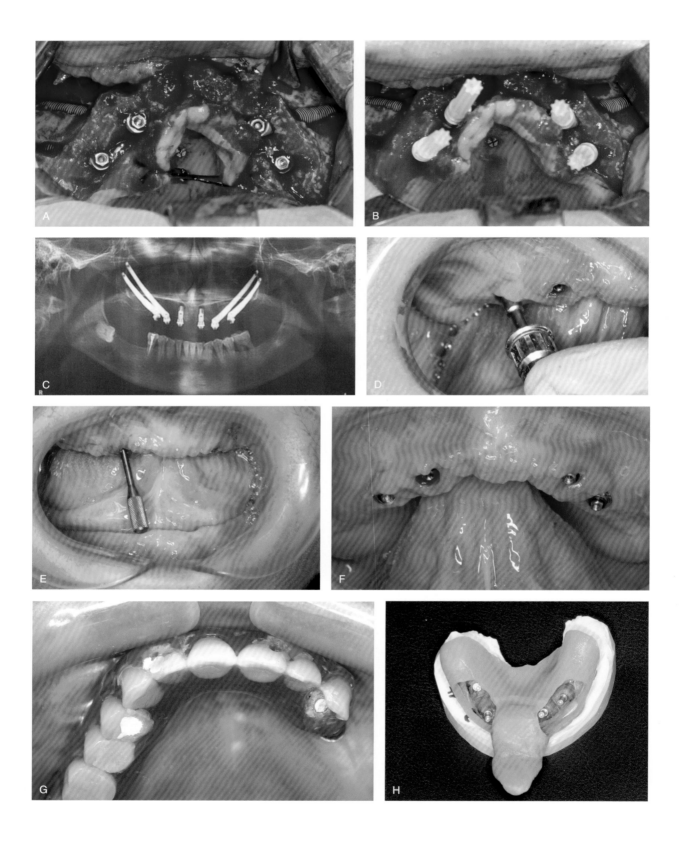

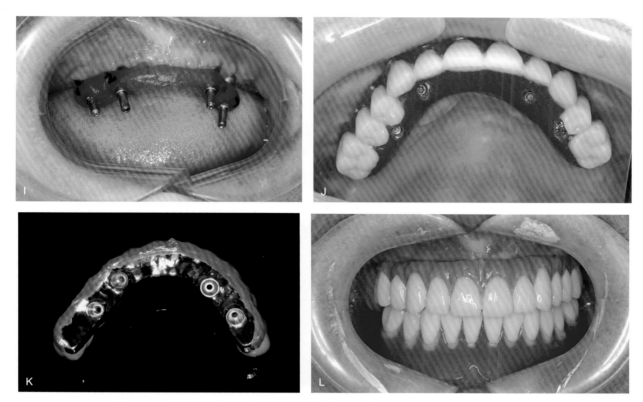

图 12-1-3　最终修复时调整颧种植体基台角度,避免过于偏向腭侧影响发音等问题

A. 术中植入 4 枚颧种植体　B. 术中放置 4 枚颧种植体直基台　C. 临时过渡义齿修复,全景片判断临时基底就位情况　D. 最终修复时根据新的排牙调整基台方向　E. 更换角度基台,调整修复螺丝穿出位置　F. 右侧近中颧种植体完成角度基台的更换　G. 更换角度基台上部临时基底,调整过渡义齿　H. 在初印模上制作开窗取模连接杆,树脂连接各个转移杆后断开,同时使用光敏树脂材料制作开窗取模个别托盘,为终修复取模作准备　I. 开窗转移杆口内树脂连接,开窗制取终印模　J. 根据终修复设计制作树脂义齿并进行口内试戴　K. 制作纯钛支架聚合瓷的最终修复体　L. 颧种植术后最终修复体口内试戴

　　进行角度基台调整后,也要避免修复螺丝穿出孔在上颌磨牙、前磨牙的功能尖(颊尖)以及前牙的唇侧,从而引起美学和功能问题(图 12-1-4)。

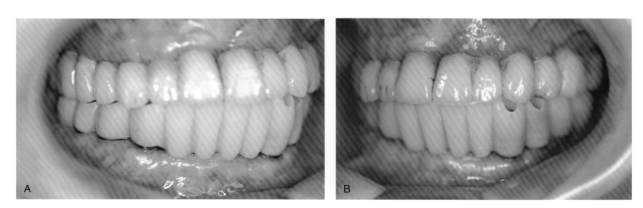

图 12-1-4　临时过渡义齿戴入口内照

A. 临时过渡义齿戴入口内咬合观　B. 修复螺丝穿出孔位于功能尖(33、34 颊尖)

在即刻负载过渡义齿阶段,如果发现基台位置太偏向腭侧或修复螺丝出点不佳时,可在最终修复取模前进行上部基台角度的调整,应尽量使螺丝孔在前牙舌侧和后牙中央窝穿出。穿出孔可在最终修复试牙阶段再次确认。这样的设计可减少上部修复体组成的部件,减少加工费用,也利于拆卸及后期维护。

以往为了能让患者更易于卫生维护,会在上颌修复体组织面预留出间隙,让患者使用牙缝刷进行清洁。但这样的设计对发音不利,特别是发齿槽音"D""T"等时,会影响发音时的气流。事实上,只要临床医师在外科手术阶段对上颌剩余牙槽嵴进行完善的牙槽嵴平整,在临时过渡义齿阶段,通过临时义齿组织面对软组织进行一定的塑形,那么在最终修复时,就很容易实现修复体组织面与牙槽嵴黏膜凸面或平面的接触形式。这些接触形式不易造成食物残渣的积聚,利于自洁(图12-1-5)。

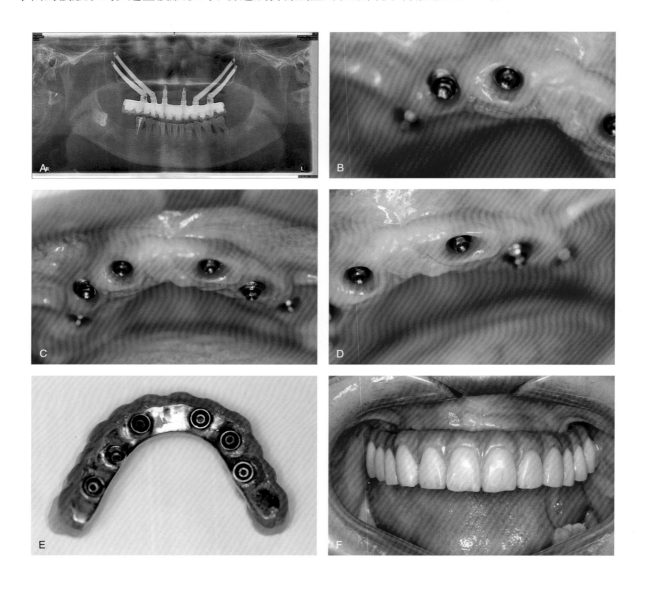

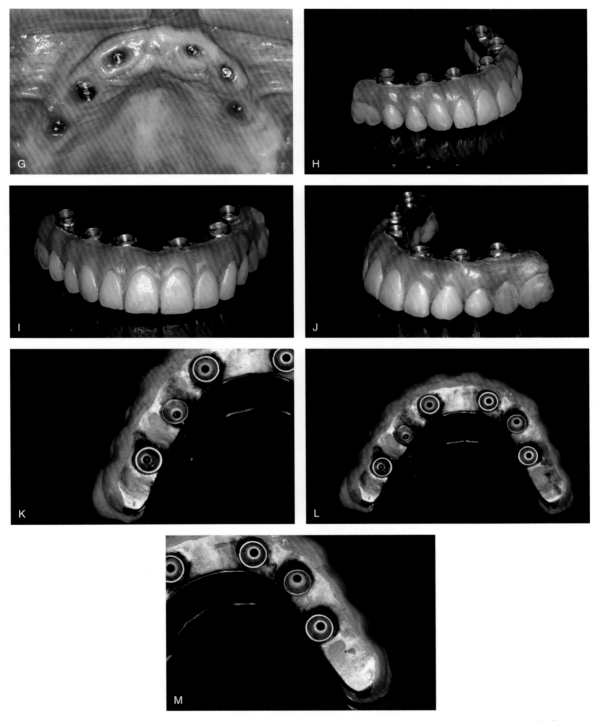

图 12-1-5　患者最终修复体戴入后 2 年,聚合瓷材料上有色素沉着,卸去上部结构,种植体周围有稍许黏膜充血,桥体部分软组织未见红肿异常,修复体组织面没有明显的食物残渣滞留

A.最终修复体戴入后拍摄全景片　B.最终修复体戴入后半年,卸去上部结构,软组织健康(右侧面观)　C.最终修复体戴入后半年,卸去上部结构(正面观)　D.最终修复体戴入后半年,卸去上部结构(左侧面观)　E.最终修复体戴入后半年,卸去上部结构,修复体组织面没有明显的食物残渣滞留　F.最终修复体戴入后 2 年,牙面材料有色素沉着　G.最终修复体戴入后 2 年,卸去上部结构,种植体周围黏膜轻度充血,桥体部分软组织无红肿异常,无明显食物残渣滞留　H.最终修复体戴入后 2 年,上部结构右侧面观,有色素沉着　I.最终修复体戴入后 2 年,上部结构正面观　J.最终修复体戴入后 2 年,上部结构左侧面观　K.最终修复体戴入后 2 年,上部结构左侧组织面观,有少量菌斑,但无明显食物残渣滞留　L.最终修复体戴入后 2 年,上部结构组织面正面观　M.最终修复体戴入后 2 年,上部结构组织面右侧面观

对于最终修复体悬臂长度的考量,一般需要考虑颧种植体穿牙槽嵴的位置、患者的牙弓形态、对颌牙弓的长度等几个因素。如果患者上颌牙弓呈现方圆形,或者种植体手术后的穿龈位置接近于线性排列,那么悬臂端的长度就会受限,只能为患者提供较短牙弓的固定修复。一般我们在手术设计时,单颧及双颧后方的种植体都会放置在上颌第二前磨牙或第一磨牙的位置,然后在远中延伸1颗磨牙长度的悬臂(图12-1-6)。这种排列到第一磨牙是上颌颧种植固定修复最常见的修复模式,远中不会产生过长的悬臂结构(图12-1-7,图12-1-8)。也有一部分患者,由于上颌严重萎缩,上颌牙弓缩小明显,在进行排牙时,可能会少排列1颗前磨牙,这在下颌同时是牙列缺失的患者中较为多见(图12-1-9)。

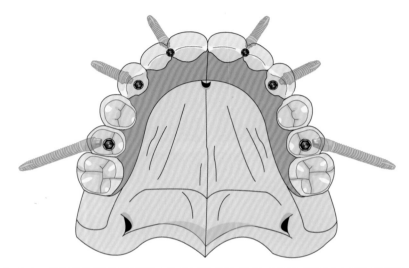

图 12-1-6　单颧种植联合前牙区 4 枚常规种植体修复,6 枚种植体在上颌弓分布均匀,
远中延伸 1 颗磨牙长度的悬臂

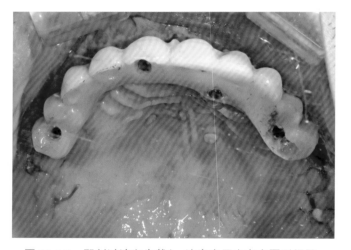

图 12-1-7　即刻过渡义齿戴入,注意由于患者方圆形颌弓,
前后种植体 A-P 距离有限

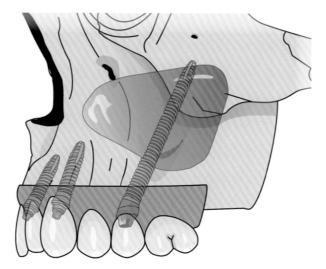

图 12-1-8　颧种植最终修复远中悬臂一般为 1 颗磨牙大小的距离

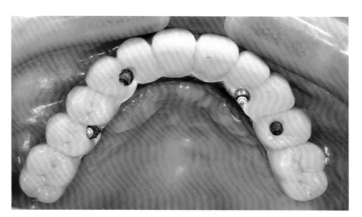

图 12-1-9　左侧由于双颧入点位置接近,悬臂长度延伸有限,
最终修复少排 1 颗前磨牙,减少悬臂长度

　　常规种植关于悬臂设计对种植体的影响可以给颧种植修复带来一些参考和启示。带悬臂的种植体最明显的临床优势在于降低治疗复杂性,减少治疗时间和花费。Romeo 和 Storelli 对带有悬臂的种植修复体的 5 年留存率、生物学并发症、机械并发症和美学并发症等做了系统回顾。研究显示,带悬臂的种植修复是一种可靠的修复方式,悬臂并没有带来并发症的增加。将带悬臂与不带悬臂的种植修复以及传统牙支持式固定修复作比较,临床结果相似,带悬臂的种植修复优于带悬臂的牙支持式修复体,以及牙 - 种植混合支持修复体。

　　Aglietta 等人关于带悬臂的种植体的系统综述支持以上观点。该综述纳入的研究结果表明,带悬臂的种植修复体 5 年和 10 年的累计留存率分别为 94.3% 和 88.9%,并且没有证据显示悬臂会造成种植体周围额外骨水平的改变。

　　然而,从生物力学分析出发,义齿承载咬合力时,所有牙位中末端种植体承受的来自水平向和垂直向的作用力最大,受应力集中的影响,周围骨组织容易发生骨吸收。悬臂越长,末端种植体承受的破坏性应力越大,过长的悬臂会导致种植体骨结合界面破坏、螺丝松动或悬臂断裂等。

因此,在进行悬臂梁设计和确定延伸长度时需要考虑以下几方面。

(1)种植体植入的位置和数目:种植体的数目越多、越分散,越能提供有效的支持,此时可以适当增加悬臂梁长度。种植体呈线性排列时,应避免和减小悬臂梁设计。

(2)牙弓的形状:尖形牙弓有利于种植体形成分散布局,与方形牙弓相比,可适当增加悬臂梁的长度。

(3)种植体的角度:取决于种植体的植入方向是否垂直于预计的𬌗平面,当种植体与𬌗平面不垂直时,咬合时种植体承受较大的剪切力,悬臂梁的长度应尽量缩短。

(4)骨的质量:骨质条件差时,为避免骨吸收,悬臂梁的长度要缩短,因此上颌义齿的悬臂比下颌短。

(5)咬合力量:设计悬臂梁之前先考虑患者的咬合力,对有副功能咬合的患者,考虑缩短悬臂梁的长度。与对颌牙是天然牙相比,对颌为牙列缺失活动修复时,悬臂梁的长度可适当增加。

2009年,Gallucci等人报道45例下颌牙列缺失种植混合支持式修复病例的多中心前瞻性研究。在这项研究中,每半口4~6枚种植体支持悬臂长度平均为15.6mm,5年随访种植体成功率达到100%,修复体成功率为95.5。2018年,欧洲骨结合大会建议,从生物学方面考虑,悬臂梁长度应不大于20mm或者不超过2个单位牙冠宽度。

Rojas Vizcaya F回顾了20个氧化锆一段式支架,这些支架的上颌平均悬臂长度为7.72mm,下颌为13.27mm。经过2~7年的随访观察,种植体和修复体存留率均达到了100%。Suedam等人通过体外实验研究认为,下颌悬臂的长度应小于15mm。Cid等人选择了42位患者的42个无牙颌种植修复的末端种植体作为研究对象,记录了修复体负载5年以上的末端植体的边缘骨吸收。作者根据上部修复体有无悬臂及悬臂长度,将修复体分为3组:悬臂长度≤15mm,悬臂长度>15mm和无悬臂。结果显示,悬臂长度≤15mm和悬臂长度>15mm两组中,种植体周围骨丧失没有显著差异。作者考虑到种植体-骨界面过载问题及功能负重的均匀分布,建议下颌悬臂的长度不大于15mm,由于上颌骨质较差,上颌悬臂长度不超过10mm。

因此,目前对于上下无牙颌悬臂梁长度的建议包括如下几点:下颌悬臂梁的最大值在20mm,一般情况下悬臂梁的长度应小于15mm;上颌悬臂梁的长度不应超过10mm,这一距离基本上为1颗磨牙大小。在日常颧种植最终修复中,也基本遵循无牙上颌的常规种植修复设计,将上颌悬臂控制在10mm内。

第二节　材　料

一、支架材料

无牙颌上部支架材料按性能可分为金属支架和非金属支架两大类,按加工方式又可分为铸造法和

计算机辅助设计 / 辅助制作（computer aided design/computer aided manufacture，CAD/CAM）。

（一）铸造支架

最初的全口支架是用黄金类材料制作。这类材料成本高，后来银钯合金和金钯合金得到了广泛应用。铸造支架实现被动就位非常困难，原因主要有零件的加工误差、印模材料的变形、石膏的凝固膨胀、合金和蜡的膨胀与收缩以及热处理过程中支架的变形等。

常见的解决支架被动就位的方案是将支架分割成多块，然后在模型上焊接。这被应用于早期的颧种植修复病例中（图 12-2-1）。

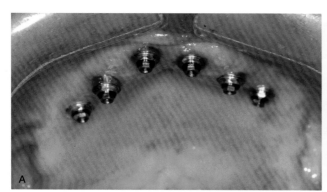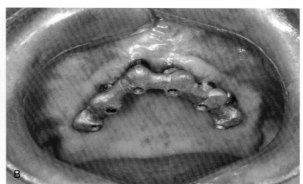

图 12-2-1　早期贵金属支架材料的临床应用

A. 单颧及前牙区 4 枚常规种植体口内照　B. 铸造贵金属支架应用于早期颧种植患者

（二）CAD/CAM 支架材料

CAD/CAM 技术在牙科的应用起源于全冠和固定桥等牙支持式固定义齿的制作。1971 年，CAD/CAM 技术的概念首次引入口腔领域。1973 年，Altschuler 等人解决了印模的数据处理问题，使 CAD/CAM 技术在口腔中的应用成为现实。

20 世纪 90 年代，CAD/CAM 开始用于制作种植基台和支架。1999 年，Jemt 等人首次详细介绍了利用计算机数控研磨技术（computer numeric controlled milling，CNC）制作钛支架的步骤，并检测了此项技术的精度，结果显示 CNC 研磨钛支架呈现出与传统铸造支架相似的精确性。之后的临床观察研究表明，CNC 钛支架在 1 年功能负重随访后，其临床和影像学参数与铸造支架相似。

早期 CAD/CAM 技术制作上部支架，采用的是复制切削法。该方法经由传统取模、灌注石膏模型、制作暂基托、试戴、排列人工牙，然后通过树脂复制出最终钛支架的设计模型。将树脂支架模型置于激光扫描器中，支架外形的信息经此传输至计算机，再将钛合金放置于 CNC 铣床上进行铣制。

由于在支架设计时，必须将最终的牙齿位置考虑在内，因此在加工支架前，临床应已完成准确的印模制取、颌位关系记录和蜡型试戴。相较于铸造技术，由于加工工艺的变革，CAD/CAM 技术可以消除许多来源于加工工艺的误差变量，提高支架的精密度。这也是目前临床制作颧种植永久上部结构最常使用的方法。

CAD/CAM 金属支架

（1）钴铬合金：钴铬合金于 20 世纪 30 年代进入口腔领域，具有价格低、生物相容性好及机械性能优良等特点。它的弹性模量较高，可提供支架所需的强度和刚度，有利于种植体及上部修复体的应力分布。由于材料强度较大，支架的厚度可减小，这样就能为人工牙或树脂基托预留出更多的空间，适用于咬合间隙较小的患者。钴铬合金的密度大约是金合金的一半，用于制作体积较大的全牙弓修复体支架时，能够减轻修复体重量，提升患者配戴的舒适度。

最初人们采用焊接技术和铸造技术对钴铬合金支架进行加工制作，但是钴铬合金难以加工、抛光，具有较大的铸造收缩，精密度受到了挑战。随着数字化技术的发展，CAD/CAM 制作的一段式支架比铸造钴铬合金支架具有更好的边缘适应性。数控铣削工艺使钴铬合金支架在垂直方向上的误差 $<10\mu m$，在水平方向上 $<20\mu m$。与氧化锆支架相比，CAD/CAM 制作的钴铬合金支架边缘适应性更好，二者在垂直方向上的偏差分别为 $(5.9 \pm 3.6)\mu m$ 和 $(1.2 \pm 2.2)\mu m$。

CAD/CAM 技术通过研磨块状钴铬合金制作修复体，可以较好地控制材料的晶相结构。目前，钴铬合金的加工研磨工艺分为硬加工和软加工两种。完全烧结的钴铬合金采用硬加工研磨技术制作种植上部支架。由于铣削后没有材料收缩，硬加工比传统铸造技术有更高的精度和可预期性。但钴铬合金硬度高，加工难度大，会缩短加工刀具的使用寿命，增加制造设备的维护成本。为此，最近出现了预烧结钴铬合金，可通过软加工工艺制作修复支架。预烧结合金的硬度比完全烧结合金的硬度低，加工制作过程更省时、经济，研磨过程不需要水冷却，降低了污染的风险。但预烧结软质钴铬合金支架精度低于完全烧结的硬质钴铬合金，这可能是因为研磨完成的修复体在烧结过程中存在材料收缩。若在修复体设计阶段，钴铬合金的收缩量不能得到精确的评估，那么所制作的最终支架会产生误差。因此，在计算及辅助设计（CAD）阶段，需要充分考虑烧结后可能出现的收缩问题，设计比最终支架更大的尺寸，再进行研磨、烧结，完成支架制作。

对于选择牙科金属修复体而言，材料能否在口腔环境中维持化学稳定十分重要。钴铬合金的抗腐蚀性能与其表面形成的氧化层有关，该氧化层可阻止支架材料和外界环境的离子交换。钴铬合金中的铬是一种抗腐蚀性的元素。钴铬合金支架的制作工艺可能影响其抗腐蚀性能，CAD/CAM 研磨技术制作的钴铬合金支架比铸造支架具有更好的抗腐蚀性能，这是因为 CAD/CAM 研磨是在标准化的工业条件下用钴铬合金块制造加工而成的，可以将可能损害修复体质量的缺陷或孔隙降至最低；而铸造的钴铬合金可能会形成多孔结构，导致支架与口腔环境发生离子交换，使金属离子播散至组织内。

钴铬合金支架和种植体及基台材料不一致，可能会发生接触腐蚀。也会因上部结构与种植体的连接部位发生微动和摩擦，产生微动腐蚀。有学者提出了将钴铬合金和金合金通过高熔金焊料焊接在一起形成复合支架的方案，这样可以提高支架与基台结合的精密度和材料的抗腐蚀性能。

（2）钛合金：钛合金是目前最常用的支架材料，有着良好的生物相容性。该材料与种植体及基台材料一致，可避免微电流的产生。

钛元素化学性质较活泼,在空气中易形成氧化层,能有效抵御腐蚀的发生。然而,钛的融化温度较高,高温下钛合金易与包埋材料和气体发生化学反应,从而导致钛表面变形及出现多孔。而CAD/CAM研磨钛支架能很好地克服这一问题,同时研磨支架比铸造支架有着更好的边缘适应性。种植体与上部支架的边缘密合程度影响了后者的长期稳定性。若种植体与上部支架边缘不密合,会导致螺丝松动、折断,支架折断等机械并发症。同时,会有微渗漏的风险,细菌通过微间隙进入种植修复体中,进而导致种植体周围炎的发生。然而,目前的设计和加工工艺仍不能实现种植体和上部支架完全被动就位,多数文献认为,种植体和支架之间垂直向120μm的微间隙是临床上可以接受的范围。

Alfadda等人通过体外实验比较了全下颌CNC钛支架与铸造钛支架的精密度,结果显示前者较后者在垂直方向的微间隙更小。CAD/CAM钛支架大多数采用螺丝固位,钛支架螺丝松动、折断的概率比其他合金支架低,这可能与其良好的被动就位有关。Örtorp等人通过10年的随访观察,CNC钛支架10年累计存留率为95.6%,相应种植体10年累计存留率为95.0%,平均边缘骨吸收为0.7mm(图12-2-2)。

CNC钛合金支架与瓷的结合强度也优于铸造钛支架。纯钛化学性质活泼,与氧、氮、碳的亲和力强,常温下可在表面形成一层稳定致密的氧化膜。许多研究认为,钛表面氧化膜是钛瓷结合的薄弱层,是影响钛瓷结合强度的主要原因之一。钛熔化温度较高,在883℃以上的温度下形成一层过厚且黏附性差的氧化层,降低了钛瓷间的结合强度。然而,CAD/CAM制作的钛支架表面温度不高,且对钛切削的同时持续喷水冷却,钛表面形成的氧化层较薄且致密,提高了钛瓷结合强度,可降低崩瓷的发生。钛合金支架已成为目前主流的全颌种植支架材料。

(3)氧化锆支架:随着CAD/CAM技术和口腔内无金属概念的普及,各种全瓷或全瓷类的修复材料受到越来越多的关注,氧化锆支架逐渐应用于无牙颌种植修复中。临床上常用的氧化锆支架材料为氧化钇四方氧化锆多晶,该材料的优点:对种植体周围软组织有较好的生物相容性,可以降低细菌黏附;材料透光性好,可弥补金属支架龈缘美观不足的问题;高强度、高断裂韧性、加工精度高。除此之外,CAD/CAM制作的氧化锆支架边缘适应性好。体外研究显示,螺丝固位的氧化锆支架在水平方向上的误差为30μm,垂直方向上的误差为10μm。

支架折断是上部修复体最严重的并发症。氧化锆支架材料因其硬度高、脆性大及长期使用老化问题,发生折断的可能性较大。Bidra等研究了285个一段式氧化锆支架修复体,有4个支架发生折断。Tischler等人研究了191个氧化锆支架修复体,经4年随访观察,有1个支架发生折断。支架折断可能与修复空间不足、支架材料质量不佳、末端种植体远端支架横截面较小、悬臂梁设计过长等因素有关。因此,在种植治疗前应充分评估患者的修复空间。一体式氧化锆修复体至少需要12mm的修复空间以满足生物机械性能的需求。若咬合空间较小,应选择金属等高强度材料来降低支架折断的风险。

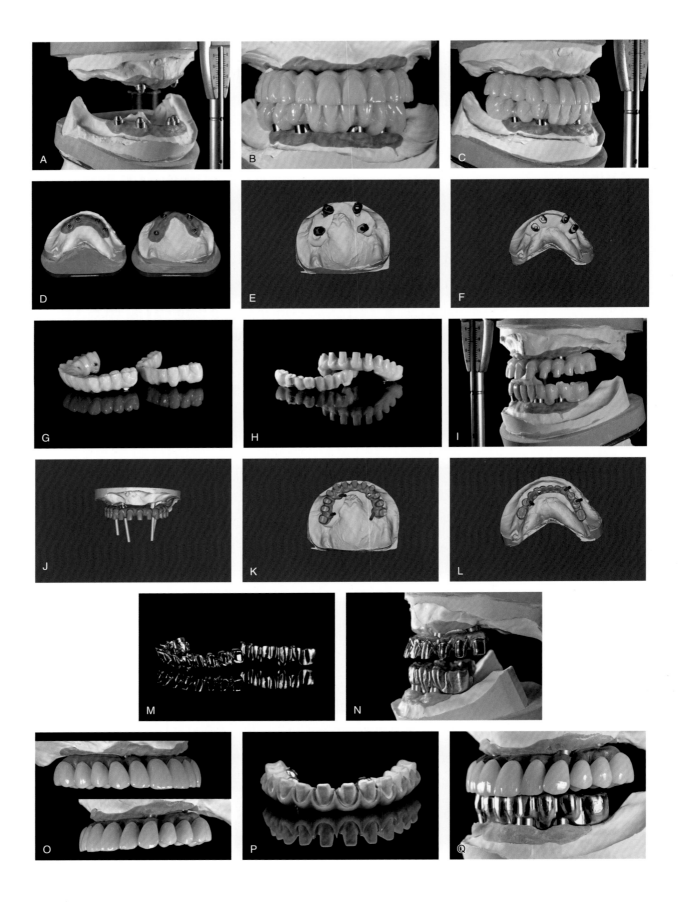

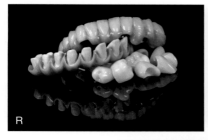
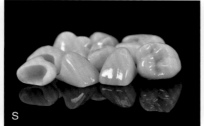
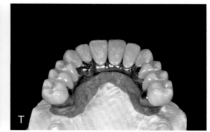
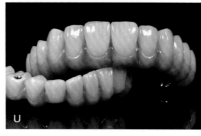
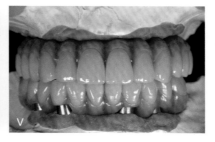

图 12-2-2　CAD/CAM 钛支架上部修复体的技工加工流程

A. 最终修复模型上𬌗架　B. 利用最终修复设计数据切割树脂桥架（正面观）　C. 利用最终修复设计数据切割树脂桥架（侧面观）　D. 最终修复模型上放置扫描帽　E. 利用模型扫描仪进行仓扫（上颌）　F. 利用模型扫描仪进行仓扫（下颌）　G. 记录树脂桥架外形　H. 口外将树脂桥架回切成支架扫描模型、喷粉、扫描，获取支架数字化制作数据　I. 在𬌗架上确认回切量是否充足　J. 最终修复支架数字化设计（上颌正面观）　K. 最终修复支架数字化设计（上颌𬌗面观）　L. 最终修复支架数字化设计（下颌𬌗面观）　M. CNC 钛支架　N. CNC 钛支架放回𬌗架　O. 上颌钛支架全瓷冠　P. 上颌钛支架制作人工牙龈并在全瓷冠内冠相应纯钛部分做遮色处理　Q. 上颌钛支架全瓷冠完成后判断下颌聚合瓷厚度　R. 上颌为钛支架全瓷冠修复，下颌为钛支架聚合瓷修复　S. 上颌最终修复支架外单个全瓷冠　T. 上颌最终修复体腭侧面观　U. 上下颌最终修复体制作完成　V. 上下颌最终修复体制作完成，显示咬合情况

（4）聚醚醚酮（polyether etherketone，PEEK）支架：PEEK 属于聚芳醚酮聚合物家族，是一种高温热塑性半结晶材料，由醚键、羧基和苯环按一定顺序聚合而成，熔点在 335℃左右，具有强度高、耐高温、耐化学腐蚀、耐辐射、耐摩擦、易加工成形等优点，且能与多种增强剂（如玻璃、碳纤维）混合进行材料改性。这些特性使其在工业应用中极具优势，已成功用于飞机、涡轮叶片等机械设备的制造中。

此外，PEEK 有着良好的生物相容性和化学稳定性，它的弹性模量与人体骨密质接近，具有射线可透性，不干扰术后放射成像。PEEK 及其复合材料作为金属植入物的替代品已成为骨科植入物等医学领域合适的生物材料。

PEEK 在口腔医学领域的应用也得到了国内外学者的广泛关注。PEEK 作为种植体、临时基台及螺丝、种植体支持的上部修复体、固定义齿、可摘局部义齿支架和卡环、正畸咬牙棒、正畸弓丝等的相关研究和应用逐渐增多。

传统修复体多采用金属材料作为支架或上部结构，PEEK 重量轻、生物相容性好、无原电池腐蚀效应，可作为支架材料与丙烯酸义齿、义齿基托树脂结合完成可摘局部义齿的制作。卡环是活动义齿的重要组成部分，牙色卡环在一定程度上降低了金属卡环引起的美观问题。研究发现，PEEK 卡环固位力虽然低于钴铬合金卡环，但不会对基牙产生磨损。同时，PEEK 具有与天然骨组织相似的弹性模量，比传统硬金属相比,能对应力产生缓冲效果,这可能有助于维持基牙的健康,且 PEEK 制作的修复体质量较轻,能提高患者的满意度和舒适度。

PEEK 作为修复材料主要有两种加工方法,分别是真空加压注塑法和 CAD/CAM 切削法。真空加压注塑法是将 PEEK 颗粒或丸注入模具内制作完整的修复体。该方法技术要求高、设备要求齐全,存在制作程序复杂、费时、费原材料等缺点。同时,PEEK 本身耐高温,在熔化状态下呈黏稠状,流动性小,增加了修复体注塑不完全的风险。

在计算机辅助制造中,通过切削预压而成的 PEEK 盘,可以降低材料加工过程中的孔隙率,提高修复体的机械强度。与传统制作技术相比,CAD/CAM 技术可提高 PEEK 修复体的抗折性能及边缘适应性。Stawarczyk 等人比较 PEEK 复合材料三单位固定桥在不同制作工艺下的断裂强度,结果显示,CAD/CAM 切削方式制作的固定桥具有较高的抗折性能,其断裂载荷为 2 354N,而颗粒状压铸成型的修复体断裂载荷为 1 738N。此外,PEEK 比金属更容易铣削,刀具磨损更低,加工速度更快。目前,通过 CAD/CAM 技术制作的 PEEK 修复体的临床观察时间短,长时间观察的临床报道少。因此,对 CAD/CAM 切削法制作的 PEEK 修复体的评价仍需谨慎。

在美观方面,PEEK 透光性差,表面呈现灰白色外观,需与树脂、陶瓷等饰面材料联合使用。但 PEEK 的美学性能仍优于金属材料。此外,与复合树脂、聚甲基丙烯酸甲酯等材料相比,PEEK 抗染色性好且易于清洁,简单的清洁方法就能去除表面染色。PEEK 可与复合材料或二硅酸锂等瓷材料形成良好的结合,将二硅酸锂冠修复体粘接于 PEEK 支架上可增加美观性能,同时也利于口腔卫生维护。

聚醚醚酮生物复合材料(Bio high-performance polymer,Bio-HPP)是改良后的 PEEK,包含 20% 瓷填料。病例报道显示,采用 Bio-HPP 支架材料进行的种植固定修复患者满意度高,1 年后随访期内未发生生物和机械并发症,种植体周围无边缘骨吸收。有文章评估了 PEEK 作为种植体支持全牙弓修复体的长期临床效果及患者满意度,通过 7 年随访观察,96 枚种植体中有 1 枚种植体出现松动失败。21 副 PEEK 上部修复体在 56 个月的随访期内均未出现失败,成功率高达 100%。随访期间,无基台及支架腐蚀、脱落或螺丝松动等机械并发症发生。部分病例出现丙烯酸饰面材料折裂,但折裂类型及发生率与其他修复体相似。虽然目前仅有少数病例报告涉及 PEEK 作为修复体支架材料的应用,但制造商和临床医师已日益关注 PEEK 参与最终修复体制作的可行性。

二、支架上部材料

(一) 金属支架上部材料

金属支架美观性较差,常与牙齿颜色相似的饰面材料形成复合体,用于无牙颌修复。临床上常用的饰面材料有丙烯酸树脂、聚合瓷、陶瓷等。

1. 丙烯酸树脂　丙烯酸树脂是最早使用的饰面材料,与金属支架形成金属 - 丙烯酸树脂复合体。丙烯酸树脂重量轻、成本低、易修补,弹性模量较低,可吸收咬合力,保护种植体。最早进行无牙颌种植修复时,是将丙烯酸树脂热固化处理贴附于金属支架上,也可预先制备树脂冠粘接于支架上。但是,丙烯酸树脂理化性能不佳,易折断,易产生划痕,菌斑控制差,容易出现因自身磨耗及老化而引起的咬合关系变化,需终身维护。这些问题会导致费用增加,维护次数频繁,患者满意度降低。丙烯酸树脂的强度与厚度相关,树脂需要有足够的厚度才能在支架上得到支撑以承担咬合力。

经 15 年随访观察,丙烯酸树脂的义齿折断和材料磨耗是最常见的并发症,66.6% 的修复体会出现树脂折断。当存在悬臂或修复空间有限,抑或存在口腔副功能咬合时,并发症发生率会大大增加。

2. 聚合瓷 为改善丙烯酸树脂的不足,在树脂基质中添加不同填料以提高其理化性能。1995 年,聚合瓷作为一种新型硬质复合树脂开始用于临床。该材料是在有机基质中加入了硅化物陶瓷无机填料,保持了瓷不变色的优点,改善了瓷过脆、过硬的缺陷,同时部分克服了树脂不耐磨、易染色等不足,成为临床中一种新的选择。该材料是一种光固化类瓷树脂,可以在支架表面直接堆塑,易调改,同时具有应力缓冲作用,对对颌牙磨耗也较小。其适用于𬌗龈距离过高,种植体数目、位置分布不理想或种植体减径减长的患者。

3. 陶瓷材料 陶瓷材料是目前无牙颌种植修复常用的材料之一。1960 年,人们初步解决了金属-陶瓷相互匹配的问题后,陶瓷修复进入了一个新阶段。与丙烯酸树脂材料相比,陶瓷可提供更大的刚度和更小的变形,美学性能好,便于口腔卫生维护,口内存留时间长。此外,陶瓷耐磨性好,每年磨耗发生率为 7.3%,而树脂每年磨耗发生率为 19.4%,两者存在显著差异。钛-瓷复合体 10 年累计存留率为 92.4%。主要的机械并发症有牙冠折断、崩瓷、基台松动等。陶瓷材料脆性较大,不是一种良好的应力吸收材料。支架和饰面瓷中的应力可引起瓷层分离,且无法在口内直接修补。有回顾性研究指出,金瓷修复体 5 年和 10 年瓷层折断累积发生率为 22.1% 和 39.3%。

(二)氧化锆支架上部材料

传统的加工方式是在二氧化锆支架外添加饰面瓷,但该方法崩瓷发生率较高,甚至会出现支架折断的可能。与金瓷修复体相比,氧化锆与饰面瓷的结合能力较弱,有限元分析研究显示,饰面瓷与氧化锆之间的应力值大于金属-瓷之间的应力值。Pieralli 等人的一项回顾性研究发现,氧化锆支架表面崩瓷率达到 34.8%。为改善以上状况,技师先经由 CAD/CAM 切割一体式全锆修复体,然后进行义齿染色,将修复体𬌗面制作成无饰面瓷的氧化锆咬合面。通过 5 年随访观察,若将修复体保留于患者口腔内没有任何改变定义为成功,那么一体式全锆修复体的成功率明显高于双层氧化锆修复体,两者成功率分别是 90.9% 和 60.4%。Tischler 随访 4 年一体式氧化锆非功能区饰面瓷修复设计,结果显示无修复体崩瓷现象发生。

氧化锆硬度较高,与对颌牙无应力缓冲,临床应用中不能通过崩瓷释放不良应力,因此咬合设计要求高,否则氧化锆冠容易引起种植体相关的机械并发症。在咀嚼运动中,氧化锆咬合面会对对颌牙产生较大的咬合力,易引起对颌牙磨损。通过 1 年随访比较氧化锆咬合面对天然牙釉质和复合树脂磨耗的影响,当氧化锆冠的对颌牙是天然牙釉质时,氧化锆表面磨耗(63 ± 23)μm,牙釉质磨耗(76 ± 29)μm。当氧化锆冠的对颌牙为树脂修复体时,瓷层磨耗(19 ± 4)μm,复合树脂磨耗(70 ± 38)μm,这些磨耗均在临床可接受范围内。高度抛光的氧化锆可降低磨耗的发生。也有学者提出先行制作 CAD/CAM 切割一体式氧化锆支架,而后在其上方制作二硅酸锂全瓷冠的方法(图 12-2-3)。目前,整体氧化锆展现出较高的短期成功率,但缺乏长期的临床观察结果数据。

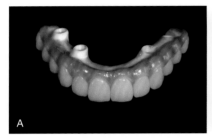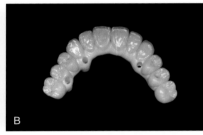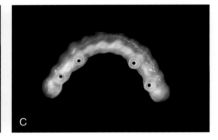

图 12-2-3　颧种植上部结构 CAD/CAM 氧化锆支架全瓷冠固定桥修复
A.正面观　B.𬌗面观　C.组织面观

颧种植患者上颌都会有大量的骨吸收,在最终修复过程中,一定程度上要模拟恢复上颌软硬组织的缺损,避免临床牙冠过长这一美学问题,可选用有粉红色龈瓷或树脂的复合式基底。这一设计应用于存在骨吸收但未采用外科骨增量的患者,一般当修复空间大于 15mm 时,可选用这一方法来恢复丧失的软硬组织。

复合式固定种植修复有以下优点:①可支撑唇部,改善外形轮廓支撑;②便于模拟天然牙的轮廓外形,显著提升美学效果;③改善发音,若修复体与组织之间有间隙,发音时会导致空气从间隙溢出,用牙龈色瓷充填该空间,可改善语音功能;④便于修复体与天然牙龈形成顺滑过渡带,避免食物积聚。

三、临床考量和选择

对于无牙颌一段式固定修复,虽然目前在临床上有多种材料可供选择,但基于循证医学的建议非常有限,同时也没有哪种材料显示出高于其他材料的明显优势。在临床选择材料上,这里仅能提供一些需要注意的参数,帮助临床医师进行判断。这些参数包括修复螺丝穿出孔的位置、义齿的修复空间、上部支架横截面积最低要求、对颌牙状态、患者的美学需求、费用等。

1. 修复螺丝穿出孔的位置　当修复螺丝穿出孔位置不理想,位于后牙功能尖或者前牙切端、唇侧时,首选方法是通过调整下方的基台角度、方向来解决。当调整基台仍不能解决时,只能将上部修复体分为两部分来设计,支架由螺丝固定在基台上,再在上部粘接修复体单冠。但这种方法维护较困难,也缺乏长期随访的证据。

2. 义齿修复空间　修复空间不足是无牙颌种植修复时会遇到的问题,但这在颧种植患者中非常罕见,因为这类型患者绝大多数都有严重的牙槽骨水平和垂直向吸收情况。当修复空间不足时,上部结构容易出现因强度不足导致的机械并发症,如饰面材料或支架的折断。事实上,修复空间的大小在最初的评估阶段就应该完成。当发现有空间不足问题时,需要在手术时进行调整。不同上部修复体材料对于修复空间的要求有一定差别,钛支架丙烯酸树脂的修复空间一般在 12mm 以上;钛支架烤瓷冠的修复空间一般在 15mm 以上；由 CAD/CAM 切割一体式全锆修复体,然后进行义齿染色需要的修复空间一般在 10mm 以上。

3. 横截面积　颧种植修复的患者绝大多数会有悬臂修复,此时在远中颧种植修复螺丝区域要有足够的支架横截面积来抵抗悬臂处的𬌗力。一般患者有严重垂直向吸收时,这个区域的横截面积是足够的。由于上颌萎缩时颊侧骨吸收远多于腭侧,种植体的位置会偏向腭侧,考虑到上部修复体应尽量减少对舌体运动的干扰,设计时修复螺丝区域腭侧的横截面积常有不足,是出现折断风险的薄弱点。有部分修复软件设定了支架面积的最低阈值,可以预防材料厚度不足产生的折断风险。当悬臂越长时,横截面积需适当增加。

4. 对颌牙状态　当上下颌均为种植体支持的固定修复时,需要考虑种植体无力量感知以及上下𬌗面磨耗的问题。当上下颌都设计为𬌗面易磨耗材料如丙烯酸树脂、聚合瓷时,容易产生材料磨耗导致的垂直距离降低,后期会出现前牙饰面材料崩裂。当两者均采用氧化锆修复时,由于种植体无法感知应力,氧化锆硬度高对应力缓冲非常有限,临床容易出现崩瓷等释放不良应力的问题,同时也增加了种植体失败的风险。因此在这种情况下,可以选择上颌氧化锆修复,下颌采用丙烯酸树脂、聚合瓷的方案,兼顾功能和美观。此时,下颌材料会出现更多的磨耗,一般需更 5~7 年换一次支架上部材料。

5. 患者的美学需求　单就支架材料,CAD/CAM 的钛支架和氧化锆支架在美学上没有实质区别,后者对种植体周围软组织有更好的生物相容性,可以降低细菌黏附。在上部材料上,氧化锆冠无论从透光性和逼真度上都优于丙烯酸树脂、聚合瓷,后两者更容易出现磨耗和染色,不利于长期的美学效果。

6. 费用　CAD/CAM 氧化锆支架联合单个氧化锆冠的费用高于 CAD/CAM 的钛支架和复合饰面丙烯酸树脂、聚合瓷。

第三节　最终修复体的制作与初戴

现阶段临床制作最终修复体的流程包括以下几个步骤:制取精确的终印模,测定患者的颌位关系,利用 CAD/CAM 技术制作最终修复体。下面将详细介绍临床操作流程。随着各种数字化技术的开发应用,未来可以将虚拟𬌗架、电子面弓、面扫等融合到 CAD 软件中,在虚拟模型上进行可视化的种植体上部结构设计,达到全程数字化修复。

一、设计

患者配戴过渡义齿(图 12-3-1)3~6 个月后,颞下颌关节和咀嚼肌群已逐渐适应了过渡义齿所重建的功能位置。如患者无主观不适,就可以考虑进行最终修复。在进行最终修复前,医师需要先和患者进行沟通,给出一个对现有过渡义齿的完整评估,包括咀嚼功能、语音、美观,以及患者希望得到的改进。

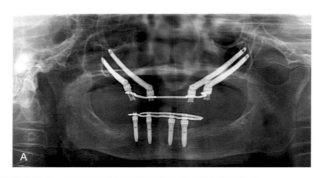

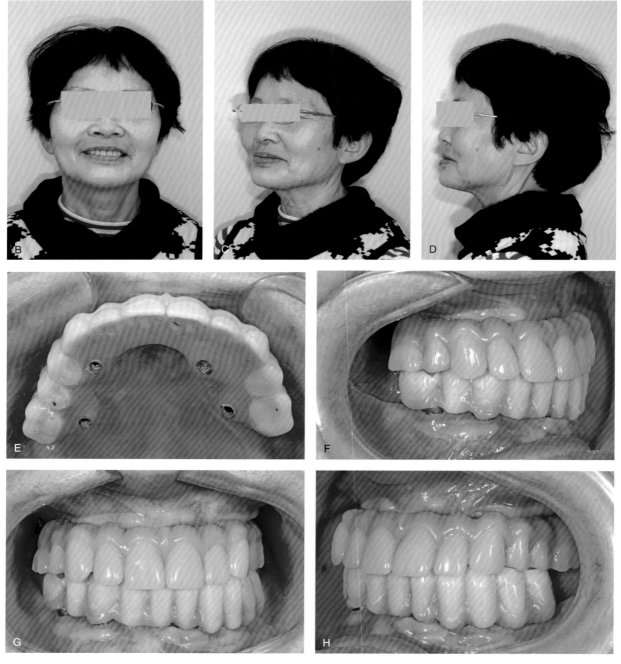

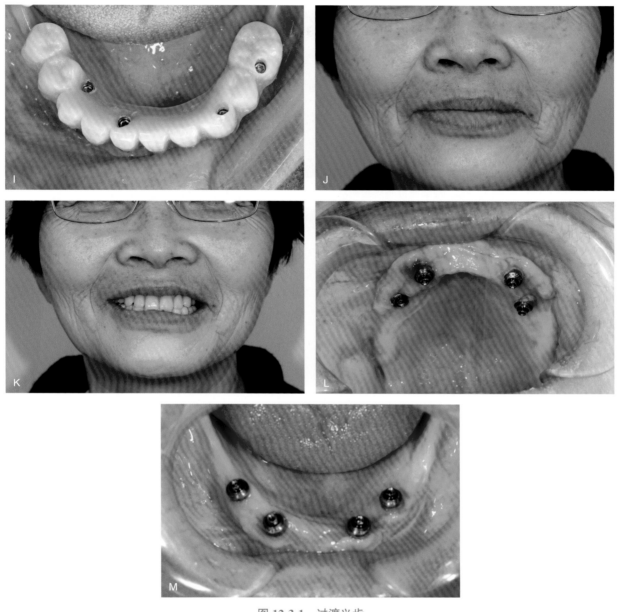

图 12-3-1 过渡义齿

A.过渡义齿戴入 3 个月后的全景片　B.颧种植过渡义齿修复后正面照　C.颧种植过渡义齿修复后 45° 侧面照　D.颧种植过渡义齿修复后侧面照　E.过渡义齿𬌗面观(上颌)　F.过渡义齿右侧面咬合观　G.过渡义齿正面咬合观　H.过渡义齿左侧面咬合观　I.过渡义齿𬌗面观(下颌)　J.过渡义齿戴牙后正面照(闭口)　K.过渡义齿戴牙后正面照(微笑)　L.过渡义齿拆除后种植体周围黏膜健康(上颌)　M.过渡义齿拆除后植体周围黏膜健康(下颌)

　　临床医师应充分认识到过渡义齿在整个全口修复重建中的重大意义,它起着承上启下的作用,将种植手术过程与兼具功能和美观的最终修复完美衔接起来。需要明确过渡义齿提供的每一个细节,包括:义齿的咬合、磨耗情况、上下颌的位置关系、牙齿的排列关系、面部外形,并充分利用这些信息为最终修复体的制作提供重要帮助。如果临时修复体的垂直距离与其他颌位参数都正确时,可以采用临时修复体作为参照进行最终修复(图 12-3-2)。如患者对现有临时修复体的外形、功能不满意,或基台穿出位点不合适,均应予以重新调整,必要时制作第二副临时修复体。

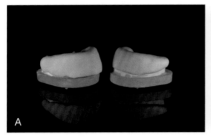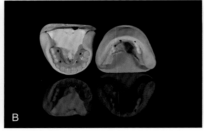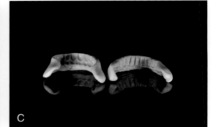

图 12-3-2　技师对过渡义齿形态进行复制,最终修复体外形设计以此为参考
A.技工硅胶复制临时过渡义齿形态(唇面观)　B.技工硅胶复制临时过渡义齿形态(殆面观)
C.模型上取下的技工硅胶

在最终修复开始时,种植区域软组织已经达到稳定愈合,可以通过准确的模型制备,获得精确的软组织信息,设计制作终修复的桥体组织面形态。上部结构完成后,这种稳定的软组织状态有利于患者自洁维护,不容易引发食物嵌塞和发音问题。

二、取模和面弓转移

取下患者口内的临时过渡义齿,检查种植体周围、桥体区域软组织状况和颧种植体稳定性。制取模型前需要根据厂家建议对基台再次加力(图 12-3-3)。此时,临床医师会有一副即刻负载时已制备的模型,技师会在这副过渡义齿模型上制作开窗取模树脂连接杆,并将树脂连接杆在模型上提前切断,制取终印模时临床医师会在患者口内将它们重新进行刚性连接(图 12-3-4)。这一步骤的目的是减少树脂固化时产生的收缩,增加取模精度。因为有过渡义齿模型,开窗转移杆的位置相对准确,技师可以在模型上制作个性化开窗托盘。

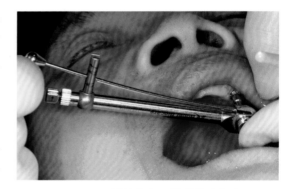

图 12-3-3　最终修复取模前基台加力

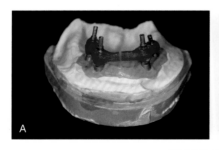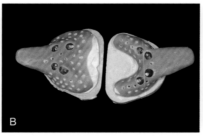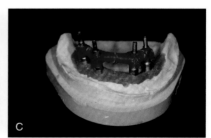

图 12-3-4　最终修复终印模通过树脂连接杆进行刚性连接
A.在过渡义齿模型上制作开窗取模树脂连接杆并断开连接(上颌)　B.在过渡义齿模型上制作开窗取模树脂连接杆以及个性化托盘　C.在过渡义齿模型上制作开窗取模树脂连接杆并断开连接(下颌)

在临床操作中,当硅橡胶充填在个性化托盘中时,螺丝孔开口位置不明显,往往影响托盘在口内第一时间就位。临床医师在取模前可能需要反复尝试托盘就位,并记录手感及位置,可以在唇中与两侧口角处画 3 条就位竖线,将托盘与上唇的位置对应起来,根据标记线放置带有硅胶的个性化托盘进行取模(图 12-3-5~ 图 12-3-7)。就位后在保证托盘稳定的前提下,暴露转移杆,待硅橡胶固化后拧松转移杆螺丝,务必确保每一个转移杆螺丝拧松后方可取下托盘(图 12-3-8)。可以用镊子牵拉转移杆,能随意上下活动即完全拧松。

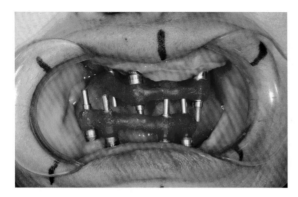

图 12-3-5　戴入已断开的开窗取模树脂连接杆,然后使用树脂连接

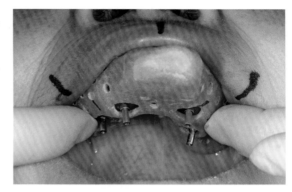

图 12-3-6　试戴个性化托盘,确认就位情况,并标记就位方向

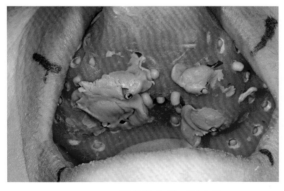

图 12-3-7　最终修复模型的制取

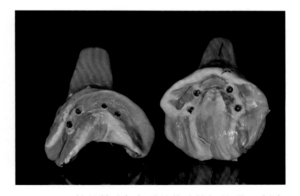

图 12-3-8　拧松转移杆与种植体连接螺丝,取下托盘

为了获得上颌骨与颅面部的关系,通常临床医师采用面弓转移的方法,将两者间的关系转移到𬌗架上,从而为上颌义齿修复提供指导。此外,也可以利用患者配戴的固定临时义齿进行面弓转移(图 12-3-9)。

三、颌位记录

如果患者术前制作的临时义齿𬌗平面和垂直距离准确,无须在最终修复时再行调整,那么可完全参考临时义齿的高度。此时,患者配戴临时义齿已有数月,上部树脂材料经磨耗后形成了与患者颞下颌关节前伸和侧向运动相协调的前伸、侧向引导𬌗。经由口内记录转移至𬌗架即可进行最终修复体的制作。

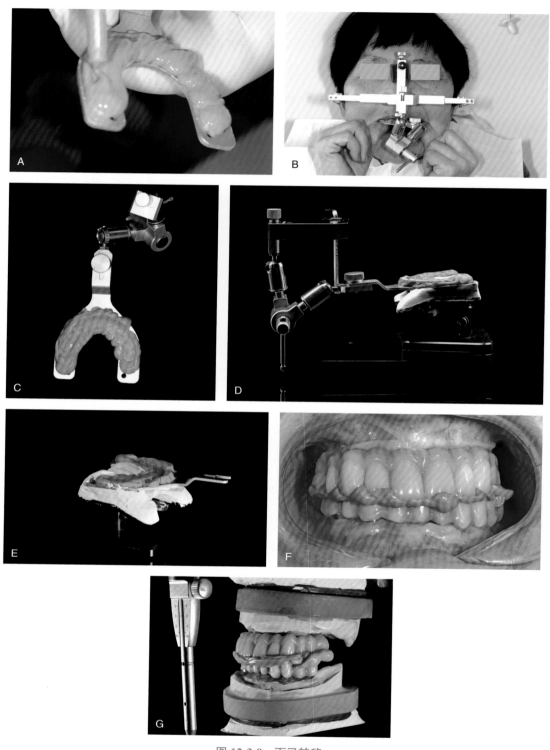

图 12-3-9　面弓转移

A. 𬌗叉上放置咬合硅橡胶,获取𬌗叉与上颌义齿之间的稳定关系,此时需要有前牙和两侧后牙至少 3 个点接触　B. 患者端坐位,上颌𬌗平面与地面平行,让患者用拇指上推固定𬌗叉(注意𬌗叉柄要偏向一边)　C. 取下的𬌗叉及万向关节　D. 将𬌗叉及万向关节固定在转移平台上,用零膨胀石膏固定𬌗叉　E. 零膨胀石膏固化后取下万向关节　F. 用咬合硅橡胶记录口内临时义齿颌位关系　G. 利用平台转移以及上下颌临时义齿咬合关系将上下颌最终修复模型上𬌗架

　　颧骨种植患者上颌牙槽嵴严重吸收，一些患者仅存留少量的基底骨，特别对于先天性缺牙的患者，上颌基本无牙槽嵴及基底骨，前庭沟低浅。这类患者自出生后从未建立过上下颌的位置关系，且由于上下颌骨重度萎缩，术前制作的总义齿固位力差，因此大部分患者即刻负载所制作的临时义齿在垂直距离、水平颌位关系的记录上并不准确，需要在颧种植获得骨结合后再次确认上述参数。此时就需要制作第二副临时义齿，确定患者准确的垂直距离、水平颌位关系后再进行最终修复体的制作。可以采用哥特弓进行描记，嘱患者进行前伸、后退、左右侧边缘运动，获得描记图像后确认正中关系位。

　　在这一过程中，采用传统基托和蜡堤测量颌位记录的方法在这一组病例中会变得十分困难。临床医师可以考虑先在基托上固定临时基台，通过临时基台将带有蜡堤的基托固定在上颌后再测量颌位（图 12-3-10）。

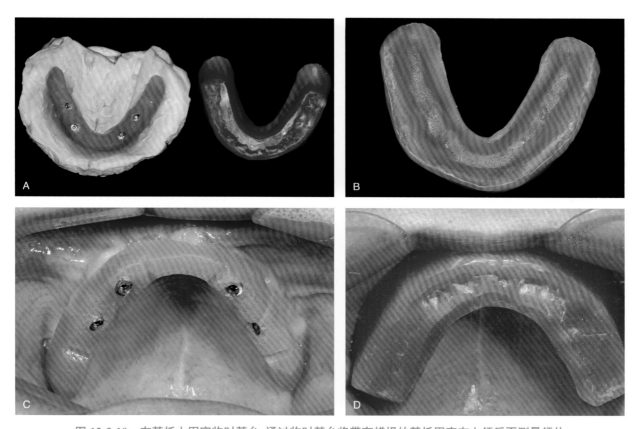

图 12-3-10　在基托上固定临时基台，通过临时基台将带有蜡堤的基托固定在上颌后再测量颌位
A.测量颌位基托分固定部分及活动部分　B.测量颌位基托活动部分　C.将测量颌位基托固定部分通过临时基台与植体相连　D.通过测量颌位基托活动部分确定咬合关系及垂直距离

　　如果因各种原因如颧种植体初期稳定性不佳、费用等未能实施即刻负载的患者，我们会考虑在 3 个月愈合期后先行过渡义齿常规负载，而不是立即进行最终修复。过渡修复对患者和医师都是重要的缓冲，能为后期相对完美的最终修复提供支持和保障。

四、试牙

技工在最终修复模型上制作完成树脂桥架后可进行口内试戴,此时的树脂义齿是带有临时基底的,戴入口内时可以通过义齿就位是否良好来判断终印模的精确度,如临时基底不能被动就位,说明模型有偏差,需要重新制取。

试牙阶段的树脂牙应带有粉色或红色的塑料基底来模拟恢复上颌软硬组织的缺损(图 12-3-11),临床戴入后检查义齿的中线、患者面形、树脂牙的位置、义齿对唇部的支撑情况、垂直距离、上下颌咬合关系、组织面形态及与牙龈的接触关系、悬臂长度。若上述参数不合适,需要在此阶段进行调整。

让患者在放松状态下检查上颌切缘与上唇下缘的位置关系,年轻人一般上颌中切牙切端暴露量在 2mm 左右,老年患者上颌中切牙切缘可能会与上唇下缘平齐。嘱患者微笑,观察树脂牙形态大小是否与患者面形匹配,患者大笑时观察树脂牙和粉色基底连接区的暴露情况。在外形获得患者认可后,再进行下一步支架的制作。

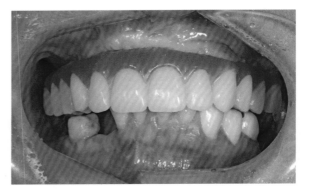

图 12-3-11　带有红色塑料基底的树脂排牙,可以模拟牙龈的位置

在试戴阶段,医师可以在此副树脂桥架的基础上进行调改(图 12-3-12)。当形态、美观、咬合、语音、龈组织形态以及就位达到要求后,此上部结构形态可作为最终修复模板,返回技工室用技工硅胶记录树脂桥架所有信息。

五、试戴支架

技师将树脂桥架回切成桥架形态,然后进行桥架扫描以及种植体位置扫描,数字化设计加工、切割钛支架桥架。

在计算机辅助设计过程中,可通过数字化软件对种植体、修复体进行可视化处理,任意叠加或隐藏修复体各个组成部分的影像并进行精确的修复设计。通过隐藏人工牙仅保留基底的三维视图,可实现对基底空间的尺寸评估,确定修复体的整体厚度是否满足强度需求。

当桥架制作完成后将返回临床试戴,拍摄 X 线片确认就位情况(图 12-3-13),如就位正常,将在此基础上制作上部牙冠及人工牙龈。如果不能实现被动就位或 X 线片上桥架和种植体有缝隙就位不良,需要找寻出现误差的原因。如果是加工问题,对于铸造桥架需要先进行切断,在临床就位后再次固定,返回技工室重新焊接。对于 CAD/CAM 桥架,只能进行重新设计和切削。如因印模制取不准确造成误差,需要重新进行口内印模的制取。

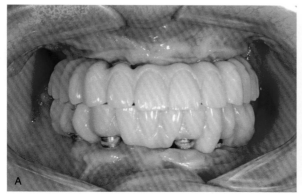
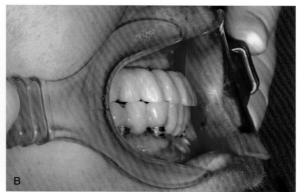
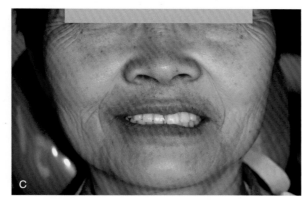

图 12-3-12　树脂桥架的试戴及调整

A. 利用临时义齿形态数据制作树脂桥架,口内试戴(正面观)　B. 利用临时义齿形态数据制作树脂桥架,口内试戴(侧面观)　C. 试戴树脂桥架,纠正中线位置

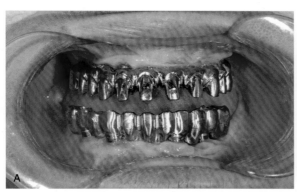
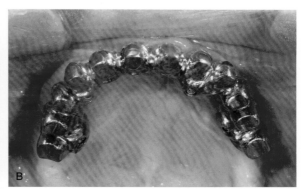
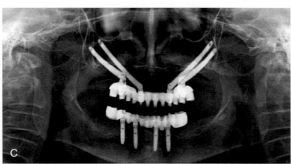

图 12-3-13　试戴 CAD/CAM 钛桥架

A. 树脂桥架回切扫描后制作纯钛支架,口内试戴正面观　B. 口内试戴𬌗面观　C. 戴入桥架后拍摄的全景片

六、初戴

　　最终修复体初戴时,应再次确认基台稳定性并对基台进行加力。修复体的完全被动就位是临床医师首要确认的要素。在旋入修复螺丝时应有一定顺序,应左右两侧交替进行。操作者可以凭借拧入螺丝时的顺滑程度初步判断最终修复的就位情况。被动就位要求修复螺丝在拧入过程中仅在终末圈螺纹处有一定阻力。完成所有修复螺丝拧入后,拍摄全景片和根尖片来判断终修复的就位情况(图 12-3-14)。确认修复体完全就位后,上部支架与基台无缝隙后,根据厂家指南对修复螺丝加力,使用牙胶、树脂材料封闭螺丝通道。此时,可以选择拍摄根尖片作为基线期的记录,便于进行后续随访对比。

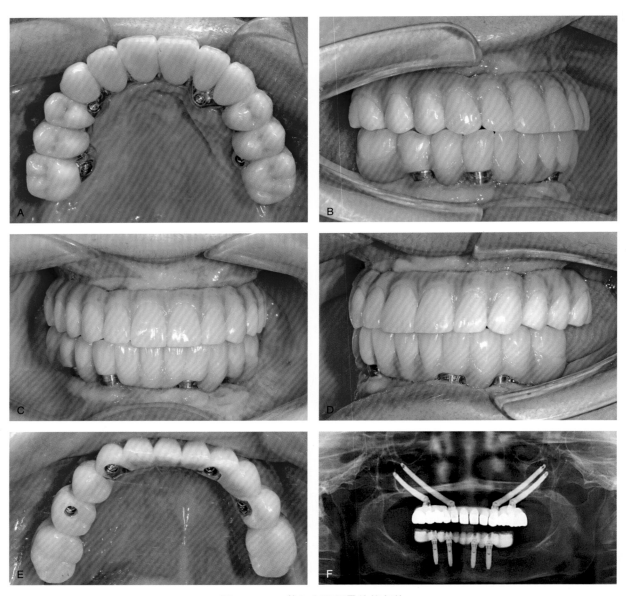

图 12-3-14　戴入上下颌最终修复体

A. 初戴最终修复体(上颌殆面观)　B. 初戴最终修复体(右侧面观)　C. 初戴最终修复体(正面观)　D. 初戴最终修复体(左侧面观)　E. 初戴最终修复体(下颌殆面观)　F. 全景片判断上下颌最终修复体就位情况

　　第一次复诊可以选择在最终修复体戴入后 1 个月，之后可考虑每 6 个月复诊 1 次。影像学检查为每年 1 次，每年可进行上部结构的拆卸，进行修复体和种植体周围的清洁维护（图 12-3-15）。

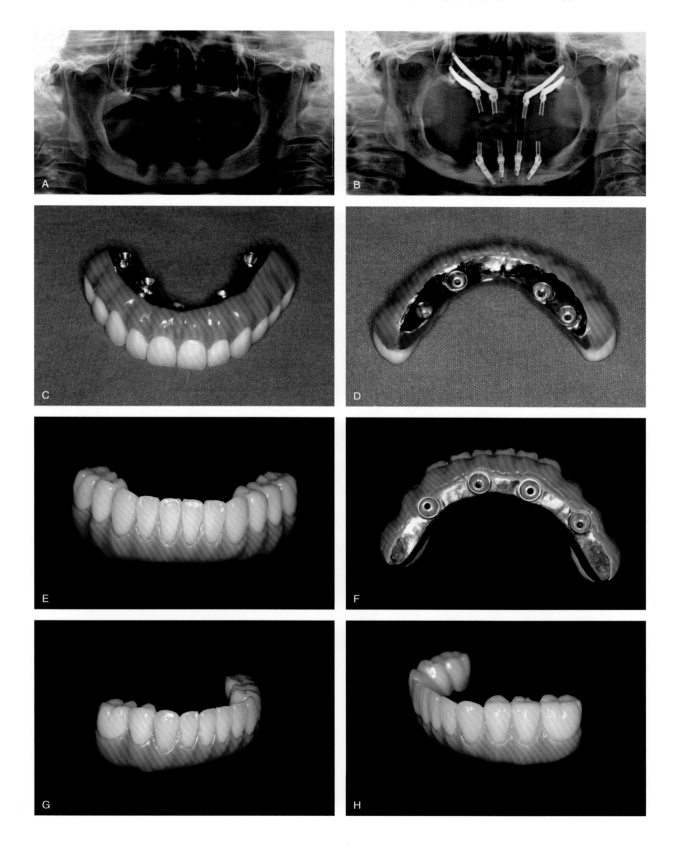

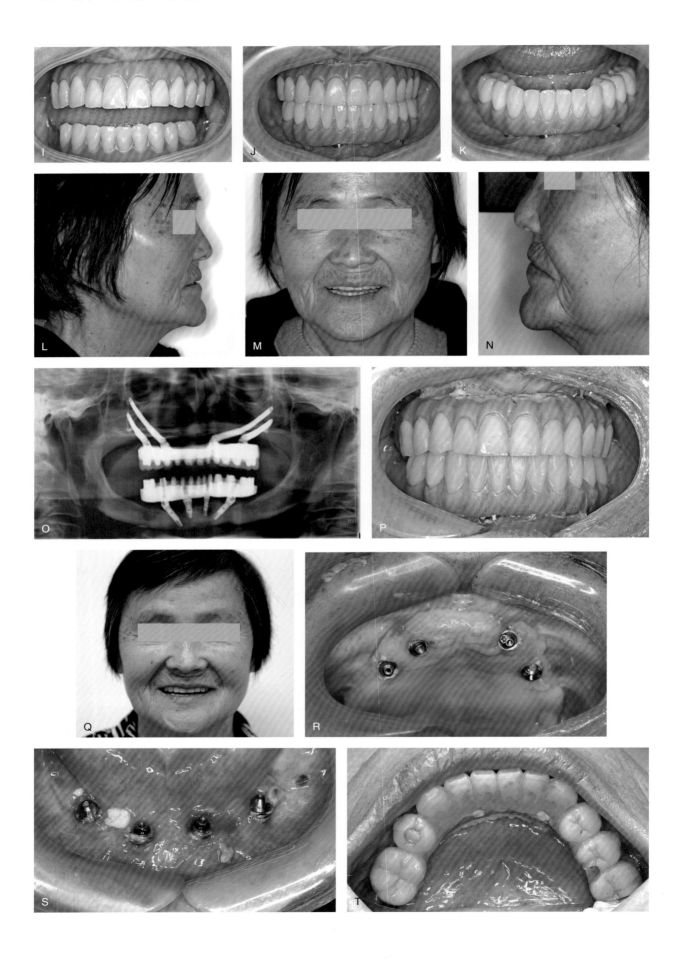

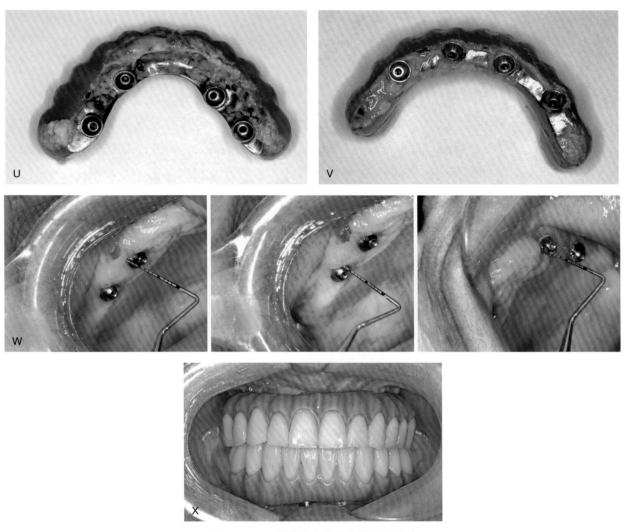

图 12-3-15 颧种植患者最终修复及随访

A. 全景片显示上下颌牙槽骨极度萎缩　B. 全景片显示上颌双侧双颧种植,下颌 All-on-4 种植并行临时义齿修复　C. 上颌最终修复体正面观　D. 上颌最终修复体组织面观　E. 下颌最终修复体正面观　F. 下颌最终修复体组织面观　G. 下颌最终修复体右侧面观　H. 下颌最终修复体左侧面观　I. 上颌最终修复体初戴　J. 上下颌最终修复体初戴　K. 下颌最终修复体初戴　L. 最终修复体初戴右侧面照　M. 最终修复初戴正面照　N. 最终修复初戴左侧面照　O. 上下颌最终修复体戴入后拍摄全景片确认就位情况　P. 3 个月后复诊,上下颌修复体过渡区有食物滞留,由于存在严重垂直向吸收,上下颌过渡区基本位于前庭沟,给自身清洁维护带来困难　Q. 最终修复体戴入后 3 个月复查正面照　R. 卸去最终修复体,上颌见食物残渣聚集　S. 卸去最终修复体,下颌见食物残渣聚集　T. 下颌舌侧可见牙石　U. 上颌最终修复体组织面积聚大量食物残渣　V. 下颌最终修复体组织面积聚大量食物残渣　W. 牙周探诊检查颧种植体周探诊出血情况　X. 最终修复体清洁后重新戴入

　　最终义齿戴入后,咬合调整常有以下两种方法:①根据咬合纸的咬合印迹调𬌗,该方法在临床最为普遍;②使用 T-Scan 咬合记录仪,根据电子咬合印迹调𬌗,从而达到较为理想的咬合状态(图12-3-16)。

　　前牙应设计为浅覆盖、浅覆𬌗,适当降低牙尖斜度和窝沟深度,减小牙面的颊舌向宽度。最终修复体的咬合一般调整至正中咬合上下颌牙齿相互交错,后牙尖窝相对广泛接触,前牙轻接触,悬臂轻接触

或不接触,正中咬合无早接触。前伸时前牙接触,后牙不接触。侧方运动时,可以考虑设计为尖牙保护
𬌗或组牙功能𬌗。可能需要综合考虑对颌牙的状态、天然牙牙尖、斜面的磨耗程度,上颌尖牙区是否放
置种植体等因素来决定。目前,对于全口种植固定修复咬合的建议仅仅基于对天然牙承受咬合力的理
解,缺少循证医学的证据。对于颧种植修复的咬合证据就更罕见。

　　值得注意的是,如果之前完成的颌位关系记录准确,最终修复体初戴时仅需进行微量的咬合调整就
能达到理想的上下颌咬合关系。如果初戴时发现咬合偏差较大,就需要重新进行颌位记录、制作上部结
构修复体。大量的临床咬合调整不仅不能获得正确的上下颌位置关系,也会成为后期出现修复体机械
并发症的隐患。

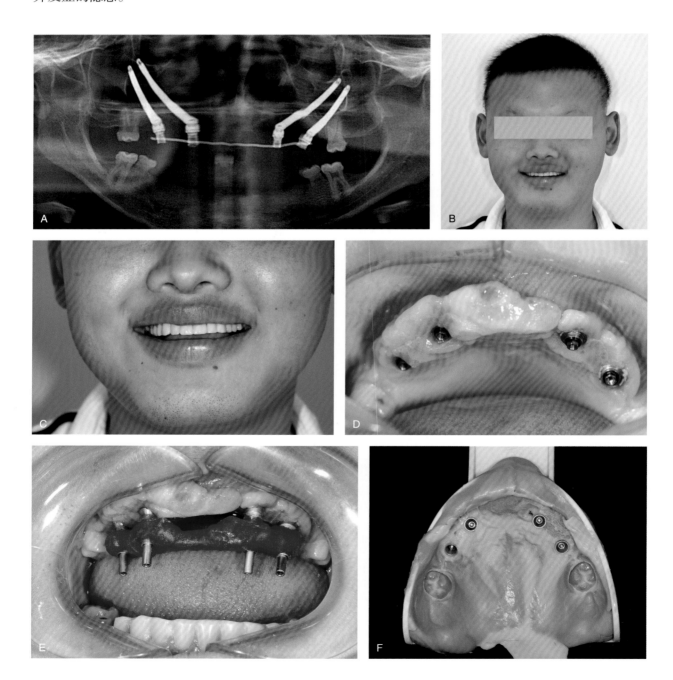

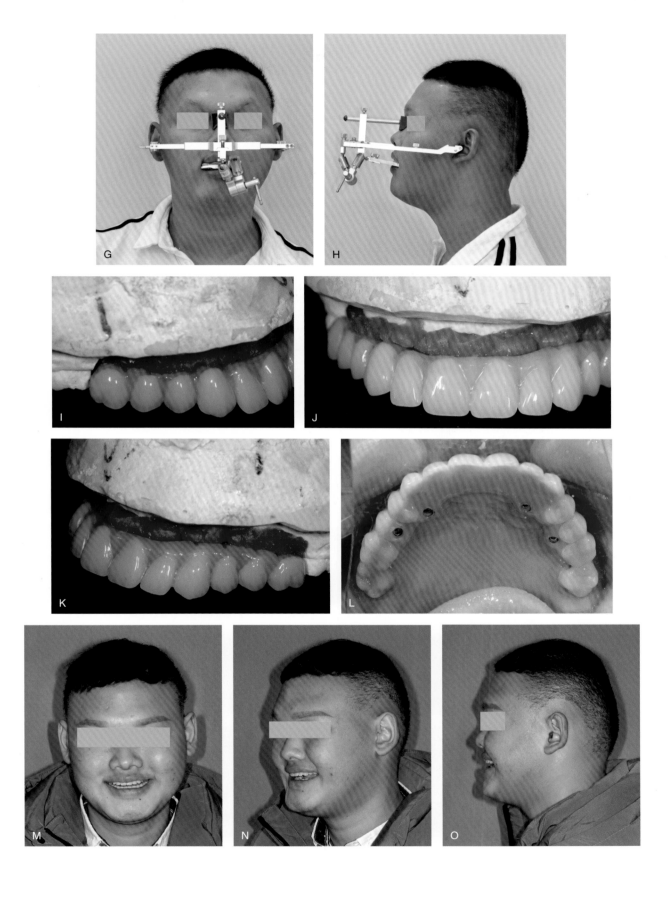

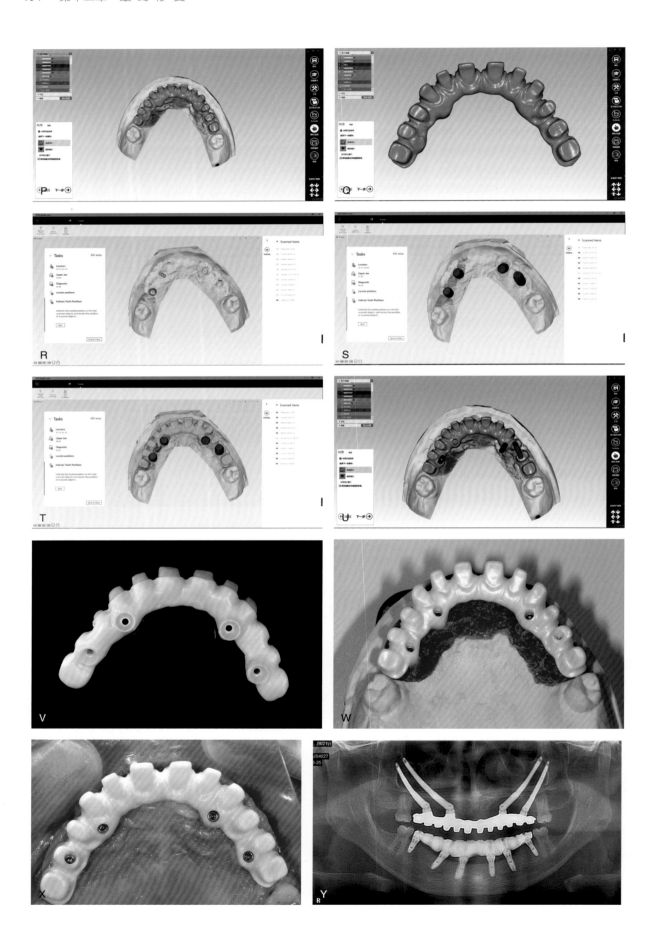

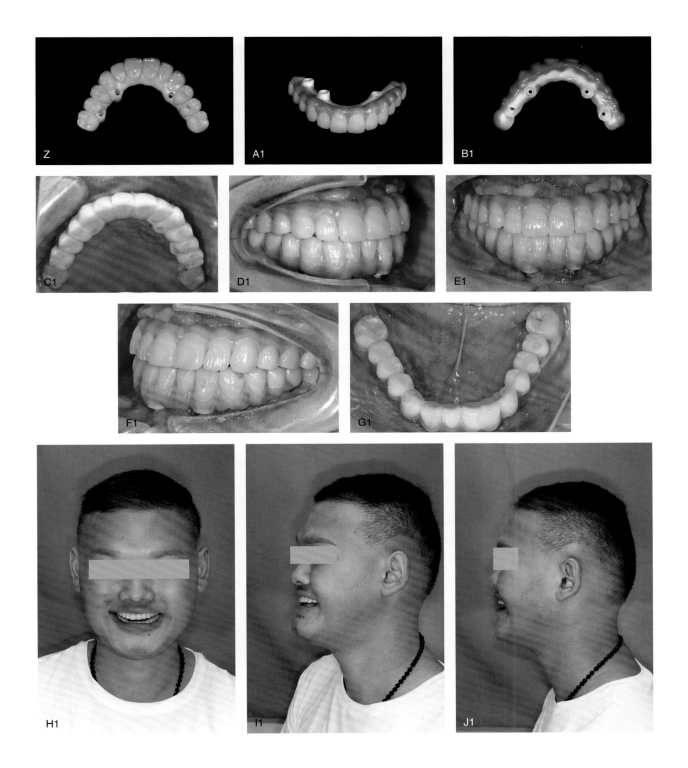

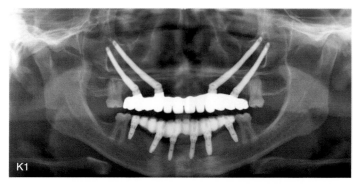
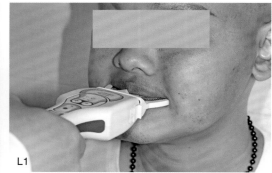
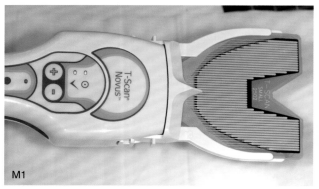
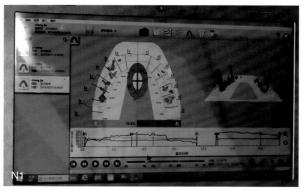

图 12-3-16　颧种植患者最终修复及咬合检查

A. 即刻义齿戴入后全景片　B. 即刻过渡义齿戴入后正面观　C. 即刻过渡义齿戴入后微笑照　D. 即刻负载过渡义齿拆除后种植体周围黏膜健康　E. 戴入已断开的开窗取模树脂连接杆,然后在口内使用树脂重新连接　F. 终修复印模　G. 面弓转移(正面)　H. 面弓转移(侧面)　I. 临时树脂桥架(右侧面观)　J. 临时树脂桥架(正面观)　K. 临时树脂桥架(左侧面观)　L. 试戴树脂桥架(上颌𬌗面观)　M. 试戴树脂桥架正面观　N. 试戴树脂桥架45°侧面观　O. 试戴树脂桥架侧面观　P. 扫描模型以及回切后的树脂桥架　Q. 单独扫描树脂桥架　R. 扫描种植模型以及种植体周围软组织　S. 放置植体扫描帽扫描获取种植体位置　T. 融合支架与种植体位置　U. 获取支架及螺丝孔数字化信息　V. 切削氧化锆支架(组织面观)　W. 将氧化锆支架在模型上就位,口外判断密合度(𬌗面观)　X. 氧化锆支架口内就位(𬌗面观)　Y. 全景片判断氧化锆支架被动就位情况　Z. 氧化锆支架全瓷冠最终修复体(𬌗面观)　A1. 氧化锆支架全瓷冠最终修复体(正面观)　B1. 氧化锆支架全瓷冠最终修复体(组织面观)　C1. 初戴最终修复体(上颌𬌗面观)　D1. 初戴最终修复体(右侧面观)　E1. 初戴最终修复体(正面观)　F1. 初戴最终修复体(左侧面观)　G1. 初戴最终修复体(下颌𬌗面观)　H1. 最终修复体戴入正面观　I1. 最终修复体戴入45°侧面观　J1. 最终修复体戴入侧面观　K1. 最终修复体戴入后全景片　L1. 终义齿戴入后使用 T-Scan 咬合记录仪记录咬合　M1. T-Scan 咬合记录分析　N1. 通过 T-Scan 咬合记录仪记录咬合关系并调𬌗

　　戴入最终修复体后应对患者进行详细的口腔卫生指导,包括如何使用牙线和冲牙器等家庭维护方法,后期进行专业维护的频率等。当终义齿初戴结束后,也可以根据语音量表记录患者基线期发音情况,拍摄短视频记录终义齿动态美观情况等。

七、语音、面形评价及维护

(一) 语音

　　语音的特异性是由参与发音的器官的位置变化来决定的,某些组织结构的改变或缺失可能会对患者的语音产生影响。许多辅音的产生依赖于上颌参与发音的结构(腭部、上颌切牙),因此相比于下颌牙列的修复重建,上颌牙列的修复治疗更容易产生语音方面的问题。

上颌全口固定修复中,修复体带来的牙槽嵴和硬腭部的厚度变化是导致语音问题的重要因素(图12-3-17)。对于上颌严重萎缩的患者,随着上颌弓牙槽嵴段的吸收,颌弓缩小,颧种植体入点位置偏腭侧等多因素的影响,这类患者会存在比常规种植固定修复患者更多发音方面的问题。过去 10 多年间,临床医师对严重萎缩无牙颌患者颧种植固定修复后语音方面的变化和患者主观评价方面进行了一些研究分析。

事实上,即刻过渡义齿戴入后,几乎所有颧种植患者都会反映对发音产生或多或少的影响,但这种影响所持续的时间、语音方面的问题对患者生活质量产生的负面影响的程度,在不同研究中所报道的结果不尽相同。

Bothur 等学者在 2010 年对接受颧种植体全口固定修复治疗的 7 名患者进行了语音能力的评估。研究者在术前(患者配戴活动义齿)、术后 1 周和 4 个月时对患者进行录音,由 3 名语音病理学家进行语音评估。同

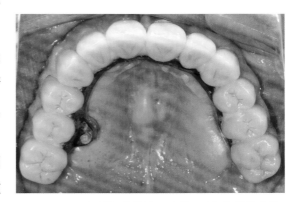

图 12-3-17　右侧颧种植体入点偏腭侧,最终修复体腭侧悬突会造成异物感和发音问题

时,通过发放问卷来获得患者对语音质量的主观评价。专家评估结果显示,1 名患者术后 1 周出现轻度的语音问题,4 个月后这一问题仍然存在;而患者主观评价结果显示,4 名术前语音正常的患者认为术后 1 周语音能力下降。

Sartori 等学者在 2012 年评估了 16 名接受颧种植手术即刻负载的全口固定修复的患者对疗效的主观满意度。在 6 个月和 12 个月后的随访中,共有 4 名患者在问卷中表示对自己的语音不满意。

从上述研究中可以发现,在外科手术即刻过渡义齿戴入后短期甚至在 1 年左右随访期内,有不同比例的患者会反映存在发音问题。

Farzad 等学者在 2006 年的研究中纳入了 11 名严重萎缩的无牙上颌患者。患者在 18~46 个月前接受了双侧单颧种植联合前牙区常规种植体的固定修复治疗。研究运用评分的方法,评估了患者对治疗前后是否存在语音变化的主观感受。结果显示修复治疗后,患者主观感受自己的语音与治疗前无明显变化。

Duarte 等学者在 2007 年的研究中纳入 12 名接受了双侧双颧种植和即刻负载的全口固定修复的患者,对患者治疗前后的语音状态进行了评估。在术后 30 个月后的随访中,所有患者均表示自己的发音情况较治疗前有所改善。

上述研究表明,患者在戴入上部结构数年之后,主观感受自我的发音没有受到种植修复的负面影响。虽然颧种植语音方面的研究仍然较少,但目前的结果支持颧种植上部修复对语音方面的负面影响是比较短暂的,随着配戴时间的延长,绝大部分患者能逐渐适应。

事实上,根据经典法植入颧种植体,种植体入点会略偏向腭侧,过度偏向腭侧伴随缩小的上颌牙弓会对发音产生较大的影响,患者也会自觉异物感强烈。有研究显示,当采用修复引导植入原则,将种植体入点放置在接近牙槽嵴位置时,可以很好地避免语音问题。修复短期和中长期,患者对主观量表的打

分均表明其对语音方面的满意度很高。

（二）面形评价

当患者上颌牙齿缺失,颌骨有严重垂直向和水平向吸收,需要使用颧种植进行修复重建时,上颌颌弓通常都严重缩小。此时,当下颌为天然牙列时,上下颌位关系通常呈现为Ⅲ类。

如果要完全恢复患者的面形、唇部丰满度和咬合关系,覆盖义齿修复是一种非常好的方式。而当要拟行颧种植固定修复时,在术前评估阶段,就应该对实施固定修复后上颌牙齿的排列以及面部外形恢复问题,与患者进行充分沟通。医师需要制作去除唇侧基托的临时义齿给患者试戴,确认患者对面部外形的满意度。

在固定修复中,上颌牙齿的排列如果迁就下颌天然牙,就会排列得比较靠向唇侧,此时上部义齿的排列就不会完全在牙槽嵴的位置。垂直向严重吸收的上颌这一过渡区的位置靠近前庭沟,这个结构和位置也不利于后期的清洁维护。对于双颧种植的患者,这个问题可能不太棘手,因为双颧种植体的前1枚植体位于侧切牙和尖牙区,在中切牙和侧切牙这个区域只是桥体部分,不涉及种植体周围的清洁（图12-3-18）。但这类患者有一个突出的问题,前部颧种植体的穿出位置常在尖牙或尖牙靠近侧切牙的位置,如果中切牙和侧切牙排列位置过于唇侧,上部结构在前方会有过长的悬臂,可对种植体产生过大的侧向力。

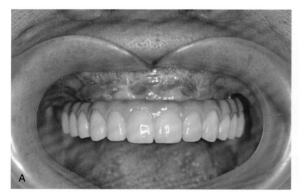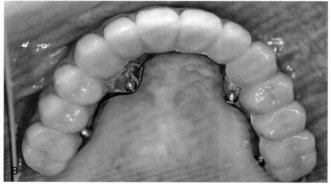

图 12-3-18　双侧双颧上部修复体
A. 双侧双颧病例,上颌最终修复正面观　B. 相较于单颧设计,中切牙、侧切牙桥体部分易于清洁

如果是单颧种植患者即两侧各植入1枚颧种植体,前牙区植入2~4枚常规种植体,那清洁问题就会显得更加突出（图12-3-19）。

患者的笑线也是需要考量的因素。一般来说,对于重度垂直向吸收的患者,过渡区都会位于笑线以下。但也有一些患者后牙区发生重度的垂直向吸收或上颌窦气化,前牙区垂直向吸收不明显,此时就需要调整过渡区的位置。但过度降低上颌前牙区牙槽嵴的高度,会造成上颌前牙区垂直向高度不足,同时也会进一步缩小上颌牙弓,在上颌前牙区产生更长的悬臂。因此有些学者认为,对于高笑线的患者,更倾向采用覆盖义齿进行修复以减小美学风险。

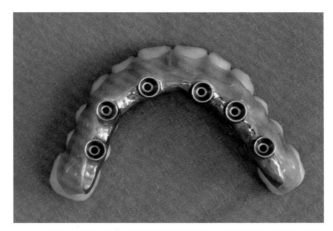

图 12-3-19 单颗和前牙区 4 枚常规种植体的修复，注意中切牙和侧切牙的排列位置，前牙产生的悬臂会给上方 2 枚常规种植体的清洁维护带来困难

事实上，在术前的评估和计划阶段，就应该重视上述美观、卫生维护、前牙悬臂长度这些问题。有些问题在外科手术阶段可以进行针对性处理，而当在最终修复时再做调整，很多问题就不能得到有效解决。

八、心理评估和满意度

无牙颌是严重的毁容性的颅颌面畸形之一，不仅影响患者的口颌功能、发音，也影响患者的面部形态和心理健康状态。种植修复可以重建上下颌咬合，恢复面部正常形态轮廓，从而达到恢复咬合功能、美学外貌及重建生理解剖结构的目的。

由于牙列缺失是一种明显而不容易掩饰的外显性畸形，很多患者不仅有功能和外貌上的问题，也遭受心理问题的困扰。这些畸形可能对患者造成明显的负面影响，例如影响社交、职业的选择、伴侣的选择，以及个人性格的形成等。无牙颌患者就诊的真实目的与术后满意度密切相关，是预测术后满意度的重要因素，拥有健康的心理状态与合理的求诊动机对提高术后满意度、生活质量和降低术后医疗纠纷具有重要的意义。

整形手术的患者心理特征的研究始于 40 年前。对于先天性牙列缺失或者严重牙列缺损的患者而言，在他们的童年时期，这些颜面部的缺陷往往是被嘲笑的常见原因，常常导致患者因外貌异常而不自信。所以，对于先天性牙缺失或者严重牙列缺损的患者，提高他们的自信心和自尊心是十分重要的。

合理的治疗动机是取得良好治疗效果以及较高术后满意度的前提。患者的治疗动机和术后动机的达成状态影响了他们的治疗满意度。如果术前筛查出拥有不合理治疗动机的患者，在一定程度上可以避免术后医疗纠纷的发生。应该在理解患者对自身畸形的心理状态的基础上，评估患者要求手术的真正原因和他们的期望。

生活质量被定义为一种幸福感，它与一个人认为重要的生活方面的满足或不满足有关。在研究心理问题时，研究人员主要关注心理困扰、抑郁、焦虑、身体畸形障碍、自尊、自信和身体形象。虽然身体形象可以定义为一个人的自我概念,他或她的身体存在。身体畸形障碍的特点是患者会过度关注一个特定的身体部分。此外,自尊可以定义为对自我价值的判断。社会问题,如欺凌和人际关系,以及患者的日常生活,没有像精神问题、自尊、自信和身体形象那样得到广泛的研究。

Sartori EM 等人对接受上颌颧种植手术的 16 名患者进行了分析研究。其中包括 6 名男性、10 名女性,女性年龄为 38~63 岁,男性年龄为 44~77 岁。共植入颧种植体 37 枚,常规种植体 58 枚。在随访期间,对患者进行问卷调查,收集患者满意度、不满意的原因、术后临床治疗次数、并发症类型等资料。在满意度方面,8 名患者完全满意,8 名患者表示总体满意但有一些抱怨。对于不满意的原因,2 名患者认为与卫生有关,1 名患者选择了发音,1 名患者提到了美学,2 名患者选择了美学和发音,1 名患者认为美学和卫生,以及 1 名患者选择的咀嚼和发音。作者认为颧种植固定修复是可预期和可靠的方法,且患者的整体满意度较高。

Peñarrocha M 等学者在 2007 年对常规种植体和颧种植体支持的上颌固定义齿患者的治疗后满意度进行了评价。研究对象为 46 例种植体支持的固定义齿修复患者。研究将其分为具有至少 1 枚颧种植体(颧种植组)和无颧种植体(非颧种植组)。义齿戴入后 12 个月,受试者在量表上进行了义齿满意度的测试。根据义齿功能、舒适性和稳定性、说话能力、是否易于清洗、美观、功能等指标进行评级。结果显示,两组患者的平均满意度都很高;不同组别对美学的满意度有统计学差异,颧种植组患者的美学平均得分高于非颧种植组;有过活动义齿配戴史的患者对种植固定义齿给出了更高的功能评分。

第四节   并发症的预防和处理

最终修复体戴入后并不是治疗的结束,而是进入了下一阶段的治疗周期,即种植体生物和机械并发症的预防和处理阶段。

如果颧种植体与常规种植体联合修复,应拍摄常规种植体根尖片,记录种植体边缘骨水平的位置,作为基线期的参考数据。颧种植体因为倾斜植入,同时上颌处于极度吸收的状态时,拍摄根尖片作为边缘骨吸收的随访依据不具备过大的参考价值。

在最终修复体戴入后第 1 年内,建议患者可以每 3 个月进行一次复查,检查的指标和参数包括以下四项:①种植体周围软组织的健康状况;②上部修复体是否有松动;③上部义齿的磨损情况;④咬合。

复查时可先不进行上部结构的拆卸,如发现上述指标有异常,可拆卸终义齿进行进一步检查。但对于拆卸最终修复具体的间隔周期,目前并没有定论和指南,临床医师可根据患者口腔卫生维护情况制订个性化方案。

最终修复体的机械并发症常见以下几项。

1. 牙面染色   当上部修复体为丙烯酸树脂或聚合瓷时,牙面染色会较为常见(图 12-4-1)。

2. 牙面折断和磨损　殆力集中或异常殆干扰是牙面发生折断的常见原因。通过数字化咬合记录分析仪器分析,进行咬合调整后可以很好地帮助临床医师避免这类问题。

如因患者夜磨牙、紧咬牙等副功能咬合习惯导致的机械并发症,可以制作夜间殆垫,并要求患者配戴。另有一些牙面折断是与技师制作时的工艺有关,如上部空间不足或支架支撑强度不足所致(图 12-4-2)。

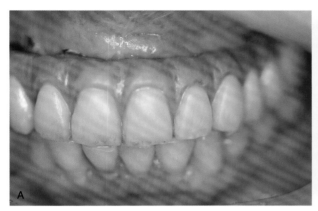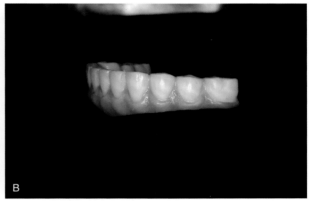

图 12-4-1　上部最终修复体材料染色及磨损

A. 最终修复体戴入后 1 年,材质染色及切端磨损　B. 最终修复体戴入后 2 年,材质染色及牙尖磨损

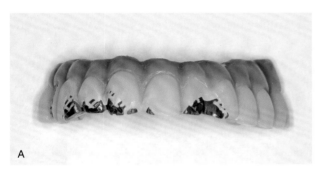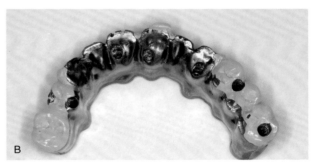

图 12-4-2　支架支撑强度不足所致聚合瓷崩裂

A. 正面观　B. 殆面观

3. 支架折断　目前对于 CAD/CAM 支架,临床上极少见折断的问题。如果是非颧种植修复的病例,可能存在殆龈距离不足的问题,但颧种植患者多存在严重的上颌牙槽嵴及基底骨吸收,上部修复空间充足,很少存在这些隐患。可能的原因是 CAD/CAM 支架在部分种植体周区域厚度不足导致的强度不足,但目前的软件都预设有最小横截面积的要求,因此也极少会有这个问题发生。

4. 螺丝松动　支架未被动就位、患者副功能咬合、咬合调整不当是支架修复螺丝发生松动的常见原因。如果是医源性问题,需要医师相应调整,包括重新取模制作上部结构,调整咬合。如果是患者副功能咬合问题,嘱患者夜间配戴殆垫是最常见的解决方法。极少患者会因为副功能咬合问题导致持续性的螺丝松动、牙面崩坏,最后的解决方案可能只有改固定修复为覆盖义齿修复。

(王　凤　孙媛元　王婷婷)

▶ 参考文献 ....

1. ROMEO E, STORELLI S. Systematic review of the survival rate and the biological, technical and esthetic complications of fixed dental prostheses with cantilevers on implants reported in longitudinal studies with a mean of 5 years follow-up. Clinical oral implants research, 2012, 23 Suppl 6, 39-49.

2. AGLIETTA M, SICILIANO V I, ZWAHLEN M, et al. A systematic review of the survival and complication rates of implant supported fixed dental prostheses with cantilever extensions after an observation period of at least 5 years. Clinical oral implants research, 2009, 20 (5): 441-451.

3. 赵铱民. 口腔修复学. 7 版. 北京: 人民卫生出版社, 2012.

4. 陈江. 无牙颌种植理论与实践: 无牙颌种植体支持式固定义齿修复. 辽宁: 辽宁科学技术出版社, 2019.

5. 冯海兰. 全口义齿修复学: 无牙颌种植体支持与固位的义齿修复. 北京: 人民卫生出版社, 2019.

6. GALLUCCI G, DOUGHTIE C, HWANG J, et al. Five-year results of fixed implant-supported rehabilitations with distal cantilevers for the edentulous mandible. Clinical oral implants research, 2009, 20 (6): 601-607.

7. HÄMMERLE C H F, CORDARO L, ALCCAYHUAMAN K A A. Biomechanical aspects: summary and consensus state-ments of group 4. The 5th EAO Consensus Conference 2018. Clinical oral implants research, 2018, 29 Suppl 18: 326-331.

8. ROJAS-VIZCAYA F. Retrospective 2-to 7-year follow-up study of 20 double full-arch implant-supported monolithic zirconia fixed prostheses: measurements and recommendations for optimal design. Journal of Prosthodontics, 2018, 27 (6): 501-508.

9. SUEDAM V, MORETTI NETO R T, SOUSA E A, et al. Effect of cantilever length and alloy framework on the stress distri-bution in peri-implant area of cantilevered implant-supported fixed partial dentures. Journal of Applied Oral Science, 2016, 24 (2): 114-120.

10. CID R M, STANLEY K, CORDERO E B, et al. Influence of cantilever length and type of arch antagonist on bone loss in total implant-supported prostheses. Acta Odontol Latinoam, 2014, 27 (3): 131-136.

11. PRIEST G. Virtual-designed and computer-milled implant abutments. Journal of Oral & Maxillofacial Surgery, 2005, 63 (9 Suppl 2): 22-32.

12. ALTSCHULER B R. Holodontography: an introduction to dental laser holography. Springfield: NTIS, 1973.

13. JEMT T, BÄCK T, PETERSSON A. Precision of CNC-milled titanium frameworks for implant treatment in the edentulous jaw. International Journal of Prosthodontics, 1999, 12 (3): 209.

14. ORTORP A, JEMT T. Clinical experiences of CNC-milled titanium frameworks supported by implants in the edentulous jaw: 1-year prospective study. Clinical oral implants research, 2000, 2 (1): 2-9.

15. SVANBORG P, ELIASSON A, STENPORT V. Additively manufactured titanium and cobalt-chromium implant frame-works: fit and effect of ceramic veneering. International Journal of Oral & Maxillofacial Implants, 2018, 33 (3): 590-596.

16. DE FRANÇA D G, MORAIS M H, DAS NEVES F D, et al. Precision fit of screw-retained implant-supported fixed dental prostheses fabricated by CAD/CAM, copy-milling, and conventional methods. International Journal of Oral & Maxillofa-cial Implants, 2017, 32 (3): 507-513.

17. TAŞIN S, TURP I, BOZDAĞ E, et al. Evaluation of strain distribution on an edentulous mandible generated by cobalt-chromium metal alloy fixed complete dentures fabricated with different techniques: An in vitro study. Journal of prosthetic dentistry, 2019, 122 (1): 47-53.

18. TUNA SH, ÖZÇIÇEK PEKMEZ N, KÜRKÇÜOĞLU I. Corrosion resistance assessment of Co-Cr alloy frameworks fabri-cated by CAD/CAM milling, laser sintering, and casting methods. Journal of prosthetic dentistry, 2015, 114 (5): 725-734.

19. YOSHINARI M, UZAWA S, KOMIYAMA Y. Hybrid framework with cobalt-chromium alloy and gold cylinder for implant superstructure: bond strength and corrosion resistance. Journal of prosthodontic research, 2016, 60 (4): 274-281.

20. YILMAZ B, ALSHAHRANI F A, KALE E, et al. Effect of feldspathic porcelain layering on the marginal fit of zirconia

and titanium complete-arch fixed implant-supported frameworks. Journal of prosthetic dentistry, 2018, 120 (1): 71-78.

21. ALFADDA S A. Vertical marginal gap evaluation of conventional cast and computer numeric controlled–milled titanium full-arch implant-supported frameworks. International Journal of Prosthodontics, 2014, 27 (6): 517-522.

22. ÖRTORP A, JEMT T. CNC-milled titanium frameworks supported by implants in the edentulous jaw: a 10-year comparative clinical study. Clinical implant dentistry related research, 2012, 14 (1): 88-99

23. YE J, YE X, CHANG S, et al. Effect of silica coating on the bond strength of milled pure titanium to dental porcelain. European journal of oral sciences, 2016, 124 (5): 498-503.

24. SALIHOGLU U, BOYNUEGRI D, ENGIN D, et al. Bacterial adhesion and colonization differences between zirconium oxide and titanium alloys: an in vivo human study. International Journal of Oral & Maxillofacial Implants, 2011, 26 (1): 101-107.

25. SVANBORG P, NORSTRÖM SAARVA V, STENPORT V, et al. Fit of 3Y-TZP complete-arch implant-supported fixed dental prostheses before and after porcelain veneering. The Journal of Prosthetic Dentistry, 2019, 122 (2): 137-141.

26. BIDRA A S, TISCHLER M, PATCH C. Survival of 2039 complete arch fixed implant-supported zirconia prostheses: a retrospective study. Journal of Prosthetic Dentistry, 2018, 119 (2): 220-224.

27. TISCHLER M, PATCH C, BIDRA A S. Rehabilitation of edentulous jaws with zirconia complete-arch fixed implant-supported prostheses: an up to 4-year retrospective clinical study. Journal of prosthetic dentistry, 2018, 120 (2): 204-209.

28. TOTH J M, WANG M, ESTES B T, et al. Polyetheretherketone as a biomaterial for spinal applications. Biomaterials, 2006, 27 (3): 324-334.

29. 赵家祝. 聚醚醚酮用于固定修复的研究进展. 口腔材料器械杂志, 2018, 27 (04): 47-50.

30. TANNOUS F, STEINER M, SHAHIN R, et al. Retentive forces and fatigue resistance of thermoplastic resin clasps. Dental Materials Official Publication of the Academy of Dental Materials, 2012, 28 (3): 273-278.

31. ZOIDIS P, PAPATHANASIOU I, POLYZOIS G. The use of a modified poly-ether-ether-ketone (PEEK) as an alternative framework material for removable dental prostheses. A Clinical Report. Journal of Prosthodontics, 2016, 25 (7): 580-584.

32. STAWARCZYK B, EICHBERGER M, UHRENBACHER J, et al. Three-unit reinforced polyetheretherketone composite FDPs: influence of fabrication method on load-bearing capacity and failure types. Dental Materials Journal, 2015, 34 (1): 7-12.

33. NAJEEB S, ZAFAR M S, KHURSHID Z, et al. Applications of PEEK in oral implantology and prosthodontics. Journal of Prosthodontic Research, 2015, 60 (1): 12-19.

34. HEIMER S, SCHMIDLIN P R, STAWARCZYK B. Discoloration of PMMA, composite, and PEEK. Clinical Oral Investigations, 2017, 21 (4): 1191-1200

35. AL-RABAB'AH M, HAMADNEH W, ALSALEM I, et al. Use of high performance polymers as dental implant abutments and frameworks: a case series report. Journal of Prosthodontics, 2019, 28 (4): 365-372.

36. BERND S, MARTA P C. Chapter 20-applications of PEEK in the dental field. PEEK biomaterials handbook (Second Edition), 2019, 333-342.

37. BOZINI T, PETRIDIS H, GAREFIS K, et al. A Meta-Analysis of prosthodontic complication rates of implant-supported fixed dental prostheses in edentulous patients after an observation period of at least 5 years. International Journal of Oral & Maxillofacial Implants, 2011, 26 (2): 304-318.

38. FISCHER K, STENBERG T. Prospective 10-year cohort study based on a randomized, controlled trial (RCT) on implant-supported full-arch maxillary prostheses. part II: prosthetic outcomes and maintenance. Clinical Implant Dental Related Research, 2013, 15 (4): 498-508.

39. PAPASPYRIDAKOS P, BORDIN T B, KIM Y J, et al. Technical complication and prosthesis survival rates with implant-supported fixed complete dental prostheses: a retrospective study with 1-to 12-year follow-up. Journal of Prosthodontics, 2020, 29 (1): 3-11.

40. PATZELT S B M, SPIES B C, KOHAL R J. CAD/CAM-fabricated implant-supported restorations: a systematic review. Clinical Oral Implants Research, 2015, 26 (S11): 77-85.

41. WONG C K K, NARVEKAR U, PETRIDIS H. Prosthodontic complications of metal-ceramic and all-ceramic, complete-arch fixed implant prostheses with minimum 5 years mean follow-up period. a systematic review and meta-analysis.

Journal of Prosthodontics, 2019, 28 (2): e722-e735.

42. LAZARI P C, SOTTO-MAIOR B S, ROCHA E P, et al. Influence of the veneer-framework interface on the mechanical behavior of ceramic veneers: a nonlinear finite element analysis. Journal of Prosthetic Dentistry, 2014, 112 (4): 857-863.

43. PIERALLI S, KOHAL R J, RABEL K, et al. Clinical outcomes of partial and full-arch all-ceramic implant-supported fixed dental prostheses. A systematic review and meta-analysis. Clinical Oral Implants Research, 2018, 29 (Supple 18): 224-236.

44. CARAMÊS J, MARQUES D, MALTA BARBOSA J, et al. Full-arch implant-supported rehabilitations: a prospective study comparing porcelain-veneered zirconia frameworks to monolithic zirconia. Clinical oral implants research, 2019, 30 (1): 68-78.

45. CARDELLI P, MANOBIANCO F P, SERAFINI N, et al. Full-arch, implant-supported monolithic zirconia rehabilitations: pilot clinical evaluation of wear against natural or composite teeth. Journal of Prosthodontics, 2016, 25 (8): 629-633.

46. AMER R, KÜRKLÜ D, KATEEB E, et al. Three-body wear potential of dental yttrium-stabilized zirconia ceramic after grinding, polishing, and glazing treatments. Journal of prosthetic dentistry, 2014, 112 (5): 1151-1155.

47. SIADAT H, ALIKHASI M, BEYABANAKI E. Interim prosthesis options for dental implants. Journal of Prosthodontics, 2017, 26 (4): 331-338.

48. PATRAS M, NAKA O, DOUKOUDAKIS S, et al. Management of provisional restorations'deficiencies: a literature review. Journal of Esthetic and Restorative Dentistry, 2012, 24 (1): 26-38.

49. BOTHUR S, GARSTEN M. Initial speech problems in patients treated with multiple zygomatic implants. Int J Oral Maxillofac Implants, 2010, 25 (2): 379-384.

50. SARTORI E M, PADOVAN L E, DE MATTIAS SARTORI I A, et al. Evaluation of satisfaction of patients rehabilitated with zygomatic fixtures. J Oral Maxillofac Surg, 2012, 70 (2): 314-319.

51. FARZAD P, ANDERSSON L, GUNNARSSON S, et al. Rehabilitation of severely resorbed maxillae with zygomatic implants: an evaluation of implant stability, tissue conditions, and patients'opinion before and after treatment. Int J Oral Maxillofac Implants, 2006, 21 (3): 399-404.

52. DUARTE L R, FILHO H N, FRANCISCHONE C E, et al. The establishment of a protocol for the total rehabilitation of atrophic maxillae employing four zygomatic fixtures in an immediate loading system: a 30-month clinical and radiographic follow-up. Clin Implant Dent Relat Res, 2007, 9 (4): 186-196.

53. ALANKO O M E, SVEDSTR M-ORISTO A L, TUOMISTO M T. Patients'perceptions of orthognathic treatment, well-being, and psychological or psychiatric status: a systematic review. Acta Odontologica Scandinavica, 2010, 68 (5): 249-260.

54. SARTORI E M, PADOVAN L E M, SARTORI I A D M, et al. Evaluation of satisfaction of patients rehabilitated with zygomatic fixtures. J Oral Maxillofac Surg, 2012, 70 (2): 314-319.

55. PEÑARROCHA M, CARRILLO C, BORONAT A, et al. Level of satisfaction in patients with maxillary full-arch fixed prostheses: zygomatic versus conventional implants. International Journal of Oral & Maxillofacial Implants, 2007, 22 (5): 769-773.

第十三章

上颌骨缺损的颧种植修复治疗

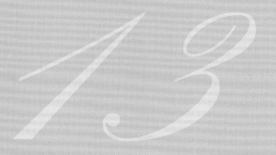

上颌骨是面部最大的骨性结构。与颧骨、颧弓共同构成面中部轮廓的骨性支架。上颌骨位于面部中央,左右各一,两侧对称,于腭中缝联合。与邻接的颧骨、鼻骨、犁骨、蝶骨等多骨连接,并参与构成眼眶(眶底 1/3)、鼻腔(鼻底与外侧壁)和口腔顶(口腔及腭的大部),具有支撑颅底、眼球和面中部外形,承担咀嚼力,分隔口鼻腔等重要作用。

上颌骨缺损可分为先天性缺损和获得性缺损两大类。先天性缺损包括唇腭裂、面裂等。获得性缺损最常见的是由于上颌良恶性肿瘤手术切除后造成的缺损,其中上颌窦、上颌骨、上颌牙龈肿瘤切除术后造成的上颌骨缺损约占总数的 90%。其次,是由于外伤,如交通事故、爆炸伤、烧伤、火器伤等造成。此外,还有上颌骨炎症性病变进而行上颌骨切除者,如放射性骨坏死、药物相关性骨坏死等。上颌骨与颌面诸多骨相连,固定且不活动,因此上颌骨缺损常伴有相邻骨骼的缺损。因肿瘤涉及范围、外伤的类型等常同时合并软硬组织缺损,往往造成面颊部塌陷、眶内容物下陷、牙齿缺失、口鼻相通等问题,严重损害患者的咀嚼、言语、吞咽、呼吸等口腔正常生理功能,从而非常影响患者的工作、学习和日常生活,大大降低患者的生存质量,给患者造成极大的生理和心理创伤。

目前,对于上颌骨缺损后的重建仍存在争议,不仅因为治疗的难度和复杂性,也因为治疗选择的多样性。若能准确把握适应证,某些上颌骨缺损后的牙列和面部修复可以非常成功。对于原发于上颌骨的恶性肿瘤,对根治性切除安全缘有一定困难的可采用开放性修复,利于恶性肿瘤复发能早期、及时发现,此时多采用赝复体修复。肿瘤能够彻底切除,或手术累及邻近骨组织甚至颅底,造成大范围软硬组织缺损,通常采用闭合式修复,如胸大肌皮瓣、人工假体(生物材料或钛网)作为支架修复外形,其上再覆盖游离组织瓣、骨肌 / 骨肌皮游离组织瓣修复等。外伤性缺损应采取软硬组织同期修复,如不具备早期处理时机,可待二期功能性整形修复。

颧骨是上颌骨缺损后缺损区附近骨质比较致密的部位,颧区承力的应用为上颌骨缺损修复开辟了一条新的途径。Brånemark 小组发明的颧种植体充分利用了上颌骨缺损区附近骨质致密的颧骨,为上颌骨缺损患者的修复重建问题提供了一种全新的思路。

第一节　上颌骨缺损的分类

一、HS 分类法

将上颌骨缺损以 H、S、D、T 来描述,分别代表硬腭与牙槽骨缺损、软腭缺损、张口度和余留牙数,每一部分再以数字大小描述其缺损程度。

二、樊森分类法

根据上颌骨缺损的部位和范围、缺牙的多少、修复设计的特点以及修复的难度来进行分类。首先，根据上颌骨缺损情况的不同分为四类；然后，按照缺牙区的部位，每一类又分为四个亚类。第一类为上颌骨部分缺失，两侧均有基牙；第二类为一侧上颌骨缺损，基牙都在缺损对侧；第三类为部分上颌骨缺损，上颌无牙；第四类为两侧上颌骨缺损，无亚类。

三、赵铱民八类分类法

1996 年，赵铱民等按修复难易程度在 Aramany 六类的基础上提出这一分类，他们按修复难易程度将上颌骨缺损分为八类：Ⅰ 类为硬腭部缺损；Ⅱ 类为 1/4 缺损；Ⅲ 类为前部缺损；Ⅳ类为后部缺损；Ⅴ 类为一侧上颌骨缺损；Ⅵ类为过中线的大部缺损；Ⅶ类为无牙颌颌骨缺损；Ⅷ类为全上颌骨缺失。

四、Spiro 分类法

Spiro 等学者提出的针对上颌骨切除术的分类法，简单可行，包括三类：①上颌骨部分切除（累及一侧窦壁）；②上颌骨次全切除（包括腭部在内的两侧以上窦壁）；③上颌骨全切除，通常包括眶内容物。

五、Cordeiro 分类法

Cordeiro 等提出的关于上颌骨切除术及面中部缺损的分类，将上颌骨切除术 / 面中缺损分为四类：第一类为上颌骨一侧或两侧壁缺损，但腭部除外；第二类为保留眶底的低位五壁缺损；第三类为上颌骨所有六个壁缺损，可以累及眶内容物；第四类缺损，即眶上颌骨切除，去除眶内容物以及上颌骨高位的五个壁，腭部保留。

六、Brown 分类法

2000 年，英国 James Brown 教授在 *Head Neck* 杂志发表上颌骨缺损的分类方法，成为目前最常用的上颌骨缺损分类方法（图 13-1-1）。Brown 等将上颌骨缺损分为四类，除第一类以外，每一类还可有三个亚类。第一类为不涉及上颌窦壁的部分上颌骨缺损，主要包括牙槽骨、筛窦和额窦的缺损。仅去除腭骨的缺损也属于此类，虽然此时存在口鼻痿，但义齿修复时仍有一定的骨性承托。第二类为低位上颌骨切除后牙槽骨和窦壁缺损，眶底和眶周仍保留。第三类为高位上颌骨切除后缺损，包括眶底、眶周或颅底的缺损。第四类缺损为根治性上颌骨切除后，眶内容物摘除，可以包括前颅底缺损。

根据水平向缺损范围，还可再分出三个亚类：①单侧牙槽骨及硬腭缺损，不超过中线或鼻中隔；②双侧牙槽骨及硬腭缺损，包括越过中线的小部分牙槽骨及鼻中隔的缺损；③牙槽骨及硬腭完全缺损。

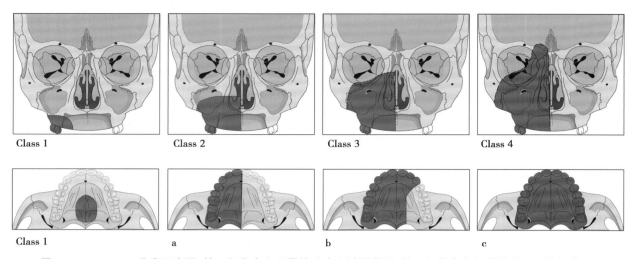

图 13-1-1　Brown 分类示意图,第一行代表上颌骨的垂直向缺损范围,第二行代表上颌骨的水平向缺损范围

七、改良 Brown 分类法

2010 年,Brown 教授又在 *Lancet Oncology* 撰文介绍了新的上颌骨缺损的分类方法,新的方法在原有的基础上有所改进(图 13-1-2)。在垂直向增加了两类,即第五类,眶上颌骨缺损;第六类,鼻上颌骨缺损。上述两类缺损一般不涉及牙槽突或腭部缺损,常见于耳鼻咽喉科和眼科,在口腔颌面外科并不多见。

水平向分类变动较大,形成了新的四个亚分类:①仅有腭部缺损,没有牙槽突缺损;②≤1/2 单侧硬腭缺损;③≤1/2 双侧硬腭缺损或者上颌骨横向前部缺损,主要是上颌前牙区的缺损;④>1/2 上颌骨缺损。

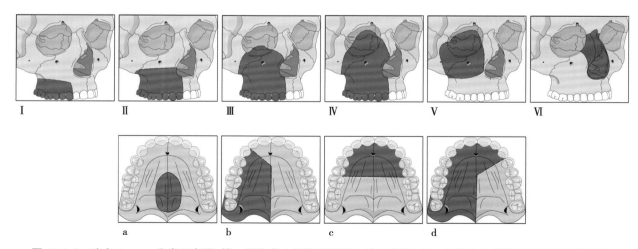

图 13-1-2　改良 Brown 分类示意图,第一行代表上颌骨的垂直向缺损范围,第二行代表上颌骨的水平向缺损范围

除了以上所述几种方法,还有学者按照上颌骨术后对语音功能的不同影响对缺损进行分类,应用较为局限,不再赘述。HS 分类法记录较全面详细,能说明问题,但检查较麻烦,分类内容也难以记忆。樊森分类法与赵铱民八类分类法在赝复领域较为流行,前者在分类上注重余留牙的位置,后者偏重于余留

骨性支持,且记忆方便。前三种分类均从赝复体修复角度出发,随着上颌骨外科重建技术日趋成熟,有其应用的局限性。后四种分类在外科重建领域中采纳较多。Spiro 分类法简单,容易掌握,已被外科医师广为接受。然而,此方法由于较为笼统,不利于术后评价及进行对照研究。Cordeiro 分类法从外科重建角度出发,在缺损范围与即刻重建方式间加以探讨,有利于统计分析,但对上颌骨部分切除的分类不够完整,对于累及中线的病变难以归类。Brown 分类法及改良 Brown 分类法相对复杂一些,但其分类最为详尽,易于区分。其从横向、纵向剖析上颌骨缺损的范围,基本涵盖了各种类型的缺损,适合进行对比研究。这一分类真正将上颌骨缺损与义颌修复、外科重建以及术后生存质量联系起来,即将不同分类与治疗手段相结合,从而为口腔颌面外科与口腔修复科医师的协作建立了一座桥梁。

第二节　上颌骨缺损的修复方法

上颌骨缺损的修复与重建应兼顾功能和外形的恢复,根据缺损的原因、部位、范围和类型采取相对应的措施。理想的修复与重建方法必须满足以下要求。

(1)填补肿瘤术后或外伤造成的缺损,关闭口鼻交通。

(2)恢复面中部组织器官的功能,如语音和咀嚼功能。

(3)提供面中部组织,如上唇、鼻、颊等必要的骨性支持。

(4)修复与重建面部具有重要特征性的组织器官。

(5)手术后尽可能在早期减轻患者痛苦,尽快恢复部分功能。

(6)防止和治疗颌面手术后的并发症及后遗症。

迄今为止,国内外学者对上颌骨缺损的重建方法,尤其是功能性重建的最佳手段一直没有定论。上颌骨缺损的功能重建一直是口腔颌面外科医师、整形外科医师和口腔修复科医师所面临的一项极具挑战性的任务。

Brown 研究组认为垂直缺损的范围主要与外形相关,而水平向的缺损范围主要与功能相关。下面将依据改良 Brown 分类法,提出每个类型缺损对应的治疗方法。

一、上颌骨 Brown Ⅰ类缺损的种植修复治疗

依据 Brown 分类和改良 Brown 分类,上颌骨第一类缺损为不涉及上颌窦壁的部分上颌骨缺损,主要包括牙槽骨、筛窦和额窦的缺损。此类缺损不涉及上颌窦壁,因此不会造成患者的口鼻腔相通。

其中,Ⅰa 类较为特殊,为仅去除腭骨的缺损,也归于 Brown 第一类缺损。Ⅰa 类缺损类似腭裂,存在口鼻瘘,但不影响牙列。此类型缺损修复的主要目的是关闭口鼻腔交通,改善患者进食和发音。修复的方法有腭部转瓣或制作腭护板。当患者同时伴有上颌部分牙齿缺失,可行带有腭部基托的活动义齿

修复,既恢复缺失牙,又关闭腭部瘘口。活动义齿依靠剩余天然牙固位,剩余的上颌骨为活动义齿提供一定的骨性承托。

当切除上颌骨良性肿瘤、囊肿或恶性程度较低的肿瘤时造成单侧(≤1/2)硬腭及牙槽突缺损时,称为上颌骨 Brown Ⅰb 类缺损。单侧上颌骨缺损为上颌骨缺损的常见类型,约占总数的 60% 以上,具有余留牙和支持组织偏于一侧、单侧游离端的特点。术后可利用余留牙、组织倒凹固定活动义齿,可恢复上颌缺失牙齿并纠正唇部因牙及牙槽突缺失造成的塌陷。该方法简单易行、创伤小、活动义齿便于摘戴,治疗费用低廉。随着种植技术的长足发展,患者对种植义齿的接受度广泛提高,越来越多的患者提出希望利用种植义齿实现固定修复的愿望。针对 Brown Ⅰb 类,若患侧剩余上颌骨残端骨量充足,可植入种植体,实现固定修复。

但当患者健侧无剩余天然牙时,加之患侧切除后缺乏对义齿的骨性支撑,义齿无法稳定固位于口内。此时,可在健侧牙槽嵴骨量较为充足的情况下,植入常规种植体,制作覆盖义齿,通过杆卡、球帽、Locator、套筒冠等上部结构固位,恢复患者的牙列及塌陷面形。采用常规种植支持的覆盖义齿,虽仍为活动修复,但覆盖义齿具有良好的固位、稳定和支持效果,咀嚼效率大幅提高(图 13-2-1)。

当上颌肿物局限于上颌骨横向前部(水平范围 ≤1/2),造成上颌前牙、牙槽突及硬腭部的缺损时,称为 Brown Ⅰc 类缺损(图 13-2-2)。其修复方法类似于 Brown Ⅰb 类缺损,当后牙区天然牙完整时,可利用天然牙固位,行活动义齿修复;或在前牙区剩余上颌骨内植入常规种植体实现固定修复。若患者上颌后牙缺失,可在双侧后牙区牙槽嵴骨量较为充足的情况下,植入常规种植体,制作一段式固定义齿修复或覆盖义齿。若双侧后牙区牙槽嵴骨量不足,则可以考虑颧骨种植,为上部结构修复提供支撑。

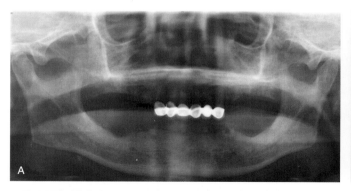
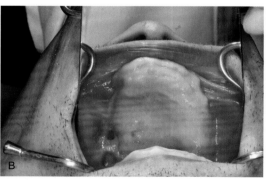
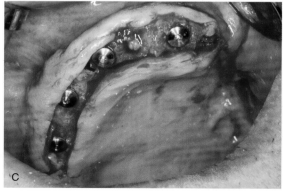
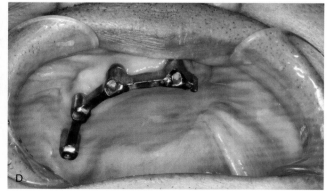

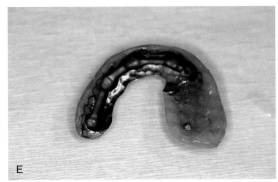

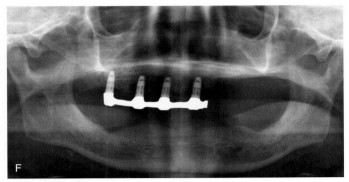

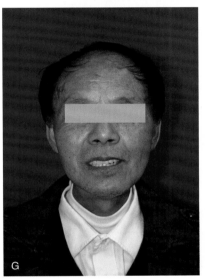

图 13-2-1　Brown Ⅰb 类缺损的常规种植赝复体修复

A. 术前全景片,患者左侧上颌骨良性肿瘤切除术后,上颌残根和前牙区不良修复体,下颌残根,计划拔除上颌余留牙,
种植修复;下颌拔除所有残根,活动义齿修复　B. 拔牙后口内𬌗面照　C. 健侧牙槽骨内植入 4 枚常规种植体　D. 种
　　植体以切削杆形式进行连接　E. 上部修复体组织面　F. 切削杆戴入后全景片　G. 患者修复体戴入后正面照

　　上颌骨 Brown Ⅰd 类缺损为上颌骨水平范围>1/2 时的缺损。此时患者通常为全口无牙,或仅剩余少
量余留牙。患者上颌窦底壁虽被保留,但通常剩余牙槽骨骨量不足,无法为全口义齿提供骨性支撑,也无
法植入常规种植体。此时颧种植技术再一次为上颌骨缺损患者的义齿修复提供了可能(图 13-2-3)。

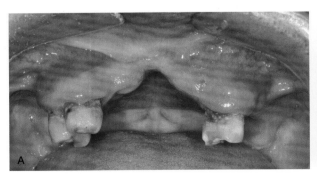

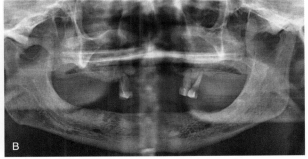

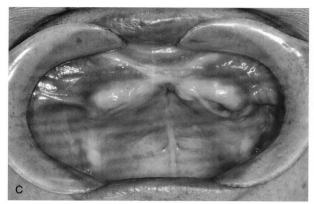

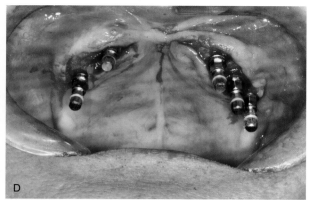

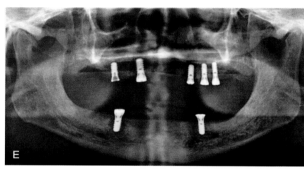

图 13-2-2　Brown Ⅰc 类缺损常规种植修复重建

A. 坏疽性口炎（走马疳）患者上颌骨前部缺损,种植术前口内照,计划拔除上颌不能保留的余留牙后行种植修复　B. 术前全景片　C. 拔除余留牙后,上颌前部牙槽嵴明显凹陷,后牙区牙槽嵴骨量充足,允许种植体植入　D. 后牙区植入 5 枚常规种植体　E. 术后全景片,上颌植入 5 枚种植体,下颌植入 2 枚种植体,覆盖义齿修复

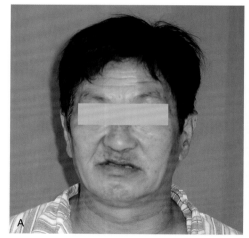

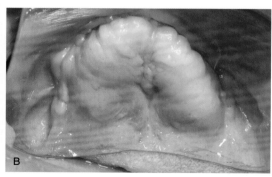

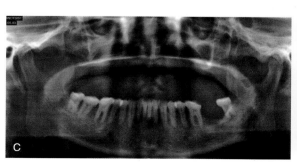

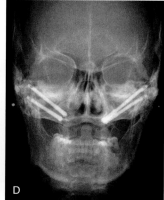

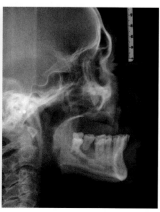

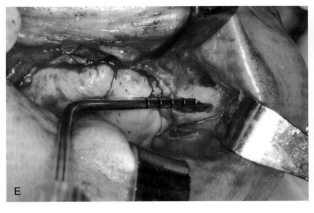

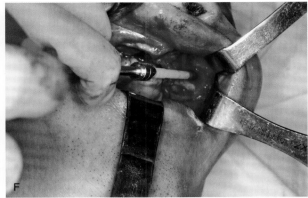

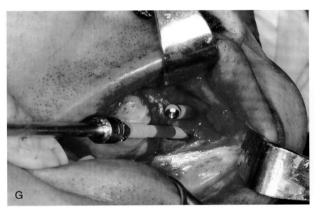

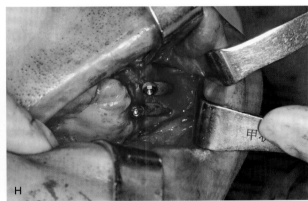

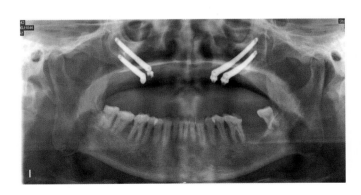

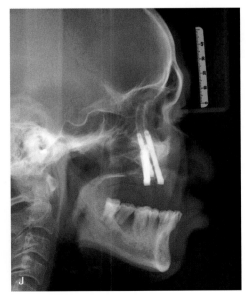

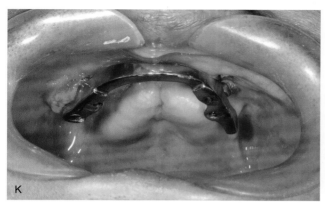
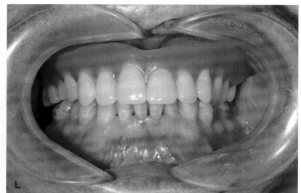
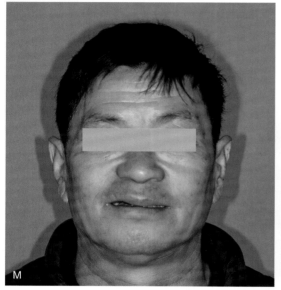
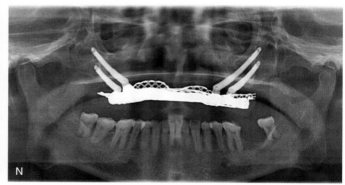

图 13-2-3　Brown Ⅰd 类缺损双侧双颧种植修复重建

A. 术前正面照　B. 术前口内照,见上颌牙列缺失,牙槽嵴缺失,仅剩上颌骨基骨　C. 术前全景片　D. 术前头颅正、侧位片　E. 颧种植术中照,预备第 1 枚颧种植体窝洞后使用测量杆测量深度　F. 颧种植手术照,植入第 1 枚颧种植体　G. 颧种植术中照,同侧植入第 2 枚颧种植体　H. 颧种植术中照,左侧植入 2 枚颧种植体　I. 术后全景片　J. 术后头颅侧位片　K.4 枚颧种植体上部连接切削杆卡,右侧颧种植周围黏膜增生　L. 修复完成后口内咬合照　M. 修复完成后正面照,修复体支撑上唇,改善切除术后造成的面部塌陷　N. 最终修复体戴入后全景片

二、上颌骨 Brown Ⅱ 类缺损的种植修复治疗

(一)上颌骨 Brown Ⅱb 类缺损的修复治疗

在上颌骨各类型的缺损中,Brown Ⅱb 类缺损最多见。Brown Ⅱb 类缺损即单侧低位上颌骨切除术后,患侧的上颌牙槽骨和窦壁缺损,眶底和眶周仍保留。文献报道的修复方法较多,可将此类型再细分为健侧存在多数天然牙和健侧基本无天然牙。两者修复方法差异大,现针对健侧有无天然牙两种情况分别阐述。

1. 上颌骨 Brown Ⅱb 类缺损,健侧存在多数天然牙

(1)传统赝复体修复(图 13-2-4):传统治疗方法大多采用术中创面植皮,碘仿纱条填塞后打包固定,术后利用余留牙、组织倒凹或腔洞固位行赝复体修复,恢复上颌骨的部分功能及纠正面中部凹陷畸形。该方法的优点包括:创伤小,可在一定程度上恢复牙列及面部外形,便于摘戴,有利于上颌骨恶性肿瘤患者术后随访早期发现肿瘤的局部复发。

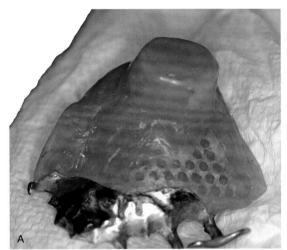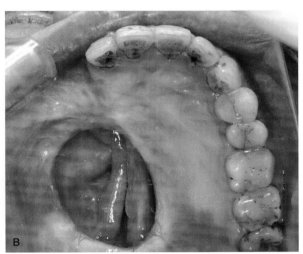
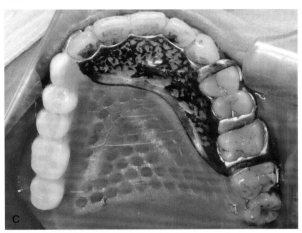

图 13-2-4　传统赝复体修复(Brown Ⅱb 类缺损)

A.赝复体,利用卡环及组织倒凹固位　B. Brown Ⅱb 类缺损,上颌骨缺损未过中线,口鼻腔相通

C.赝复体戴入后口内照

　　赝复体修复成功的关键在于赝复体的固位和稳定。赝复体主要依靠健侧余留牙提供固位与支持。当患者保留较多余留牙时,赝复体固位良好,修复效果理想。但当上颌骨缺损范围较大,余留牙较少或无余留牙时,缺损侧缺乏有效的骨性支持结构,赝复体无法获得良好固位。在咀嚼状态下,患侧义齿不可避免地向缺损腔方向转动、下沉。当咀嚼压力去除后,义齿又将回到原来的位置。这种不稳定现象一方面严重影响咀嚼功能的有效恢复;另一方面对健侧基牙产生较大的侧向扭力,损害基牙健康。文献对上颌骨缺损单纯赝复体修复行咬合力测定发现,正中咬合时咬合接触面积极为有限,因而无咬合力的显示。这显然与赝复体缺乏有效支撑、无法传导𬌗力有关。因此,赝复体修复主要可用于 Brown 分类中Ⅱb 类缺损中局限性的上颌骨缺损,且余留牙有足够支持力的患者。

传统的赝复体修复导致赝复体与缺损腔颊黏膜及软腭间存在潜在的间隙,在进食时,该间隙往往成为食物返流入鼻腔的通道,常会有鼻漏及呛咳现象,导致患者进食困难。口鼻腔封闭不良也造成患者发音时鼻音浓重。不稳定的赝复体压迫、摩擦刺激局部组织,会引起继发性创伤,形成创伤性溃疡。对于放射治疗与二次手术的患者,随着缺损组织的愈合和收缩,赝复体需要重衬或重新制作。

(2)血管化自体骨移植联合常规种植修复:自20世纪90年代以来,临床医师应用显微外科技术,采用血管化自体骨移植,对上颌骨缺损进行了重建修复。显微外科技术被认为是颌面部缺损修复史上的"第三次飞跃",各种游离皮瓣的应用使上颌骨的功能性重建日趋成熟。

血管化骨肌皮瓣重建上颌骨的优点在于能够重建面中部的生物力学支柱和外形,并且为种植义齿提供良好的骨性结构。移植骨块塑形上颌骨以及构筑面部外形,主要包括眶底、鼻腔内侧、上颌骨前壁及底壁。上颌骨底壁、牙槽嵴、眶下缘和眶底是面中部的水平支柱,而颧上颌支柱则是面中部的垂直支柱。桡骨、腓骨、髂骨和肩胛骨血管化骨肌皮瓣是临床常见的自体骨瓣来源。腓骨肌皮瓣重建上颌骨缺损时,可将腓骨截成数段分别重建牙槽嵴、翼上颌支柱、眶下缘等面中部支柱,皮岛则可用于修复腭部软组织缺损,并且用钛网恢复上颌骨前壁,三者结合能够完成类似于正常上颌骨的重建。

以往的重建手术术者除了依据头颅标本,一般均根据个人的临床经验来估计,存在主观性强、重复性差、难以恢复理想的面中部形态等缺点。快速成型技术(rapid prototyping,rapid prototyping manufacturing,RP或RPM)和计算机辅助设计(computer aided design,CAD)/计算机辅助制造技术(computer aided manufacturing,CAM)的出现和应用,为构筑理想的新上颌骨形态,使其恢复原有的外形和功能提供了可能。应用CAD/CAM和RP技术可以制作出个体化的上颌骨原型(例如:应用镜像原理将健侧颌骨的数据复制至患侧,即健侧上颌骨复制到患侧,进而制作出患者的康复模型),并在此基础上设计出一种较为理想的纯钛支架,还可以制作出上颌骨的切除模板和生物材料的上颌骨植入体,并使切除模板的固定板与植入体的连接板完全一致,从而保证手术切除的精确性。制作截骨导板和固定导板,引导血管化移植骨瓣的塑形、定位和固定等过程,具有个体化、直观、准确的特点,能够减少手术时间,提高修复效果。

骨重建手术虽然可以消除缺损,但由于上颌骨解剖结构复杂、形态极不规则,外科重建的手术难度很大。外科重建还往往存在供区二次创伤的问题。此外,单纯依靠外科重建方法不能提供即刻的牙科解决办法,尤其是放疗患者短期内没有修复体,难以获得功能和外形。因此还需结合口腔修复手段恢复牙列,解决患者进食问题。种植技术可为义齿提供可靠的固位、稳定和支持,通过在移植骨上进行常规种植体的植入,使得上颌骨缺损的修复从早期单纯消除死腔进入功能性修复的阶段,使上颌骨重建后的咀嚼效能发挥至最佳(图13-2-5,图13-2-6)。

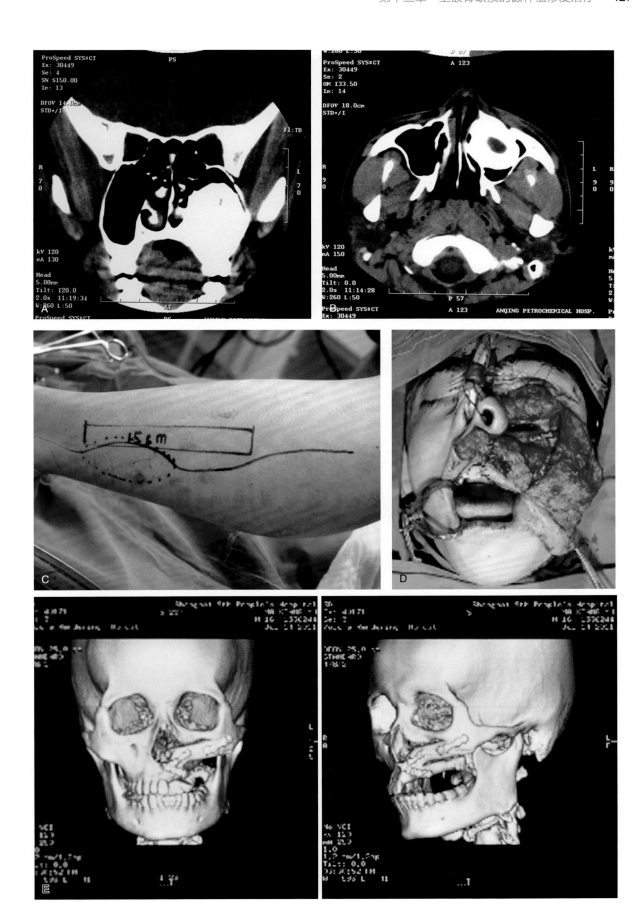

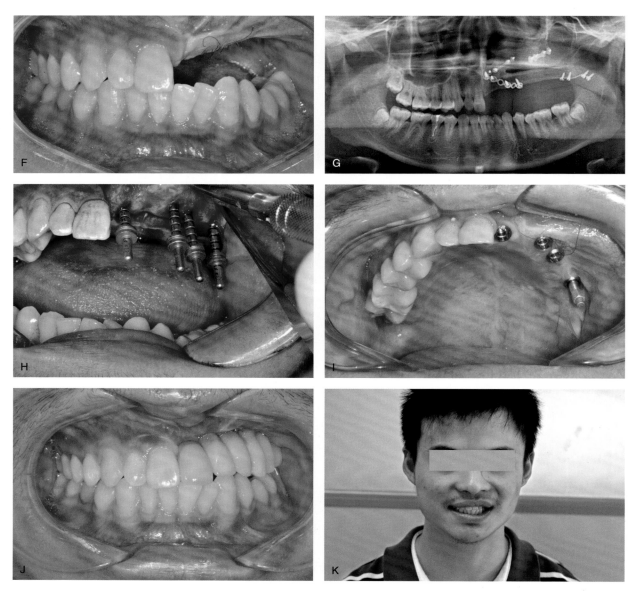

图 13-2-5 Brown Ⅱb 类缺损腓骨肌皮瓣重建后常规种植修复（孙坚教授外科手术）

A. 术前 CT 冠状面观显示病变区域 B. 术前 CT 横断面观显示病变区域 C. 骨瓣移植供区 D. 腓骨肌皮瓣移植术中照 E. 腓骨肌皮瓣移植术后 3 年 CT 三维重建 F. 腓骨肌皮瓣移植术后 3 年口内正面照 G. 腓骨肌皮瓣移植术后 3 年全景片 H. 移植腓骨内植入 4 枚常规种植体 I. 种植体植入术后 6 个月骨结合完成，测量 ISQ 值 J. 上部结构戴入后口内正面照 K. 戴入修复体后正面照

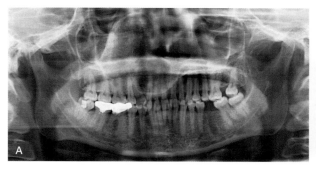

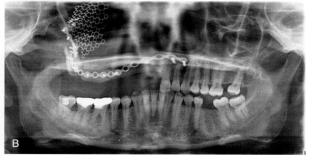

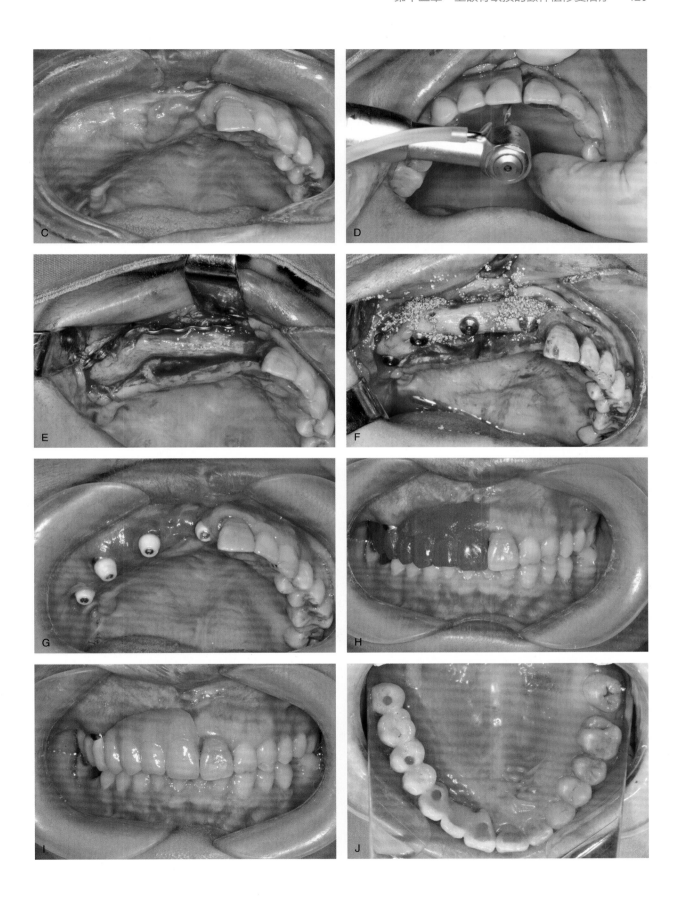

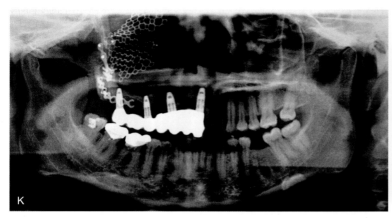
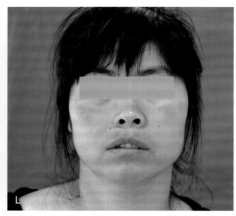

图 13-2-6 Brown Ⅱ b 类缺损，采用腓骨肌皮瓣联合钛网重建上颌骨及眶底缺损，
植入常规种植体进行重建修复（孙坚教授外科手术）

A. 上颌骨累及眶底肿瘤切除术前全景片 B. 行血管化腓骨瓣移植联合钛网重建缺损上颌骨，术后全景片 C. 骨瓣移植术后口内照显示创口愈合良好 D. 在简易导板引导下进行种植窝预备 E. 钛板固定，移植腓骨 F. 骨段连接空腔间隙内植入人工骨移植材料 G. 种植体植入后 4 个月软组织愈合良好 H. 试排牙 I. 螺丝固位一段式上部修复体戴入口内正面观 J. 修复体戴入口内𬌗面观 K. 修复体戴入后全景片 L. 修复完成后正面照

完成上颌骨重建后，可根据需要同期或二期植入种植体。若行同期种植，则种植体的植入方向和角度参照术前制作手术导板时所预留的种植体植入位置，及对颌牙的方向和角度来确定。二期种植可在重建术 6 个月后进行。

腓骨肌皮瓣等复合组织瓣因需携带皮岛而显臃肿，且随着时间的推移往往有下坠倾向（前臂桡侧皮瓣皮肤相对较薄）。因此，植入种植体前还需对较厚的软组织进行修整处理。在骨膜表面将组织瓣翻起，然后将该瓣的皮下组织一并切除，使种植体周围区域的皮肤变薄，厚度控制在 1~2mm，再将薄层皮片复位缝合。其目的是使种植体周围皮肤只附着于骨膜上而限制皮肤的活动，有利于种植体周围软组织界面的愈合和功能维持。另外，防止形成种植体周围深袋，减少术后种植体周围炎的发生。

（3）颧种植体修复：单侧上颌骨缺损由于一侧牙列缺失，如行赝复体修复，则几乎全靠健侧基牙提供固位和支持，对基牙及其牙周组织造成损伤，常常导致基牙过早脱落，使得赝复体无法固位。因此，可以考虑利用颧种植体精密附着体联合健侧天然牙区域卡环的联合固位，增加赝复体的固位与支持，减轻健侧基牙负担（图 13-2-7）。

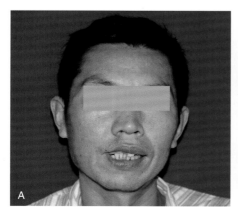
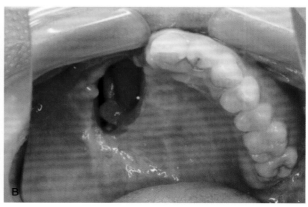

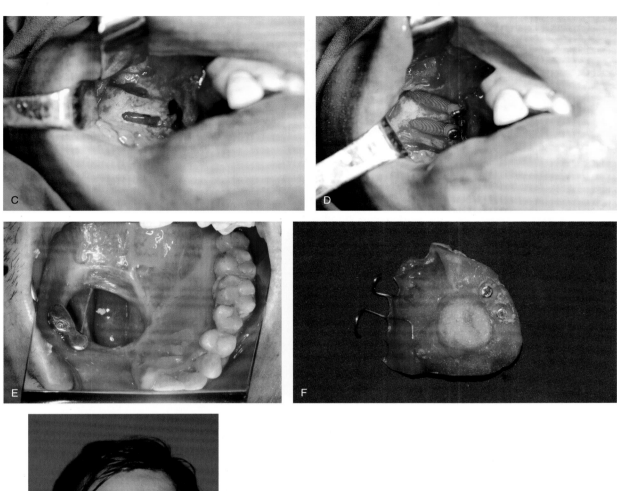

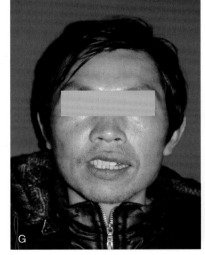

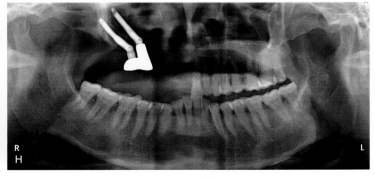

图 13-2-7 Brown Ⅱb 类缺损,患侧植入 2 枚颧种植体支持赝复体固位

A. 术前正面照 B. 术前口内照,见右侧上颌骨缺损,口鼻腔相通,左侧天然牙列完整 C. 患侧预备颧种植体窝洞 D. 患侧植入 2 枚颧种植体 E. 术后口内照,颧种植体上安装磁性附着体 F. 赝复体组织面 G. 赝复体戴入后正面照 H. 修复完成后全景片

常规患者的颧骨宽度和厚度一般允许放置 2 枚及以上的颧种植体。在上颌骨缺损区增加颧种植体数目,无疑可以增加赝复体的固位力和支持力。但一侧颧骨植入 2 枚及以上颧种植体,对临床医师的外科技术提出了巨大的挑战。

　　术前精细设计,术中利用实时导航引导精准植入,不仅能够充分利用患者颧骨,达到种植体尖端位置合理分布,还能根据术前设计和规划精确控制种植体的植入深度和入口端位置,这样才能真正意义上实现修复引导的种植外科。在颧种植体入点的设计上,需综合考虑颧种植体入点的分散度和深度,尽量避免上部结构设计为线性固位装置。如考虑设计为杆卡或 Loactor/ 球帽辅助固位的杆卡,则需将 2 枚或多枚颧种植体入口距离分散至大于 7mm。在种植体深度方面,需要结合术前 CBCT 影像参考种植体周围软组织的厚度。

　　除在患侧颧骨体植入颧种植体外,还可以考虑在健侧颧骨植入 1 枚颧种植体(图 13-2-8),此时颧种植体的位置设计在上颌前牙根上方和梨状孔下方间,但过长的尖牙牙根可能会形成阻碍。

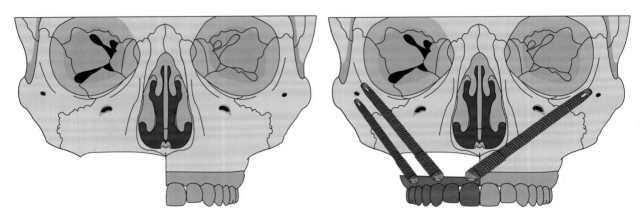

图 13-2-8　上颌骨单侧缺损,健侧天然牙列完整,在缺损侧颧骨内植入 2 枚颧种植体,
在健侧植入 1 枚颧种植体,共同完成上颌赝复体重建修复

　　在牙槽骨骨量允许的情况下,或可在上颌骨截骨断端斜行植入 1 枚常规种植体(图 13-2-9)。这种多枚种植体支持的平面结构,能使赝复体获得最为良好的固位和稳定,也不会对种植体产生过大的侧向力负担。

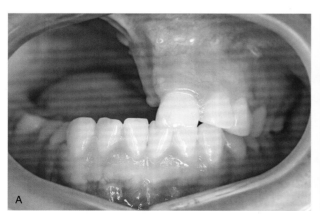
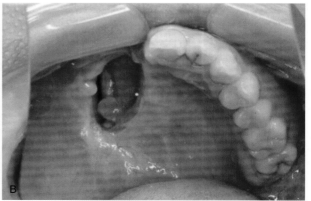

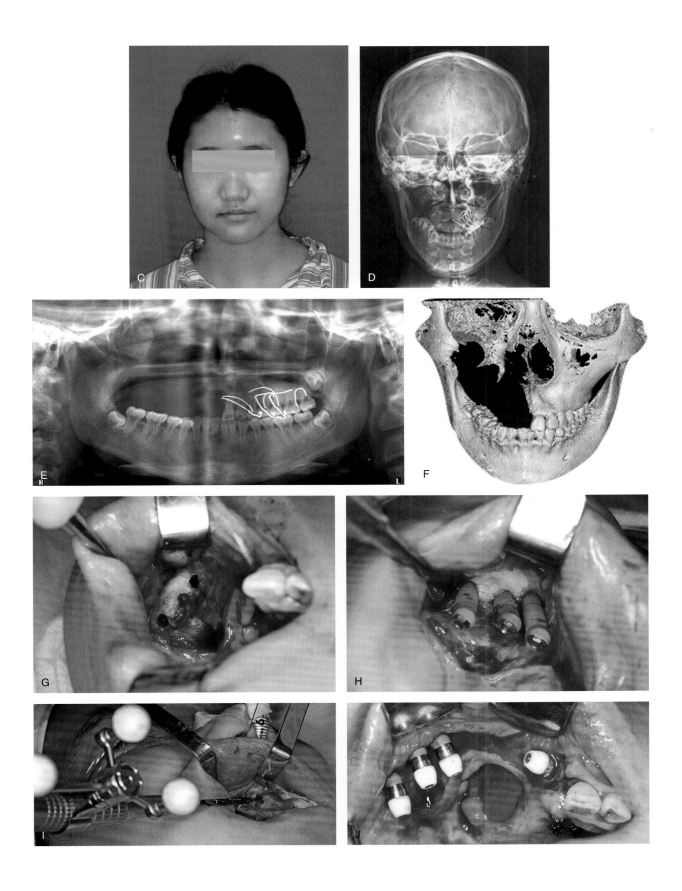

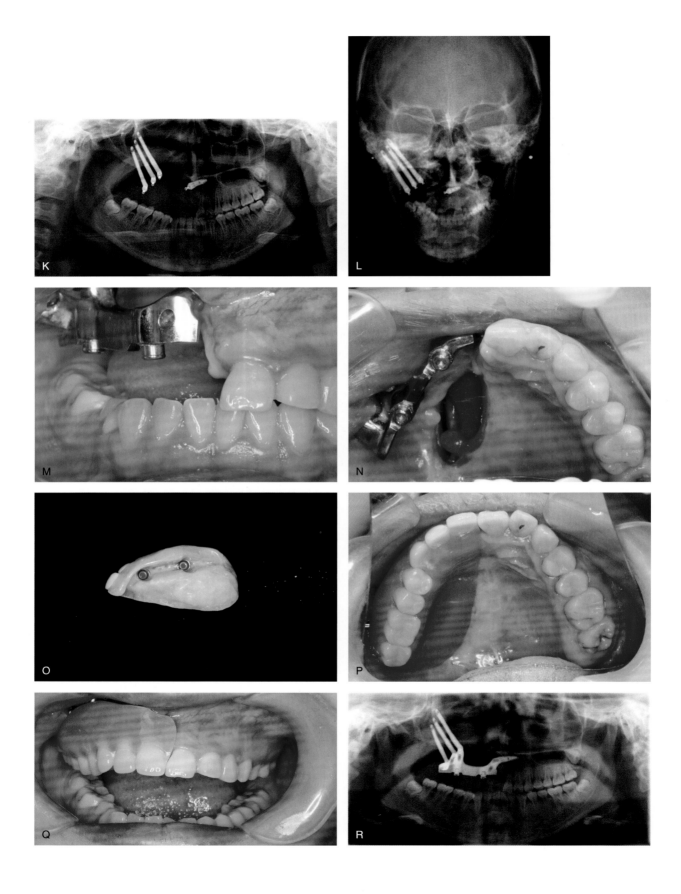

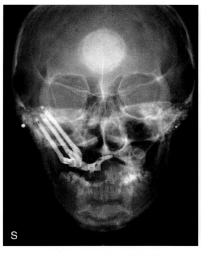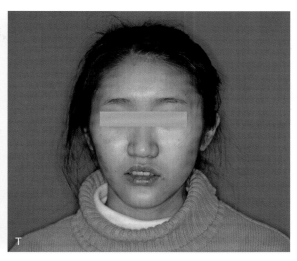

图 13-2-9　Brown Ⅱb 类缺损，患侧颧骨内植入 3 枚颧种植体，联合健侧利用断端牙槽骨骨量
植入的 1 枚常规种植体完成上颌赝复体修复重建

A. 术前口内照显示不跨中线的右侧上颌骨缺损　B. 术前口内𬌗面照显示口鼻腔穿通　C. 术
前口外正面照　D. 术前头颅正位片　E. 术前全景片　F. 术前 CT 三维重建显示上颌骨缺损区域
G. 患侧导航引导下预备 3 枚颧种植体窝洞　H. 患侧导航引导下植入 3 枚颧种植体　I. 导航引导
下于健侧牙槽骨上斜行植入 1 枚常规种植体　J. 种植体全部植入后上基台及保护帽　K. 术后全
景片显示患者颧骨植入 3 枚颧种植体，健侧在上颌骨截骨断端斜行植入 1 枚常规种植体　L. 术后
头颅正位片　M. 上部结构采用切削杆连接 4 枚颧种植体，Locator 辅助固位的修复方式　N. 上部
结构𬌗面观　O. 赝复体组织面　P. 赝复体戴入口内𬌗面观　Q. 赝复体戴入口内正面观　R. 修复
完成后全景片　S. 修复完成后头颅正位片　T. 修复完成后正面照

（4）ZIP 瓣修复：ZIP 瓣（zygomatic implant perforated flap）修复低位上颌骨缺损是近年来国际上提出的一个新思路。此方法利用软组织皮瓣封闭上颌骨切除后的口鼻瘘，再将一侧或双侧的颧种植体穿出软组织皮瓣来即刻恢复口腔功能（图 13-2-10）。此方法较自体骨移植具有创伤小、操作简便等优势，较赝复治疗具有早期恢复口腔功能的特点。

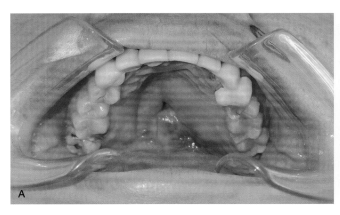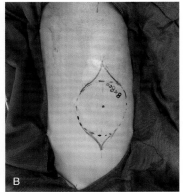

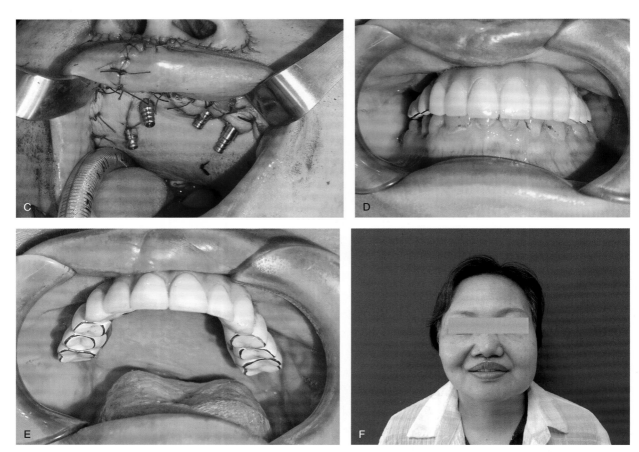

图 13-2-10　上颌骨次全切后 ZIP 瓣联合颧种植修复重建

A. 左上颌骨肿瘤累及双侧上颌窦、鼻底及腭部黏膜,拟行双侧上颌骨次全切除术结合 ZIP 瓣 I 期修复术　B. 取股前外侧皮瓣,用皮岛修复腭黏膜缺损,脂肪肌肉组织填充死腔及支撑唇饱满度　C. 植入颧种植体后,皮瓣就位并完成血管吻合。颧种植穿出股前外侧皮瓣,术中采用闭口复合基台取模杆维持颧种植体出点　D. 术中完善取模,术后 1 周完成修复重建,恢复咀嚼功能　E. ZIP 瓣术后即可恢复患者口鼻封闭,避免口鼻漏,结合颧种植体同时实现固定修复　F. 患者 2 年随访未见复发

(5)血管化自体骨移植联合颧种植修复(图 13-2-11):在早期开展重建上颌骨缺损的手术中,采用联合骨瓣移植和颧种植技术恢复患者口颌功能,出发点如下。

1)软硬组织重建手术和种植手术能一次完成,减少外科手术的次数。

2)颧种植体经由血管化骨瓣到达颧骨,种植体获得双重固位,同时能够作为固定装置稳定移植骨瓣。

3)颧种植体经由生理性颧上颌支柱区域,能够恢复颧上颌支柱作为生理咬合时分担和传递咀嚼压力的功能,使得应力通过颧骨消散,减轻移植骨瓣的负荷,优化种植体的受力,对于种植体和移植骨瓣都具有较好的保护作用,且在理论上能够保证修复的长期成功。

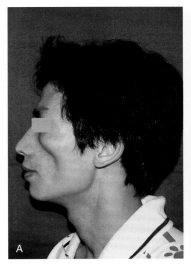
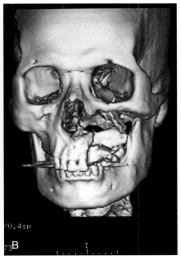
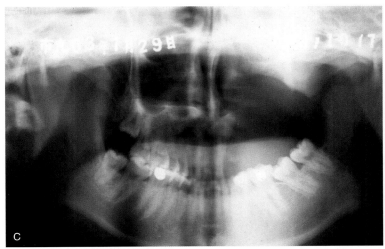
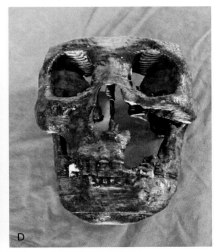
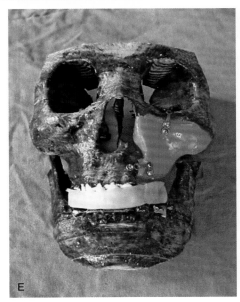
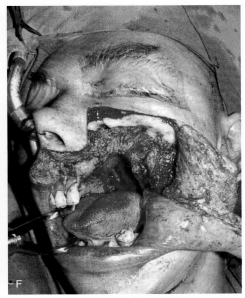

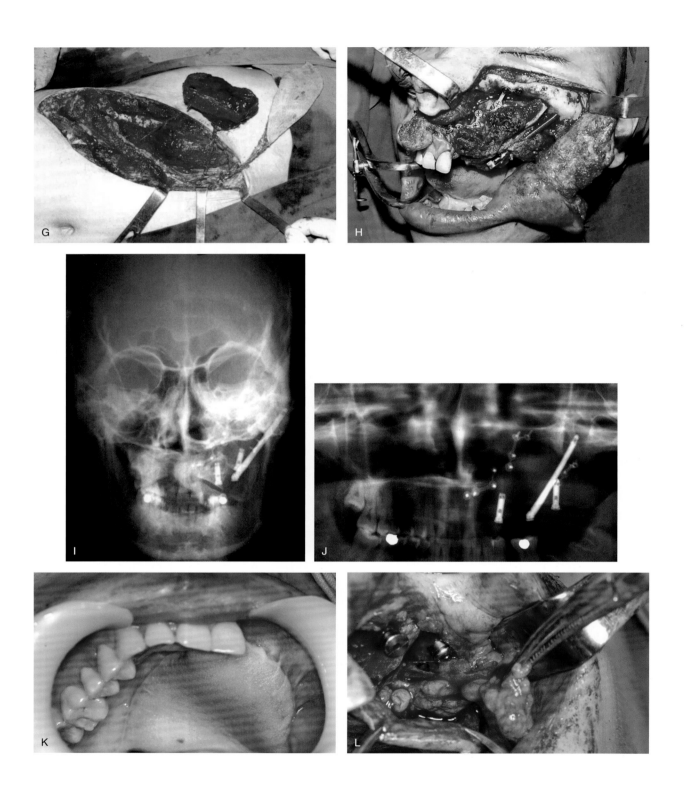

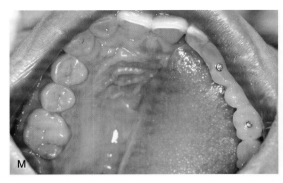
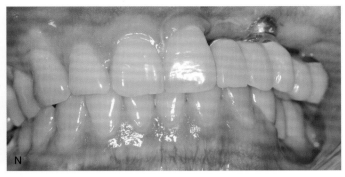

图 13-2-11　Brown Ⅱb 类缺损，腓骨肌皮瓣联合颧种植完成修复重建（张陈平教授外科手术）

A. 上颌肿瘤切除术口外侧面照，面部因失去骨性支撑而塌陷　B. CT 显示左侧上颌骨缺损　C. 左侧上颌骨切除术后全景片　D. 重建手术前打印头颅模型　E. 头颅模型模拟植骨范围及大小　F. 重建术中照　G. 髂骨瓣制备　H. 髂骨瓣固定，同期植入颧种植体　I. 骨瓣移植和种植术后头颅正位片　J. 骨瓣移植和种植术后全景片　K. 愈合期后口内照　L. 修整骨瓣软组织　M. 螺丝固位上部修复体戴入后𬌗面照　N. 修复体戴入后正面咬合照

2. 上颌骨 Brown Ⅱb 类缺损，健侧基本无天然牙

（1）常规种植联合赝复体修复：赝复体通过健侧的牙及牙槽骨获得固位与支撑，但当患者健侧牙缺失，或因长期配戴赝复体导致基牙松动脱落时，赝复体则难以固位。1986 年，Paned 和 Brånemark 等首次报道了将种植体运用到上颌骨缺损的病例中，主要是针对上颌骨一侧缺损合并健侧无牙时，在健侧牙槽骨内植入常规种植体，来使义齿获得固位效果。此后，又有利用缺损腔周围特殊的种植床（颧骨、翼板或水平种植在前腭切端边缘）植入种植体进行修复的报道。

采用常规种植与赝复相结合的修复模式可以极大增强赝复体的固位力，使上颌骨缺损患者修复后的美观和功能得到大幅度的提高（图 13-2-12）。考虑到后续放疗、骨瓣移植手术的复杂性、肿瘤复发的可能性以及部分患者拒绝手术重建等因素，采用常规种植体支持赝复体修复肿瘤切除后的上颌骨有相当大的优势。由种植体支持的赝复体具有良好的固位、稳定和支持效果，活动修复便于临床医师和患者观察伤口的愈合和肿瘤的复发，能有效改善面部外形，同时可以获得良好的腭部封闭，手术过程相对简化，医疗费用较为低廉。

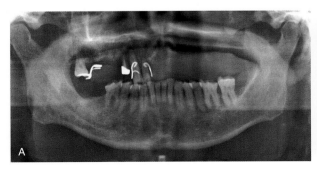
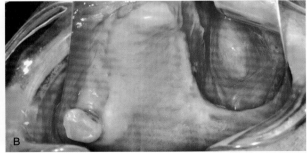

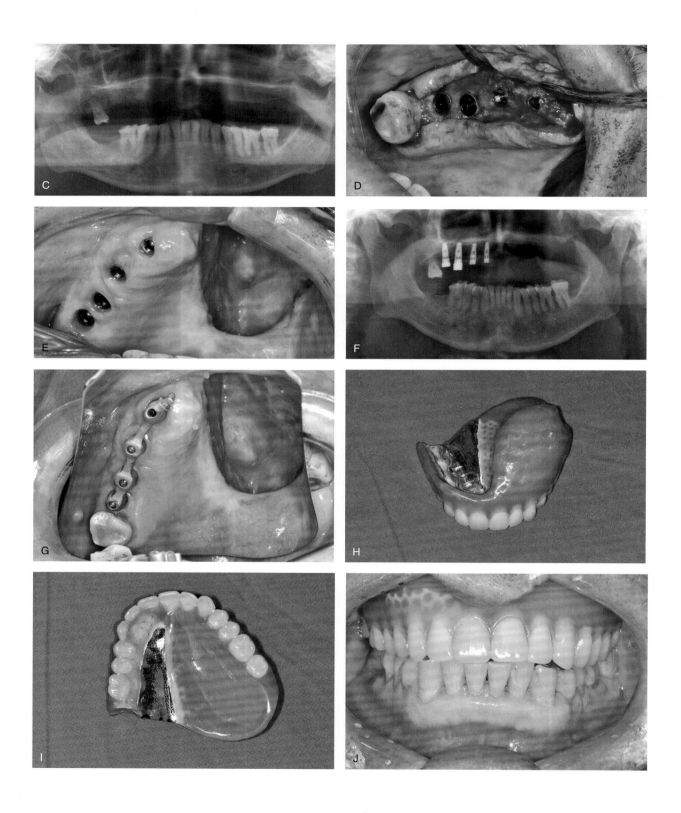

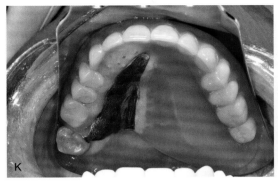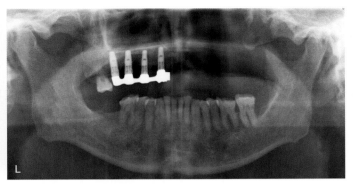

图 13-2-12　**Brown Ⅱb 类缺损，健侧基本无天然牙，利用健侧牙槽骨植入常规种植体，固定、支持上部赝复体**
A. 术前全景片，患者由于长期配戴赝复体，基牙松动、龋坏　B. 术前口内照，见左侧上颌骨缺损，口鼻腔相通，右侧大部分天然牙缺失　C. 拔牙后全景片　D. 术中在健侧植入 4 枚常规种植体　E. 种植体在口内健侧的数目和分布　F. 术后全景片　G. 种植体支持杆卡上部结构　H. 赝复体组织面　I. 赝复体咬合面　J. 修复完成后口内正面咬合照　K. 修复完成后口内𬌗面照　L. 修复完成后全景片

但采用这一治疗方式要求患者健侧上颌基本为缺牙状态，同时牙槽嵴骨量较为充足。赝复体虽然能通过杆卡、球帽、Locator、栓体/栓道、套筒冠等上部结构获得良好的固位，但上颌骨缺损侧，即赝复体下方区域没有骨性固位支撑结构。在进行日常咀嚼过程中，健侧种植体会受到较大的侧向力。因此，在上部结构的设计上，常会选用以种植体支持为主的设计，如切削杆、套筒冠等，减少在咀嚼过程中因修复体下沉导致的软组织摩擦。

（2）颧种植体修复：1992 年，Gnay 等利用健侧上颌牙槽骨和患侧缺损腔内颧骨作为种植床，植入 4 枚种植体，在种植体的支持下完成上部赝复体修复。当 Brown Ⅱb 类缺损患者健侧基本无天然牙但牙槽骨骨量充足时，可以在上颌骨缺损侧植入 1 枚或多枚颧种植，并与健侧牙槽骨内的常规种植体联合共同支持上部赝复体（图 13-2-13）。

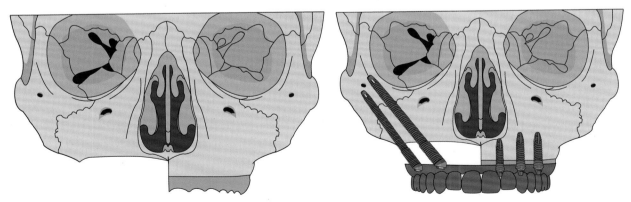

图 13-2-13　上颌骨单侧缺损，健侧无天然牙且牙槽骨骨量充足，在患者植入 2 枚颧种植体，联合健侧植入的多枚常规种植体共同完成上颌修复重建

当健侧牙槽骨骨量不足时，可于双侧颧骨分别植入 2 枚颧种植体（图 13-2-14）。

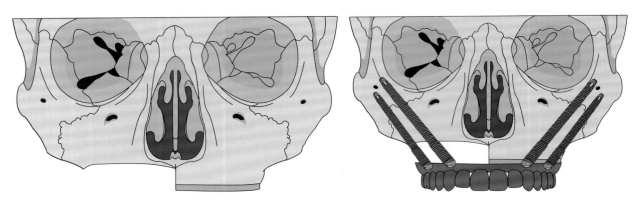

图 13-2-14　上颌骨单侧缺损,当健侧牙槽骨骨量不足时,可于双侧颧骨分别植入 2 枚颧种植体完成修复重建

(二)上颌骨 Brown Ⅱd 类缺损的修复治疗

对于双侧(水平范围>1/2)上颌骨低位缺损,通常保留了上颌骨的眶下壁,但一般常合并大部分牙齿缺失,甚至全牙列缺失。单纯赝复体丧失了稳固固位和坚强承托的基础,修复困难极大。近年来,临床上可采用血管化骨瓣结合种植体植入的方法对双侧上颌骨缺损进行修复重建。但血管化自体骨移植手术时间长、手术难度大,对患者全身健康状况要求较高。对于保留眶底的双侧上颌骨次全切除,目前仍倾向于采取赝复治疗手段。颧种植体支持的赝复体为双侧上颌骨缺损的修复提供了可能。

当患者仍剩余少量上颌牙槽突时,可利用剩余上颌骨残端植入常规种植体,联合另一侧颧种植体,共同支持上部赝复体(图 13-2-15)。

当双侧牙槽突全部缺损时,可采用双侧颧骨内各植入 2 枚颧种植体作为赝复体固位装置的方式来修复双侧上颌骨缺损(图 13-2-16~ 图 13-2-18)。

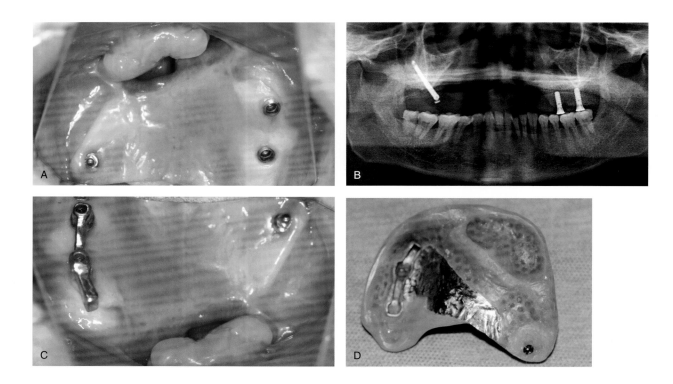

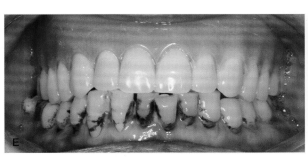
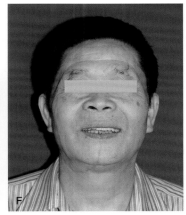

图 13-2-15 **Brown Ⅱd** 类缺损，一侧植入颧种植体，另一侧牙槽骨有一定骨量，
植入 2 枚常规种植体完成上颌赝复体修复

A. 种植体植入术后口内照殆面观 B. 种植术后全景片，缺损侧植入 1 枚颧种植体，健侧无天然
牙且骨量充足，植入 2 枚常规种植体 C. 上部结构戴入口内，颧种植体连接球形基台，2 枚常规
种植体上方为杆卡结构 D. 赝复体，3 枚种植体形成三角形的平面固位装置 E. 赝复体戴入口
内正面咬合照 F. 修复体戴入后正面照

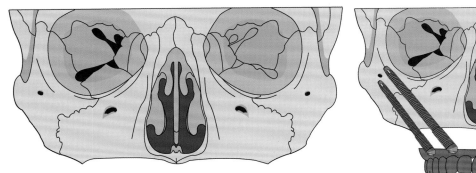
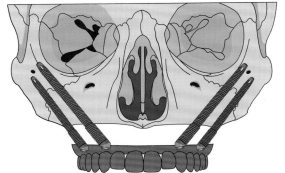

图 13-2-16 双侧上颌骨高位缺损，在双侧颧骨内各植入 2 枚颧种植体完成赝复体修复重建

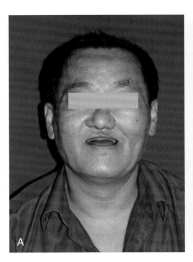
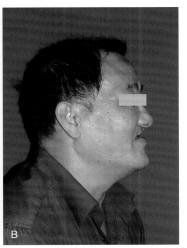

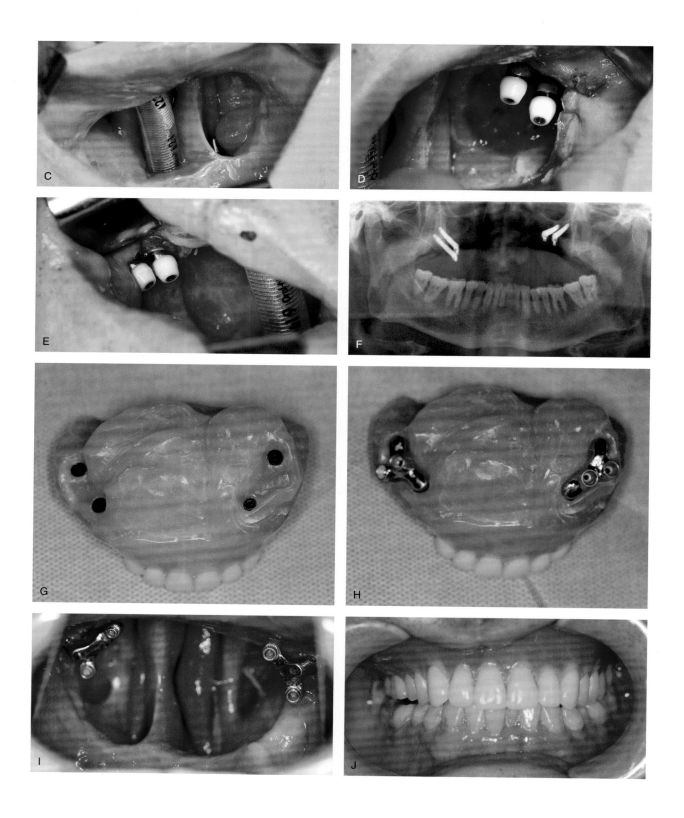

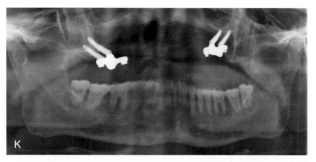

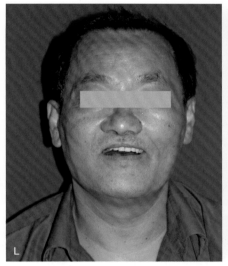

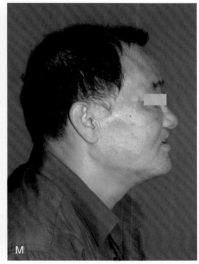

图 13-2-17　Brown Ⅱd 类缺损，口鼻腔相通，在双侧颧骨内各植入 2 枚颧种植体，杆卡、Loctor 固位赝复体修复重建

A. 术前正面照　B. 术前侧面照　C. 双侧上颌骨缺损，口鼻腔穿通　D. 左侧颧骨内植入 2 枚颧种植体　E. 右侧颧骨内植入 2 枚颧种植体　F. 颧种植术后全景片　G. 赝复体，带有 Loctor 阴性固位体　H. 赝复体，带有 Loctor 和杆卡固位体　I. 一侧 2 枚颧种植通过杆卡连接，上方焊接 Locator 阳型作为固位体　J. 赝复体戴入口内正面咬合照　K. 上部固位体连接颧种植体后全景片　L. 修复体戴入后正面照　M. 修复体戴入后侧面照

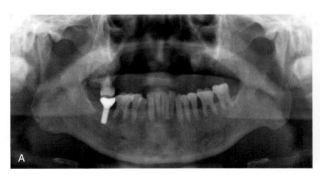

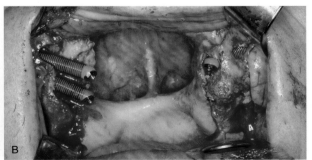

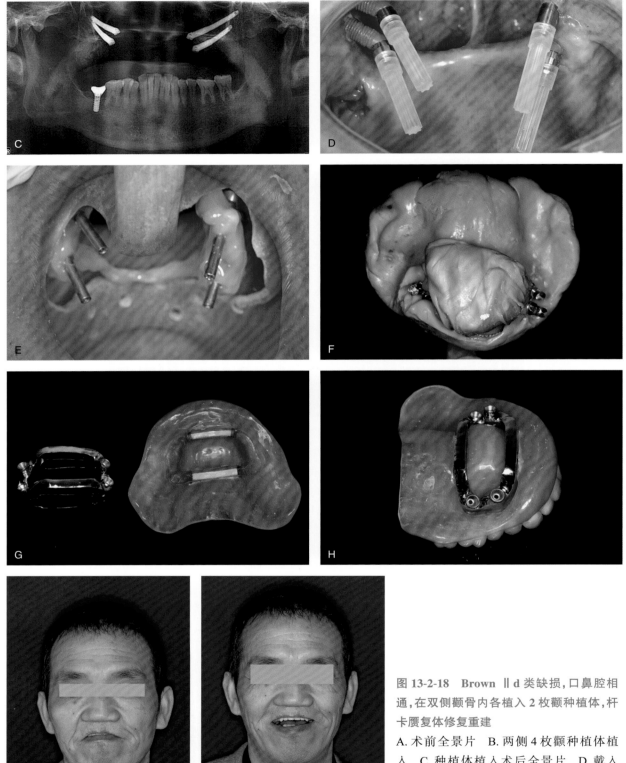

图 13-2-18 Brown Ⅱd 类缺损,口鼻腔相通,在双侧颧骨内各植入 2 枚颧种植体,杆卡赝复体修复重建

A. 术前全景片 B. 两侧 4 枚颧种植体植入 C. 种植体植入术后全景片 D. 戴入基台 E. 制取印模 F. 硅橡胶印模 G. 赝复体及杆卡固位装置 H. 环型杆卡固位装置与赝复体连接 I. 修复体戴入后正面照 J. 修复体戴入后正面微笑照

　　在进行上颌骨修复重建时,采用骨瓣移植进行种植固定修复,还是单纯采用种植体支持的赝复体修复一直困扰着临床修复医师。应以患者主观感受为中心用以评估上述两种方法功能修复后的效果。采用目前最常用的赝复体功能指数(obturator functioning scale,OFS)、EORTC 头颈 35 参数(EORTC head and neck 35)和心理健康量表(mental health inventory,MHI),就肿瘤切除术后导致上颌骨缺损患者的两种修复重建方式,即游离血管化骨肌皮瓣移植后常规种植固定修复和种植体支持的赝复体修复(图 13-2-19)进行评分。通过患者的主观评价来比较两种方式对患者功能恢复和生活质量影响的差异。其中,OFS 以患者口腔功能恢复为主要评价指标,包括进食、发音、口干、外形恢复等项目。EORTC 头颈 35 参数有 30 项主观打分选项和 5 项客观选项,涉及功能恢复、外形满意度、日常生活质量、社交等多方面。MHI 侧重于患者心理状态的评价,共计有 8 个子量表。

　　研究共纳入了种植支持赝复体患者 18 例,总计植入了 17 枚常规种植体和 25 枚颧种植体。骨瓣重建固定修复组患者 20 例,其中腓骨肌皮瓣 15 例,髂骨肌皮瓣 5 例,植入了 71 枚常规种植体。结果发现,两组患者的 OFS 和 MHI 评分在统计学上无显著差异。但在 EORTC 参数中的味觉、声音嘶哑、社交等几个方面,赝复体组的得分低于固定修复组。整体来说,两组重建方案在对患者的口腔功能和心理恢复上没有本质性的区别。

　　表 13-2-1 归纳了上颌骨中低位各类型缺损修复重建的建议。

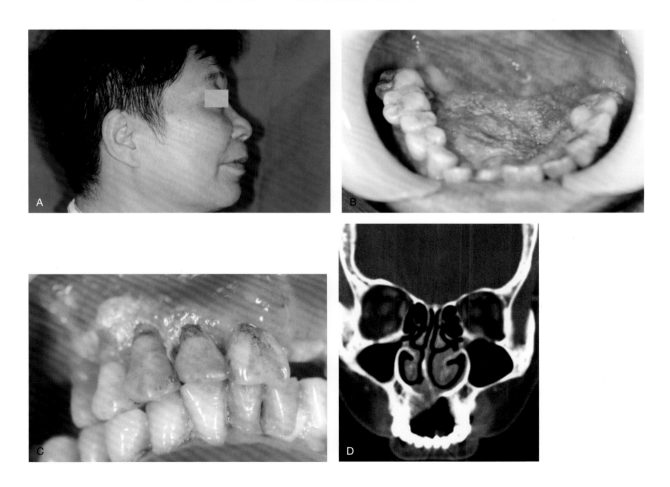

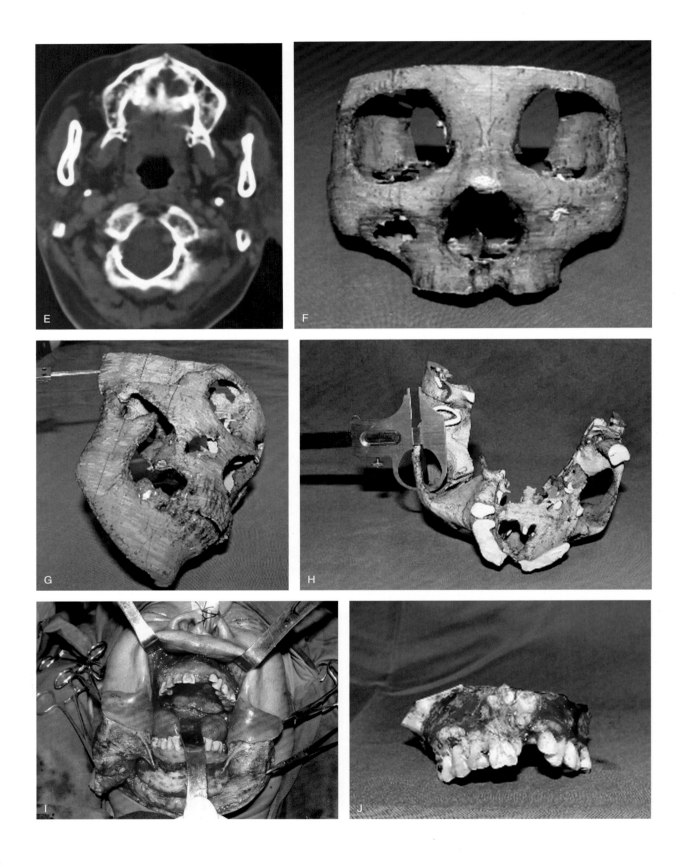

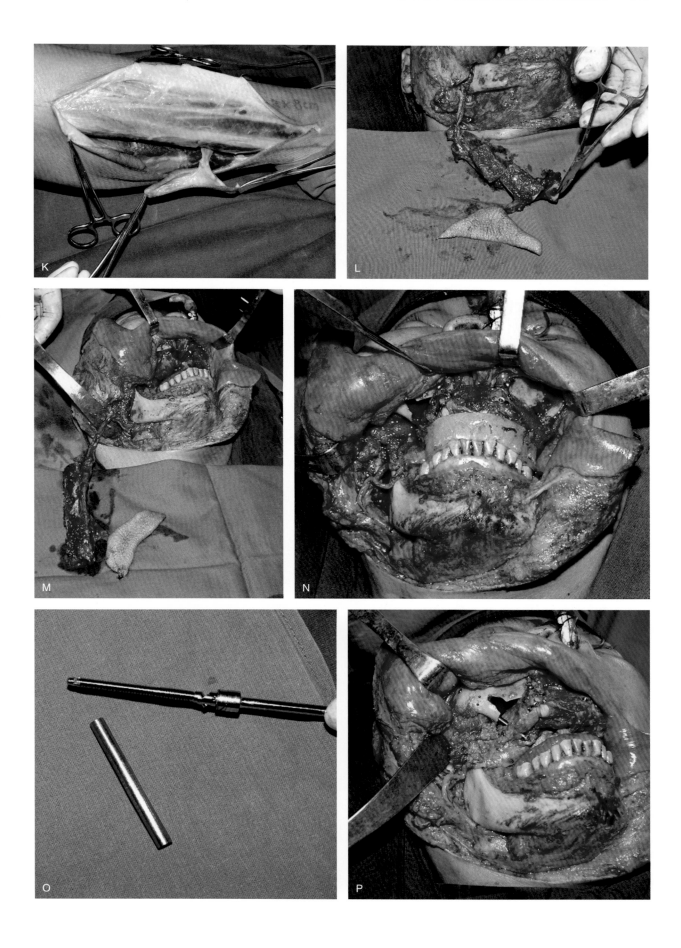

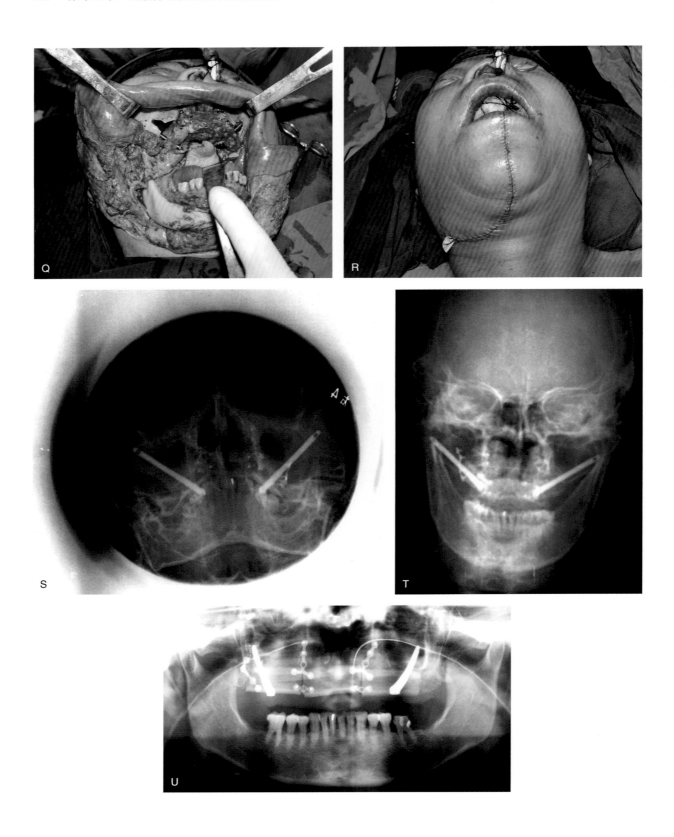

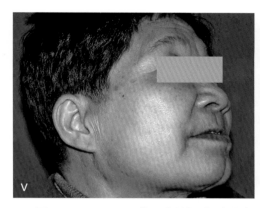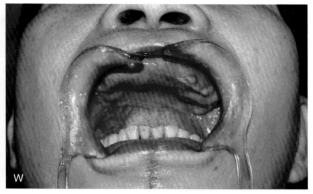

图 13-2-19 Brown Ⅲ b 类缺损，切除病变双侧上颌骨后在修复体引导下进行腓骨肌皮瓣修复重建，
同期两侧各植入 1 枚颧种植体

A. 术前侧面照　B. 上腭部肿块　C. 上颌肿块　D. 术前 CT 冠状位显示肿物累及范围　E. 术前 CT 横断面显示肿物累及范围　F. 术前打印头模，规划切除范围及修复重建方式（正面观）　G. 术前打印头模，规划切除范围及修复重建方式（侧面观）　H. 在模型上测量颧骨宽度　I. 术中切除上颌骨　J. 切除的上颌骨　K. 供区腓骨瓣制备　L. 腓骨肌皮瓣移植物，腓骨进行分段塑形　M. 血管化腓骨瓣移植　N. 在上颌修复体引导下固定腓骨瓣　O. 早期机械表面颧种植体　P. 腓骨瓣修复重建同期植入颧种植体　Q. 腓骨瓣修复重建同期植入颧种植体　R. 切口关闭　S. 术后薛氏位片　T. 术后正位片　U. 术后全景片　V. 术后 45° 侧面照　W. 术后口内照

表 13-2-1 上颌骨缺损分类种植修复重建总结

上颌骨缺损类型 （Brown 改良分类）	描述	治疗方法
Ⅰ a	腭部缺损	腭部转瓣，腭护板
Ⅰ b（健侧有牙）	单侧牙槽突缺损（健侧有牙）	活动义齿（卡环固位于天然牙） 种植于剩余上颌骨残端
Ⅰ b（健侧无牙）	单侧牙槽突缺损（健侧无牙）	健侧常规种植 + 覆盖义齿
Ⅰ c（后牙区有牙）	前部牙槽突缺损（后牙区有牙）	活动义齿（卡环固位于天然牙）
		种植于剩余上颌骨残端
Ⅰ c（后牙区无牙）	前部牙槽突缺损（后牙区无牙）	双侧双颧
Ⅰ d	双侧牙槽突缺损	双侧双颧
Ⅱ b（健侧有牙）	中位单侧缺损（健侧有牙）	常规赝复修复（卡环固位于天然牙） 血管化骨瓣移植 + 常规种植 患侧颧种植 + 赝复 + 卡环 患侧双颧 + 健侧单颧 患侧多枚颧种植体 + 健侧斜行植入 1 枚常规种植体于上颌骨截骨断端 患侧双颧 +ZIP 瓣 血管化骨瓣移植 + 颧种植
Ⅱ b（健侧无牙）	中位单侧缺损（健侧无牙、牙槽骨骨量充足）	常规赝复 健侧常规种植 + 赝复
		患侧多枚颧种植体 + 健侧常规种植
	中位单侧缺损（健侧无牙、牙槽骨骨量不足）	双侧双颧

续表

上颌骨缺损类型 （Brown 改良分类）	描述	治疗方法
Ⅱc（无余留牙）	中位前侧缺损（无余留牙）	双侧双颧
Ⅱd（有余留牙）	中位双侧缺损（有余留牙）	患侧多枚颧种植体 + 健侧斜行植入 1 枚常规种植体于上颌骨截骨断端
Ⅱd（无余留牙）	中位双侧缺损（无余留牙、有部分牙槽骨）	患侧颧种植体，健侧无天然牙且骨量充足，植入常规种植体
	中位双侧缺损（无余留牙与牙槽骨）	双侧双颧

三、上颌骨 Brown Ⅲ、Ⅳ、Ⅴ、Ⅵ类缺损的种植修复治疗

Brown Ⅲ类为高位上颌骨缺损，包括眶底、眶周或颅底的缺损。此时，眶内容物失去了骨性承托，常发生眼球下陷产生复视，赝复体修复无法达到眶底高度，不能承托眶内容物。因此，该类缺损已不属于赝复治疗适应证。近年来，国际上普遍认为 Brown Ⅲ类缺损属于外科重建适应证，即采用自体血管化骨组织瓣结合人工生物材料植入物，以及种植义齿修复上颌骨缺损，是目前上颌骨功能性重建较为理想的方法（图 13-2-20）。血管化自体骨移植（含或不含即刻种植牙修复）是目前颌骨即刻重建的"金标准"，具有愈合快、抗感染能力强、骨吸收少等优点。腓骨易于塑形，带有的小腿外侧皮瓣可用来修复口鼻瘘，因此采用自体血管化腓骨肌瓣修复上颌骨缺损比较可靠。肩胛骨肌瓣因可一蒂多岛，常常用来修复大面积的软硬组织联合缺损。相反，髂骨肌瓣复合软组织皮瓣常常因为灵活性不足，较少应用于上颌骨重建。一般采用的是血管化髂骨肌瓣联合腹内斜肌肌瓣来修复口鼻瘘。

无论采用哪种骨瓣重建上颌骨 Brown Ⅲ类缺损，均建议以修复为导向进行重建。缺失的牙列可采用种植义齿修复或余留牙为基牙的活动义齿修复。对采用种植义齿修复的患者，强烈建议对重建牙槽表面的软组织进行处理，使之更加有利于种植体长期健康存留。

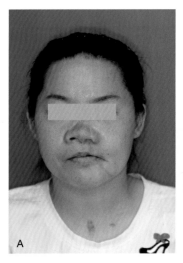

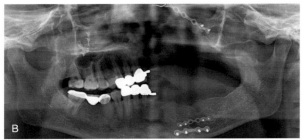

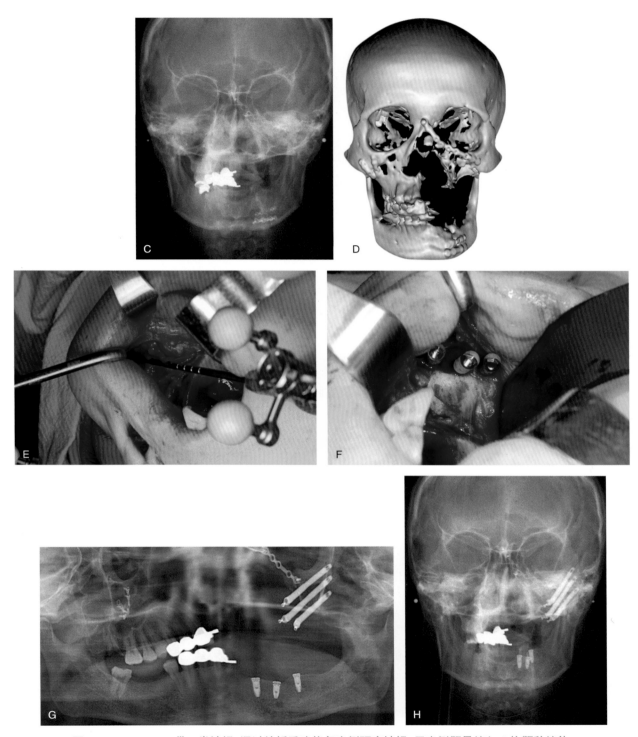

图 13-2-20　Brown Ⅲb 类缺损,通过钛板重建修复患侧眶底缺损,于患侧颧骨植入 3 枚颧种植体,
行赝复体修复重建缺损的上颌骨

A.术前正面照　B.术前全景片　C.术前正位片　D.术前 CT 三维重建　E.导航引导下扩孔　F.一侧颧骨内植入 3 枚
颧种植体　G.颧种植体植入术后全景片　H.术后正位片

对于 Brown Ⅳ、Ⅴ、Ⅵ类缺损,除了上颌骨缺损,还伴有眶内容物、颅骨等重要器官的缺损,面部常常形成洞穿样缺损。对于此类缺损,临床上常常采用颅颌面种植体支持式面具假体或联合软组织皮瓣来修复。

第三节 种植修复在头颈部肿瘤放疗后的应用

头颈部肿瘤的常规治疗主要是手术结合放射治疗,而鼻咽癌治疗亦主要为放疗结合化疗。头颈部恶性肿瘤患者术后接受放射治疗可引起多种并发症,包括:口腔内黏膜萎缩,唾液量减少,龋病、牙周病的风险增加,颌骨骨髓炎、颌骨放射性骨坏死(osteoradionecrosis,ORN)等,其中放射性骨坏死是最严重的并发症。大量研究表明,电离辐射对颌骨的影响很大,可能导致血管进行性纤维化,使血管闭锁,组织损伤,尤其是对骨、骨膜和结缔组织、血管内膜和内皮细胞的损伤尤为关键。辐射的晚期效应是缺氧,导致低血管化,组织缺氧,从而抑制骨、骨髓、骨膜、内皮细胞以及胶原蛋白增殖,导致骨吸收与骨沉积不平衡。

头颈部肿瘤术后牙缺失及面形改变给患者的生活带来极大影响,近年来,随着种植牙的普及,更多患者选择种植修复来修复头颈部手术后牙列缺损或牙列缺失。但种植体在颌骨内的存留与手术后放疗有密切关系,放射治疗会大大增加颌骨骨髓炎及黏膜炎的发病率,同时降低了放射区的骨密度,甚至导致颌骨骨坏死。因此,放疗被认为是颌骨肿瘤患者种植修复的危险因素之一。种植体的留存率可能与诸多因素相关,例如种植部位、放射总剂量、放疗后时间间隔等。因此,尽可能减小放疗对颌骨的影响,选择合适的种植时机、种植修复方式及干预手段,对种植体的存留起着关键作用。

放疗可降低牙种植体周围的血管扩张能力和骨组织的再生能力,从而降低种植体的存活率。低血运是因为骨密度增加导致了骨硬化,而再生能力受损是因为成骨细胞、骨细胞和骨形成细胞降低了复制能力和骨形成,同时破骨细胞被吸引到辐照部位,使骨发生吸收。随着时间的推移,这些生物学变化会导致种植体周围骨形成和骨吸收之间的不平衡,以及再生能力下降导致的血管容积减少,进而影响骨结合和种植体的长期留存。

因此,应等到部分血管恢复和有新骨形成时再行种植体植入,通常在放疗后 3~6 个月。也有学者认为,经过适当的康复和干预后,最佳种植时间可能在放疗结束后 9 个月,放疗结束 1 年或 1 年后。故放疗后立即行口腔种植修复并不合适,放疗结束后 12 个月可能较好。

上颌骨及下颌骨解剖形态上的差异,决定了放射治疗对上下颌骨的影响也有很大不同。上颌骨骨质较下颌骨疏松,解剖形态多样,但是血管化程度较下颌骨高。Store 等发现,在小于 50Gy 的放射治疗 12 个月后进行种植体植入,下颌骨的成功率为 98.4%,上颌骨的成功率为 57.1%。但是也有学者认为,由于下颌骨骨质致密,血供差,在放射线辐照下,更易引起放射性颌骨骨髓炎,甚至导致颌骨骨坏死。Marx 等认为,在头颈部肿瘤术后放疗后,下颌骨发生骨坏死的风险最大,约为 3%~14%,而颌骨骨坏死是种植体失败的原因之一。

放射治疗对颌骨及附着软组织的损伤是持续缓慢进行的,从最开始到后续十几年都有进行性损伤的可能,其损伤程度与放射剂量及放射方式有密切关系,是一个复杂的代谢及组织不能自我平衡的过程。

低剂量(<50Gy)放疗时,细胞迅速分化成新生细胞、成骨细胞和骨髓细胞,并且极易受细胞凋亡的影响。而在高放射剂量(>70Gy)时,骨细胞失活,结缔组织出现纤维化。研究发现,剂量少于5Gy时,软组织可能发生坏死。唾液腺在剂量低于20Gy时,组织破坏已经发生。Brogniez等发现,低剂量组(<50Gy)与高剂量组(>50Gy)种植体失败率比值比(OR)为4.56,低剂量组的失败率高于高剂量组。也有学者认为,高剂量组的失败率更高。当放射剂量高于70Gy时,骨细胞、骨髓细胞、成骨细胞等失活,结缔组织出现纤维化。Walker等发现,放射剂量<30Gy时,对骨组织造成轻度损伤;放射剂量为30~60Gy时,损伤程度增加2~3倍;放射剂量>60Gy时,损伤程度增加10倍。Asikainen等在比格犬动物模型的研究中发现,40Gy放射量组种植体失败率最低,其次为50Gy组,而60Gy组的失败率最高。Klein等在放疗结束后随访5年发现,低剂量组种植体的成功率明显高于高剂量组。鉴于观点不一,放射剂量对种植体成功率的影响仍有待进一步研究。但部分研究对放疗剂量的风险已达成共识,以50~60Gy作为允许种植修复的最高剂量阈值。

为了提高成功率,临床中也采取了一些积极的干预措施。有研究表明,高压氧治疗(hyperbaric oxygen therapy,HBOT)可以通过刺激受辐照的组织,显著增加容易发生骨或放射性坏死区域的氧含量,改善骨修复和协助骨结合过程。对放射治疗后的种植体成功率有一定的益处。另有研究表明,骨形态发生蛋白(bone morphogenetic protein,BMP)也可协同成纤维细胞生长因子引导骨再生。BMP可增强放射治疗后骨的新陈代谢和骨修复。动物实验发现,成骨生长肽(osteogenic growth peptide,OGP)可诱导软骨在骨折区生成骨组织,促进种植体周围骨细胞的分化和生成。

关于种植部位、剂量风险、高压氧治疗的效果、放疗后时间间隔等问题,不同的研究报道了不同的结果,至今没有形成共识。关于颧种植体失败率,Parel SM等报告在放疗后的上颌骨中植入的颧种植体成功率仅为61.1%。在Schmidt BL等的研究中,有2名经历了颧种植失败的患者接受了放射治疗,作者认为放射治疗可能导致了上述失败。Landes CA等对15名患者植入的36枚种植体进行了研究,其中12名患者进行了上颌骨肿瘤切除的治疗,这12位患者共植入29枚颧种植体。作者对上颌后部肿瘤切除术后患者行颧种植体修复治疗失败的4个因素进行了分析,认为可能是由于继发感染、围绕种植体的软组织过度生长损害了基台连接、过载杠杆作用以及肿瘤复发等因素导致这类患者颧种植体的存活率较低。种植体失败的部位多位于基台连接处,这是因为种植体头部和基台周围的软组织可能产生了深袋,形成易感染部位,最终导致失败。

总体而言,放疗被认为是颌骨肿瘤患者种植修复的危险因素。目前仍没有足量的文献让人们真正了解种植体在放疗区域的表现和风险。虽然现有的数据表明接受了放疗的患者植入种植体有着较高的留存率,但在放射剂量、间隔时间、患者全身情况等方面都需要严格把控。同时,医师还需要严格监测并积极预防并发症的发生(例如种植体周围炎和颌骨坏死),包括咬合调整、影像学随访和口腔清洁维护等,从而减少种植体可能的失败发生。

(吴轶群　曲行舟　周文洁　王慧珊)

▶ **参考文献** ···

1. 邱蔚六. 口腔颌面外科理论与实践. 北京: 人民卫生出版社, 1998.

2. 张志愿. 口腔颌面肿瘤. 济南: 山东科学技术出版社, 2004.

3. 赵铱民, 高元, 安燕. 上颌骨缺损的分类及修复疗效. 实用口腔医学杂志, 1996, 12 (1): 31-34.

4. SPIRO R H, STRONG E W, SHAH J P. Maxillectomy and its classification. Head Neck, 1997, 19 (3): 309-314.

5. CORDEIRO PG, SANTAMARIA E. A classification system and algorithm for reconstruction of maxillectomy and midfacial defects. Plast Reconstr Surg, 2000, 105 (7): 2331-2348.

6. BROWN J S, ROGERS S N, MCNALLY D N, et al. A modified classification for the maxillectomy defect. Head Neck, 2000, 22 (1): 17-26.

7. BROWN J S, SHAW R J. Reconstruction of the maxilla and midface: introducing a new classification. Lancet Oncol, 2010, 11 (10): 1001-1008.

8. 马宏涛, 孙坚. 上颌骨缺损分类的研究进展. 国外医学 (口腔医学分册), 2003, 3: 223-225.

9. 孙坚. 口腔颌面- 头颈部功能性重建. 南京: 江苏科学技术出版社, 2012.

10. ZOU D, WANG F, WU Y, et al. Implant-supported telescopic crown-retained overdentures for oral rehabilitation of patients with severe bony defects: a 5-year retrospective study. Int J Oral Maxillofac Implants, 2015, 30 (4): 937-944.

11. 马宏涛, 孙坚, 李军, 等. 上颌骨三维重建术后患者咀嚼功能的评价。华西口腔医学杂志, 2005, 23 (l): 29-31.

12. HUANG W, WU Y, ZOU D, et al. Long-term results for maxillary rehabilitation with dental implants after tumor resection. Clin Implant Dent Relat Res, 2014, 16 (2): 282-291.

13. QU X, WANG M, ONG H, et al. Post-operative hemimaxillectomy rehabilitation using prostheses supported by zygoma implants and remaining natural teeth. Clinics (Sao Paulo), 2016, 71 (10): 575-579.

14. BUTTERWORTH C J, ROGERS S N. The zygomatic implant perforated (ZIP) flap: a new technique for combined surgical reconstruction and rapid fixed dental rehabilitation following low-level maxillectomy. Int J Implant Dent, 2017, 3 (1): 37.

15. 吴轶群, 张志愿, 张志勇, 等. 颧种植体在上颌骨缺损重建中的应用探讨. 上海口腔医学, 2005, 14 (3): 210-214.

16. 沈毅, 孙坚, 李军, 等. 上颌骨功能性重建中用钛植入体重建颧上颌支柱的生物力学研究. 中国口腔颌面外科杂志, 2011, 9 (3): 198-203.

17. 吴轶群, 张志愿, 铁瑛, 等. 颧种植体用于单侧上颌骨缺损修复的生物力学评价. 上海口腔医学, 2008, 17 (3): 250-255.

18. WANG F, HUANG W, ZHANG C, et al. Functional outcome and quality of life after a maxillectomy: a comparison between an implant supported obturator and implant supported fixed prostheses in a free vascularized flap. Clin Oral Implants Res, 2017, 28 (2): 137-143.

19. MARX R E. A new concept in the treatment of osteoradionecrosis. J Oral Maxillofac Surg, 1983, 41 (6): 351-357.

20. 邓刚, 刘晶, 于德栋, 等. 种植修复在头颈部肿瘤放疗后的应用及研究进展. 中国口腔颌面外科杂志, 2018, 16 (2): 185-187

21. VISCH L L, VAN WAAS M A, SCHMITZ P I, et al. A clinical evaluation of implants in irradiated oral cancer patients. J Dent Res, 2002, 81 (12): 856-859.

22. STORE G, LARHEIM T A. Mandibular osteoradionecrosis: a comparison of computed tomography with panoramic radiography. Dentomaxillofac Radiol, 1999, 28 (5): 295-300.

23. MARX R, STERN D. Oral and maxillofacial pathology-a rationale for diagnosis and treatment. Chicago: Quintessence publishing co Inc., 2003.

24. BROGNIEZ V, NYSSEN-BEHETS C, GRÉGOIRE V, et al. Implant osseointegration in the irradiated mandible. A comparative study in dogs with a microradiographic and histologic assessment. Clin Oral Implants Res, 2002, 13 (3): 234-242.

25. WALKER M P, WICHMAN B, CHENG A L, et al. Impact of radiotherapy dose on dentition breakdown in head and neck cancer patients. Pract Radiat Oncol, 2011, 1 (3): 142-148.

26. KLEIN M O, GRÖTZ K A, WALTER C, et al. Functional rehabilitation of mandibular continuity defects using autologous bone and dental implants-prognostic value of bone origin, radiation therapy and implant dimensions. Eur Surg Res, 2009, 43 (3): 269-275.

27. PAREL S M, BRÅNEMARK P I, OHRNELL L O, et al. Remote implant anchorage for the rehabilitation of maxillary defects. J Prosthet Dent, 2001, 86 (4): 377-381.

28. SCHMIDT B L. Maxillary reconstruction using zygomaticus implants. Atlas Oral Maxillofac Surg Clin North Am, 2007, 15 (1): 43-49.

29. LANDES C A, PAFFRATH C, KOEHLER C, et al. Zygoma implants for midfacial prosthetic rehabilitation using telescopes: 9-year follow-up. Int J Prosthodont, 2009, 22 (1): 20-32.

第十四章

颧种植及多学科治疗在先天缺牙
患者中的应用

14

先天缺牙是发生率最高的一类口腔遗传性疾病。对于少数缺牙患者,由于缺乏恒牙胚萌出刺激,缺牙区常呈现软硬组织中重度缺损。对于多数先天恒牙缺失患者,除存在软硬组织缺损外,会伴随出现牙列排列不齐、散在间隙等问题,有些甚至有颌位关系异常存在。

第一节　概　　述

一、先天缺牙的分类

先天缺牙是临床常见的牙数目异常的遗传性疾病,按照缺牙数目的不同分为个别牙先天缺失(hypodontia)(图 14-1-1)、多数牙先天缺失(oligodontia)(图 14-1-2)和先天无牙症(anodontia)(图 14-1-3)。其中恒牙缺牙数目在 6 颗以下的,称为个别牙先天缺失。恒牙缺牙数目在 6 颗及以上的,称为多数牙先天缺失。恒牙(不包括第三磨牙)发生先天缺牙的概率为 1.6%~9.6%。乳牙发生先天缺牙的概率略低,为 0.5%~9.6%。

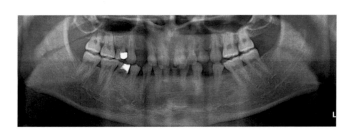

图 14-1-1　个别牙先天缺失患者的全景片

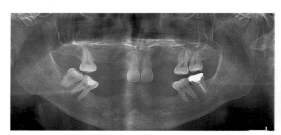
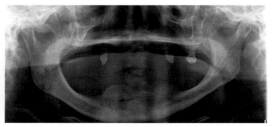
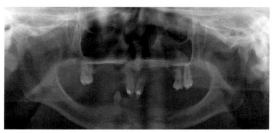

图 14-1-2　多数牙先天缺失患者的全景片

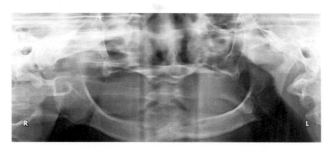

图 14-1-3　先天无牙症患者的全景片

此外,还可依据缺牙患者是否伴有全身症状分为两大类:非综合征型先天缺牙(non-syndromic tooth agenesis)(图 14-1-4~ 图 14-1-6)和综合征型先天缺牙(syndromic tooth agenesis)(图 14-1-7~ 图 14-1-9)。前者通常仅有牙数目异常,不伴有全身其他组织器官发育异常。后者除牙齿缺失外,还可伴随全身多个组织先天发育异常,且依据其病因及临床表现不同,综合征型先天缺牙又可分为诸多不同类型,其中以外胚层发育不良征(ectodermal dysplasia,ED)最为常见(图 14-1-10~ 图 14-1-12)。

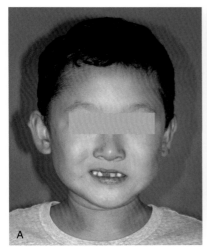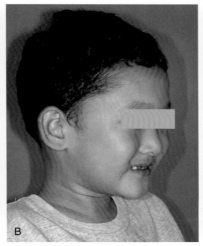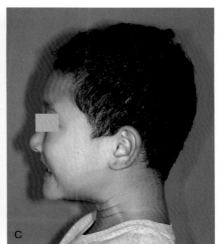

图 14-1-4　7 岁非综合征型先天缺牙患儿颌面部照
A. 正面照　B. 45° 侧面照　C. 侧面照

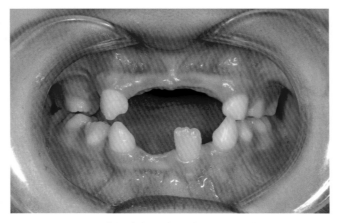

图 14-1-5　非综合征型先天缺牙患儿口内正面照

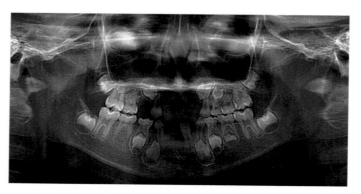

图 14-1-6 非综合征型先天缺牙患儿全景片

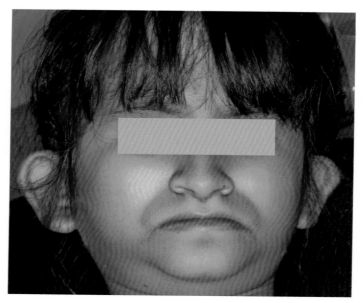

图 14-1-7 6 岁综合征型先天缺牙患儿正面照

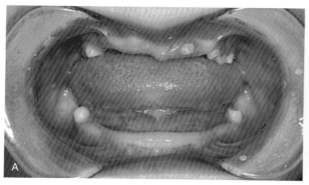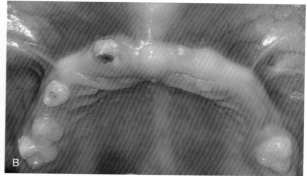

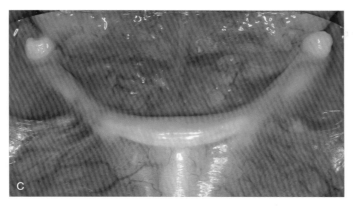

图 14-1-8　6 岁综合征型先天缺牙患儿口内照

A. 正面像　B. 上颌𬌗面像　C. 下颌𬌗面像

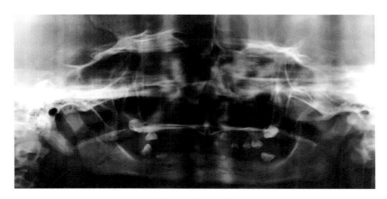

图 14-1-9　6 岁综合征型先天缺牙患儿全景片

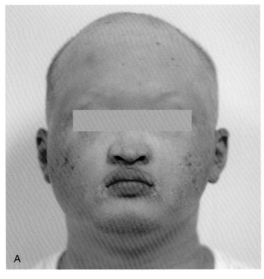 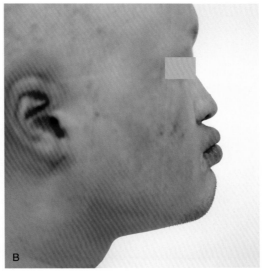

图 14-1-10　15 岁外胚层发育不良患者颌面部照

A. 正面照　B. 侧面照

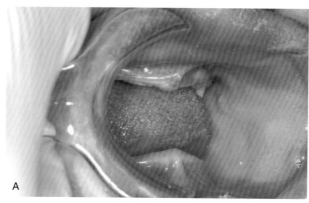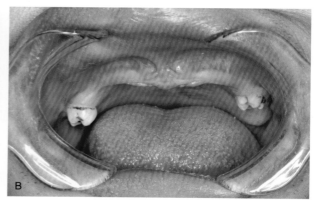

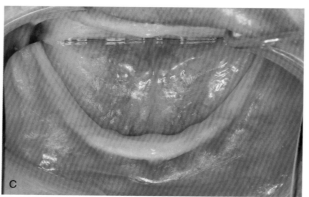

图 14-1-11 15 岁外胚层发育不良征患者口内照

A. 口内侧面照 B. 上颌正面照 C. 下颌𬌗面照

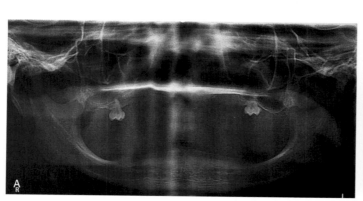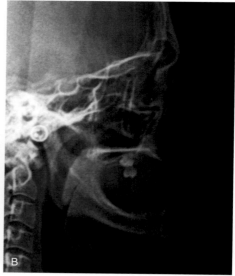

图 14-1-12 15 岁外胚层发育不良征患者影像学资料

A. 全景片 B. 头颅侧位片

　　多数牙先天缺失及先天无牙症常常同时累及乳牙和恒牙,牙齿缺失数目多,牙槽骨发育不良或基本无发育,严重影响患者的美观和日常生活,给患者及家庭带来极大痛苦,也给临床口腔功能恢复重建提出了巨大挑战。

　　尽管牙缺失与环境因素有一定关系,但先天缺牙和遗传关系最为密切。在遗传方式上,先天缺牙可以是常染色体显性或隐性遗传,比如在家族性的个别牙先天缺失中,常以常染色体显性遗传较为多见,且临床变异较少,比如涉及到 PAX9 或 MSX1 的单基因突变,一般不伴有其他器官或组织的发育异常,可以看作是单基因突变引起的家族性单纯先天缺牙。先天缺牙也可以是 X 染色体连锁遗传(图14-1-13),涉及数百个基因位点的突变。目前,先天缺牙的病因尚未完全研究透彻,在致病机制方面,国内外学者对先天缺牙疾病的基因突变、蛋白表达及信号通路调控等方面进行了一定的研究,初步阐释了部分发病机制。

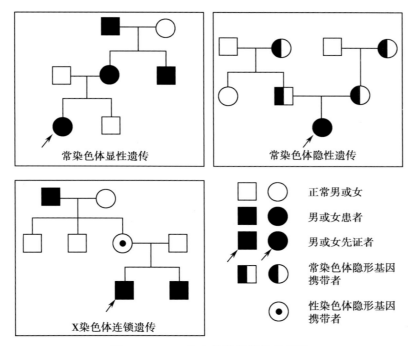

图 14-1-13　X 染色体连锁遗传家系图

　　牙齿发育是一个受遗传因素调控的复杂生理过程,需要机体内多条与生长发育相关的重要信号通路相互协调,共同完成对牙齿发育过程的精细调控。某些重要蛋白的结构及功能异常可导致相关信号通路功能异常,进而影响牙齿的正常发育及形成。目前已报道的与牙齿发育异常相关的基因包括:WNT10A、WNT10B、PAX9、EDA、MSX1、AXIN2、EDARADD、IKBKG、KRT17 等。然而,现在的研究仅能部分解释先天缺牙的病因,有关发病的具体遗传学及生物学机制仍需进一步探索。综合征型先天缺牙中以 ED 导致的先天缺牙最为常见,遗传方式包括 X 染色体连锁、常染色体显性或隐性遗传。

　　ED 是一种以毛发、汗腺、牙齿、指甲等外胚层来源的组织发育不全或形态功能缺陷为主要特征的先天性遗传病,上述症状可以单独或同时出现,而 ED 所引起的缺牙是先天性牙缺失中最严重的一类。

在外胚层发育不良征患者中,又以 X 染色体连锁少汗型外胚层发育不良征(X-linked hypohidrotic ectodermal dysplasia,X-linked HED)最为常见,发病率约为 7/100 000~1/10 000,主要因 *EDA*(MIM*300451)、*EDAR*(MIM*604095)和 *EDARADD*(MIM*606603)基因突变引起,为 X 染色体相关的半显性遗传特性。典型临床表现为少汗或无汗、马赛克斑块样的皮肤、牙发育异常(小、锥形切牙和尖牙)或牙缺失、牙槽骨严重萎缩、毛发稀少(头发、眉毛稀少细弱)、突额、突唇、鞍鼻、泪腺与唾液腺缺陷、黏膜功能低下、厚唇、听力缺陷、畏光、手指或脚趾缺少、唇腭裂、免疫功能障碍及其他的外胚层异常。口内表现常常为多数乳牙或恒牙先天性发育不全、畸形牙,甚至全口无牙,牙槽嵴发育不全或无发育(图 14-1-14~ 图 14-1-21)。

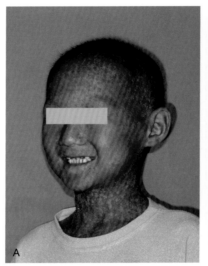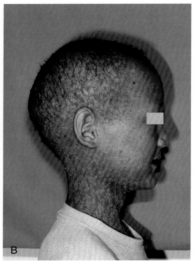

图 14-1-14   X 染色体连锁少汗型外胚层发育不良征患儿颌面部照
A. 45° 侧面像   B. 侧位像

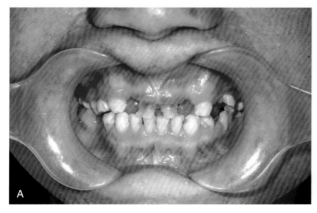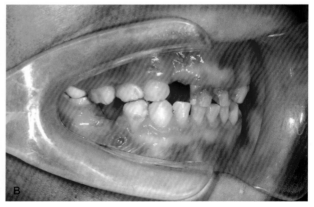

图 14-1-15   X 染色体连锁少汗型外胚层发育不良征患儿口内照
A. 口内正面咬合照   B. 口内 45° 侧面咬合照

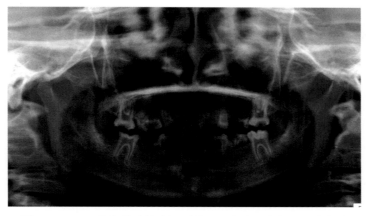

图 14-1-16　X 染色体连锁少汗型外胚层发育不良征患儿全景片

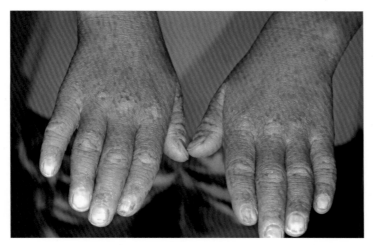

图 14-1-17　X 染色体连锁少汗型外胚层发育不良征患儿手部照片

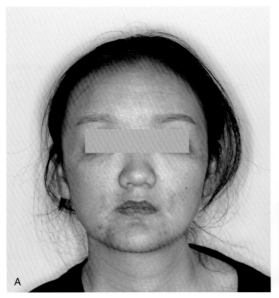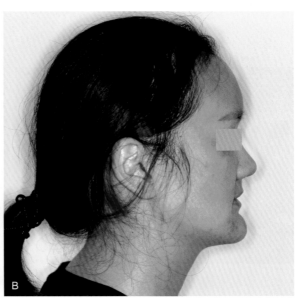

图 14-1-18　X 染色体连锁少汗型外胚层发育不良征患者的颌面部照

A. 正面照　B. 侧面照

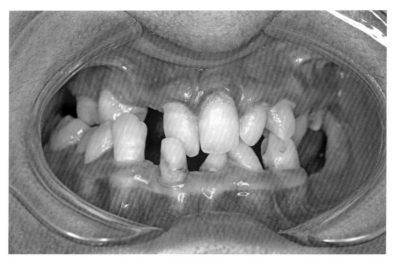

图 14-1-19　X 染色体连锁少汗型外胚层发育不良征患者口内正面咬合照

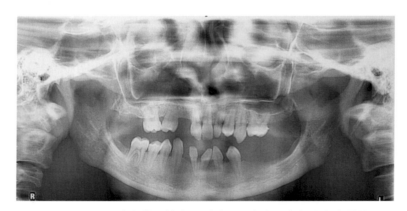

图 14-1-20　X 染色体连锁少汗型外胚层发育不良征患者全景片

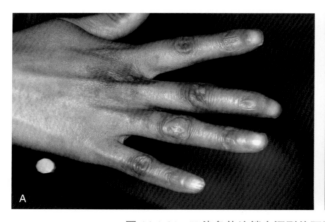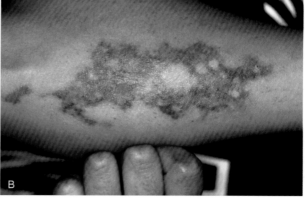

图 14-1-21　X 染色体连锁少汗型外胚层发育不良征患者全身其他临床表现

A. 手部照片　B. 斑块样皮肤

其他综合征引起牙齿缺失的相关研究中,Rieger 综合征是基因异质性遗传病,由同源异型盒转录因子 Pitx2 基因突变引起。Wolf-Hirschhorn 综合征是由 4 号染色体远端短臂被删除后造成的。Ellis-van Creveld 综合征患者的临床表现为短肢、短肋、多指、指甲及牙齿发育异常等,其发病主要与 *EVC* 及 *EVC2* 基因突变有关 Lacrimo-auriculo-dento-digital(LADD)综合征是一类累及全身多个系统的先天发育异常疾病,主要表现为泪腺、唾液腺功能异常,耳、牙齿及远端肢体发育异常,其主要致病因素为 FGF 配体及受体(包括 FGF2、FGF3、FGFR10 等)功能异常。面对各类综合征型和非综合征型先天缺牙,通过研究其发病机制和调控机制,进而研发针对性的基因治疗药物进行早期干预,是不同于目前临床对症修复治疗的另一种方向。

二、先天缺牙患者的种植治疗时机

大部分先天严重缺牙患者的首诊年龄比较小,家长在发觉患儿罹患先天性多数恒牙缺失后即就诊咨询。此时患者尚未成年,正处于生长发育阶段,咬合关系及颌面骨骼仍然处于一个动态变化的过程中,如何选择一个恰当的年龄,既不妨碍颌骨正常的生理发育,又可以恢复患者的口腔功能,对于先天严重缺牙的患者至关重要(图 14-1-22)。

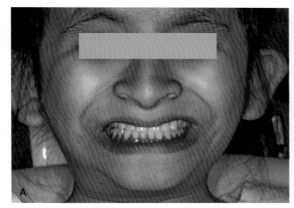
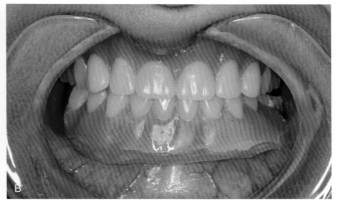

图 14-1-22　6 岁先天缺牙患儿全口义齿修复后照片
A. 正面微笑照　B. 口内正面咬合照

但遗憾的是,目前对于何时开始恢复这类儿童或青少年患者的口腔功能仍然没有完全达成共识。

有研究报道称可以在患儿 3~4 岁时就开始进行义齿修复,通过纠正咀嚼肌和口周肌的功能,促进颌骨的正常发育。活动义齿易于修改调整,用于年轻患儿的缺牙修复往往只能作为暂时恢复口腔功能的权宜之策。同时,活动义齿存在固位力、稳定性差,美观不良等问题,可能影响儿童、青少年患者的身心健康。长期使用活动义齿也会造成牙槽骨额外压迫吸收。活动义齿需要随年龄的增长,依据生长发育的规律定时更换,以免影响颌骨正常发育。因此,越来越多的医师考虑选择种植体支持的义齿修复(图 14-1-23)。

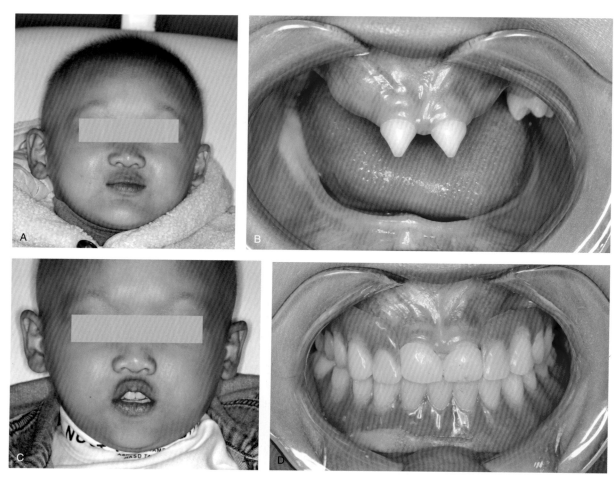

图 14-1-23 4 岁先天缺牙患儿全口义齿修复后照片
A. 修复前正面照 B. 修复前口内照 C. 修复后正面照 D. 修复后口内正面照

　　传统的观点一致认为儿童和青少年由于颌面骨骼、肌肉处于生长发育阶段,并不适合种植体支持式的义齿修复。20 多年前,有学者根据颌面骨骼(上颌骨、下颌骨)的三维生长规律提出,下颌前部横向的生长通常在 3 岁时就已完成,且纵向的生长较少,认为可以考虑在下颌前部的区域植入种植体。最近的共识会议建议可以在 6~8 岁这一年龄阶段将种植体植入在下颌的尖牙区域,应用种植体支持的覆盖义齿来恢复严重先天缺牙(接近于无牙颌)患儿的基本咀嚼功能和外形。对于生长发育阶段的儿童和青少年,因为上颌始终处于发育变化过程中,在上颌前牙区何时植入种植体尚没有达成一致的观点。

　　对于个别牙先天缺失患者(图 14-1-24),种植义齿修复常常会遭遇天然牙排列位置不理想、散在间隙、𬌗龈距离不足的问题,需要在种植修复前先进行正畸治疗甚至正颌治疗。同时,由于缺牙区牙槽骨发育不良或基本无发育,呈现刀状牙槽嵴样的水平向骨缺损,在进行常规种植前会涉及一系列软硬组织增量的手术。

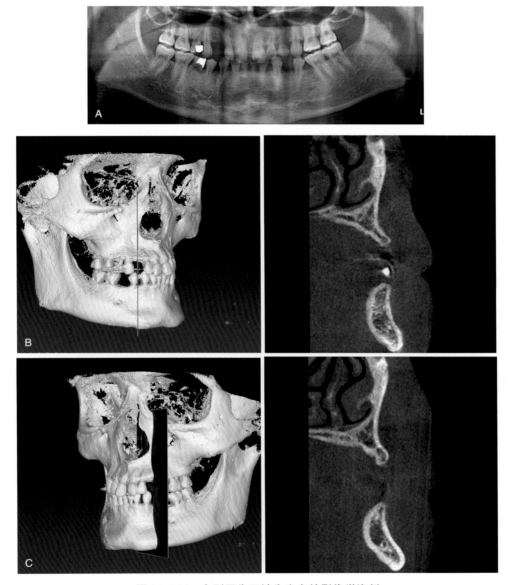

图 14-1-24　个别牙先天缺失患者的影像学资料

A. 全景片,可见余留天然牙排列位置不理想,出现散在间隙　B. 接受正畸治疗调整缺牙及散在间隙,CBCT
显示右侧缺牙间隙存在水平向骨吸收　C. CBCT 显示患者左侧局部缺牙区牙槽嵴存在水平向骨缺损

三、困难与挑战

先天缺牙患者以青少年为主要就诊人群。这类患者由于牙齿先天缺失,缺乏牙齿萌出过程中对牙槽骨的生理性刺激,从而妨碍了颌面骨骼和面形的发育;同时患者的咀嚼功能不良或基本无咀嚼功能,发音亦受影响,这不仅影响了患者的身体健康,还造成了患者心理负担和精神压力。因此,及时恢复这类患者的牙列、面部外形及口腔功能显得十分迫切和重要。

多数牙先天缺失患者,特别是严重缺牙或无牙颌的 ED 患者,颌位关系常常呈骨性Ⅲ类错𬌗畸形,在进行修复重建之前需要先接受正颌手术恢复上下颌位正常关系。但由于这类患者没有天然牙作为颌位关系的指导,在具体实施正颌手术时难度极大。ED 无牙颌患者由于牙槽骨基本无发育,常表现为 Cawood Howell Class Ⅴ类、Ⅵ类,甚至更差的状况,需要进行复杂的骨增量手术(图 14-1-25~ 图 14-1-30),如来源于口外的块状自体骨移植、骨牵引、上颌窦底提升、引导骨再生和软组织移植,才有可能植入常规种植体。随之而来的是一系列手术和受供区并发症风险,以及此类患者大面积骨增量的可靠性、长期有效性问题,同时治疗周期也非常长。颧种植在这类患者中的应用可以很好地避免上述软硬组织增量相关的问题,但需要考量的是颧种植在这类年轻患者中的长期成功率以及颧种植体一旦失败的后续补救方案。

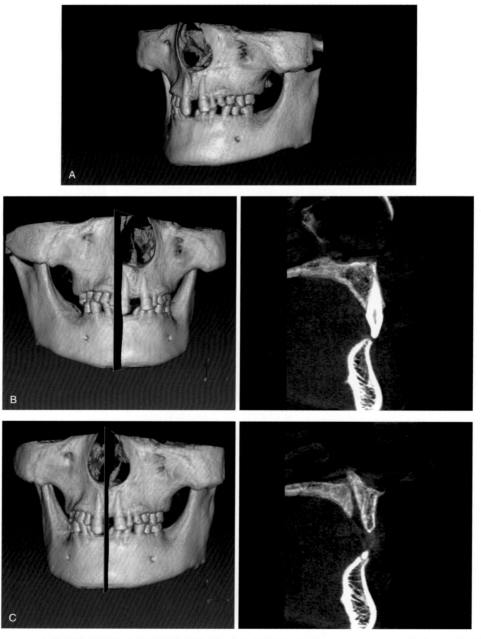

图 14-1-25　多数牙先天缺失患者的影像学资料:患者上颌前磨牙和磨牙区呈现刀刃状水平向骨缺损,
下颌缺牙区水平向颊侧骨缺损亦非常严重
A. CBCT 三维图像重建　B. 下颌缺牙区菲薄牙槽嵴　C. 上颌缺牙区菲薄牙槽嵴

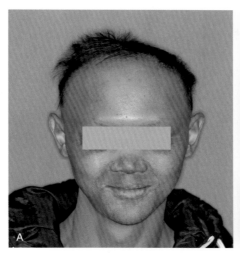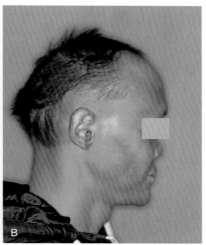

图 14-1-26　严重缺牙接近无牙颌 ED 患者的颌面部照

A. 正面照　B. 侧面照

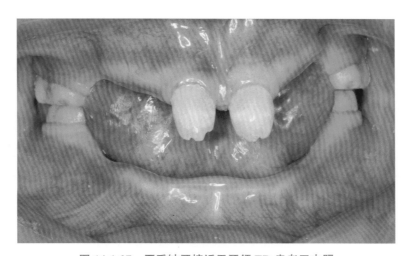

图 14-1-27　严重缺牙接近无牙颌 ED 患者口内照

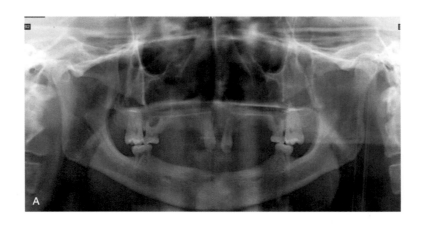

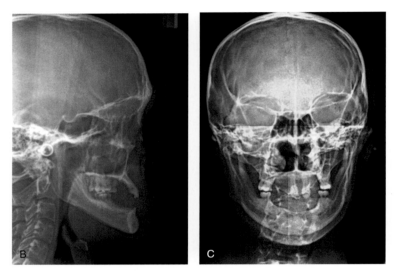

图 14-1-28 严重缺牙接近无牙颌 ED 患者影像学资料

A.全景片 B.头颅侧位片 C.头颅正位片

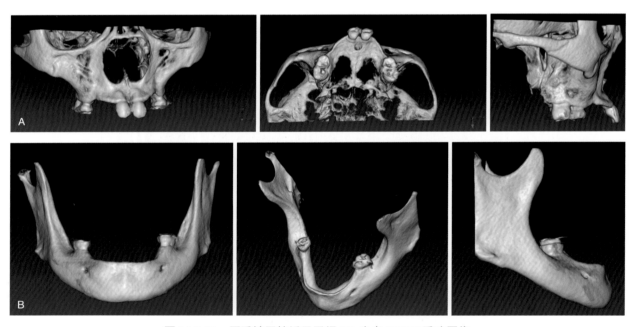

图 14-1-29 严重缺牙接近无牙颌 ED 患者 CBCT 重建图像

A.上颌骨图像：上颌牙槽嵴呈菲薄刃状 B.下颌骨图像：下颌牙槽嵴呈菲薄刃状

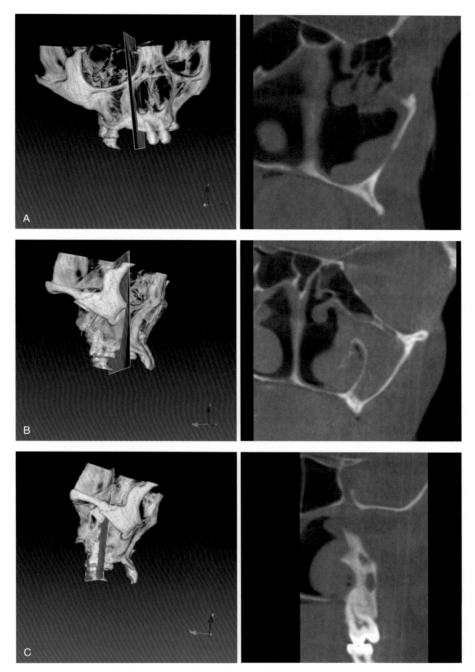

图 14-1-30　无牙胚区域牙槽骨基本无发育，表现 Cawood Howell Ⅴ类、Ⅵ类的 CBCT 矢状面截图
A. 前牙无恒牙胚区域牙槽嵴高度有发育，但宽度呈现刃状　B. 前磨牙无恒牙胚区域呈刃状牙槽嵴
C. 上颌第一磨牙萌出，仅此区域牙槽嵴有发育，有一定的骨宽度和高度

　　总之，多数牙先天缺失或无牙颌 ED 患者存在牙槽骨严重发育不良，如何有效恢复这类患者的口腔功能一直以来是临床工作中的挑战。

第二节 先天缺牙患者的多学科联合治疗

先天缺牙的治疗依赖多学科的参与和配合,通常参与的人员包括口腔修复医师、口腔口腔种植科医师、口腔正畸科医师、牙周科医师、口腔颌面外科医师、护士、语音治疗师、心理学家等。各学科成员组成统一协调的团队,经过学科团队的联合治疗使患者获得完整的牙列、良好的咬合功能、协调的面部美观和健康的社会心理。

一、正畸治疗

大多数先天缺牙患者因牙齿缺失,会造成余留恒牙的萌出异位,出现缺牙间隙过大或过小、咬合紊乱及面部畸形等问题。除个别牙缺失、缺牙间隙足够且余留牙咬合关系稳定良好外,临床中先天缺牙患者常常需要正畸协助处理。基于患者口腔余留牙齿及牙周支持组织情况,以种植修复为导向,制订种植 - 正畸多学科联合治疗模式。此类患者的正畸治疗一般为前牙区或前磨牙区个别牙调整,属于辅助性正畸治疗,常见的缺牙患者种植修复前正畸治疗包括以下几方面。

(一)扩大缺牙间隙

1. 临床表现 长期存在的缺牙区域会出现缺牙区邻牙移动或倾斜,造成缺牙间隙缩小。前牙缺失出现中线偏斜影响美观。

2. 治疗方案 一般采用固定正畸矫治技术中的正畸螺旋弹簧扩大缺牙间隙。首先,排齐缺牙间隙处扭转错位的邻牙,整平牙弓曲线。然后,在较硬的主弓丝上放置扩大推簧移动牙齿来扩大间隙。待间隙扩大达到修复方案的要求后,口内检查邻牙牙冠平行度,同时拍摄全景片检查缺牙间隙邻牙的牙根平行度,如均符合间隙要求,则可进行后续的种植修复治疗。局部扩大缺牙间隙也可采用片段弓的矫治方式或选用无托槽隐形矫治(图 14-2-1)。

(二)集中缺牙间隙

1. 临床表现 患者因过小牙或缺牙造成牙列间隙。对于种植 - 正畸联合治疗,患者常因后牙缺失而出现上颌前牙散在间隙。

2. 治疗方案 临床治疗原则是将患者上颌前牙散在间隙进行集中。患者口内缺牙间隙集中后还应尽量使上颌前牙牙轴、牙根相互平行,便于修复设计及分担咀嚼压力。

片段弓技术可以用于关闭孤立上颌前牙间的间隙(图 14-2-2)。设计好适当关闭曲,不仅可以缩短关闭间隙的矫治时间,而且能避免因后牙缺失,丧失支抗引起的前牙在关闭过程中的不必要的倾斜移动。集中缺牙间隙也可以采用无托槽隐形矫治方式,为了达到牙弓平行,可以在前牙的颊侧及舌侧均设计矫治附件。

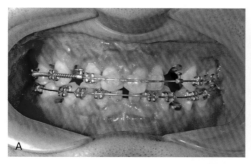
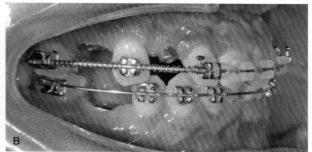
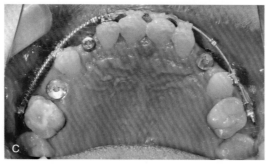

图 14-2-1　先天缺牙患者口内照,通过正畸治疗扩大缺牙间隙
A. 正面照　B. 45° 侧面照　C. 上颌𬌗面照

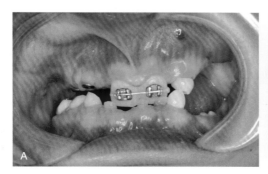
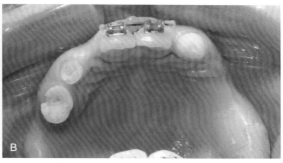

图 14-2-2　先天缺牙患者的口内照,患者接受种植 - 正畸联合治疗,先采用片段弓技术关闭 11、21 之间的间隙
A. 正面照　B. 上颌𬌗面照

(三)竖直倾斜邻牙

1. 临床表现　倾斜的邻牙常见于磨牙缺失后,缺牙间隙前后邻牙向缺牙间隙倾斜造成缺牙间隙变小,无法设计修复体,个别情况可见邻牙颊舌向倾斜造成修复设计后咬合力不均、修复预期差。

2. 治疗方案　对于缺牙间隙近远中均存在倾斜邻牙的情况,临床上采用镍钛软弓丝排齐后选用不容易变形的方丝作为主弓丝,在缺牙间隙处放置扩大推簧竖直间隙两侧的邻牙。对于缺牙间隙仅存在远中邻牙倾斜的情况,在排齐后的竖直阶段常用辅弓丝或者竖直弹簧,也可在弓丝上弯制曲插入待竖直磨牙的颊面管加力来完成。缺牙患者倾斜邻牙竖直后还需注意与对颌牙的接触,尽量消除咬合早接触点,避免𬌗创伤。竖直倾斜邻牙也可以采用无托槽隐形矫治方式,通过在邻牙上设计竖直附件来达到竖直的目的。

（四）压低伸长对颌牙

1. 临床表现 后牙长期缺失后,对颌牙伸长,造成缺牙区修复空间不足。种植-正畸联合治疗患者常表现为下颌对颌牙伸长,上颌修复空间不足。

2. 治疗方案 伸长牙近远中如存在邻牙,可以通过固定矫治方式直接使用弹性弓丝或压低曲压低伸长的牙齿。若伸长牙在游离端,可以设计长臂水平压低曲,同时前牙区需配合垂直牵引以抵抗弓丝产生的副作用力,并逐渐加大后倾弯来压低游离端伸长牙。现阶段应用无托槽隐形矫治亦可通过在牙面粘接压低附件或在可摘局部义齿上增加𬌗面横置牵引链来压低下颌伸长牙。需要注意的是,在采用此类矫治方法时应在伸长牙邻牙上设计固位附件。在固定或无托槽隐形矫治中都可以设计微种植钉作为支抗,通过悬挂弹性橡皮链或橡皮圈压低伸长牙。对于上颌后牙缺失的患者,下颌伸长的对颌牙常通过微种植钉辅助正畸矫治器进行压低(图 14-2-3)。

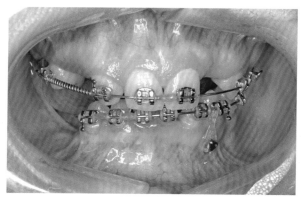

图 14-2-3 上颌部分后牙先天缺失患者的口内照,利用微种植钉压低下颌牙列,
为上颌种植牙修复提供垂直向空间

（五）纠正前牙覆𬌗覆盖

1. 临床表现 缺牙患者上下颌前牙过长、上下牙槽骨垂直向发育过度、Spee 曲线过深、上颌切牙内倾性深覆𬌗、前牙反𬌗(图 14-2-4)。

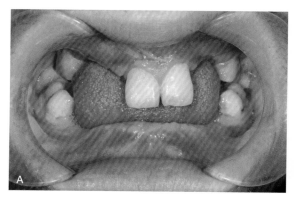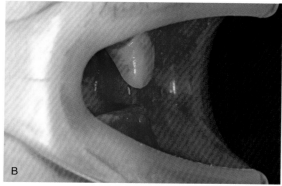

图 14-2-4 先天缺牙患者的口内照,上颌中切牙与下颌牙槽骨对刃咬合
A. 口内正面照 B. 45° 侧面照

2. 治疗方案　根据修复要求选择压低前牙和 / 或升高后牙。上颌前牙压低后可以在纠正覆𬌗的同时,改善上颌前牙暴露过多、露龈笑等问题。下颌前牙压低可以为上颌前牙内收及修复提供空间。压低前牙可采用水平𬌗板、多用途弓、压低辅弓、微种植体支抗钉及 J 钩等。升高后牙可使用𬌗板、摇椅弓、多曲弓等。目前无托槽隐形矫治在压低前牙的病例中效果也十分突出。

（六）纠正前牙开𬌗

1. 临床表现　先天缺牙患者上下颌前牙往往过短、萌出不足,上下牙槽骨垂直向发育轻度不足,后牙伸长。

2. 治疗方案　治疗首选压低后牙、伸长前牙或两者兼有。上颌前牙伸长可采用多用途弓、垂直牵引等,但成人前牙区垂直牵引需十分谨慎。压低后牙可使用𬌗板、微种植体支抗钉、多曲弓等。压低后牙也可以选用无托槽隐形矫治器。

（七）排齐个别牙错𬌗

1. 临床表现　存在影响修复设计或修复后期稳定性的扭转牙、错位牙等。

2. 治疗方案　可选用片段弓、局部固定矫治器或无托槽隐形矫治器。矫治过程中应注意保持缺牙间隙、余留牙咬合关系稳定及上下颌中线对齐等。

种植前的正畸治疗可将先天缺牙患者余留牙齿进行间隙管理和咬合调整,能有效保持患者牙周组织健康,有利于修复后期的良好保持。同时,相比单纯种植修复治疗,种植联合正畸治疗能显著提升患者口腔功能、语音障碍的恢复程度有,提高临床治疗效果和患者生活质量。

二、正颌治疗

多数牙缺失患者的就诊的目的除了修复缺失牙齿、恢复咀嚼功能,也要求纠正缺牙及骨骼发育异常带来的颌面部畸形,并追求面部的协调和美观。临床发现综合征型多数牙缺失患者常常伴发严重的上下颌骨发育异常,常规种植 - 正畸联合治疗并不能完全解决患者的颌面部畸形问题。针对此类伴发上下颌骨发育异常的多数牙缺失或无牙症患者,正颌手术联合种植修复的治疗模式不失为一种较好的选择。

一般在手术前先通过正畸治疗恢复前牙正常的唇倾度,调整和预留缺牙修复间隙。然后,行正颌手术解决患者上下颌骨发育不调问题,同期或二期种植。最后,术后修复并通过正畸微调,建立稳定的咬合关系。

正颌手术不仅能解决因患者颌骨发育异常导致的上下颌修复的前牙咬合难题,而且能帮助种植体放置到修复引导的位置上,利于种植修复体的后期维护及长期稳定。本病例是罹患先天缺牙伴骨性反𬌗的患者,成功接受双侧下颌矢状劈开后退联合上颌 Lefort Ⅰ 型截骨术,解决了患者上下颌骨前后向发育不调问题（图 14-2-5~ 图 14-2-15）。这类患者的治疗难点之一在于,如何在多数天然牙缺失情况下确立上下颌正确的颌位关系来指导正颌外科手术的开展。另一个难点是这类患者先天缺牙区骨量严重不足,如何制订和实施可靠、可行的骨增量方案来完成种植修复。在整个治疗过程中,需要正颌外科、口腔正畸科医师与口腔种植科医师充分沟通协调后,提供以功能修复为导向的个性化治疗方案。

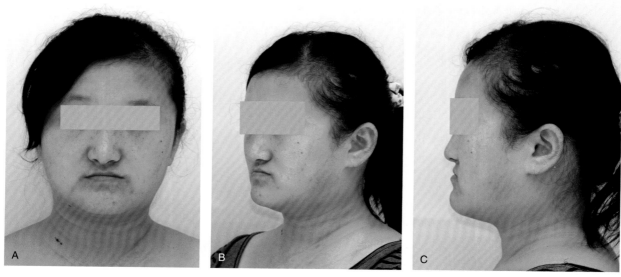

图 14-2-5 先天缺牙伴骨性反𬌗患者正颌术前的颌面照
A. 正面照 B. 45° 侧面照 C. 侧面照

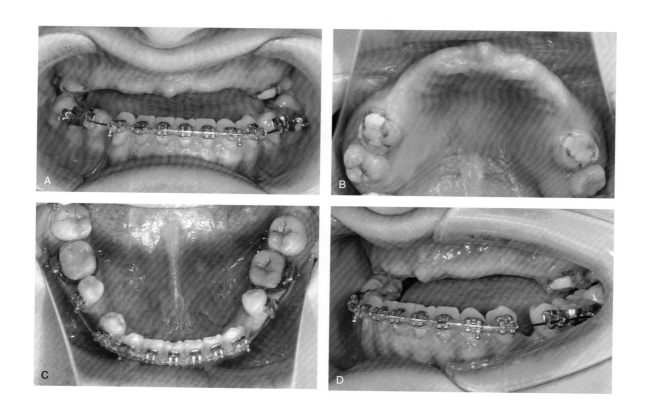

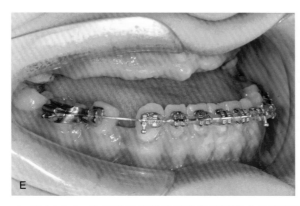
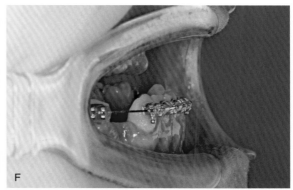

图 14-2-6　先天缺牙伴骨性反𬌗患者正颌术前接受正畸治疗（王旭东教授外科手术，江凌勇教授正畸治疗）

A. 口内正面照　B. 上颌𬌗面照　C. 下颌𬌗面照　D. 45° 侧面照（左侧）

E. 45° 侧面照（右侧）　F. 侧面照

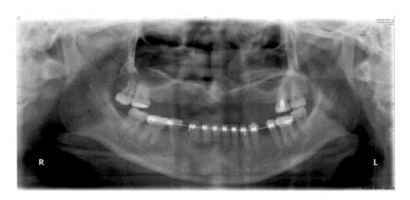

图 14-2-7　先天缺牙伴骨性反𬌗正畸治疗过程中的全景片

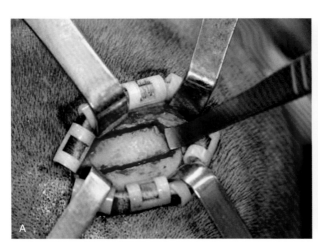
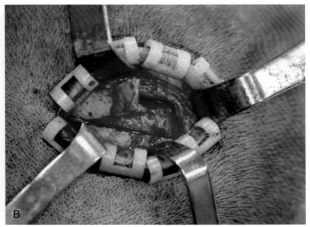

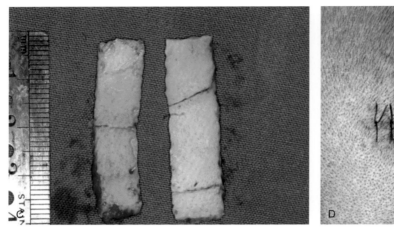
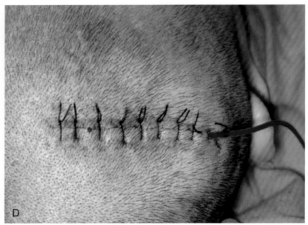

图 14-2-8   颅骨外板自体骨移植

A. 头皮切口暴露取骨区   B. 供区取骨   C. 获取 1cm×4cm 的两块颅骨外板   D. 缝合供区切口、引流

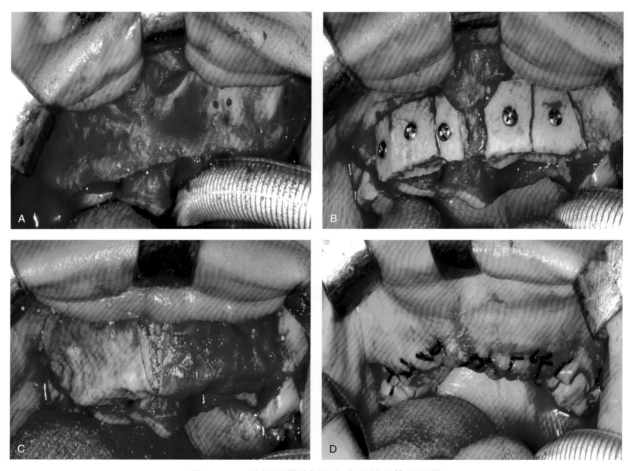

图 14-2-9   使用颅骨外板进行水平性牙槽嵴增量

A. 切开、翻瓣暴露术区，去皮质化   B. 使用皮质螺纹钉坚固固定块状骨   C. 在块状骨与受区间填塞人工骨移植材料，上覆可吸收胶原膜   D. 减张缝合关闭手术切口

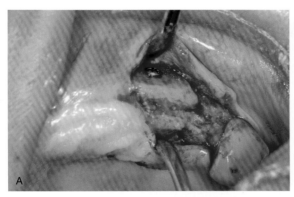
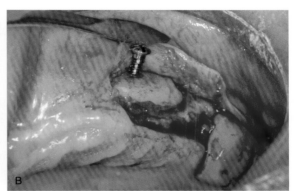

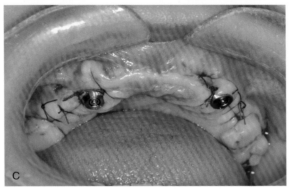

图 14-2-10　植骨区种植手术

A. Ⅱ期种植手术切口翻瓣暴露植骨区域,可见螺纹钉周围基本无骨吸收,成骨效果良好　B. 取下皮质螺纹钉
C. 在植骨区选定植入位点,先植入 2 枚常规种植体,缝合切口

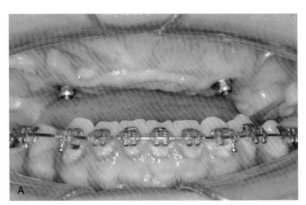

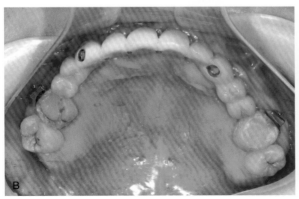
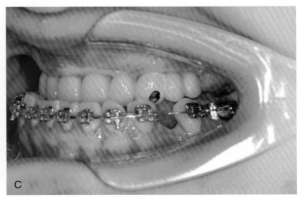

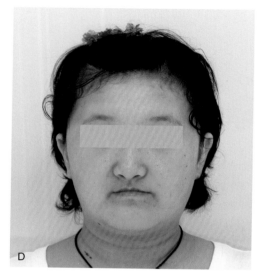

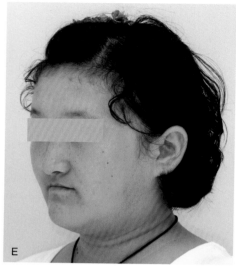

图 14-2-11 依靠植入的 2 枚种植体行上颌临时固定修复,正颌医师借助临时修复体,引导完成正颌手术

A. 临时修复体戴入前口内正面照 B. 戴入临时固定修复体 C. 45° 侧面照可见上下颌呈反𬌗状态

D. 临时修复体戴入后正面照 E. 临时修复体戴入后 45° 侧面照

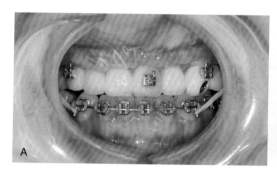

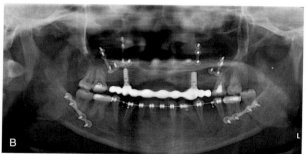

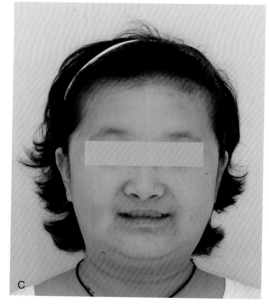

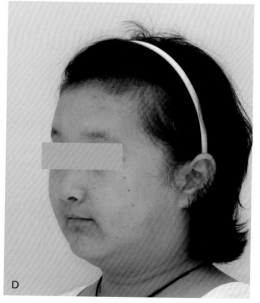

图 14-2-12 患者完成正颌手术后

A. 口内正面照,可见术后颌间牵引 B. 正颌术后全景片 C. 正面照 D. 45° 侧面照

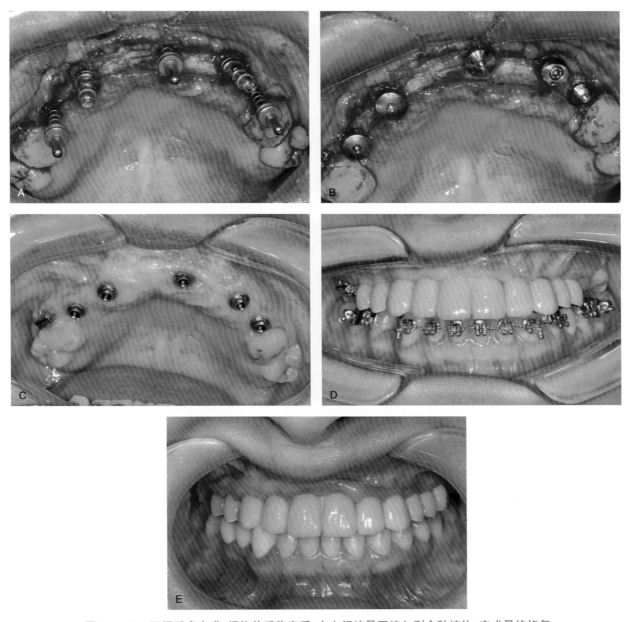

图 14-2-13　正颌手术完成、颌位关系稳定后，在上颌植骨区植入剩余种植体，完成最终修复

A. 正颌手术前植入的 2 枚常规种植体已形成骨结合，在上颌前部再植入 3 枚常规种植体　B. 安装愈合基台　C. 种植体骨结合完成后制取印模　D. 最终修复体戴入　E. 正畸治疗结束

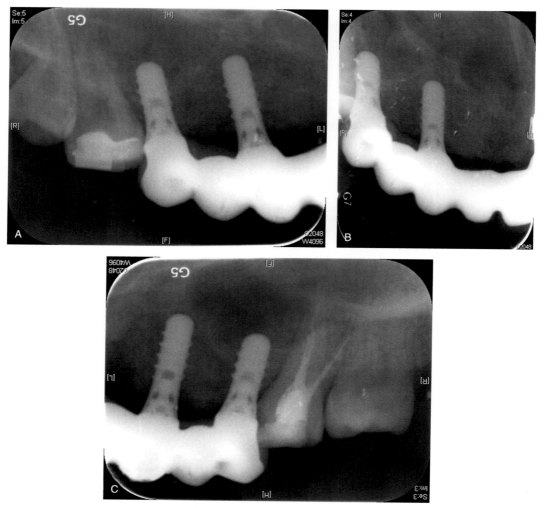

图 14-2-14 戴入最终修复体当日拍摄根尖片,可见种植体形成良好的骨结合

A. 右侧 2 枚种植体的根尖片 B. 前部中份种植体的根尖片 C. 左侧 2 枚种植体的根尖片

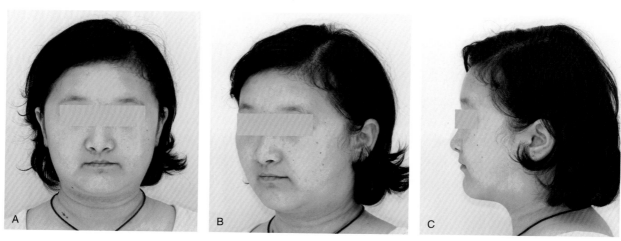

图 14-2-15 患者戴入最终修复体后口外照

A. 正面照 B. 45° 侧面照 C. 侧面照

三、软硬组织增量下的常规种植治疗

在牙胚生长发育过程中,牙胚周围会出现小软骨块并很快骨化形成骨板,内外侧骨板的发育会将牙胚逐渐包埋,包埋牙胚的这部分颌骨为牙槽骨,又称为牙槽突。这一过程中牙槽骨起到了保护牙胚发育的功能。事实上,牙胚和牙槽骨的生长发育具有相互促进的可能性,牙槽骨可随着牙胚的生长而发育。牙萌出以后,牙齿在咀嚼活动中承担咬合力,进一步刺激牙槽骨的生长。因此,牙槽骨特别是牙槽嵴的发育是由萌出刺激和咀嚼刺激两方面所决定的。先天缺牙患者缺乏上述两项因素的刺激,故牙槽骨的发育呈现异常。

对于部分先天缺牙患者,受益于邻近天然牙的萌出,缺牙区牙槽嵴的垂直向发育并没有完全受到抑制,临床以严重水平向骨缺损伴有轻度垂直骨缺损最为常见。

这类患者在进行常规种植修复前,绝大多数都需要进行硬组织增量。临床医师在术前根据缺损区形态、缺损面积大小、口内供骨区的骨量来综合制订骨增量方案。临床中也发现,这类患者除缺牙区存在骨量严重不足外,口内常见的供区,如外斜线、下颌升支、正中联合也都存在有骨量不足的问题。因此,很多先天多牙连续缺失的患者都需要从口外来源的供区取骨进行块状骨移植(图14-2-16~图14-2-32)。

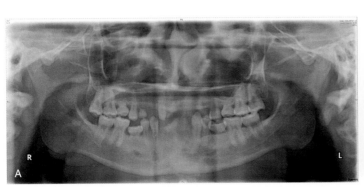
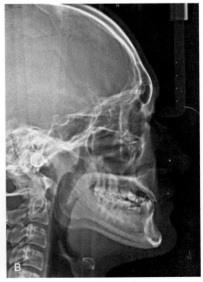

图 14-2-16　先天缺牙患者初诊影像学资料,多数恒牙先天缺失,上下颌弓轻度失调
A.全景片　B.头颅侧位片

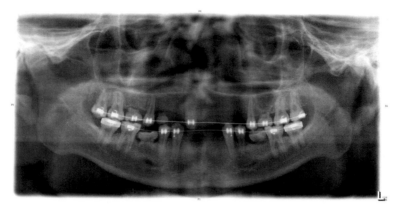

图 14-2-17   正畸治疗调整缺牙间隙过程中拍摄的全景片

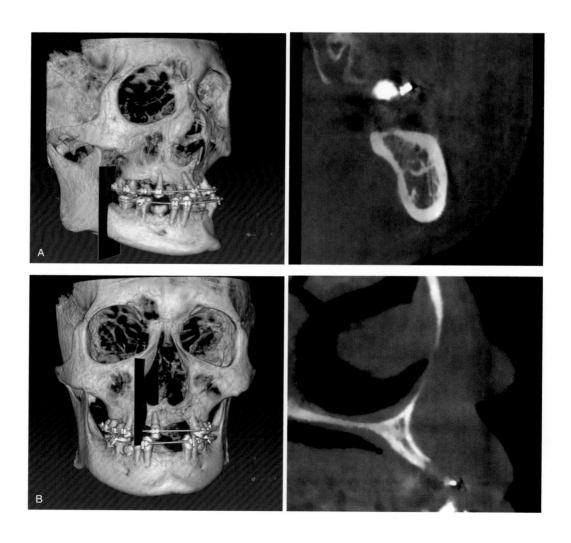

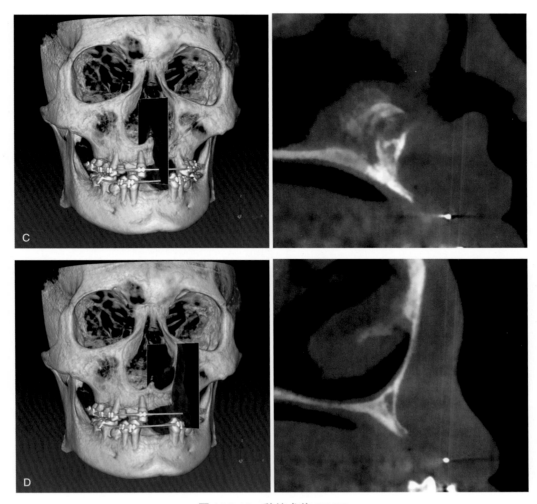

图 14-2-18　种植术前 CBCT

A. 外斜线供区自体骨量有限　B. 右侧前牙区牙槽嵴水平向骨缺损严重　C. 左侧前牙区牙槽嵴水平向骨缺损严重

D. 左侧前磨牙区牙槽嵴水平向骨缺损严重

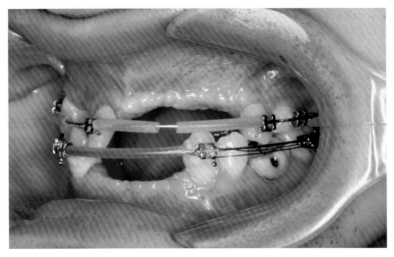

图 14-2-19　术前口内照,正畸治疗调整缺牙间隙

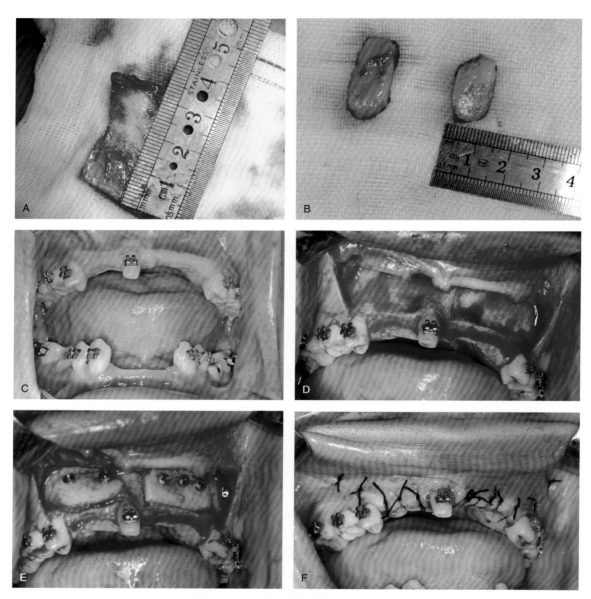

图 14-2-20 上颌一期游离髂骨移植手术
A. 口外髂骨供区取骨　B. 塑形得到 2 块约 1cm×3cm 大小的骨块　C. 口内正面照　D. 切开翻瓣
E. 将移植骨块用皮质螺纹钉固定在受区　F. 缝合关闭受区创口

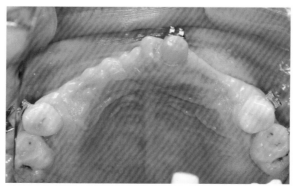

图 14-2-21 术后 3 个月,软组织愈合良好

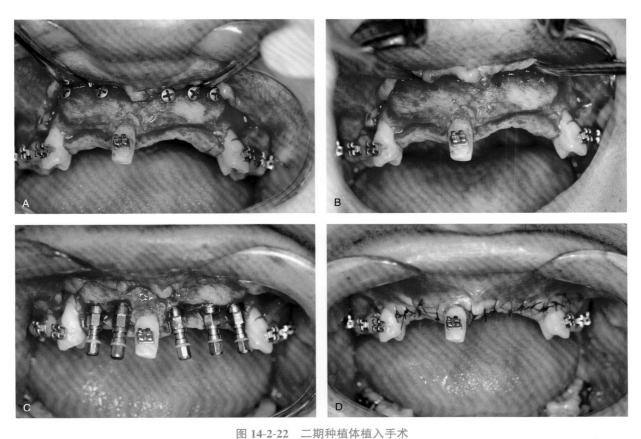

图 14-2-22　二期种植体植入手术

A. 暴露术区,可见移植骨块愈合良好,皮质螺纹钉周围有少量骨吸收　B. 取出螺纹钉　C. 在缺牙区植入 5 枚常规种植体,种植体周围有充足骨量包绕　D. 缝合手术切口

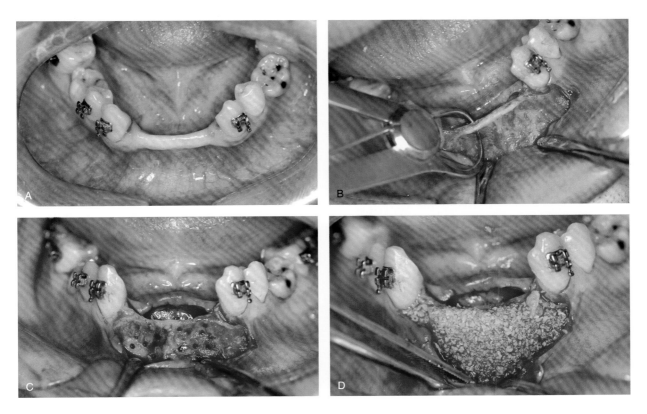

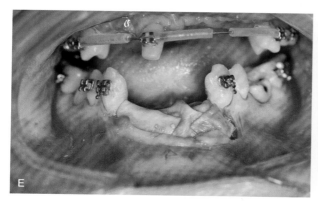
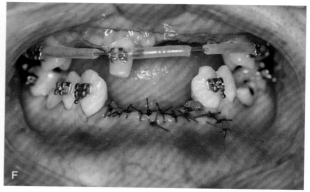

图 14-2-23　下颌前牙缺牙区一期植骨术

A. 术前下颌𬌗面照　B. 切开、翻瓣暴露术区，牙槽嵴呈刀刃状，测量牙槽嵴宽度　C. 牙槽嵴去皮质化　D. 放置人工骨移植材料行水平性骨增量　E. 覆盖可吸收胶原膜　F. 减张缝合手术切口

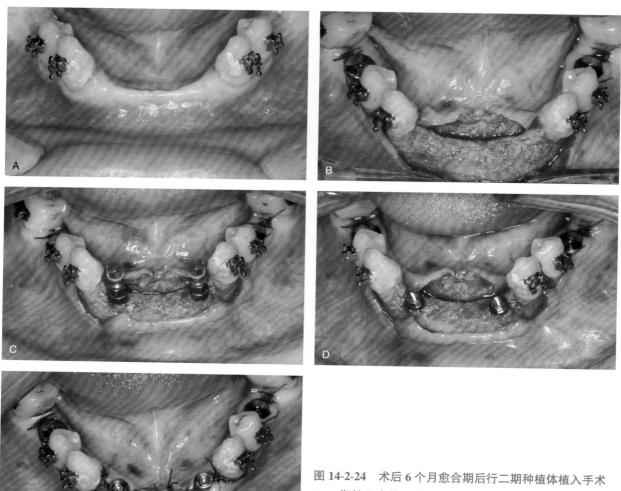

图 14-2-24　术后 6 个月愈合期后行二期种植体植入手术

A. 二期植入术前口内照，软组织愈合良好　B. 牙槽嵴顶切开翻瓣，暴露术区，可见牙槽嵴宽度明显改善　C. 植入 2 枚常规种植体　D. 种植体周围有足量新生骨　E. 安装愈合基台并缝合切口

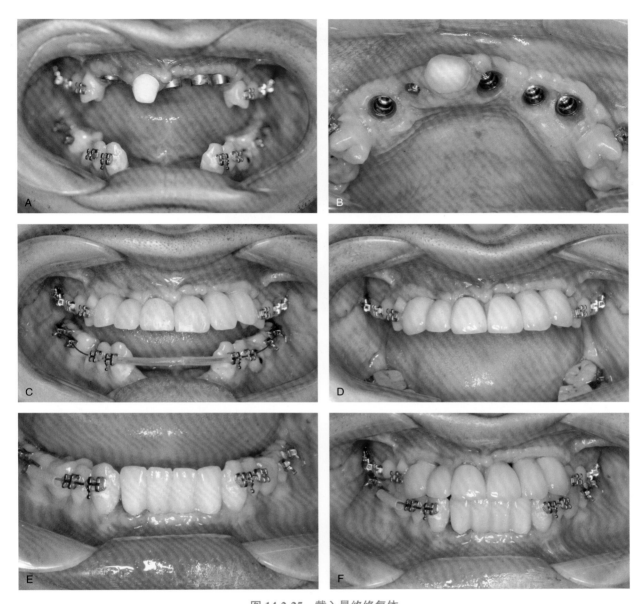

图 14-2-25 戴入最终修复体

A. 术后 3 个月愈合期后口内正面照　B. 取下上颌愈合基台，软组织袖口健康稳定　C. 戴入上颌临时修复体　D. 戴入上颌最终修复体　E. 戴入下颌最终修复体　F. 口内正面咬合照，上下颌弓仍有一定程度的比例失调

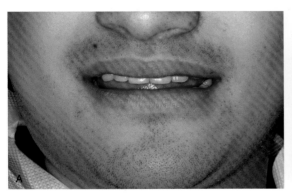

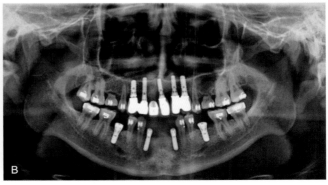

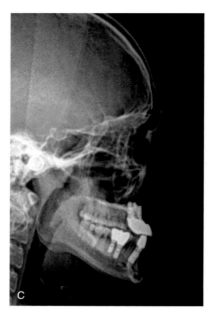

图 14-2-26 患者完成修复体初戴后的口外照和影像学资料

A. 正面微笑照 B. 全景片 C. 头颅侧位片

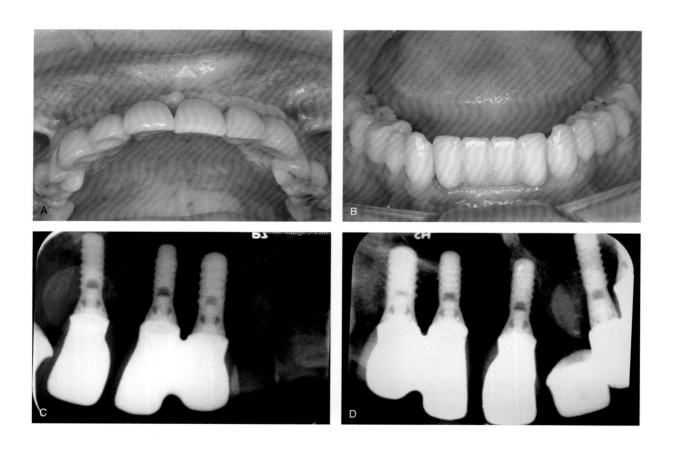

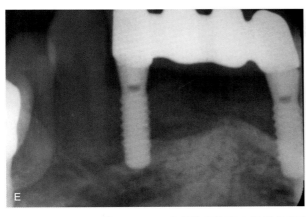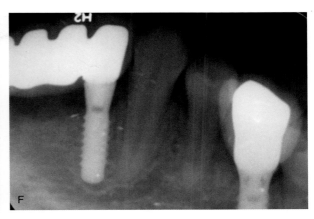

图 14-2-27　患者治疗结束 1 年后的复查资料,根尖片显示种植体边缘骨高度稳定

A. 上颌𬌗面照　B. 下颌正面照　C. 左侧上颌前部种植体根尖片　D. 右侧上颌前部种植体根尖片　E. 右侧下颌前部
种植体根尖片　F. 左侧下颌前部种植体根尖片

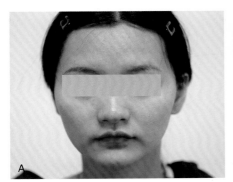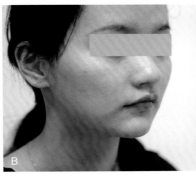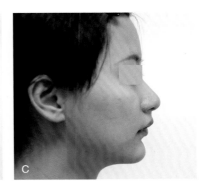

图 14-2-28　先天缺牙患者初诊时口外照

A. 正面照　B. 45° 侧面照　C. 侧面照

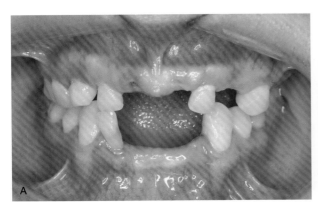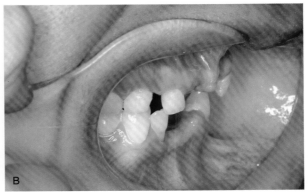

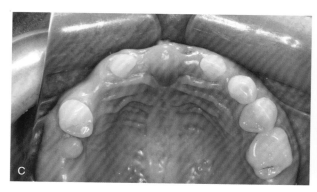

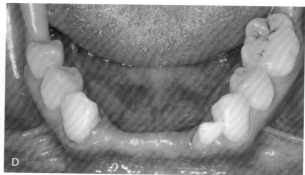

图 14-2-29　先天缺牙患者初诊时口内照
A. 咬合正面照　B. 咬合 45° 侧面照　C. 上颌𬌗面照　D. 下颌𬌗面照

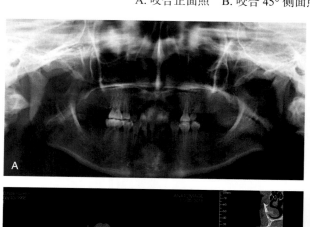

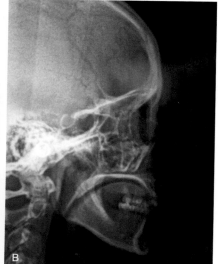

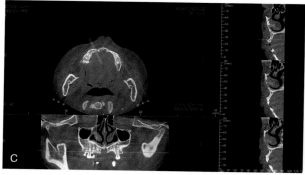

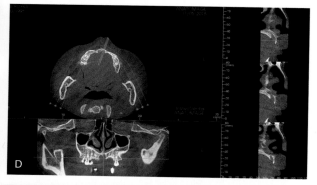

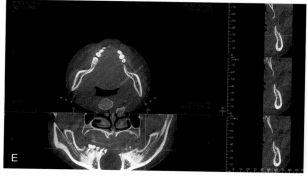

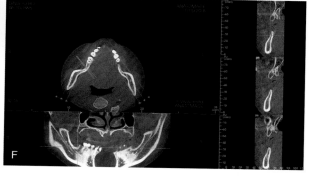

图 14-2-30　先天缺牙患者术前影像学检查
A. 全景片　B. 头颅侧位片　C. CBCT 显示右侧前牙区严重水平向骨缺损　D. CBCT 显示左侧前牙区严重水平向骨缺损　E. 下颌骨左侧外斜线供区骨量不足　F. 下颌骨右侧外斜线供区骨量不足

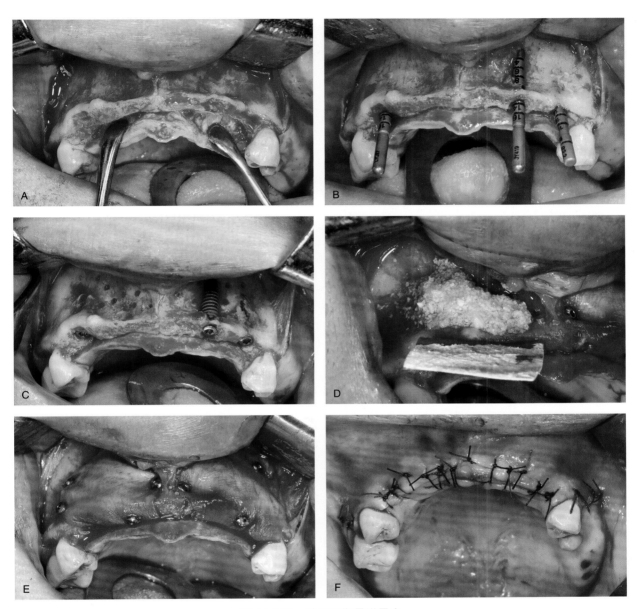

图 14-2-31　种植同期骨增量术

A. 翻瓣后暴露术区牙槽嵴　B. 上颌前部植入 3 枚常规种植体,唇侧骨板菲薄　C. 植入种植体,出现种植体螺纹粗糙面暴露　D. 同期行水平性骨增量:去皮质化,填充自体骨及人工骨移植混合物,覆盖可吸收胶原膜(自体骨来源于外斜线骨屑)　E. 膜钉固定可吸收胶原膜　F. 手术切口减张缝合关闭

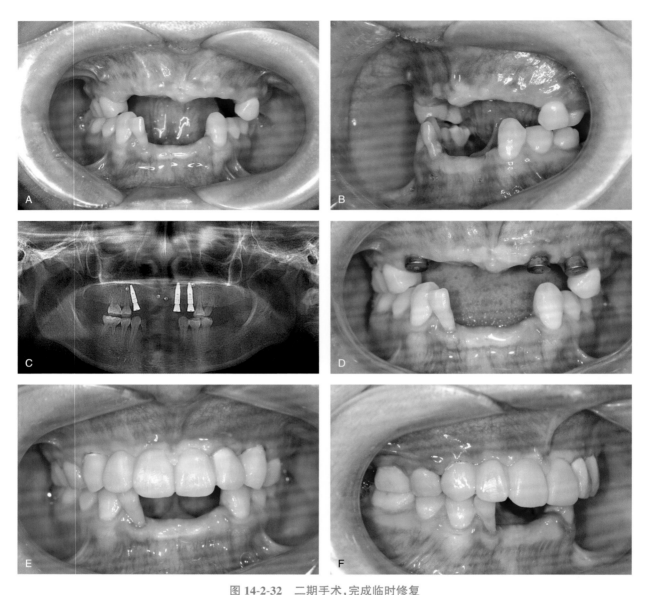

图 14-2-32 二期手术,完成临时修复

A. 术后 6 个月愈合期后口内咬合正面照　B. 口内咬合侧面照　C. 全景片　D. 二期手术,安装愈合基台,同时取出膜钉　E. 临时修复体戴入后口内咬合正面照　F. 临时修复体戴入后的口内咬合侧面照

第三节　严重先天缺牙患者的颧种植治疗

　　针对已成年的多数牙先天缺失中的重度患者(severe oligodontia)或先天无牙症患者,由于上颌牙槽嵴有严重的水平向和垂直向缺损,游离骨移植存在手术创伤大,失败和吸收风险高等一系列问题,故可以认为颧种植是解决这一类患者缺牙问题的主要方法。临床上多数重度先天缺牙患者仅存留上颌中切牙和/或上颌第一磨牙,同时伴有萌出恒牙的牙冠发育异常和畸形,如锥形牙、过小牙等(图 14-3-1)。

　　对于临床医师来说,决定拔除还是保留这类患者剩余的天然牙是一个非常棘手的问题,尚没有更多共识性结论。一些 ED 患者仅存留 2 颗分散的上颌中切牙,如果予以保留,就不能完成跨牙弓的全颌修复,只能进行分段修复,而这给修复重建创造了很大的难度。也有学者主张将阻碍整体修复设计的分散天然牙拔除,为种植手术创造更有利的局部条件。但大多数临床医师仍认为这些仅存的剩余牙齿应尽量保留。

　　拔除剩余牙齿的优势包括简化治疗程序,减少手术操作的复杂性,可能获得更佳的美学效果,修复体设计更为合理。但缺点是拔除了患者仅存的功能性天然牙。在临床实际工作中,根据患者的意愿、天然牙的局部健康状况、整体修复设计等方面综合考虑天然牙的保留与否。

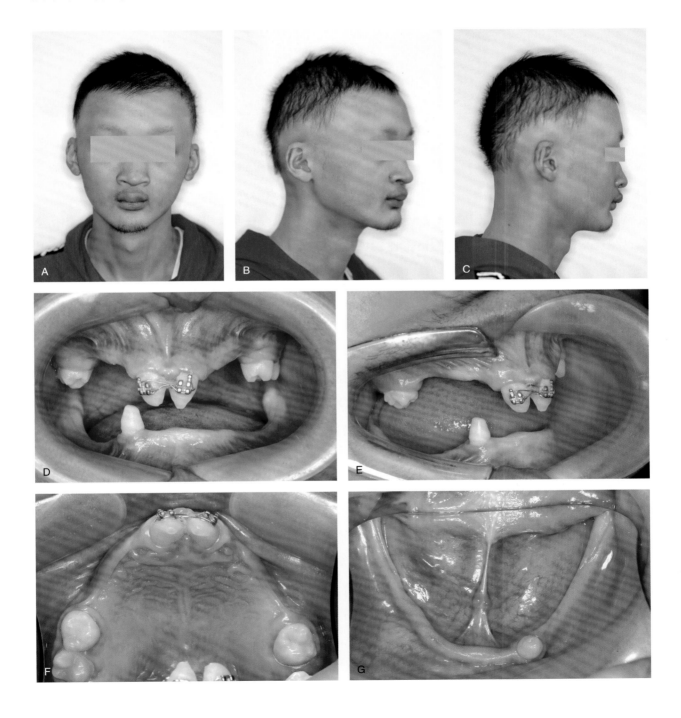

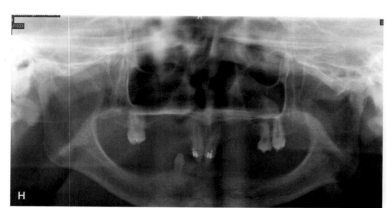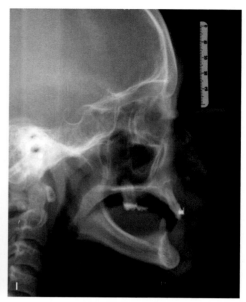

图 14-3-1　ED 患者典型的上颌存留牙分布情况，上颌仅有两侧中切牙、单侧第一磨牙、单侧前磨牙萌出
A. 口外正面照　B. 45° 侧面照　C. 侧面照　D. 口内正面照　E. 45° 侧面照　F. 上颌𬌗面照
G. 下颌𬌗面照　H. 全景片　I. 头颅侧位片

严重先天缺牙患者不仅上颌修复重建的难度极高，下颌也存在软硬组织严重不足的问题。由于下颌牙槽嵴整体发育极差，这类患者的颏孔通常位于牙槽骨表面的位置，从下颌第二前磨牙以后的区域均没有足够的骨高度能放置常规种植体。两侧下颌第一前磨牙间的区域牙槽骨菲薄、骨宽度严重不足，也常伴有骨高度不足的问题。

如患者下颌尖牙区骨量充足，可以考虑植入 2 枚常规种植体，行覆盖义齿修复。这一修复方式可以大大简化下颌的外科操作难度。但有一些年轻的 ED 患者会坚持种植固定修复的意愿，这就需要经过多次复杂外科手术，包括牵张成骨术、大面积块状骨移植的方法才能实现。

牵张成骨术（distraction osteogenesis，DO）是利用骨牵引装置在骨缝或截骨断端以一定的速度施加缓慢而稳定的牵引力，激活细胞的增殖能力，促使骨再生从而延长或增宽骨骼的技术。部分先天缺牙并伴发颌骨畸形的患者存在严重的牙槽骨骨量不足，牵张成骨手术可增加骨高度，利于种植体植入及上部结构的修复。DO 在增加硬组织的同时可以获得软组织的增量，这对治疗大面积软硬组织均不足的患者，尤其是软组织不足的病例有着一定的优势。

一般 DO 多用于先天无牙症患者上下颌牙槽嵴严重发育不足，仅存留部分基底骨，存在严重的垂直向和水平向骨缺损的情况。CBCT 显示口内来源供区如正中联合、外斜线及下颌升支等都不能提供足够的移植骨源，需采用口外来源的游离骨移植。但大面积骨移植后的创口关闭会变得异常困难。DO 能很好地解决软硬组织严重不足的问题。DO 要求剩余骨量在截骨后仍能给牵引器提供良好的固位。

本病例的上颌骨增量供区来源于患者髂骨，下颌采用 DO。术中在下颌骨前牙区放置垂直骨牵引装置。术后1周、2周、1个月及4个月分别复查，可见原下颌严重骨缺损区域骨高度得到有效增加。牵引结束后，上颌双侧各植入1枚颧种植体，前牙髂骨植骨区植入4枚常规种植体；下颌牵引区植入4枚常规种植体，完成上下颌固定修复。患者咬合功能得到了很好的恢复（图14-3-2～图14-3-9）。

目前，关于先天缺牙患者，种植联合DO治疗颌骨萎缩及牙缺失者仅有少数病例报道，也缺乏长时间的随访，未来需要进一步的研究证明DO对这一类患者的长期临床疗效。

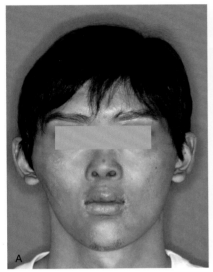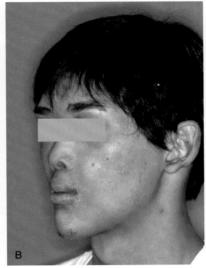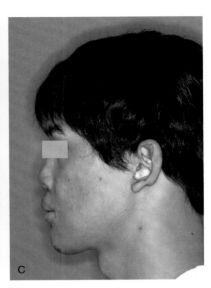

图 14-3-2　先天无牙症患者初诊时口外照
A.正面照　B.45°侧面照　C.侧面照

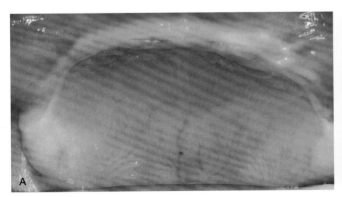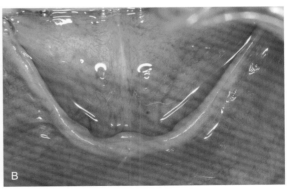

图 14-3-3　先天无牙症患者初诊时口内照
A.上颌𬌗面照　B.下颌𬌗面照

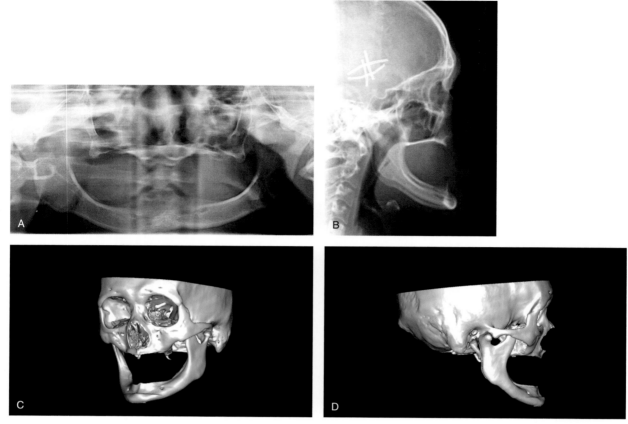

图 14-3-4   影像学资料

A. 全景片   B. 头颅侧位片   C. CT 三维重建后 45° 侧面像   D. 三维重建后侧面像

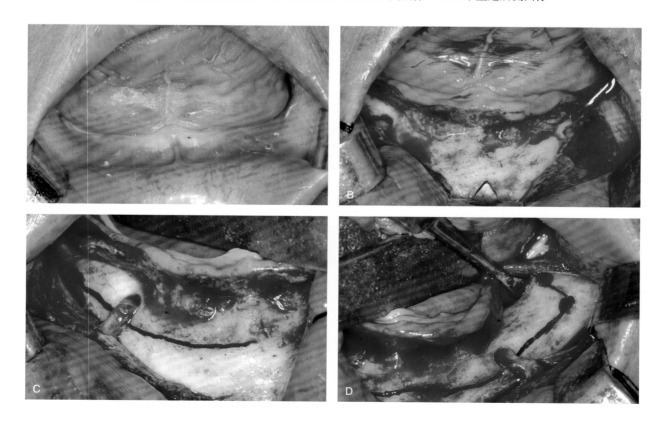

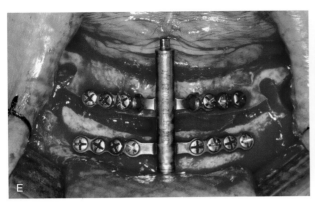
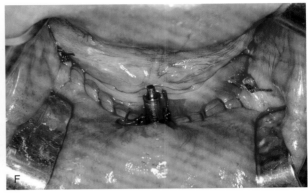

图 14-3-5 下颌骨牵张成骨术（王旭东教授外科手术）

A. 口内下颌正面照　B. 翻瓣暴露下颌术区　C. 暴露右侧颏孔及颏神经，注意截骨线与神经的位置关系　D. 暴露左侧颏孔及颏神经　E. 截骨、安装牵引器　F. 缝合手术切口

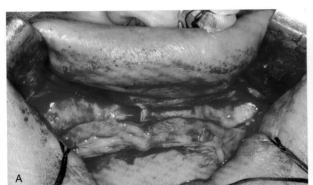
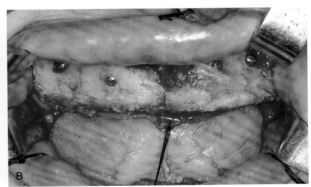

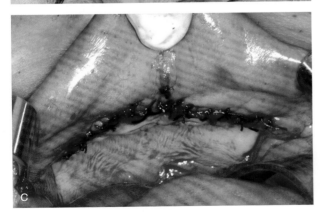

图 14-3-6 上颌一期植骨

A. 翻瓣暴露受区　B. 口外来源获得髂骨块状自体骨，螺纹钉固定骨块移植物，同时完成水平及垂直向增量　C. 减张缝合手术切口

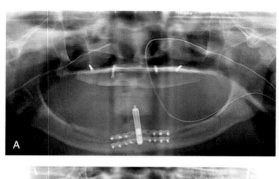

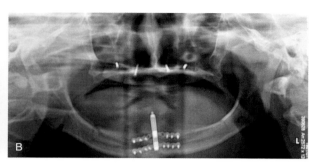

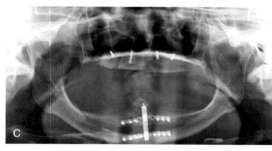

图 14-3-7　DO 术中全景片

A. 牵引术开始　B. 牵引术中　C. 牵引稳定期

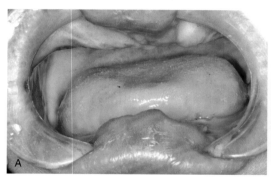

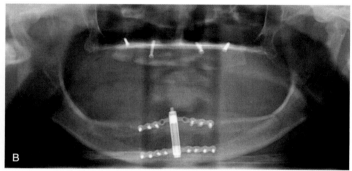

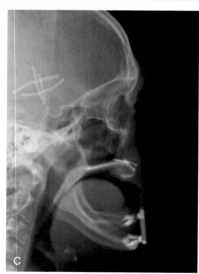

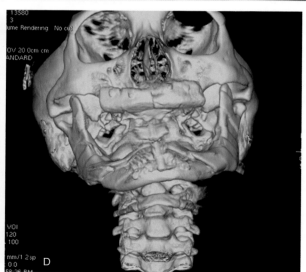

图 14-3-8　牵引稳定期 3 个月后

A. 口内正面照　B. 全景片　C. 头颅侧位片　D. CT 三维重建

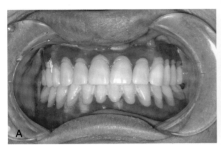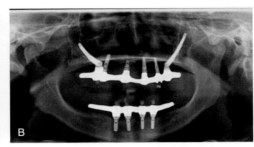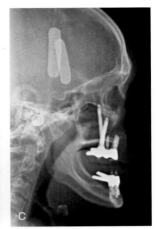

图 14-3-9　上颌植入颧种植体后进行上下颌固定修复,最终修复体戴入

A. 口内正面照　B. 全景片　C. 头颅侧位片

一、单颧种植结合自体块状骨移植联合治疗

无牙症 ED 患者的种植重建会面临硬组织严重不足的问题,单颧种植结合前牙区常规种植体植入常需要进行一期植骨后才能实现。这类患者骨缺损范围广,骨量需求大,同时由于颌骨发育的问题,口内来源的供区骨量又非常有限,因此绝大多数患者都需要口外供区来源取骨。常用的口外取骨区域包括腓骨、髂骨、颅外板(图 14-3-10~ 图 14-3-28)。

考虑到髂骨骨质疏松,游离移植后期发生吸收率高的问题,在临床中多采用腓骨作为供区。腓骨骨质致密,管状骨易塑形,但有供区并发症及皮肤瘢痕等额外风险。

无牙症患者受植区骨菲薄,移植骨块固定难度高。同时,由于受区骨松质量少,骨髓腔开放有限,骨髓来源血供差,且大面积增量时要对软组织进行充分减张关闭,这对手术医师的外科技巧提出了很高的要求。

前牙区混合型骨缺损,即骨高度和骨宽度均不足,在对移植骨进行塑形时,可以考虑将骨块修整呈 L 形,这样可以在一期植骨阶段同时完成水平向和垂直向的重建。也可以将移植骨分割塑形为多块,分别固定在牙槽嵴顶及颊侧。块状移植骨与受植区间的缝隙可以填塞人工骨移植材料和自体骨屑的混合物。软组织充分减张后对位缝合关闭切口。

在临床中,发现这类患者大面积块状植骨后的效果差异性较大。虽然愈合期未曾发生创面开裂、感染、移植骨块松动等并发症,但是部分患者仍会出现比较严重的移植骨吸收。推测这可能与供区血供不良相关。由患者基因突变引发的相关下游信号通路调控成骨是否异常目前尚无报道。对于出现轻中度移植骨吸收的患者,在进行二期种植体植入时,需要同时进行额外骨增量,包括采用经典的引导性骨再生技术。如果出现重度移植骨吸收不能植入常规种植体时,就需要考虑其他方案,其中最常见的是采用双侧双颧种植。

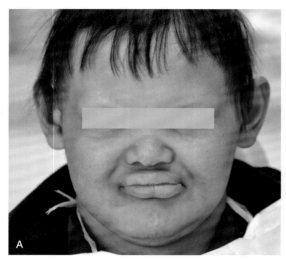

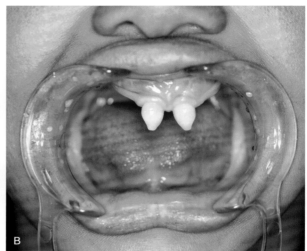

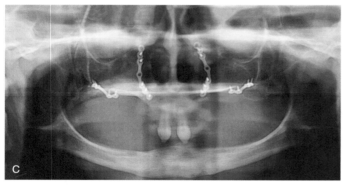

图 14-3-10　HED 患者初诊检查,该患者在外院曾接受上颌正颌手术
A. 口外正面照　B. 口内正面照,上颌仅有 2 颗中切牙萌出,为锥形牙　C. 全景片

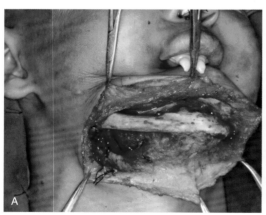

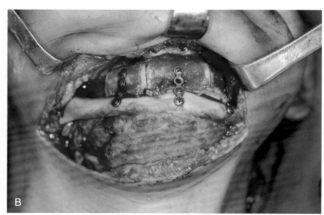

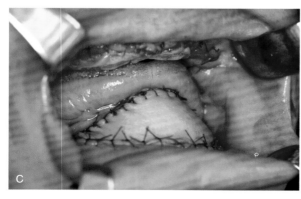

图 14-3-11　一期下颌血管化腓骨垂直及水平向增量术(张陈平教授、杨雯君教授外科手术)
A. 口外切口暴露下颌骨术区　B. 使用钛板及钛钉固定腓骨骨块移植物　C. 完成血管化腓骨皮瓣移植后,缝合关闭手术切口

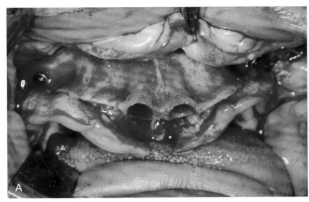

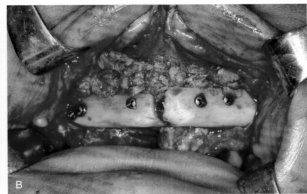

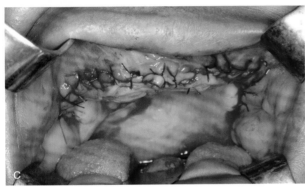

图 14-3-12 一期上颌游离腓骨移植增量手术（张陈平教授、杨雯君教授外科手术）

A. 拔除 2 颗锥形天然牙 B. 使用螺纹钉将修整为 L 形的骨块移植物固定在受区，同时增加了牙槽骨的水平向宽度及垂直向高度 C. 减张缝合手术切口

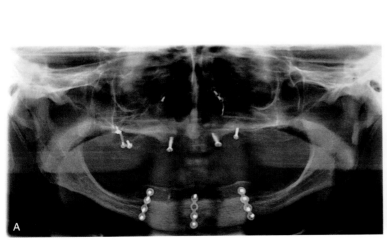

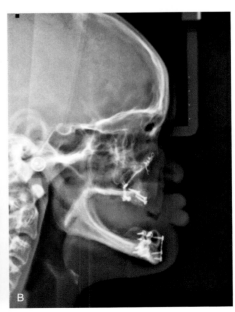

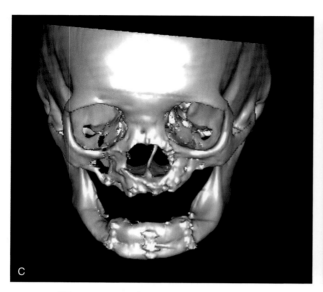
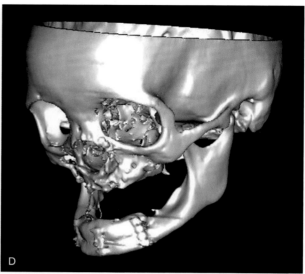

图 14-3-13 3 个月愈合期后影像学资料：下颌血管化移植腓骨基本无吸收，上颌游离植骨骨吸收明显
A. 全景片 B. 头颅侧位片 C. CT 三维重建的头颅正位像 D. CT 三维重建的头颅 45° 侧位像

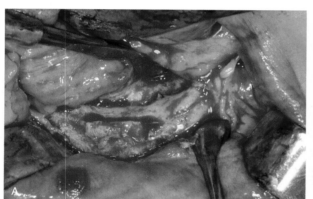
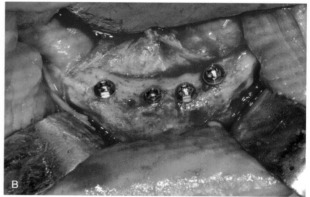

图 14-3-14 下颌二期种植手术
A. 暴露下颌术区，骨宽度增加明显 B. 植入 4 枚常规种植体，种植体周围有足量骨包绕

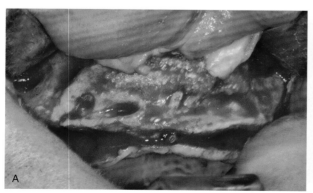
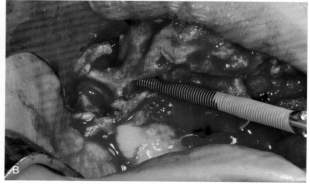

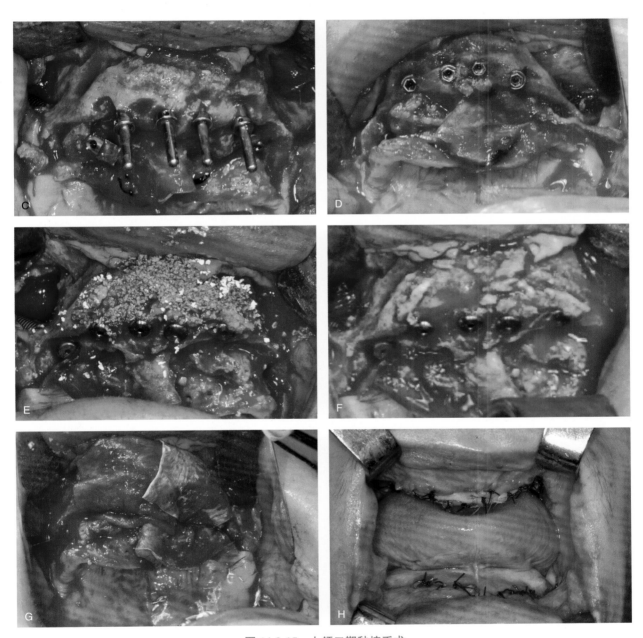

图 14-3-15　上颌二期种植手术

A.翻瓣并暴露上颌移植区,可见移植区有明显骨吸收　B.右侧植入单枚颧种植体　C.前牙区植入4枚常规种植体
D.前牙区种植体周围有骨缺损　E.种植体周围骨缺损区放置人工骨移植材料　F.覆盖可吸收胶原膜　G.覆盖双层可
吸收胶原膜　H.组织瓣复位,关闭缝合手术切口

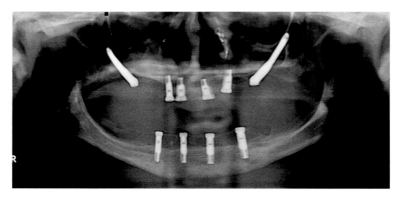

图 14-3-16 种植术后的全景片

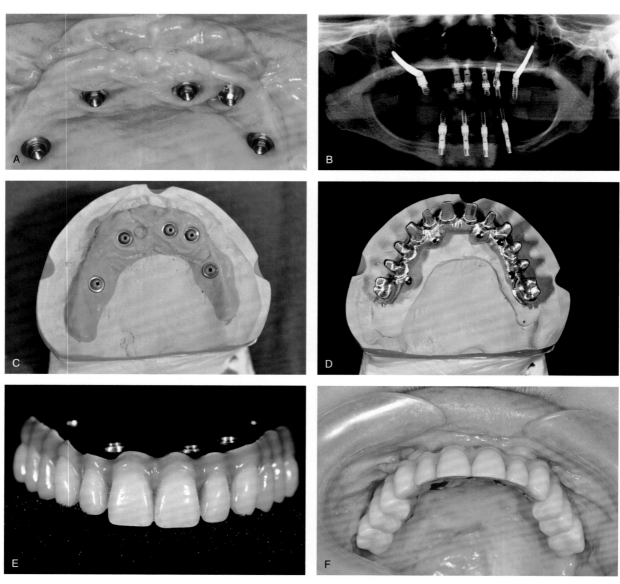

图 14-3-17 上颌最终修复

A. 修复前口内基台照 B. 临时义齿戴入后全景片 C. 上颌利用前牙区 3 枚常规种植体和两侧颧种植体进行修复

D. 支架 E. 最终修复体 F. 最终修复戴入口内照

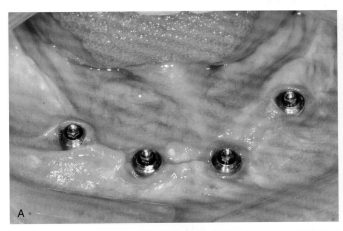

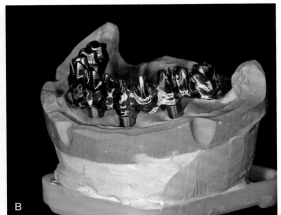

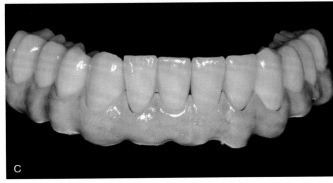

图 14-3-18　下颌最终修复
A.修复前口内基台照　B.支架　C.最终修复体

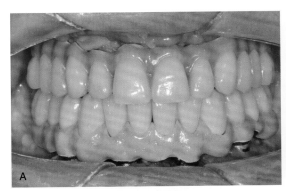

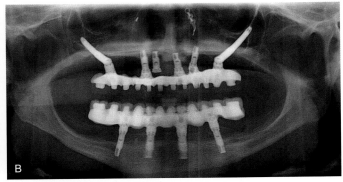

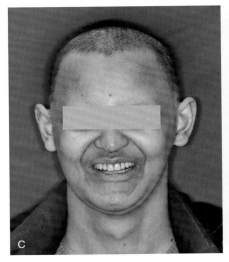

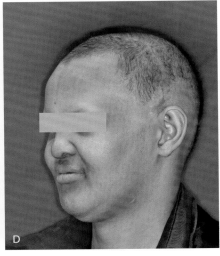

图 14-3-19　上下颌最终修复
体戴入
A.口内正面照　B.全景片
C.口外正面微笑照　D.口外
45°侧面照

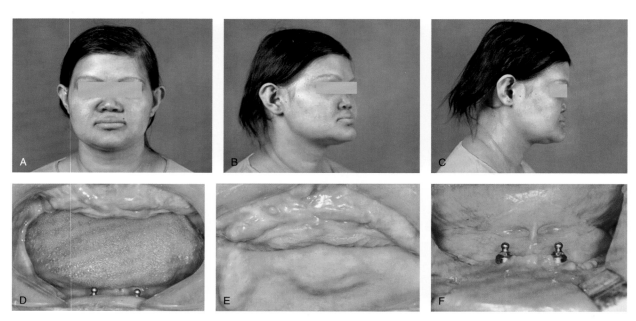

图 14-3-20 HED 患者初诊时资料,曾于外院在下颌前牙区植入 2 枚常规种植体行覆盖义齿修复,上颌曾接受块状骨移植
A. 口外正面照 B. 45° 侧面照 C. 侧面照 D. 口内正面照 E. 口内上颌照
F. 口内下颌照,可见前牙区有 2 枚常规种植体

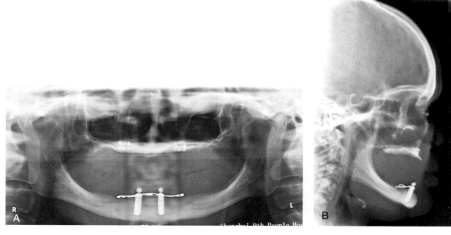

图 14-3-21 患者影像学资料
A. 全景片 B. 头颅侧位片

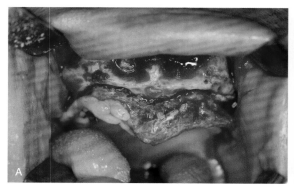
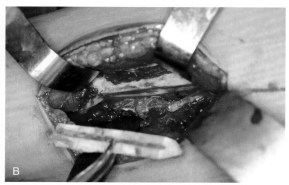

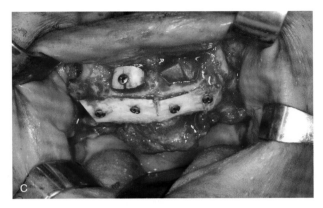

图 14-3-22　患者接受一期上颌前牙区游离腓骨移植手术，行水平及垂直向骨增量（张陈平教授、杨雯君教授外科手术）

A. 翻瓣，暴露上颌植骨区　B. 从腓骨区取得需要的块状骨移植物　C. 将移植物用螺纹钉固定在受区，完成垂直及水平向骨增量

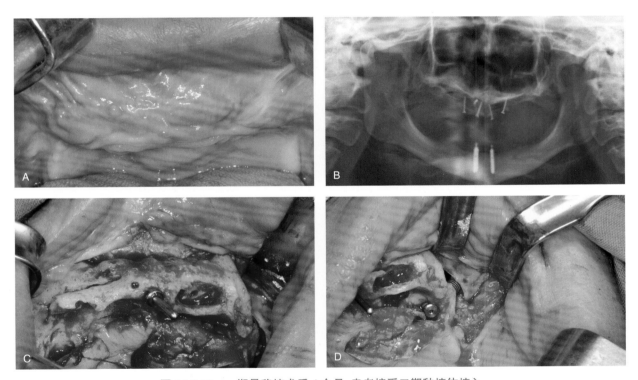

图 14-3-23　一期骨移植术后 4 个月，患者接受二期种植体植入

A. 术前口内照　B. 术前全景片　C. 翻瓣见移植区有骨吸收，前牙区植入 4 枚常规种植体　D. 双侧各植入 1 枚颧种植体

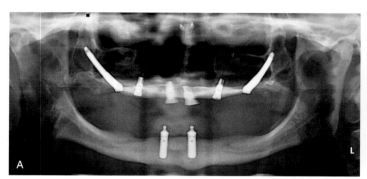
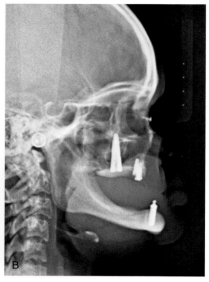

图 14-3-24　种植术后影像学资料

A. 全景片　B. 头颅侧位片

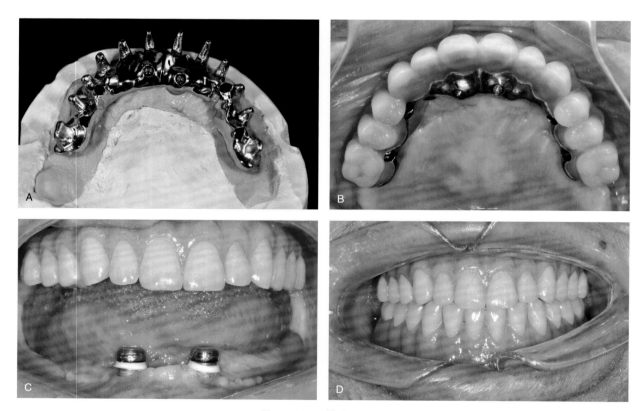

图 14-3-25　最终修复体

A. CAD/CAM 钛支架　B. 上颌最终修复体𬌗面照　C. 上颌最终修复体正面照

D. 最终修复体戴入后口内咬合照

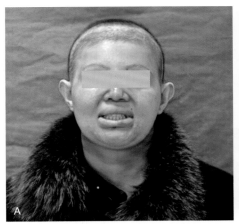
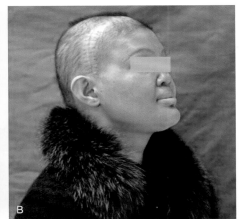
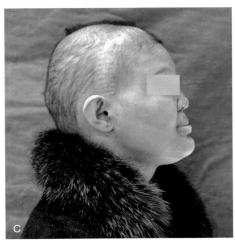

图 14-3-26 患者戴入最终修复体后口外照
A. 正面照 B. 45° 侧面照 C. 侧面照

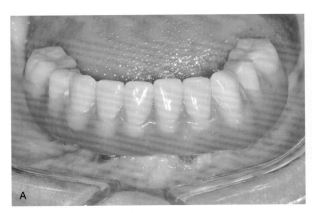
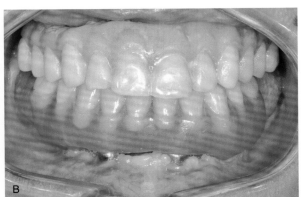
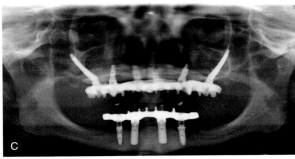

图 14-3-27 因患者强烈要求,下颌改行固定修复,在下颌远中各植入 1 枚常规种植体
A. 下颌固定修复正面照 B. 上下颌口内正面咬合照
C. 上下颌最终修复体戴入后全景片

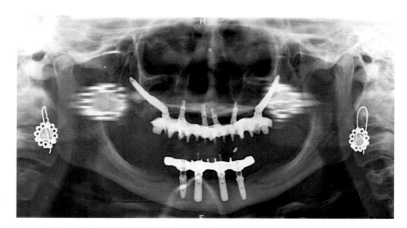

图 14-3-28　患者 2 年后随访时全景片,上颌前牙区种植体周围有一定程度的边缘骨吸收

二、双侧双颧种植

对无牙颌 ED 患者除采用前牙区块状骨移植进行水平及垂直向骨增量植入常规种植体的方案外,还可以考虑采用双侧双颧方案来解决上颌修复重建问题。这一方法在缩短治疗周期、避免供区风险方面有着明显的优势,同时有实现即刻负载的可能。

采用双侧双颧方案最关心的是:无牙颌 ED 患者除牙槽骨发育异常外,颧骨是否被累及? 每侧颧骨是否有足量的骨宽度和骨厚度来放置 2 枚颧种植体?

严重多牙缺失及无牙症患者的颧骨宽度和厚度小于正常人群。但在完成测量的样本中,有 80% 左右的这类患者还是有足量的颧骨骨量能够满足双颧的要求。但在有限的区域精确放置 2 枚种植体极具临床挑战,故推荐采用在动态导航引导下开展这一术式(图 14-3-29~ 图 14-3-43)。

当采用单颧种植联合前牙区大面积骨增量,出现移植骨吸收或常规种植体失败时,可以考虑采用双侧双颧法进行补救。临床医师在第一次颧种植手术时通常不会考虑到后续失败如何补救的问题,会将颧种植体放置在颧骨体部正中,此时,就无法实现双侧双颧方案了(图 14-3-44)。因此,建议在设计单颧种植时,在保证种植体能获得足够骨结合面积时,可以适当将颧种植体出点向外下方移动,留出近中近眶区域,以防需植入近中颧种植体来弥补前牙区常规种植失败的可能。

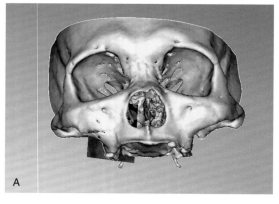

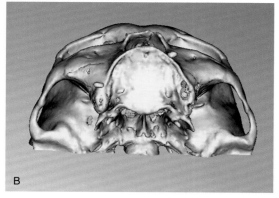

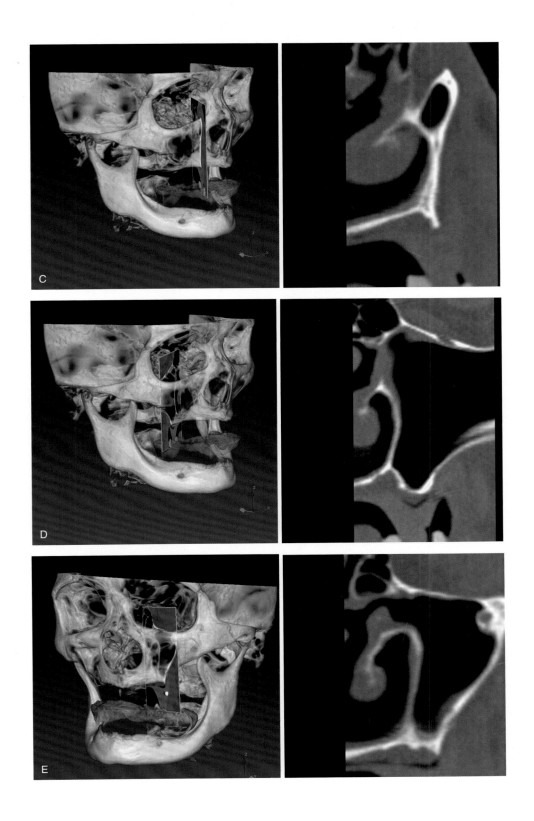

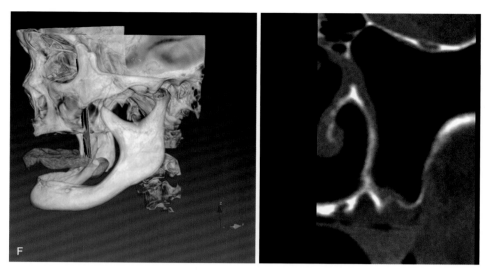

图 14-3-29　HED 患者初诊影像学资料

A. CBCT 三维重建正面像　B. CBCT 三维重建𬌗面像　C. 右侧上颌前牙区牙槽骨呈刃状　D. 右侧上颌磨牙区骨高度
严重不足　E. 左侧上颌前磨牙区骨高度严重不足　F. 左侧上颌磨牙区骨高度严重不足

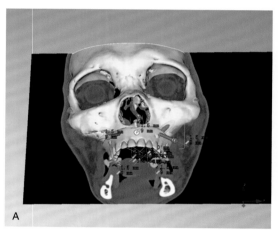

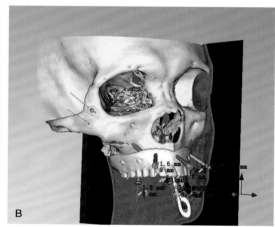

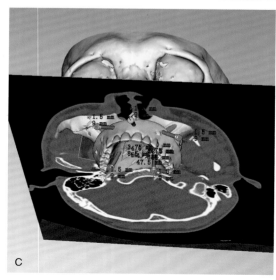

图 14-3-30　修复体引导下设计种植手术方案,双侧
双颧联合前牙区 2 枚常规种植体
A. 术前软件设计正面照　B. 术前软件设计右侧面
照　C. 术前软件设计𬌗面照

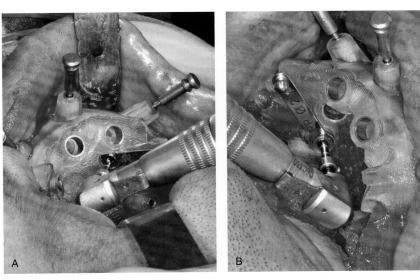

图 14-3-31　植入固位钉固定导板，导板引导种植体入点

A. 导板引导下左侧颧种植体入点定点　B. 导板引导下右侧颧种植体入点定点

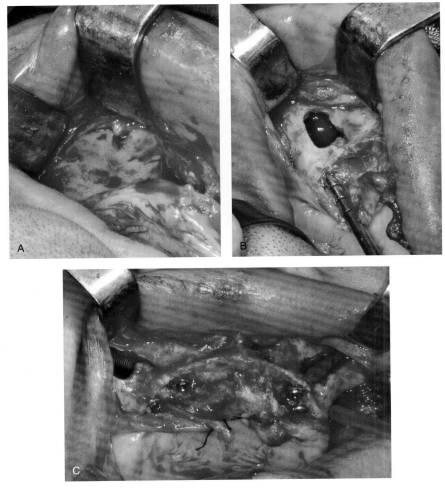

图 14-3-32　双侧双颧植入手术

A. 翻瓣暴露眶下孔及颧牙槽嵴　B. 骨窗制备、扩孔　C. 双侧双颧植入

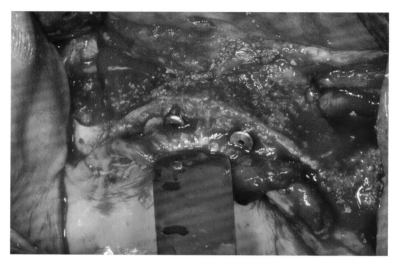

图 14-3-33   前牙区植入 2 枚常规种植体,同期行引导性骨再生

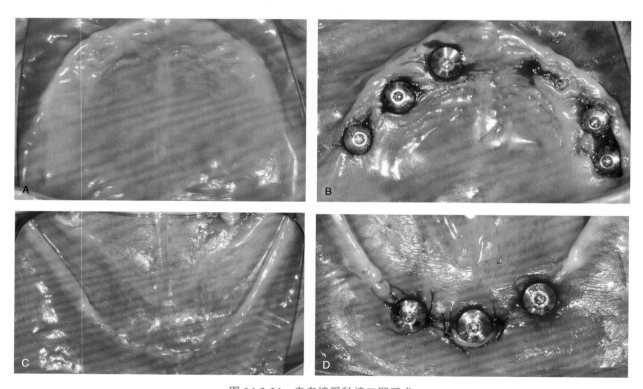

图 14-3-34   患者接受种植二期手术

A.上颌𬌗面照   B.前牙区 1 枚常规种植体愈合期内出现失败   C.下颌𬌗面照
D.下颌 3 枚种植体安装愈合基台

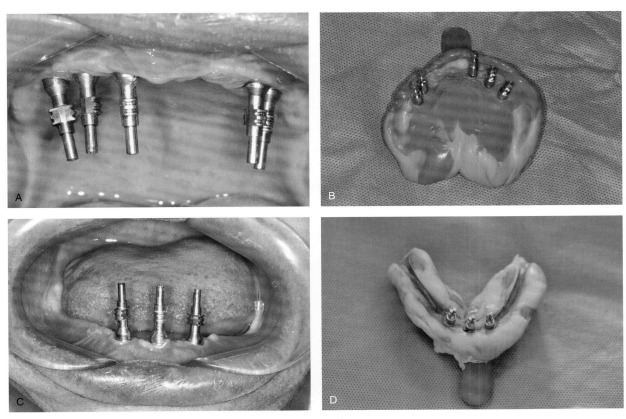

图 14-3-35　安装印模转移杆，制取印模

A. 安装上颌印模转移杆　B. 制取上颌印模　C. 安装下颌印模转移杆　D. 制取下颌印模

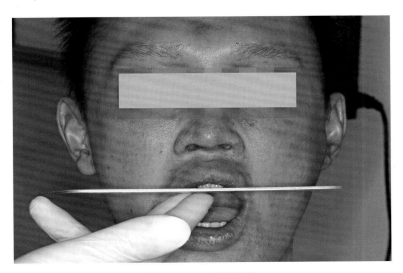

图 14-3-36　面弓转移

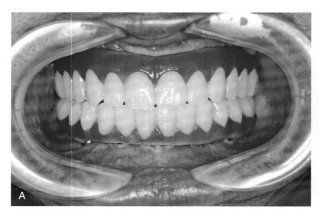
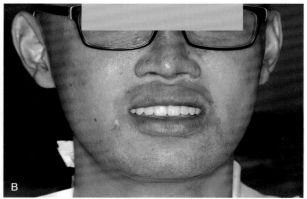

图 14-3-37 患者试戴牙

A. 口内正面咬合照　B. 口外微笑照

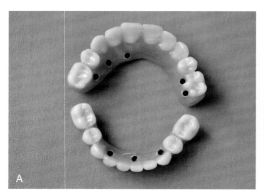
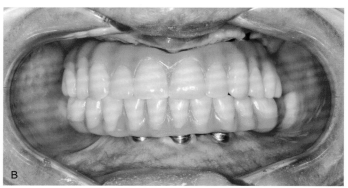

图 14-3-38 上下颌临时过渡固定义齿修复

A. 上下颌临时修复体　B. 口内正面咬合照

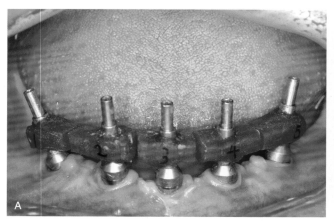
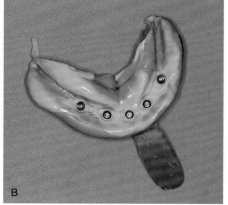

图 14-3-39 患者强烈要求下颌固定修复,经下牙槽神经游离术后在下颌远中两侧各植入 1 枚常规种植体

A. 安装下颌印模转移杆　B. 制取下颌印模

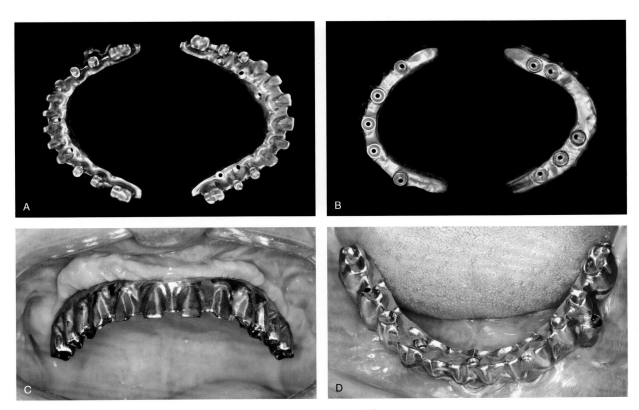

图 14-3-40　支架试戴

A. 上下颌 CAD/CAM 钛支架殆面观　B. 上下颌 CAD/CAM 钛支架组织面观　C. 上颌支架戴入口内
D. 下颌支架戴入口内

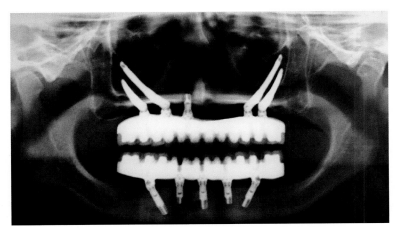

图 14-3-41　患者试戴支架拍摄全景片以确认就位情况

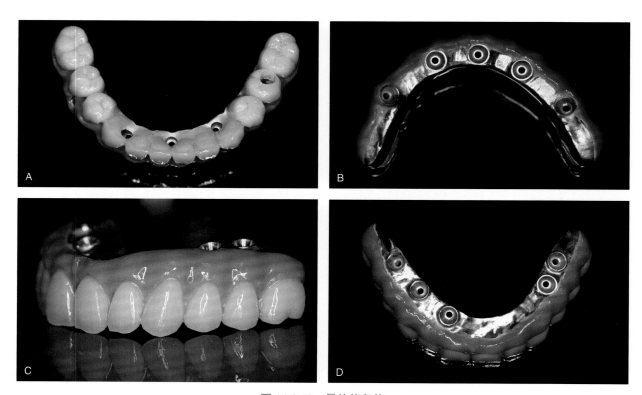

图 14-3-42　最终修复体

A.下颌最终修复体殆面观　B.下颌最终修复体组织面观　C.上颌最终修复体侧面观

D.上颌最终修复体组织面观

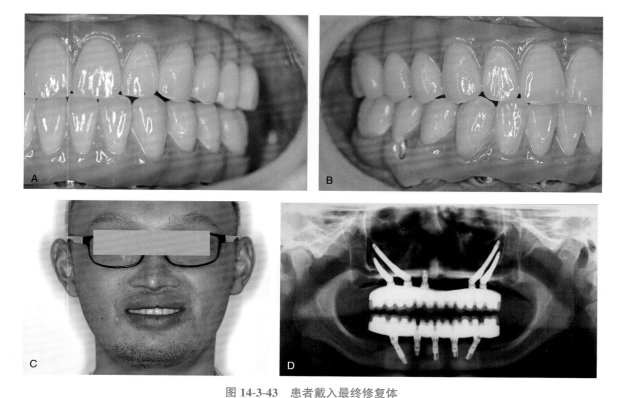

图 14-3-43　患者戴入最终修复体

A.修复体口内左侧咬合照　B.修复体口内右侧咬合照　C.患者正面微笑照　D.最终修复体戴入后全景片

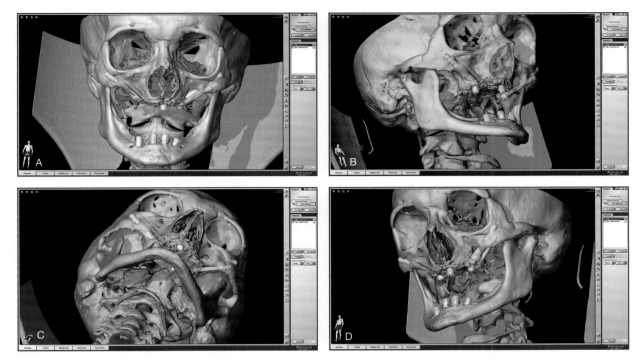

图 14-3-44　HED 患者第 1 次手术接受了单颧和前牙区骨移植,后移植骨吸收,常规种植体发生失败。当采用双侧双颧
进行补救时,由于右侧第 1 枚颧种植位于颧骨正中,颧骨近中端骨量不足以放置第 2 枚颧种植体,进而造成临床困境
A. CBCT 三维重建正面观:白色表示已植入的颧种植体,黄色与蓝色为虚拟植入颧种植体　B. 右侧已植入的颧种植位
于颧骨正中,颧骨近中端骨量有限,虚拟蓝色种植体近眶　C. 殆面观　D. 左侧第 1 枚植入的颧种植体接近眶区,远中仍
有一定骨量可放置第 2 枚颧种植体

三、保留少量天然恒牙的颧种植治疗

对于接近无牙症的多数牙严重缺失患者,如果患者及其家属对于保留天然牙的意愿强烈,临床亦
无拔牙指证,可以考虑进行保留。一旦保留位于上颌中线区域的天然牙,就需要采用分段修复的方法,
也就无法实现跨牙弓即刻负载。值得庆幸的是,有天然牙处的牙槽骨由于受到恒牙萌出的刺激,骨宽度
和高度要远好于其他缺牙区域,一旦后续出现天然牙无法保留的情况,采用临床操作简便的牙槽嵴保存
术,就能获得利于常规种植体植入的局部硬组织条件。同时,在邻近天然牙处植骨也能获得较好的成骨
效果,植入常规种植体与颧种植体相连来完成修复(图 14-3-45~ 图 14-3-49)。

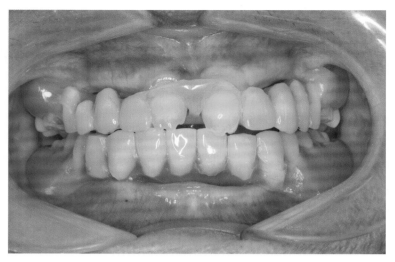

图 14-3-45 术前口内正面照,患者要求保留上颌天然牙,术前排牙,
在修复引导原则下设计植入颧种植体

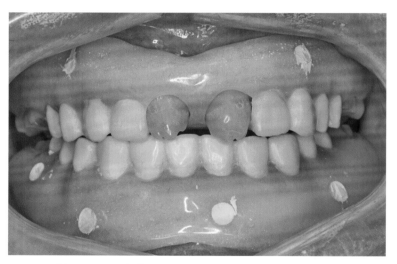

图 14-3-46 术前制作带有阻射标记点的临时活动义齿

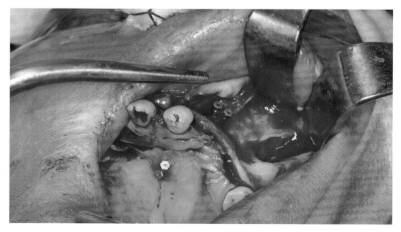

图 14-3-47 在导航引导下进行颧种植术中扩孔

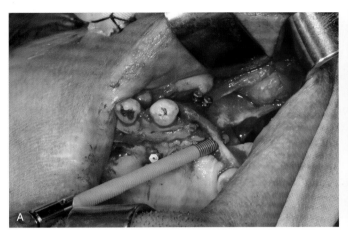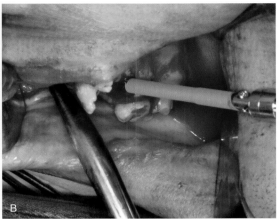

图 14-3-48 双侧各植入 1 枚颧种植体

A. 左侧颧种植体植入 B. 右侧颧种植体植入

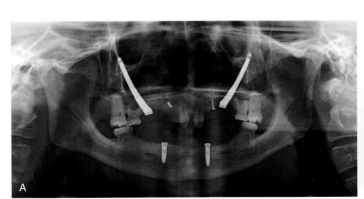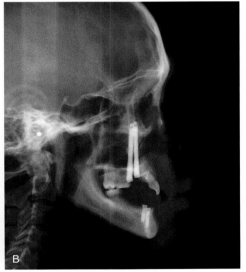

图 14-3-49 患者颧种植及前牙区骨增量术后的影像学资料

A. 全景片：保留了上颌 2 颗中切牙及第一磨牙，在前牙其他区域行一期水平向骨增量 B. 头颅侧位片

（吴轶群 王 凤 王豪伟 谭 宇）

▶ **参考文献** ··

1. HENNEKAM R C M. KRANTZ I D. ALLANSON J E. Gorlin's syndromes of the head and neck. 5th ed. New York: Oxford University Press, 2010.

2. MATALOVA E, FLEISCHMANNOVA J, SHARPE P T, et al. Tooth agenesis: from molecular genetics to molecular dentistry. J Dent Res, 2008, 87 (7): 617-623.

3. WILLIAMS M A, LETRA A. The changing landscape in the genetic etiology of human tooth agenesis. Genes (Basel), 2018, 9 (5): 255.

4. 王豪伟, 王凤, 黄伟, 等. 48 例外胚层发育不良综合征患者颌面骨形态分析. 上海口腔医学, 2017, 26 (2): 193-197.

5. LEXNER M O, BARDOW A, BJORN-JORGENSEN J, et al. Anthropometric and cephalometric measurements in X-linked hypohidrotic ectodermal dysplasia. Orthod Craniofac Res, 2007, 10 (4): 203-215.

6. ALWARD W L. Axenfeld-Rieger syndrome in the age of molecular genetics. Am J Ophthalmol, 2000, 130 (1): 107-115.

7. THOMSON P. Wolf-Hirschhorn syndrome. Review of the literature and three case studies. J Am Podiatr Med Assoc, 1998, 88 (4): 192-197.

8. HOWARD T D, GUTTMACHER A E, MCKINNON W, et al. Autosomal dominant postaxial polydactyly, nail dystrophy, and dental abnormalities map to chromosome 4p16, in the region containing the Ellis-van Creveld syndrome locus. Am J Hum Genet, 1997, 61 (6): 1405-1412.

9. ROHMANN E, BRUNNER H G, KAYSERILI H, et al. Mutations in different components of FGF signaling in LADD syndrome. Nat Genet, 2006, 38 (4): 414-417.

10. SAKAI V T, OLIVEIRA T M, PESSAN J P, et al. Alternative oral rehabilitation of children with hypodontia and conical tooth shape: a clinical report. Quintessence Int, 2006, 37 (9): 725-730.

11. TETSCH P, ACKERMANN K L, BEHNEKE N, et al. Proceedings of a consensus conference on implantology October 18, 1989, Mainz, West Germany. International Journal of Oral and Maxillofacial Implants, 1990, 5 (2): 1-12.

12. MANKANI N, CHOWDHARY R, PATIL B A, et al. Osseointegrated dental implants in growing children: a literature review. J Oral Implantol, 2014, 40 (5): 627-631.

13. NAKAYAMA Y, BABA Y, TSUJI M, et al. Dentomaxillofacial characteristics of ectodermal dysplasia. Congenit Anom (Kyoto), 2015, 55 (1): 42-48.

14. CAWOOD J I, HOWELL R A. A classification of the edentulous jaws. Int J Oral Maxillofac Surg, 1988, 17 (4): 232-236.

15. DE COSTER P J, MARKS L A, MARTENS L C, et al. Dental agenesis: genetic and clinical perspectives. J Oral Pathol Med, 2009, 38 (1): 1-17.

16. DUREY K, COOK P, CHAN M. The management of severe hypodontia. Part 1: considerations and conventional restorative options. Br Dent J, 2014, 216 (1): 25-29.

17. MCCANCE A M, MOSS J P, FRIGHT W R, et al. A three dimensional analysis of soft and hard tissue changes following bimaxillary orthognathic surgery in skeletal Ⅲ patients. Br J Oral Maxillofac Surg, 1992, 30 (5): 305-312.

18. KOTSIOMITI E, KASSA D, KAPARI D. Oligodontia and associated characteristics: assessment in view of prosthodontic rehabilitation. Eur J Prosthodont Restor Dent, 2007, 15 (2): 55-60.

19. ARAÚJO M G, SILVA C O, MISAWA M, et al. Alveolar socket healing: what can we learn？Periodontol 2000, 2015, 68 (1): 122-134.

20. BREEZE J, DOVER M S, WILLIAMS R W. Contemporary surgical management of hypodontia. Br J Oral Maxillofac Surg, 2017, 55 (5): 454-460.

21. DUREY K, CARTER L, CHAN M. The management of severe hypodontia. Part 2: bone augmentation and the provision of implant supported prostheses. Br Dent J, 2014, 216 (2): 63-68.

22. GAZDAG A R, LANE J M, GLASER D, et al. Alternatives to autogenous bone graft: efficacy and indications. J Am Acad Orthop Surg, 1995, 3 (1): 1-8.

23. BAL C, BAL B T, TÜFEKÇIOĞLU D. Treatment considerations for a patient with hypohidrotic ectodermal dysplasia: a case report. J Contemp Dent Pract, 2008, 9 (3): 128-134.

24. ZHAO K, WANG F, HUANG W, et al. Clinical outcomes of vertical distraction osteogenesis for dental implantation: a systematic review and Meta-Analysis. Int J Oral Maxillofac Implants, 2018, 33 (3): 549-564.

25. MYEROFF C, ARCHDEACON M. Autogenous bone graft: donor sites and techniques. J Bone Joint Surg Am, 2011, 93 (23): 2227-2236.

26. WANG H, HUNG K, ZHAO K, et al. Anatomical analysis of zygomatic bone in ectodermal dysplasia patients with oligodontia. Clin Implant Dent Relat Res, 2019, 21 (2): 310-316.

27. HUNG K F, AI Q Y, FAN S C, et al. Measurement of the zygomatic region for the optimal placement of quad zygomatic

implants. Clin Implant Dent Relat Res, 2017, 19 (5): 841-848.

28. HUNG K F, WANG F, WANG H W, et al. Accuracy of a real-time surgical navigation system for the placement of quad zygomatic implants in the severe atrophic maxilla: a pilot clinical study. Clin Implant Dent Relat Res, 2017, 19 (3): 458-465.

第十五章

并发症预防和处理

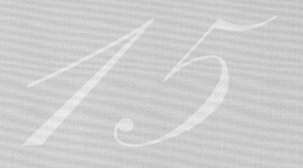

上颌骨缺损或重度萎缩导致的牙列缺失患者,采用传统的上颌植骨后种植有着相对较高的并发症和失败率,颧种植相比植骨后进行种植有着更高的成功率及更短的治疗周期。但颧种植的各类术中、术后并发症因涉及更广泛的解剖结构,较常规种植更为复杂、棘手。这就需要通过科学的术前设计、微创精准的术中手术操作、合理实施的精确修复以及术后定期维护来预防。任何预防措施比后期治疗补救的效率和成本要低许多,同时也要认识到,对于颧种植相关并发症,由于文献报道数量有限,有部分比如上颌窦黏膜的改变和上颌窦炎的发生,不能给出明确的致病原因。本章列举了颧种植的各类并发症。其中修复相关并发症已于前面的章节阐述,本章不再赘述。

第一节 术中并发症

一、眼眶损伤

颧骨位于眼眶的外下方,手术通常无法在直视眶外侧壁和颧骨体部下进行种植窝的预备。因此,手术者需要充分掌握对颧骨及颧种植体行经途中的周围解剖结构,才能减少眼眶损伤的风险,尤其是上颌骨严重萎缩需要双颧种植的病例。由于颧骨体积有限,而近眶区的颧骨厚度又最佳,故术者常常希望第1枚种植体能贴近眶外侧缘植入,以充分利用颧骨骨量,同时为远中种植体留出足够的植入位置,而这样更容易增加眼眶损伤的风险。颧种植体的长度超过35mm,起始入点以及植入角度的微小偏差很容易导致扩孔钻尖端在术中侵入相关重要解剖结构。文献中,Bertolai 等报道了一例双侧双颧种植病例,其中1枚种植体误植入眶底,通过手术取出后,再次植入正确位置。Davo 等研究者也报道过类似并发症,术中钻针误入眶底,通过改变方向后正确植入种植体,术后患者有结膜充血的症状。Camp 等报道了一例颧种植体突入眼眶导致眶内出血、眶内压增高、眼球突出,并导致眼眶挤压综合征的病例。

当一侧颧骨植入2枚颧种植体时,在狭小空间内的操作会使得眼眶损伤的风险大大增加(图 15-1-1,图 15-1-2)。这就要求术者对上颌骨、颧骨、眶区的解剖结构有充分的理解,结合体外模型模拟扩孔备洞,也可以考虑借助数字化的手段,特别是导航技术来减少这一类并发症风险。

二、出血

术中出血一般由两种情况引起,一是损伤知名血管,二是局部渗血。临床工作中这两类原因都不能忽视,应该区别对待。复杂患者的术前备血也是必要的。

与颧种植手术相关的知名动脉主要是上牙槽后动脉和眶下动脉。上牙槽后动脉于上颌动脉即将进入翼腭窝处发出,沿上颌骨体后面下行,发出分支穿牙槽孔,进入上颌窦后壁的牙槽管,分布于上颌磨牙、前磨牙及上颌窦黏膜。另有分支沿骨面继续向前下行,供应上颌磨牙及前磨牙牙槽突颊侧黏膜和牙龈。眶下动脉出眶下孔至面部,在颧小肌、提上唇肌和提上唇鼻翼肌深面,供应颊的前部、上唇根部及唇侧牙龈,并与上唇动脉和内眦动脉相吻合。

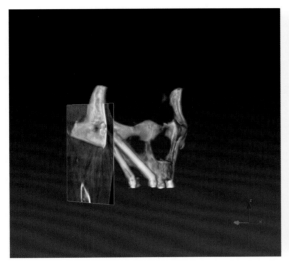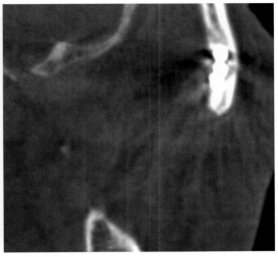

图 15-1-1　术后 CBCT 显示 2 枚颧种植体距离过近

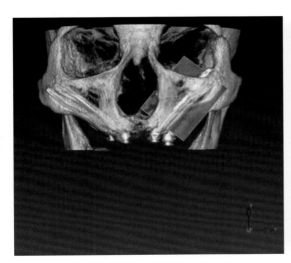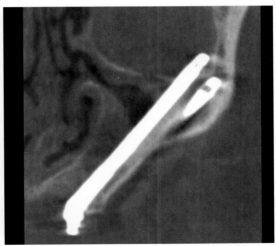

图 15-1-2　术后 CBCT 显示左侧近中种植体尖端入眶

　　上述动脉与颧种植手术途径关系密切,若术中损伤会导致大量出血。术前应通过影像学数据和术前设计,明确手术入路、扩孔路径与上述动脉的位置关系。

　　颧种植手术中,尤其是上颌窦侧壁开窗时经常能发现上颌窦侧壁动脉(图 15-1-3~ 图 15-1-5)走行于上颌窦前外侧壁骨内,此为上牙槽后动脉与眶下动脉在上颌窦外侧壁骨内吻合血管。此血管术前 CBCT 发现率为 47%~63%。Rosano 等学者报道关于此血管,55.3% 直径<1mm,40.4% 直径为 1~2mm,4.3% 直径为 2~3mm,血管位于距离牙槽嵴顶(11.25 ± 2.99)mm 上方。

　　对于 CBCT 发现上述血管者,应做好术前规划,适当改变侧壁开窗位置。超声骨刀也是较好的选择,因其对骨组织有明显切割作用而对软组织损伤较小,从而降低血管损伤风险。若术中出现血管破裂,应及时采用填塞压迫、电凝等方式止血。对于术前发现明显影响手术的较粗血管(直径>2mm),可以有意识地解剖分离,预防性结扎。

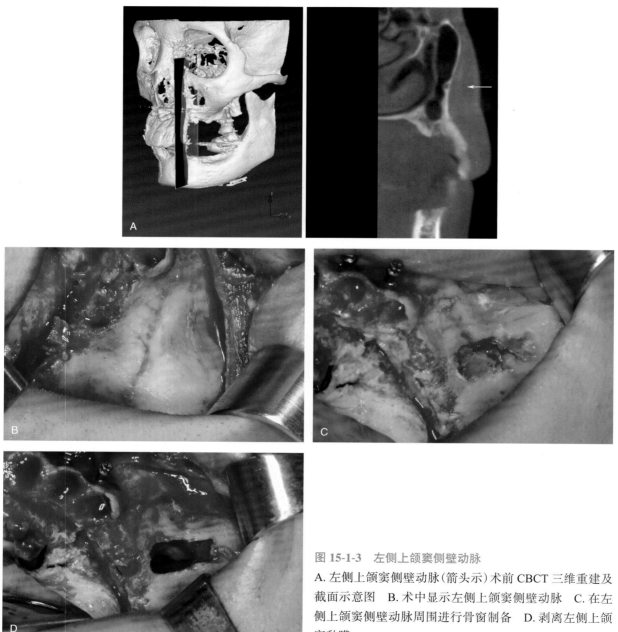

图 15-1-3   左侧上颌窦侧壁动脉

A. 左侧上颌窦侧壁动脉(箭头示)术前 CBCT 三维重建及截面示意图   B. 术中显示左侧上颌窦侧壁动脉   C. 在左侧上颌窦侧壁动脉周围进行骨窗制备   D. 剥离左侧上颌窦黏膜

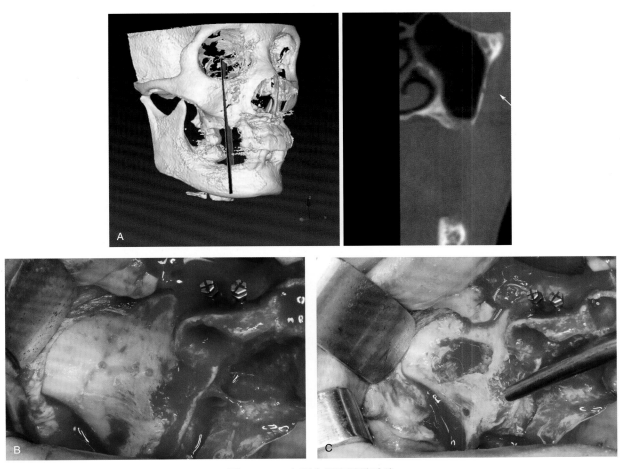

图 15-1-4 右侧上颌窦侧壁动脉

A. 右侧上颌窦侧壁动脉（箭头示）术前 CBCT 三维重建及截面示意图 B. 术中显示右侧上颌窦侧壁动脉

C. 在右侧上颌窦侧壁动脉周围制备骨窗

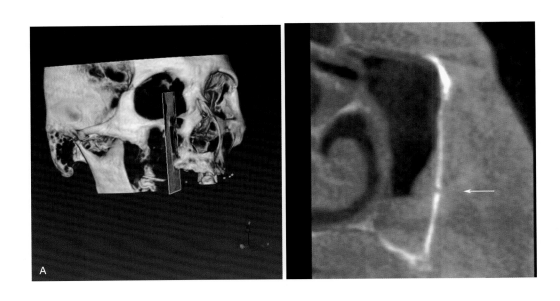

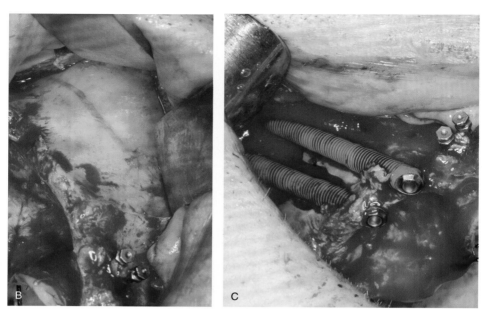

图 15-1-5 右侧上颌窦侧壁动脉（箭头示）

A.术前 CBCT 三维重建及截面示意图　B.术中显示右侧上颌窦侧壁动脉　C.颧种植体植入后

咬肌的中层和深层起于颧弓的内侧面和下面,向下附着于下颌支(图 15-1-6)。当进行扩孔和种植体植入时,应避免对肌肉的切割与过度牵扯以免引起额外出血。

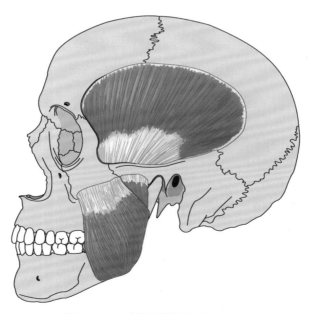

图 15-1-6 咬肌在颧弓的附丽位置

精确的术前评估、正确的切口设计和层次良好的翻瓣能够有效避免伤及重要血管而引发不必要的出血。

临床上必须重视的另一类出血是肉芽组织渗血。重度萎缩无牙颌的一个常见病因是重度牙周炎,此类患者由于长期牙周疾病,不仅骨组织吸收严重,而且软组织情况复杂。重度牙周病患者即刻种植时要预防局部出血。由于炎性肉芽组织血供丰富,导致局部出血量较大,创面视野模糊,术中必须及时清理干净,避免毛细血管持续渗血。术中可采取分区手术的方法,先拔除一侧患者的余留天然牙,彻底将肉芽组织刮除干净后实施种植手术,待一侧结束后马上缝合关闭创口再进行另一侧手术,这样可以有效减少创面渗血(图 15-1-7)。

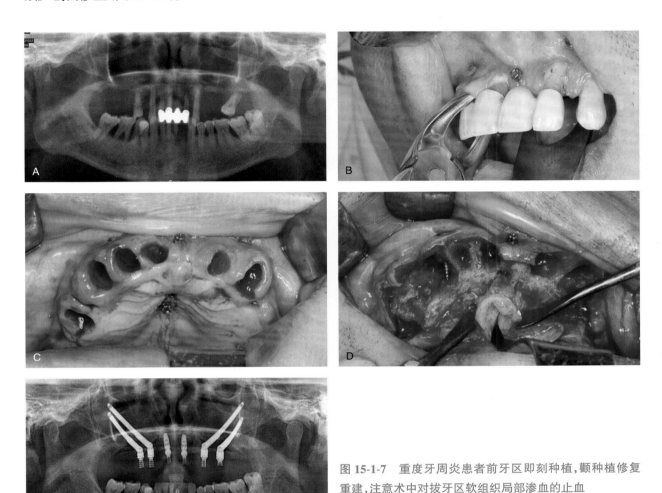

图 15-1-7　重度牙周炎患者前牙区即刻种植,颧种植修复重建,注意术中对拔牙区软组织局部渗血的止血
A. 术前全景片显示患者罹患重度牙周炎　B. 术中拔除患牙　C. 彻底搔刮肉芽组织　D. 术中翻瓣　E. 术后全景片

三、植入位置不佳

经典的 Brånemark 颧种植体植入术以牙槽骨腭侧为入点,经由上颌窦内达到颧骨,目的在于充分利用牙槽骨的剩余骨量完成多重骨密质的锚着固定。因此,早期大部分颧种植体在牙槽嵴的位置多偏于腭侧(图 15-1-8)。一般认为略偏向牙槽嵴腭侧的入点不能单纯视为颧种植体植入位置不佳,只有过于偏离牙弓轮廓,修复体过多占据腭部空间,才会导致后期语音及口腔卫生维护的问题。

随着颧种植技术的临床应用和推广,部分学者提出了基于修复为导向的颧种植外科植入术式。与经典的 Brånemark 法相较,更强调将颧种植体的入点放置于牙槽嵴顶略偏腭侧,同时结合上颌窦前外侧壁的形态,颧骨的最佳骨量区域来决定种植体的路径。这对后期避免上述语音和卫生维护问题大有裨益,但牙槽嵴段区域种植体周围骨包绕不足导致的后续软组织问题也随之产生。

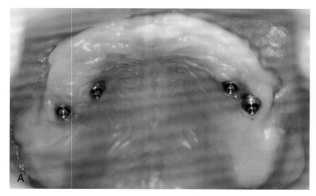
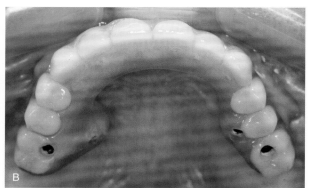
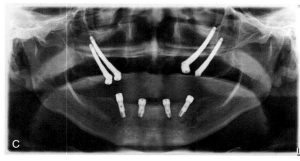

图 15-1-8　右侧近中颧种植体植入位置过于偏腭侧
A. 右侧近中颧种植体植入位置偏腭侧　B. 右侧义齿基托过于向腭侧延伸　C. 术后全景片

　　颧种植体植入位置不佳还有一个原因是过分相信导板或导航,手术中医师没有反复检查确认。有时起点位置正确,而导板方向偏差后导致在颧骨区域出现较大的角度误差,出现种植体植入的各类偏差,如植入过深偏皮肤侧(种植体植入颧骨后突出颧骨表面过多)、偏颞下凹侧(术中可发现钻针上有大量脂肪组织)、2 枚种植体钻孔方向在尖端过于靠近等。

　　种植体植入位置不佳也可能是由于临床医师经验不足所致,术中不能正确判断颧种植体在颧骨区域的植入深度。种植体在颧骨进入深度不足会导致种植体与颧骨接触面积不足,初期稳定性不佳或直接失败等问题。

　　在 Stievenart 等学者的一篇文献中,同一位患者的 3 枚颧种植体由于使用导板引导,最终导致植入位置不佳而取出。Davo 等学者的研究中,1 枚种植体因植入位置错误导致种植体稳定性不佳,未行使负载功能,变为“沉睡”状态。

　　在宽度有限的颧骨中精确进行扩孔和种植体植入,需要术者具备良好的外科训练。同时,全面的术前设计和准备必不可少。可应用手术导航的精确植入优势,减少此类并发症的发生。但是,任何时候都不能过度相信辅助工具,不管是计算机导航还是各类导板,临床医师才是最重要的环节,他们决定一切治疗方案的实施,并对最终结果负责。

　　当颧种植与常规种植联合应用完成修复重建时,常规种植体位置不佳也会导致无法修复(图 15-1-9)。由于取出已发生骨结合的种植体十分困难,解决这一问题的方法多为“沉睡法”。

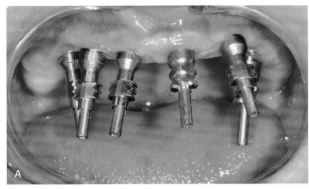

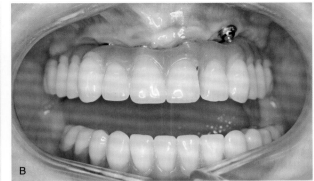

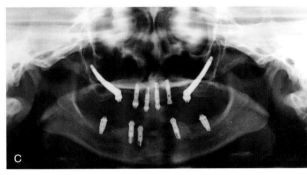

图 15-1-9　常规种植体植入位置偏唇侧无法修复
A. 口内固位开窗取模柱　B. 左侧上颌常规种植体偏唇侧　C. 术后全景片

四、颧骨骨折

颧种植术中导致颧骨骨折的并发症罕见,相关文献也较为缺乏。Tran 等学者报道 1 例患者于颧种植术后即刻出现眶区持续疼痛及复视现象,后转入眼科就诊摄片发现 1 枚种植体误入眼眶,导致眶底骨折以及下斜肌纤维性病变。Esposito 等学者报道 1 例病例在种植窝制备过程中颧骨出现骨折线,导致种植体初期稳定性未达 40N·cm,未实施即刻负载。Esposito 认为种植窝需要稍稍欠预备,从而使种植体有较高的植入扭矩,但同时较高的扭矩增加了颧骨骨折的风险。

五、钻针折断

频繁使用钻针出现金属应力疲劳未及时更换,或术者术中使用暴力造成钻孔过程中钻针发生折断(图 15-1-10)。

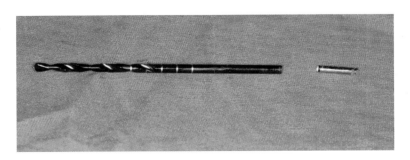

图 15-1-10　颧种植钻针折断

第二节 术后并发症

术后阶段并发症可分为围手术期、种植体愈合阶段、二期手术阶段和最终修复体载入后阶段。

一、围手术期并发症

围手术期是指围绕手术的一个全过程，从患者决定接受手术治疗开始，到手术治疗直至基本康复。包含手术前、手术中及手术后的一段时间，具体是指从确定手术治疗时起，直到与这次手术有关的治疗基本结束为止，时间在术前 5~7 天至术后 7~12 天。术后围手术期并发症也就是指术后至拆线前的这一阶段发生的并发症。

（一）面部肿胀

面部肿胀（图 15-2-1）由术中翻瓣、牵拉等外力的作用使得面部小血管破裂，或者止血不充分，或手术时间过长，导致血液外渗聚集于组织内形成血肿引起。在 Aparicio 等学者的研究中，69 例患者植入了 131 枚颧种植体，术后有 6 例出现面部血肿，于术后 10 日左右好转。在 Bertolai 等学者的研究中，31 例患者 78 枚颧种植体，2 例术后 3 周面部持续水肿，1 例术后面部血肿。可以通过术后及时冷敷，使用类固醇激素来减轻术后面部肿胀的发生。

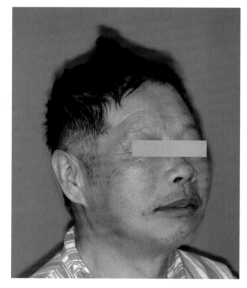

图 15-2-1　术后 24 小时，面颊部水肿

（二）眶周淤血及球结膜充血

通常是由于眶下区及颧骨周围翻瓣导致局部小血管破裂引起，也因扩孔过程中接近眶下及眶外侧缘导致（图 15-2-2）。

Ahlgren 等学者的研究中，共计有 13 例患者接受了颧种植手术，其中 3 例出现术后眶周淤血。术后局部冰敷能减轻淤血症状。

手术创伤、患者本身毛细血管脆性大是导致眶周淤血的主要原因。值得注意的是，如果患者服用抗血小板聚集类药物，也会引起或加重术后眶周瘀血。在术前可以请内科医师会诊，停用或减量以减轻此类并发症的症状。

（三）感觉异常

感觉异常是颧种植术后较为常见的并发症，主要表现为颧部及鼻旁感觉迟钝，不同文献有着不同比例的报道。Aparicio 等学者报道了 6 例术后颧部及鼻旁麻木的病例，术后 3~8 周自行好转，作者认为局部麻木是由于翻瓣过程中一过性牵拉了眶下神经引起。Bertolai 等学者报道了 3 例暂时性颧部麻木，

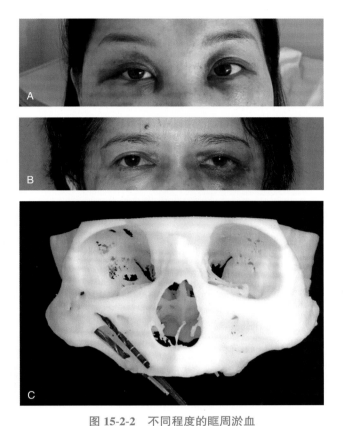

图 15-2-2　不同程度的眶周淤血

A.术后轻度眶周淤血　B.术后 24 小时重度眶周淤血伴球结膜充血　C.模型显示近中种植体接近眼眶

术后 2 周好转。在 Bedrossian 等学者的研究中,4 例患者出现颧部麻木,于术后 7 周好转,作者认为是翻瓣暴露颧骨体部过程中颧神经受损导致的。Hirsch 等学者报道 1 例病例术后 1 年仍存在感觉麻木症状。Stievenart 等学者的一项研究 20 例双侧双颧病例中,有 1 例出现永久性颧部麻木。

笔者单位也有数位患者发生术后眶下区和颧区麻木(图 15-2-3,图 15-2-4)。一般认为颧种植术后面颊部感觉异常主要由眶下神经受牵拉或受损引起。眶下神经出眶下孔发出睑下支、鼻外侧支、鼻内支及上唇支,司相应区域感觉。大多数术后麻木均为暂时性,为术中牵拉眶下神经所致,可于术后数周至数月自行恢复。颧神经来自三叉神经分支上颌神经,经眶下裂入眶,穿过眶外侧壁之颧骨管,分为颧颞支和颧面支,分布于颧、颞部皮肤。可能存在颧种植窝预备损伤了颧神经,导致少数患者出现持续性麻木。

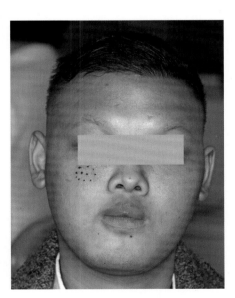

图 15-2-3　术后出现眶下区和颧区一过性麻木,2 周后好转

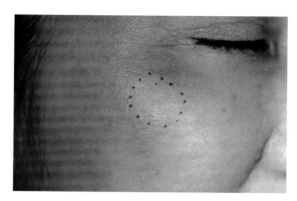

图 15-2-4 术后 6 年右侧颧部小范围持续性麻木

(四)口角皮肤破损

因术区操作空间有限,钻针较长,术者种植窝预备过程中未能有效保护下唇,钻针与下唇及口角摩擦产热导致局部皮肤破损。相较于常规种植手术,颧种植手术难度较高,初学者容易集中精力于手术本身,而忽略对患者面部皮肤和口唇的保护。

口角拉伤、皮肤受损等各类情况均可能发生(图 15-2-5)。患者术后产生疼痛、张口受限及瘢痕。钻孔前可在口角及下唇部位涂布金霉素眼膏等,防止过度牵拉致口角破溃。手术过程中应使用钻针防护装置对唇部进行有效保护。术后局部使用抗生素眼膏及表皮生长因子以促进唇部创口愈合。

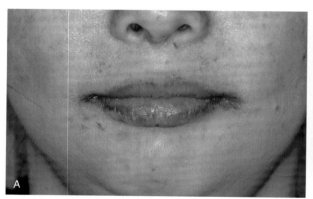

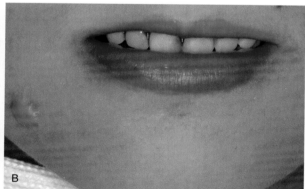

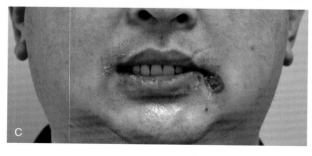

图 15-2-5 口角、皮肤受损
A.口角拉伤 B.患者因瘢痕体质,皮肤在扩孔钻灼伤后出现瘢痕 C.口角因扩孔钻摩擦产热灼伤

(五)鼻腔出血

颧种植窝洞制备过程中与上颌窦解剖结构密切,术中应尽量保持上颌窦黏膜的完整。但有时仍不可避免造成黏膜穿孔破裂、窦内出血。

术后渗出会经由中鼻道流向鼻腔,造成术后短期少量鼻出血症状。此时,应嘱咐患者避免擤鼻涕、鼓气等造成鼻腔压力升高的动作,可配合使用滴鼻液保持中鼻道畅通,促进渗出液引流。可以选择布地奈德鼻喷雾剂和桉柠蒎肠溶软胶囊,前者为高效局部抗炎作用的糖皮质激素,后者为黏液促排剂。

(六) 疼痛

疼痛是术后常见症状,通常可选择使用口服止痛药加以控制,也可根据患者的需要使用止痛泵。术中应注意动作轻柔,以减少手术创伤。

在术后短期内,绝大多数病例的疼痛可缓解,但也存在极少数持续疼痛者。在 Davo 的一项研究中,1 例患者于术后即刻出现右侧颧骨疼痛,不伴有肿胀及其他症状,在使用抗生素及止痛药无效后,临床医师只能将种植体取出。对此,神经学专家也未找到此疼痛的明确原因。

(七) 感染

1. 局部感染　种植体植入相关手术属于Ⅱ类切口,Ⅱ类切口可预防性使用抗生素。颧种植手术相比常规种植体植入涉及更深部的解剖结构。因此,各类抗感染措施更应严格执行,最大限度减少感染的发生。除此之外,患者术前的口腔卫生也应引起重视,种植体早期的感染多来自于不良的口腔卫生以及相邻区域内的牙周炎或根尖周炎病变。在种植手术前,应对患者进行全面系统的口腔检查,针对龋病、根尖周炎、牙周炎等不同病变给予相应的治疗,尽可能减少牙源性感染。

2. 创口开裂　创口开裂可以导致种植体周围感染,甚至引起种植早期失败。缺牙范围大小、术中是否同期植骨、软组织质地、患者有无吸烟史等都是影响术后创口开裂的因素。Kean 等认为吸烟使得创口区出现异常的成纤维细胞形态、细胞黏附和迁移以及胶原的堆积和改建,从而导致创口脆性增加容易裂开。

Kim 等学者指出引导骨组织再生术后创口开裂的发生率为 19.1%。术中减张不足,在有张力状态下强行拉拢软组织关闭创面是医源性因素之一(图 15-2-6)。颧种植术中如涉及局部骨增量,应该依照标准骨增量程序进行软组织瓣的减张处理。

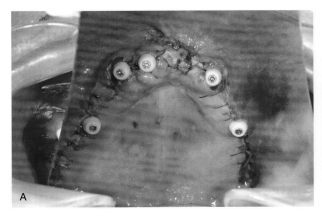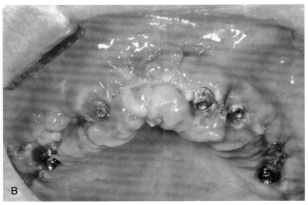

图 15-2-6　术后 2 周创面开裂

A. 创面关闭,注意后牙区角化龈宽度不足　B. 2 周后出现右侧后牙区创面开裂,可能是由于颊侧角化黏膜不足,黏膜牵拉所致对于开裂的创口,应视已愈合情况进行处理。对于未发生感染的创面,可以考虑进行氯霉素、生理盐水交替冲洗暂时观察,等待时机复位缝合或待创面自行愈合。对于出现创面感染,有炎性渗出的区域,应及时进行清创处理,配合全身使用抗生素。

二、术后愈合期及修复体载入后并发症

(一) 皮肤瘘

皮肤瘘是较少见的术后并发症,表现为颧骨表面皮肤瘘管。Garcia 等学者报道过 1 例,该患者行双侧双颧植入术,术中种植体稳定可靠。但于术后 8 个月出现左侧颧部皮肤炎症病变,给予抗生素后好转,3 个月后该处急性炎症再次发作,表现为皮肤瘘管及化脓,两轮抗生素使用无效后行局部清创及瘘管切除术。植入术后 31 个月,该患者对侧相应部位出现皮肤瘘管,后行清创及瘘管切除术。术后双侧病变消除。作者认为扩孔钻预备后和种植体植入后,冲洗不彻底导致感染碎屑(骨屑、口腔上颌窦黏膜碎屑)进入颧骨外侧骨膜下,从而引起炎症反应。Tzerbos 等学者也报道了 1 例患者于术后 1 年左侧颧骨出现皮肤瘘,后行瘘管切除术及种植体尖端截断取出术。术后瘘管消除,种植体稳定性良好,继续行使负载功能。

笔者单位也有同样的并发症发生。患者接受了双侧双颧手术,种植体稳定性良好。在最终修复完成后 6 个月复查时,出现左侧颧部皮肤红肿,有一小瘘口。患者之前未予注意,认为是局部毛囊炎。CBCT 检查显示左侧远中颧种植体突出颧骨表面 2mm,种植体尖端周围有低密度影像。给予口服抗炎治疗后无改善,后在局麻下行局部探查,小切口翻瓣,剥离骨膜后发现颧种植体粗糙面在皮下暴露 2~3mm,磨除种植体非骨内部分,彻底清创冲洗,局部引流,关闭创面。经治疗后患者局部病变消除,软组织愈合良好(图 15-2-7)。

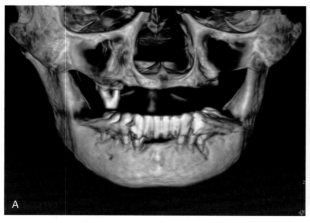

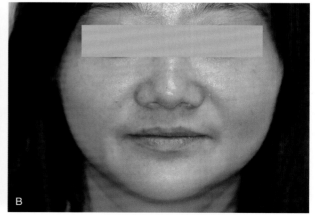

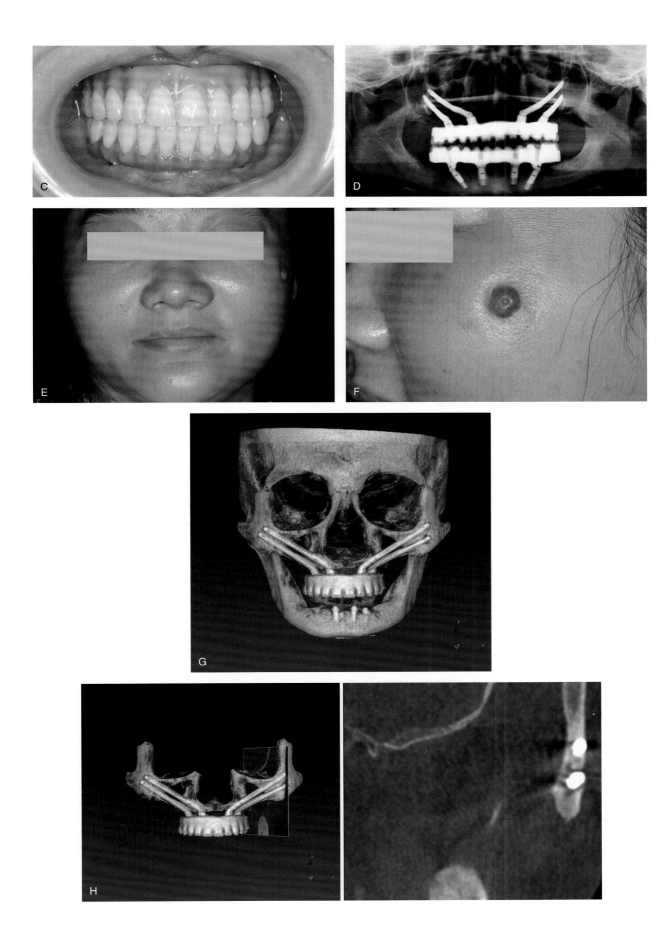

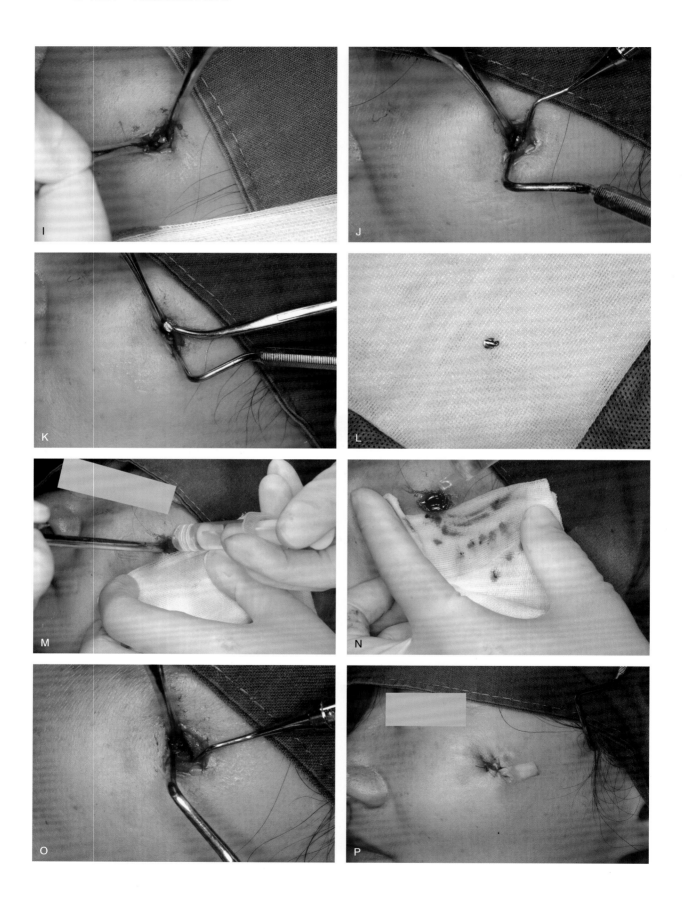

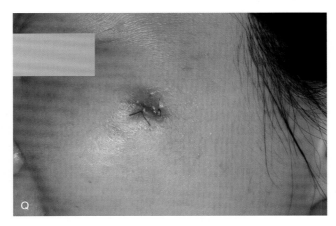

图 15-2-7　颧种植终修复后皮肤瘘病例

A. 术前颌面部三维重建　B. 最终修复后正面照　C. 最终修复后口内照　D. 最终修复后全景片　E. 最终修复后不久，左侧颧部出现皮肤瘘管（正面观）　F. 最终修复后不久，左侧颧部出现皮肤瘘管（侧面观）　G. 术后 CBCT 显示左侧远中颧种植体突出颧骨表面　H. 术后 CBCT 显示左侧远中颧种植体尖端周围低密度影像　I. 局部小切口翻瓣，探查见远中种植体尖端突出颧骨约 2mm　J. 充分暴露颧种植体尖端　K. 磨除种植体尖端暴露于骨外的部分　L. 磨除的种植体尖端　M. 氯霉素冲洗　N. 生理盐水彻底冲洗创口以去除黏附于软组织的钛屑　O. 检查处理后创口　P. 放置引流条后缝合　Q. 术后 10 天软组织愈合情况

　　笔者认为出现这一并发症的可能有：扩孔过程中未及时冲水冷却或种植体末端扭力过大导致产热过多，引起颧骨无菌性骨热坏死，从而引起瘘管；种植窝较深，没有彻底冲洗带入异物。因此，扩孔过程中及时的冷却冲洗必不可少，此时助手的作用非常关键，要配合手术医师在钻孔周围及时冲水。如果颧骨骨质特别致密，术者应反复提拉扩孔钻，以冲洗在扩孔窝洞中产生的骨屑，这一操作至关重要。但同时又要注意勿过度提拉，以免破坏种植体初期稳定性。种植窝预备完成后，还需要彻底冲洗种植窝残留的碎骨屑。

　　另外，其他有可能的原因是颧种植体植入位置过深，种植体尖端太过突出于颧骨表面，与皮肤下软组织有较大面积直接接触，颧部软组织损伤导致局部淤血，继发感染所致。在扩孔过程中，要防止预备过深致扩孔钻过度突出于颧骨表面。术者在扩孔钻突破颧骨表层骨密质时应立即停止扩孔，同时应仔细测量种植窝的深度，选择长度合适的种植体。由于此类并发症报道较少，真正的原因还有待进一步研究。

（二）口腔上颌窦瘘

　　口腔上颌窦瘘也在不少文献中有过报道，这一并发症可发生在任何阶段，包括二期基台连接前、连接后以及终义齿修复后。Aparicio 等学者认为颧种植体牙槽骨区域剩余骨量不足，种植体颈部与骨接触面较少导致口腔与上颌窦相通。Aparicio 建议在种植窝制备过程中应避免牙槽骨端过度备洞，尽量保存剩余的骨量。

　　经典 Brånemark 路径经由牙槽骨的腭侧入路，这个入点能有效保存牙槽骨的剩余骨量，但会产生入点偏腭侧，影响发音和卫生维护的问题。以修复引导的颧种植路径强调在牙槽嵴略偏腭侧作为入口，但由于上颌骨重度萎缩患者存留骨量少，骨质疏松，在扩孔和植入过程中不可避免会造成牙槽嵴处种植窝洞过大,种植体颈部与牙槽骨间无紧密接触骨,甚至在植入时就发生了上颌窦底的穿通。因此,对于这类患者可在术中同期进行上颌窦底植骨,增加种植体颈部骨接触面积,以减少口腔上颌窦瘘发生的风险(图 15-2-8)。

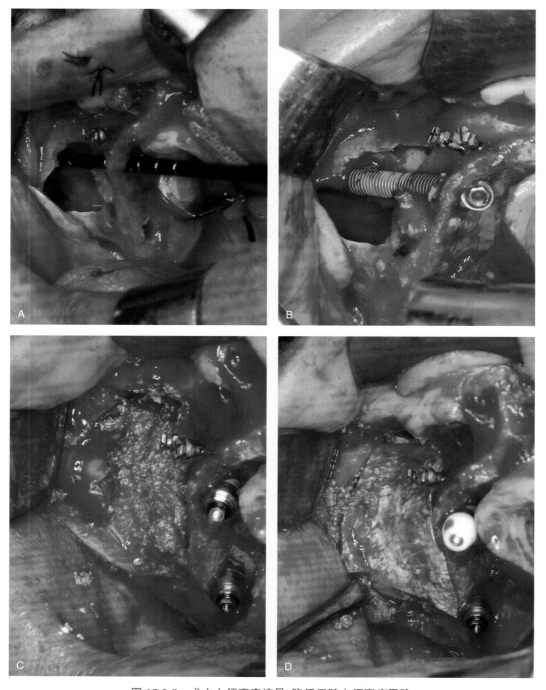

图 15-2-8　术中上颌窦底植骨,降低口腔上颌窦瘘风险
A.种植体预备过程中可见上颌窦底几乎无牙槽骨　B.种植体植入后上颌窦底几乎无牙槽骨
C.上颌窦底及骨窗区植骨　D.植骨区覆盖可吸收膜

相对于粗糙表面的种植体,光滑的机械表面种植体能减少细菌在软组织袖口处的定植,减少口鼻腔瘘的发生。也有一些研究认为,术后即刻负载能使软组织与基台表面尽早形成良好的封闭,相比于二期基台连接,能减少口腔上颌窦瘘的风险。

(三) 种植体失败

Aparicio 对 32 篇临床文献中 1 031 位患者和 2 131 枚颧种植体进行 6 个月 ~12 年的回顾研究,共计有 42 枚种植体失败,成功率为 98.1%。Chrcanovic 的综述中,37 篇文献被纳入,共计 1 145 位患者和 2 402 枚颧种种植体,有 56 枚种植体失败,成功率为 97.7%。尽管其中一些文献包含相同的病例,但这足以说明颧种植治疗的可靠性。

虽然颧种植对于上颌骨萎缩或缺损患者有着相当高的成功率,但是其失败原因也应值得重视。在 Becktor 等学者的研究中,3 例患者于术后 6 个月二期基台连接后出现反复难以控制的上颌窦炎,从而导致种植体失败后取出。Zwahlen 等人的研究中,1 例患者植入术后 7 个月出现双侧上颌窦炎,2 枚种植体松动取出。在 Urgell 等人的报道中,2 枚种植体于负载前二期手术时骨结合不良失败,1 枚种植体于负载后 18 个月因患者重度吸烟引起种植体周围炎导致失败,1 枚种植体于负载后 43 个月出现种植体折断失败。在 Balshi 等学者的研究中,4 枚种植体术后 6 个月内骨结合差而失败。

导致颧种植体失败的原因有很多,主要为种植体骨结合不良(图 15-2-9)以及难以控制的上颌窦炎。此外,种植体周围炎、种植体折裂、种植位置不佳、术后持续疼痛等也是种植体失败的原因。

Chrcanovic 等学者指出颧种植体的失败好发于术后 6 个月内,也就是二期手术时或之前。

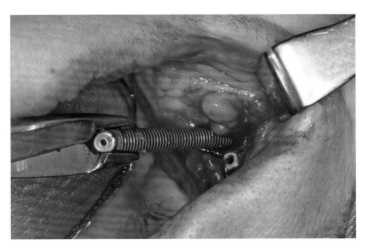

图 15-2-9　颧种植体愈合期内未获得骨结合,发生松动取出

(四) 上颌窦炎

上颌窦炎是指上颌窦黏膜的炎症性病变,分为急性上颌窦炎和慢性上颌窦炎。急性上颌窦炎患者有发热、出汗、乏力、周身疼痛症状,局部症状包括头痛、鼻堵塞、鼻分泌物增多。慢性上颌窦炎主要为患侧或双侧鼻窦、前鼻或后鼻滴涕,有时分泌物随头部姿势改变而自鼻腔流出,患者自诉痰多且臭,分泌物为黏液脓性或脓性。

诊断方法主要有询问病史、X 线片、鼻窦 CT、上颌窦内镜、实验室检查等。上颌窦炎的临床症状如表 15-2-1 所示。

表 15-2-1   上颌窦炎的临床症状

主要症状	次要症状
面部疼痛或压痛	头痛
面部充血后肿大	发热（非急性）
鼻腔堵塞	口臭
鼻腔溢脓	疲劳
嗅觉减退	牙疼
检查见化脓性病变	咳嗽
发热（急性）	耳周疼痛

诊断标准包括：①两项或以上主要症状；②一项主要症状和两项或以上次要症状；③鼻腔检查见化脓性病变。

根据不同文献的报道，颧种植术后上颌窦炎的发生率差异较大，介于 0~30%。其中，采用二期手术延期负载的上颌窦炎发生率约为 6.6%。采用术后即刻负载的窦内炎症的发生率约为 2.8%，两者总体发生率约为 5.5%。因此，上颌窦炎是所有颧种植并发症中报道比例最高的。

Hirsch 等学者的一项多中心研究对 66 例病例 124 枚颧种植体进行术后 1 年随访，有 3 例患者出现上颌窦感染相关的并发症。之后的一项研究对上述 66 个病例进行负载后 3 年随访，有 14 人出现上颌窦相关并发症。但上述两项研究中均没有出现因为上颌窦炎而导致种植体失败脱落。同时，上述研究也表明上颌窦炎可发生在颧种植体植入术后的任意阶段。

Aparicio 等人对 69 例患者 131 枚颧种植体进行回顾性研究，有 3 例患者于术后 14~27 个月出现上颌窦炎，其中 1 例出现反复的上颌窦炎伴化脓性病变，后使用抗生素药物治愈。作者认为由于牙槽嵴重度萎缩导致种植体与骨在牙槽嵴水平接触面积不足，引起口鼻腔相通，从而导致了上颌窦炎的发生。

Becktor 等学者对 16 例 31 枚颧种植体进行回顾性分析，有 6 例于二期手术后的早期或后期出现上颌窦炎，其中 3 例患者的 3 枚颧种植体行药物和手术治疗均无效，最终种植体失败后取出。作者对于上颌窦炎给出两点解释：①病例中使用的种植体颈部容纳基台螺丝的螺丝孔增加了口鼻腔相通的可能性；②牙槽嵴骨量不足，致使种植体 - 骨结合面不足以抵抗种植体冠方微动。上述两点可能增加了口鼻腔相通的可能性。Davo 指出，经过改良设计的颧种植体缩短了基台螺丝长度，从而避免了种植体颈部过长的螺丝孔导致的口腔上颌窦相通。

Stievenart 等学者认为上颌窦炎可能由以下原因导致：术中上颌窦黏膜穿孔；种植体颈部基台螺丝孔引起口鼻腔相通；种植体异物反应；种植体颈部与牙槽骨连接处结合面积不足。综上所述，牙槽骨骨量不足导致口腔 - 上颌窦相通可能是引起后期上颌窦炎的重要原因。

针对上颌窦炎可先采用抗生素类药物治疗，如保守治疗无效或反复，则需考虑使用鼻内窥镜来开放中鼻道开口,重建鼻腔鼻窦的通气和引流。应以扩大天然窦口及尽可能保留窦内黏膜作为手术的基本原则。术前应对各鼻道窦口的通透性进行检查。

Chow 等人考虑采用改良手术方法降低上颌窦炎的发生率。术中通过扩大上颌窦外提升骨窗窗口,范围以能充分暴露颧种植体牙槽骨入点与颧骨入口为标准,将骨窗骨板保留黏附于上颌窦黏膜上。在窝洞制备过程中,此骨块能有效避免钻针与上颌窦黏膜的直接接触,降低了黏膜损伤风险。在颧种植体植入后,种植体表面与骨窗骨板接触,减少了粗糙面与上颌窦黏膜的直接接触,降低了对黏膜的激惹。

部分种植体品牌也陆续改进了颧种植体的设计。有些只在种植体入颧骨的顶端和颈部设计了螺纹结构,种植体的中段设计成圆柱状非螺纹形态,目的是减少窦内型种植体螺纹可能对上颌窦黏膜的负面影响。还有一些厂家直接将颧种植的中段设计为机械光滑表面,仅在顶部和颈部保留粗糙表面。

(五) 上颌窦黏膜增厚性改变

目前尽管已有众多临床研究对颧种植体治疗效果进行随访,但关于颧种植对上颌窦生理状况的影响仅有少数研究报道。

笔者单位完成的一项研究采用 CBCT 对颧种植术后上颌窦内黏膜厚度改变进行测量(图 15-2-10)。结果显示,25 名患者接受颧种植体植入平均随访 23 个月后,上颌窦内黏膜厚度由术前的 1.03mm 增加至 1.33mm,黏膜厚度超过 2mm 的上颌窦比例由 24.5% 增加为 28.6%,黏膜厚度超过 5mm 的上颌窦比例由 10.2% 增加为 16.3%。这表明患者在接受颧种植手术后,上颌窦黏膜会产生慢性增厚(图 15-2-11,图 15-2-12)。

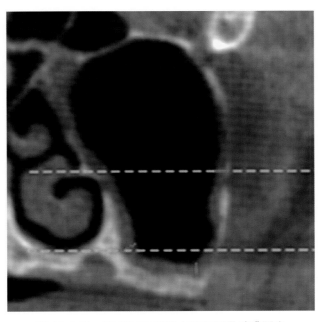

图 15-2-10　在 CBCT 不同水平面测量黏膜厚度

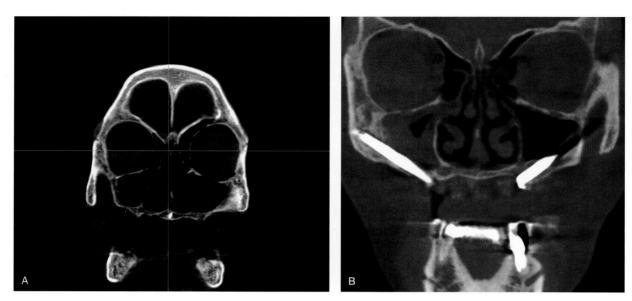

图 15-2-11　颧种植术后上颌窦黏膜增厚

A. 术前上颌窦状态　B. 颧种植体植入后右侧上颌窦黏膜厚度增加

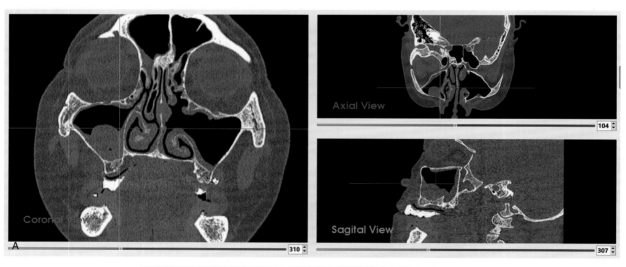

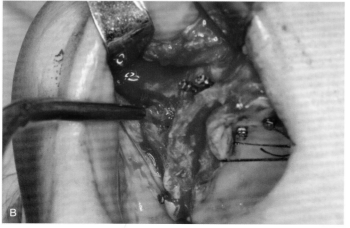

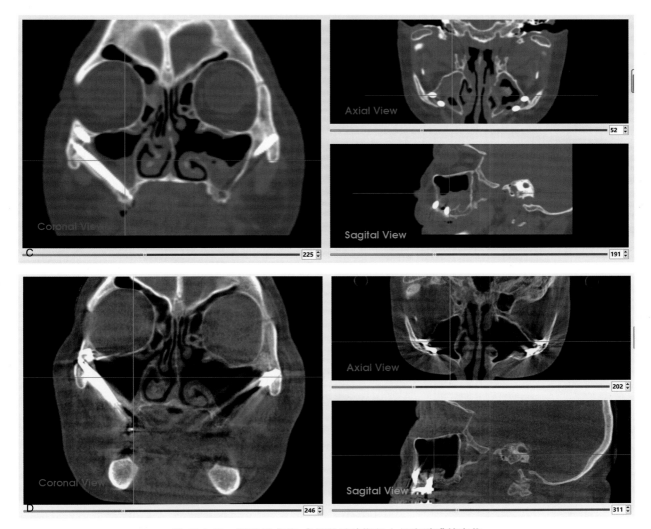

图 15-2-12　颧种植术前、术后及随访期间上颌窦黏膜的变化

A. 术前右侧上颌窦内可见黏膜增厚及囊肿影像　B. 术中侧壁开窗后摘除囊肿　C. 术后 2 日 CBCT 显示双侧上颌窦黏膜一过性水肿增厚　D. 术后 6 个月随访,右侧上颌窦黏膜囊肿影像消失,左右侧上颌窦黏膜无明显增厚

　　此前,尽管有研究表明颧种植体植入不会引起上颌窦内部的病理改变,但该研究也提示颧种植体可能会造成上颌窦内黏膜厚度增加。另外,有研究报道指出颧种植体植入后可能会导致上颌窦引流口阻塞,出现急性或慢性上颌窦炎等并发症,因此认为颧种植体可能会增加上颌窦内感染的风险。

　　上颌窦内组织的健康需要依赖于窦内黏膜表面的假复层纤毛上皮的生理功能,外界因素可能影响上颌窦内纤毛上皮及黏膜组织的生理功能,引起上颌窦内急性或慢性病变。在颧种植体植入过程中,种植窝洞预备可能会造成局部机械损伤及热损伤,导致上颌窦内生理功能受到不良影响。同时,种植体植入后由于颈部骨结合较少产生的局部细菌微渗漏、种植体微动、口腔上颌窦瘘等,均可能导致上颌窦内生理功能受损,进而引起上颌窦内黏膜增厚等病理改变。

　　需注意的是,利用 CBCT 测量的上颌窦内黏膜厚度仅为影像学厚度,并非人体内真实的黏膜厚度,后者往往小于影像学测量数值。同时,虽然研究已发现颧种植体可引起上颌窦内黏膜的慢性增厚,但黏膜厚度增加并非提示上颌窦内病理状态,也不是进行临床干预的指征。是否需进行临床干预还应综合患者临床表现、影像学检查及其他体征进行综合判断。

(六) 颧种植体周炎

1. 种植体周黏膜增生　种植体周黏膜炎多发生在基台与种植体连接后,主要表现为基台周围软组织红肿与增生。原因主要有以下几点:①经典法的种植体通常从腭部穿出,腭黏膜脂肪含量较多,颈部周围约有深度 5mm 的软组织,这种深袋使细菌更容易聚积,也更难进行卫生维护;②基台位于腭侧靠后的位置,基台与萎缩的上颌牙槽骨之间形成一定角度,使得清洁变得更为困难。医务人员需要对患者进行良好的卫生宣教以加强患者的自洁能力。对于炎症位点,可以通过洁治、炎症组织切除以及腭黏膜脂肪层切除来控制(图 15-2-13)。

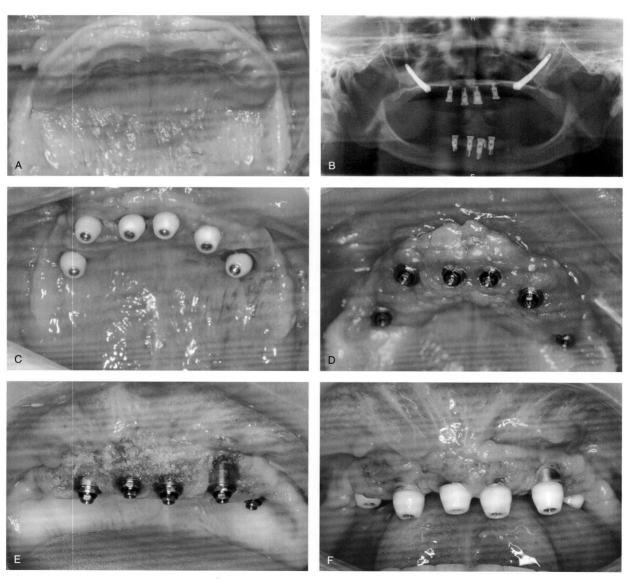

图 15-2-13　种植体周黏膜炎

A. 种植治疗术前口内软组织状况　B. 颧种植术后全景片　C. 最终修复体戴入前口内软组织状况　D. 基台周围软组织红肿与增生　E. 使用激光切除炎症组织　F. 增生软组织切除术后

2. 种植体周黏膜退缩　常规种植体周炎通常表现为植体探诊出血,植体周探诊深度增加,影像学上显示种植体颈部有进行性边缘骨吸收。颧种植的固位主要依靠远离牙槽骨的颧骨,而植体颈部剩余牙槽骨固位的重要性还不确切。因此,很难以常规种植体周围炎的判定标准来评价颧种植体。

Aparicio 认为原因可归结为几下几点:①颧种植体位置设计通常与剩余牙槽骨量有关,有较大变数,导致种植体颈部骨量可以很充足,也可能只有颊侧软组织覆盖;②对于种植体腭侧骨质薄弱者,探诊会破坏种植体颈部软组织封闭,增加口鼻腔相通风险;③由于腭部弯曲弧度不同导致种植体颊腭侧探诊结果受影响;④多数患者牙槽嵴吸收导致腭部弯曲弧度不足,临床医师难以将胶片正确放入患者口内拍摄根尖片;⑤对于倾斜植入的颧种植体以及其成角度设计的头部,利用平行投照根尖片观察种植体边缘骨水平是不可靠的。

因此在临床上更多关注的是,颧种植颈部周围黏膜退缩伴或不伴炎症的表现。事实上,虽然颧种植体主要依靠颧骨固位,但目前认为剩余牙槽骨的存在会在种植体颈部形成良好的封闭,减少口鼻腔相通的可能,以及降低上颌窦炎的发生。

种植体颈部周围黏膜退缩多见于嵴外型入路,由于种植体入点在牙槽嵴外,缺乏颊侧牙槽骨的支撑,一旦软组织角化牙龈缺乏或宽度不足,或由于颊侧系带的牵拉,很容易造成软组织退缩,使种植体粗糙面暴露(图 15-2-14)。因此,认为可以考虑在术中对嵴外型入路种植体颈部颊侧行同期骨增量(图 15-2-15),利用人工骨移植材料创造出骨性封闭空间,减少牙龈退缩的可能(图 15-2-16)。

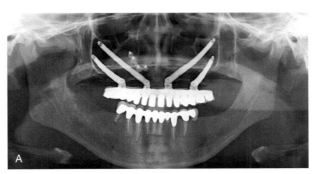

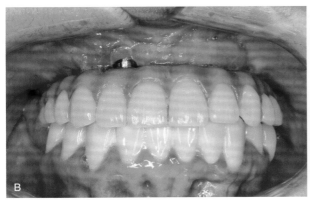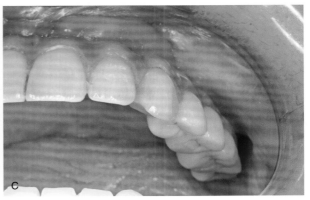

图 15-2-14　最终修复后种植体周围黏膜退缩,种植体粗糙面暴露

A. 最终修复后全景片　B. 右侧近中种植体颈部平台周围骨吸收导致种植体粗糙面暴露,软组织退缩

C. 左侧尖牙切端崩瓷

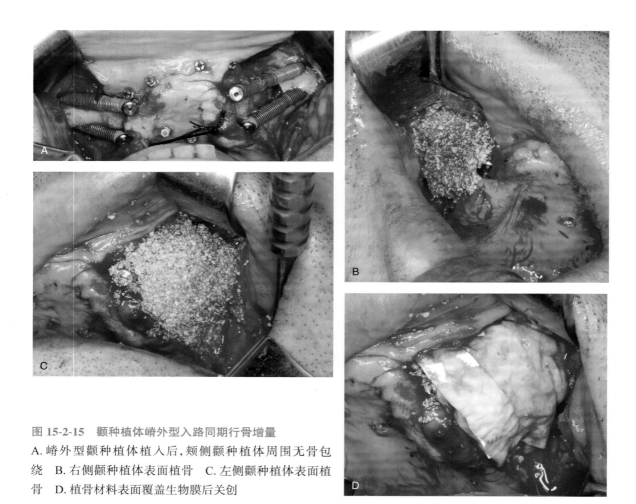

图 15-2-15　颧种植体嵴外型入路同期行骨增量
A. 嵴外型颧种植体植入后,颊侧颧种植体周围无骨包绕　B. 右侧颧种植体表面植骨　C. 左侧颧种植体表面植骨　D. 植骨材料表面覆盖生物膜后关创

　　Aparicio 等学者报道了 1 例术后 10 年由于严重种植体周炎导致 2 枚颧种植体失败的病例。患者重度吸烟者,种植体周围腭部骨质广泛吸收。临床医师通过外科手术在上颌窦骨窗位置高度截断种植体,关闭口鼻腔通道。Urgell 等学者也报道了 1 例重度吸烟患者(>10 支 / 日),负载后 18 个月因种植体周炎导致失败而取出种植体。

　　除上述术中植骨外,临床如出现软组织退缩伴有角化龈缺乏或宽度不足,或颊侧系带牵拉,可考虑进行种植体颈部周围的软组织增量。

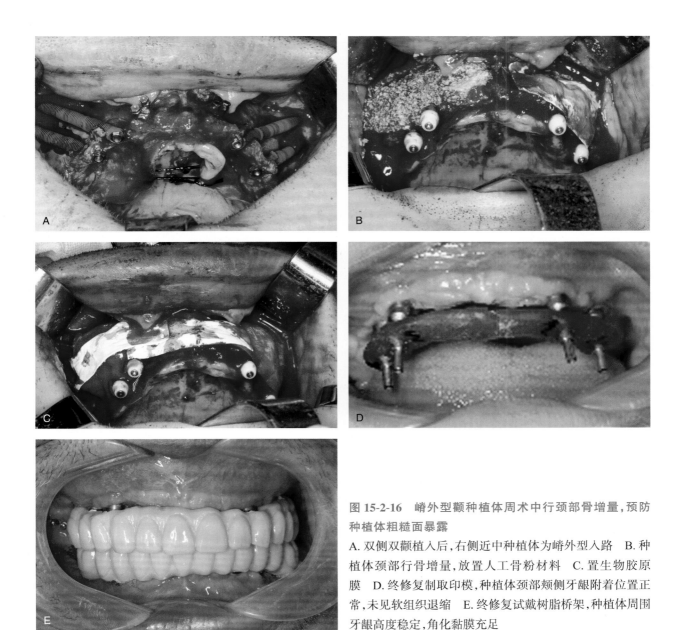

图 15-2-16　嵴外型颧种植体周术中行颈部骨增量，预防种植体粗糙面暴露

A. 双侧双颧植入后，右侧近中种植体为嵴外型入路　B. 种植体颈部行骨增量，放置人工骨粉材料　C. 置生物胶原膜　D. 终修复制取印模，种植体颈部颊侧牙龈附着位置正常，未见软组织退缩　E. 终修复试戴树脂桥架，种植体周围牙龈高度稳定，角化黏膜充足

（黄　伟　周凯华）

▶　参考文献 ···

1. PI URGELL J, REVILLA GUTIÉRREZ V, GAY ESCODA C G. Rehabilitation of atrophic maxilla: a review of 101 zygomatic implants. Med Oral Patol Oral Cir Bucal, 2008, 13 (6): E363-E370.

2. BERTOLAI R, AVERSA A, CATELANI C, et al. Treatment of extreme maxillary atrophy with zygoma implants. Minerva Stomatol, 2015, 64 (5): 253-264.

3. DAVO R, PONS O. 5-year outcome of cross-arch prostheses supported by four immediately loaded zygomatic implants: a

prospective case series. Eur J Oral Implantol, 2015, 8 (2): 169-174.

4. VAN CAMP P, VRIELINCK L, GEMELS B, et al. Intraorbital hemorrhage following a secondary intervention at integrated zygomatic implants: a case report. Int J Surg Case Rep, 2018, 43: 21-24.

5. 王美青. 口腔解剖生理学. 7 版. 北京: 人民卫生出版社, 2012

6. ROSANO G, TASCHIERI S, GAUDY J F, et al. Maxillary sinus vascular anatomy and its relation to sinus lift surgery. Clin Oral Implants Res, 2011, 22 (7): 711-715.

7. APARICIO C. Zygomatic implants: the anatomy-guided approach. 1st ed. London: Quintessence Publishing, 2012.

8. 陈全, 张晓, 张智勇, 等. 上颌窦前外侧壁骨内血管孔道位置锥形束 CT 影像判断分析及其临床应对措施. 北京大学学报 (医学版), 2017, 49 (3): 540-546.

9. STIEVENART M, MALEVEZ C. Rehabilitation of totally atrophied maxilla by means of four zygomatic implants and fixed prosthesis: a 6-40-month follow-up. Int J Oral Maxillofac Surg, 2010, 39 (4): 358-363.

10. DAVO R, PONS O, ROJAS J, et al. Immediate function of four zygomatic implants: a 1-year report of a prospective study. Eur J Oral Implantol, 2010, 3 (4): 323-334.

11. TRAN A Q, REYES-CAPÓ D P, PATEL N A, et al. Zygomatic dental implant induced orbital fracture and inferior oblique trauma. Orbit, 2019, 38 (3): 236-239.

12. ESPOSITO M, BARAUSSE C, BALERCIA A, et al. Conventional drills vs piezoelectric surgery preparation for placement of four immediately loaded zygomatic oncology implants in edentulous maxillae: results from 1-year split-mouth randomised controlled trial. European Journal of Oral Implantology, 2017, 10 (2): 147.

13. APARICIO C, OUAZZANI W, GARCIA R, et al. A prospective clinical study on titanium implants in the zygomatic arch for prosthetic rehabilitation of the atrophic edentulous maxilla with a follow-up of 6 months to 5 years. Clin Implant Dent Relat Res, 2006, 8 (3): 114-122.

14. AHLGREN F, STORKSEN K, TORNES K. A study of 25 zygomatic dental implants with 11 to 49 months' follow-up after loading. Int J Oral Maxillofac Implants, 2006, 21 (3): 421-425.

15. APARICIO C, OUAZZANI W, APARICIO A, et al. Immediate/early loading of zygomatic implants: clinical experiences after 2 to 5 years of follow-up. Clin Implant Dent Relat Res, 2010, 12 Suppl 1: e77-e82.

16. BEDROSSIAN E. Rehabilitation of the edentulous maxilla with the zygoma concept: a 7-year prospective study. Int J Oral Maxillofac Implants, 2010, 25 (6): 1213-1221.

17. HIRSCH J M, OHRNELL L O, HENRY P J, et al. A clinical evaluation of the zygoma fixture: one year of follow-up at 16 clinics. J Oral Maxillofac Surg, 2004, 62 (9 Suppl 2): 22-29.

18. DAVO R. Zygomatic implants placed with a two-stage procedure: a 5-year retrospective study. Eur J Oral Implantol, 2009, 2 (2): 115-124.

19. KEAN J. The effects of smoking on the wound healing process. Journal of Wound Care, 2010, 19 (1): 5-8.

20. KIM Y K, PARK J Y, KIM S G, et al. Prognosis of the implants replaced after removal of failed dental implants. Oral Surg Oral Med Oral Pathol Oral Radiol Endod. 2010, 110 (3): 281-286.

21. GARCIA B, RUIZ MASERA J J, ZAFRA CAMACHO F M. Bilateral cutaneous fistula after the placement of zygomatic implants. Int J Oral Maxillofac Implants, 2016, 31 (2): e11-e14.

22. TZERBOS F, BOUNTANIOTIS F, THEOLOGIELYGIDAKIS N, et al. Complications of zygomatic implants: our clinical experience with 4 cases. Acta Stomatol Croat, 2016, 50 (3): 251-257.

23. APARICIO C, OUAZZANI W, HATANO N. The use of zygomatic implants for prosthetic rehabilitation of the severely resorbed maxilla. Periodontol 2000, 2008, 47: 162-171.

24. APARICIO C, MANRESA C, FRANCISCO K, et al. The long-term use of zygomatic implants: a 10-year clinical and radiographic report. Clin Implant Dent Relat Res, 2014, 16 (3): 447-459.

25. APARICIO C, MANRESA C, FRANCISCO K, et al. Zygomatic implants: indications, techniques and outcomes, and the zygomatic success code. Periodontol 2000, 2014, 66 (1): 41-58.

26. CHRCANOVIC B R, MAURO Henrique Nogueira Guimarães Abreu. Survival and complications of zygomatic implants: a systematic review. Oral & Maxillofacial Surgery, 2013, 17 (2): 81-93.

27. BECKTOR J P, ISAKSSON S, ABRAHAMSSON P, et al. Evaluation of 31 zygomatic implants and 74 regular dental

implants used in 16 patients for prosthetic reconstruction of the atrophic maxilla with cross-arch fixed bridges. Clin Implant Dent Relat Res, 2005, 7 (3): 159-165.

28. ZWAHLEN R A, GRATZ K W, OECHSLIN C K, et al. Survival rate of zygomatic implants in atrophic or partially resected maxillae prior to functional loading: a retrospective clinical report. Int J Oral Maxillofac Implants, 2006, 21 (3): 413-420.

29. BALSHI S F, WOLFINGER G J, BALSHI T J. A retrospective analysis of 110 zygomatic implants in a single-stage immediate loading protocol. Int J Oral Maxillofac Implants, 2009, 24 (2): 335-341.

30. DAVO R, MALEVEZ C, ROJAS J, et al. Clinical outcome of 42 patients treated with 81 immediately loaded zygomatic implants: a 12- to 42- month retrospective study. Eur J Oral Implanto, 2008: 141-150.

31. CHOW J, WAT M, HUI L, et al. A new method to eliminate the risk of maxillary sinusitis with zygomatic implants. Int J Oral Maxillofac Implants, 2010, 25 (6): 1233-1240.

32. ZHAO K, LIAN M, FAN S, et al. Long-term Schneiderian membrane thickness changes following zygomatic implant placement: a retrospective radiographic analysis using cone beam computed tomography. Clin Oral Implants Res, 2018, 29 (7): 679-687.

第十六章

颧种植预后评价及软组织增量技术的应用

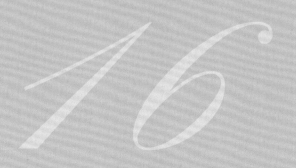

随着种植技术的发展和成熟,种植成功的标准已不再局限于种植体的留存率,如何获得种植体及上部结构的长期稳定和美学效果,受到越来越多医师和患者的重视。

颧种植体由于植入角度、种植体长度、种植体周牙槽骨或基骨的完整情况与传统种植体截然不同,使用评估传统种植体的标准,如探诊深度,种植体颈部边缘骨吸收等参数,用以描述颧种植成功或失败并不合适。迄今为止,已有多位学者针对颧种植手术、上部修复体的临床效果、颧种植成功或存留提出了有别于传统种植体的评价体系。同时,人们对颧种植体成功的评价标准也在临床实践中不断完善。全面客观地从颧种植体的长期表现出发,能够更好地指导临床医师进行术前合理的设计及手术实施,使更多的患者能从这项技术中长期获益。

第一节　颧种植体预后评价标准

种植体与硬组织良好的骨结合是种植体长期稳定和行使功能的保障,与此同时,种植体周围软组织的健康同样也是维持种植体长期稳定和美观的重要因素。

1979 年,Schnitman 和 Shulman 首次使用了客观指标评价种植体的成功。彼时虽然未将种植体临床动度量化为成功标准之一,但他们选择了种植体稳定性、种植体周围的放射透影、相对于平台的牙槽嵴骨水平、种植体周围的牙龈健康和长期存留率这些参数,而这些参数如今仍是判断传统种植体健康状况时重点考量的因素。

Aparicio 等人提出的标准如下:① CBCT 图像及鼻窦炎相关症状的临床问卷;②拍照获得种植体周软组织图像,根据软组织状况进行分级;③颧种植体入点相对于牙槽嵴顶的位置(图 16-1-1)。

Al-Nawas 等人对颧种植体周软组织进行了评估,并建议将软组织的改变作为评价颧种植成功的标准之一。评估参数包括以下几项:①患者吸烟史或用药史;②颧种植体临床动度;③改良菌斑指数(modified plaque index,mPLI);④探诊深度(pocket probing depth,PPD),使用塑料探头(Plast-O 探头)在种植体近中、远中、腭侧和前庭沟侧测量颧种植体的探诊深度;⑤龈沟微生物,使用无菌纸尖提取微生物样本,应用基因探针试剂盒对伴放线放线杆菌、福赛斯拟杆菌、齿密螺旋体、牙龈卟啉单胞菌、中间普雷沃菌进行鉴定;⑥沿用 Albrektsson 等人于 1986 年提出的标准,种植体植入后患者无疼痛或感染的迹象(探查出血或探诊深度 ≥ 5mm 表明有感染迹象)(图 16-1-2,图 16-1-3)。

Nobre 等人通过前瞻性队列研究评估了颧种植体和传统种植体的软组织情况,该团队主要观察指标为探诊深度、改良菌斑指数、改良出血指数(modified bleeding index,mBI)、种植体临床动度和化脓情况。评估标准为:①探诊深度,在种植体的近中、远中、前庭和腭侧使用 0.25N 校准塑料探针测量 PPD,大于 4mm 记为存在,反之不存在。②测量改良菌斑指数和改良出血指数,将 0.25N 校准塑料探针 1mm 放入种植体周龈沟内,绕种植体周圈测量。③化脓情况,通过对种植体周软组织施加手指压力进行评

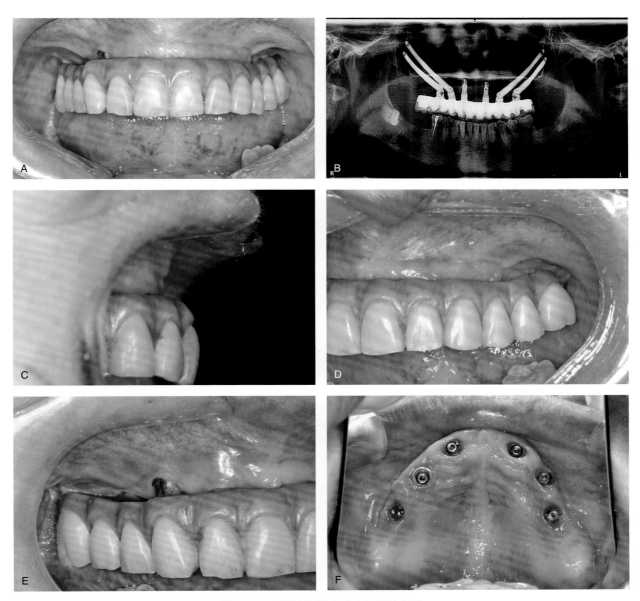

图 16-1-1　颧种植修复后 3 年随访复诊

A. 颧种植修复 3 年复查,口内正面照,上部修复体有着色及切端磨耗　B. 全景片显示种植体颈部周围骨高度稳定　C. 上部修复体前牙区切端与剩余牙槽骨的水平向位置关系　D. 上部修复体左侧观　E. 上部修复体右侧观　F. 去除上部修复体后可见 4 枚颧种植体及前牙区 2 枚常规种植体的穿龈位置,位于牙槽嵴顶

估。④由于解剖特殊性,上颌窦外型颧种植体根据临床软组织参数细分为 4 个不同的临床水平(clinical levels,CLs),用以记录植体软组织是否存在病变以及病变的严重程度,CL1:PPD≤4mm,没有 mPLI 或 mBI;CL2:PPD>4mm,没有 mPLI 或 mBI;CL3:PPD>4mm,没有 mPLI,存在 mBI;CL4:PPD>4mm,存在 mPLI,可存在或不存在 mBI。

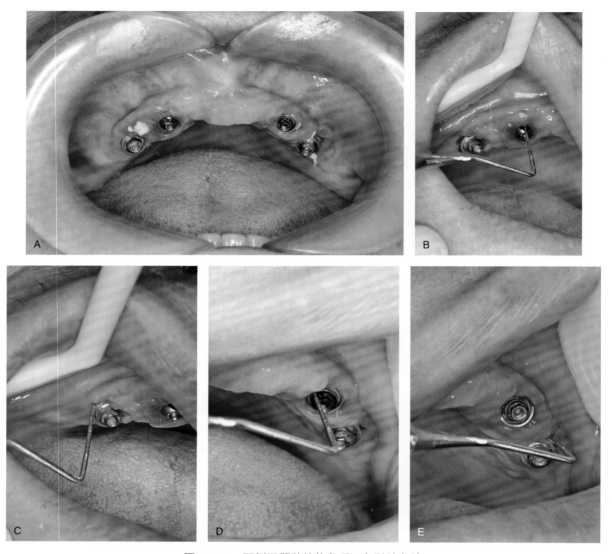

图 16-1-2 双侧双颧种植修复后 4 年随访复诊

A.去除上部修复体,可见牙槽嵴顶周围软组织有部分食物滞留 B.右侧近中颧种植探诊深度 4mm,远中种植体有探诊出血 C.右侧远中颧种植探诊深度 4mm D.左侧近中颧种植体探诊深度 4mm E.左侧远中颧种植体探诊深度 4mm,近中种植体有探诊出血

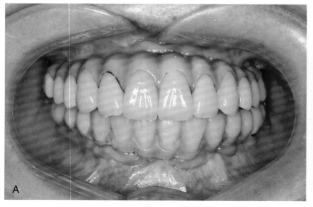

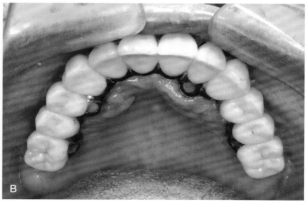

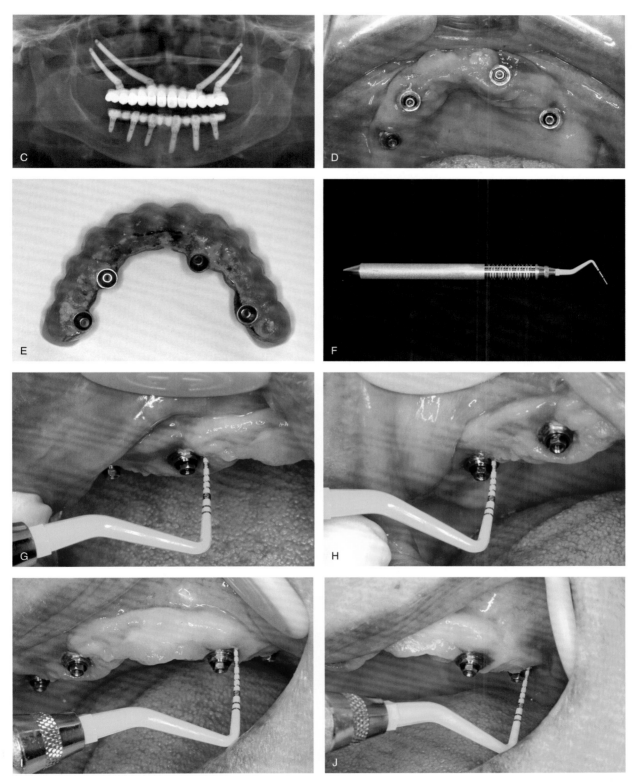

图 16-1-3　双侧双颧种植修复后 2 年随访复诊

A.上下颌种植固定修复 2 年,上颌为双侧双颧种植　B.上颌 4 枚颧种植体穿出位置　C.全景片　D.卸去上颌固定修复体　E.上颌固定修复体组织面有一定食物滞留　F.种植体周塑料探针　G.右侧近中颧种植体探诊未出血　H.右侧远中颧种植体探诊未出血　I.左侧近中颧种植体探诊深度 2mm,但有探诊出血　J.左侧远中颧种植体探诊未出血

对于颧种植体 PPD，Aparicio 等学者认为需要考量以下三个因素以区别于传统种植体。其一，临床医师必须考虑颧种植体与传统植体放置在牙槽骨内的位置差异。由于不同的解剖学原因，对于 ZAGA 4 型嵴外型颧种植体，种植体腭侧颈部被骨包围，而颊侧颈部无骨板，几乎完全是被黏膜包围。其二，颧种植体头部颊侧倾斜，倾斜角度约为 55°，种植体本身将阻挡探针的深入，此情况下进行种植体周探诊难以获得准确的、有临床意义的探诊深度。其三，颧种植体由于植入角度的关系，种植体颈部在腭侧的平台更低，使得腭侧探诊深度大于颊侧的探诊深度。基于上述原因，Aparicio 等学者认为，应用于常规种植体的 PPD，不适用于评价颧种植体周软组织状况。

此外，现今使用的颧种植体设计和表面处理变化多样，如颧种植体分为无螺纹设计、部分螺纹设计以及全螺纹设计，而表面处理又分为完全粗糙表面或部分机械加工的表面，种植体头部角度还可以分为 0°、45° 或 55°，这些差异会影响颧种植体颈部的探诊深度比较，继而影响探诊深度对于评估颧种植体周软硬组织健康的指导意义。

评估颧种植体成功与否，除考虑种植体在颧骨段骨结合的长期稳定外，还需评价颈部穿牙槽骨段周围软组织的状况。目前关于如何评价颧种植的成功，不同学者有不同的建议，尚未达成明确共识。Maló 等学者建议将有无并发症作为颧种植体成功的标准之一，他建议评估三种并发症：美学并发症、功能性并发症和生物并发症，包括软组织炎症、瘘管形成、疼痛或上颌窦感染。Landes 等人建议将软组织是否存在炎症作为颧种植成功的标准之一。Ouazzani 和 Aparicio 等人提出，种植体接触或挤压到黏膜可能会对牙龈稳定性造成负面影响，也不利于种植体的清洁。

2020 年，Aparicio 团队首次提出将颧种植体周围软组织的稳定性作为评价颧种植成功与否的一个特定参数。Aparicio 等人提出的软组织参数分为以下四类，其中 Ⅰ、Ⅱ、Ⅲ 类定义为成功；将种植体颈部周围有进展性的炎性反应、进展性牙龈退缩，或患者对因种植体表面暴露造成的美学问题不满意等认定为失败。这是目前评估颧种植周软组织较为全面的一组参数（表 16-1-1）。

表 16-1-1　Aparicio 团队提出颧种植体周围软组织评价参数

评价参数	成功			失败
	Ⅰ	Ⅱ	Ⅲ	Ⅴ
炎症或感染	无	无	有时，治疗有效	持续或复发
软组织退缩	无	有，但稳定	进展性退缩缓慢	进展性退缩
种植体螺纹暴露	无	无	可存在	有
患者对种植体暴露所致的美学效果不满意	无	无	无	有

上海交通大学医学院附属第九人民医院口腔颅颌面种植团队在随访 18 年来的颧植患者过程中，借鉴国际各家观点，逐步总结了一套临床上颧种植体复查预后评估方法。根据颧种植体植入术中的不同植入类型，建立不同评价标准，分为 2 类：颧种植体颊侧有骨型和颧种植体颊侧无骨型。具体评价参数包括以下几方面。

1. 患者主观症状描述，有无疼痛、不适等，包括口内、面颊部两个区域。按照 Albrektsson 等人于

1986 年提出的标准,种植体植入后患者无疼痛或感染的迹象。

2. 根据颧种植体颊侧有骨、无骨分 2 类评价颧植体周围软组织,探诊仅评价是否有出血,不进行深度测量。颊侧无骨型患者重点观察颊侧是否有角化软组织,种植体周黏膜完整情况,种植体螺纹是否有暴露。颊侧有骨型患者按照常规种植体周评价,测量改良菌斑指数和改良出血指数,检查可疑化脓情况,通过对种植体周软组织施加手指压力进行评估。

3. 修复体是否影响发音或患者主观评价异物感程度。

4. CBCT 评价鼻窦状况,有炎症者增加鼻窦炎相关症状临床问卷。

总之,无疼痛不适,颧种植体无松动,种植体穿过软组织区域无明显炎症;修复体功能良好,包括咀嚼、语音功能的恢复等,是评价颧种植体预后的主要方面。对于上颌骨缺损颧种植的应用,希望种植体穿越软组织区域能进行粗糙涂层面的抛光,如有中段光滑型颧种植体应该优先使用。

第二节　软组织增量技术

种植体颈部软硬组织的完整程度对于避免种植体周炎、牙龈退缩等并发症的发生至关重要。对于传统种植体,颊侧颈部牙槽骨厚度 ≥ 2mm 可以有效减少种植体颈部发生垂直骨吸收,进而避免牙龈退缩。同时,足够的角化黏膜宽度以及足够的软组织厚度对种植体周的边缘骨丢失也有一定的预防作用。上述传统种植体周软硬组织完整性的概念也同样适用于颧种植体。本节将重点介绍颧种植体颈部的软组织增量技术。

颧种植体周的软组织缺损通常分为两类。一类为角化黏膜(keratinized mucosa)宽度不足。针对传统种植体,Baqian 等学者的前瞻性研究调查显示,相对于角化黏膜宽度正常的种植体,角化黏膜狭窄的种植体脱落风险会提高 5 倍。角化黏膜宽度不足(宽度<2mm)会使种植体龈袖口的原本薄弱的防线更易受到口腔环境内细菌及其毒素的破坏,随之而来的是会发生大概率的种植体周炎,导致种植体周围骨吸收,最终影响种植体的长期稳定、咀嚼功能的行使以及美学效果。游离龈移植(free gingival graft)是增加种植体周围角化黏膜的有效方法。Oh SL 等 2017 年开展的一项前瞻性的随机对照临床研究结果显示,进行游离龈移植的种植位点牙龈指数(gingival index, GI)显著低于对照组,游离龈移植组的种植体周骨丧失数量显著低于对照组,但研究者强调无法在种植体植入时同期进行游离龈移植来增加角化黏膜宽度。

另一类种植体周软组织缺损为软组织厚度不足,它通常同时伴随角化黏膜宽度不足。对于上颌骨极度萎缩患者,术者在进行颧种植体植入时,不得不选择解剖引导入路(ZAGA)4 型路径,将种植体颈部放置于牙槽嵴外侧,种植体颊侧颈部完全由软组织覆盖,这就对该区域软组织的厚度提出了更高的要求,如果处理不当,容易引起患者术后的牙龈退缩。针对这一临床问题,可以使用 Aparicio 等人提出的 ZAGA "围巾移植" 技术(ZAGA "scarf graft"),该技术属于带蒂结缔组织移植(pediculate connective tissue grafting)。同时也可以使用牙周领域广泛使用的上皮下结缔组织移植技术（free connective tissue grafts）。这些技术通常与种植体植入同期进行，可以起到增加软组织厚度以及增加种植体周角化黏膜宽度的作用。

以下分别就软组织增量技术在颧种植体周的应用进行详细介绍。

一、游离龈移植技术

研究证明游离龈移植是目前最为有效的实现种植体周角化黏膜增量的技术方法之一。具体策略是通过将自体健康的角化牙龈组织移植到患区，实现种植体周的附着软组织加宽，并同期实现前庭沟加深。

（一）适应证和禁忌证

种植体周行游离龈移植的适应证与在天然牙周边应用游离龈移植相似，主要解决目标区域附着龈过窄（一般<2mm）或无附着龈的问题，通常还伴有下列情况者：①牙槽黏膜及肌肉的牵拉使种植体袖口龈缘分离；②个别种植体唇侧龈退缩，退缩的根方无附着龈或附着龈过窄；③前庭过浅，妨碍种植体周围口腔卫生的保持；④种植冠修复体的边缘欲放在龈下，但边缘龈组织无附着龈或附着龈过窄。手术禁忌证包括：

（1）美学要求高且不切实际的患者。

（2）宽而深的种植体周软组织退缩。

（3）种植体周软组织退缩区唇侧有深袋。

（4）种植体周炎症未控制。

（二）手术方法及步骤

下面以病例形式介绍手术方法和步骤。患者，女性，59岁，多年前上颌牙因松动陆续拔除，行上颌半口总义齿修复，固位不佳。后出现下颌多颗牙松动，影响进食，为恢复口内牙列就诊。临床检查发现患者下颌余留牙重度牙周炎，松动Ⅲ度，牙槽骨吸收至根尖区。影像学检查显示上颌牙列缺失，牙槽嵴完全吸收，基底骨也有严重吸收，为 Cawood & Howell Ⅴ类、Ⅵ类上颌无牙颌（图 16-2-1，图 16-2-2）。

临床医师制定了上颌双侧双颧种植固定修复，拔除下颌余留牙、下颌种植固定修复的方案（图 16-2-3，图 16-2-4）。

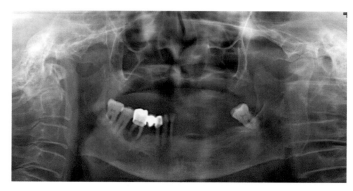

图 16-2-1　术前全景片显示无牙上颌余留骨量严重不足

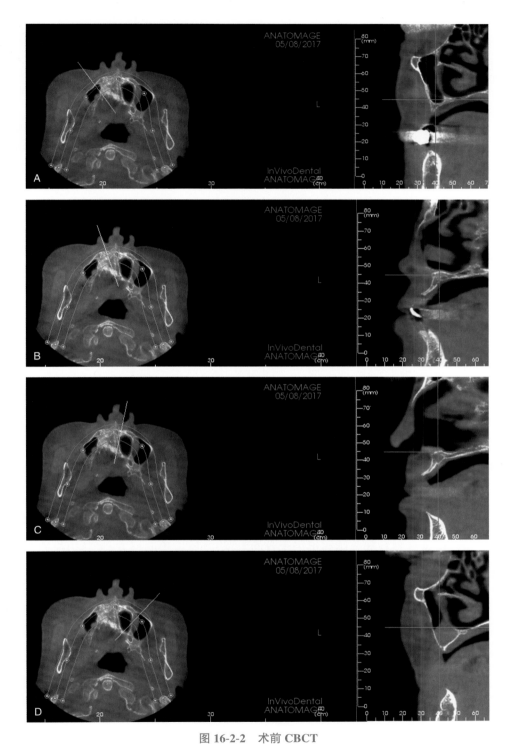

图 16-2-2　术前 CBCT

A. 右侧前磨牙区骨高度严重不足　B. 右侧前牙区骨宽度菲薄　C. 左侧前牙区骨宽度菲薄
D. 左侧前磨牙区骨高度严重不足

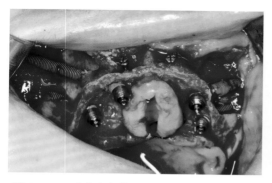

图 16-2-3　术中上颌植入 4 枚颧种植体,种植体
颊侧仍有骨板保留

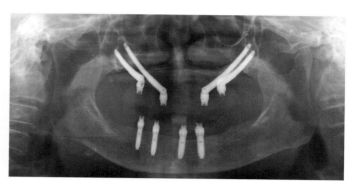

图 16-2-4　术后全景片,上下颌即刻负载

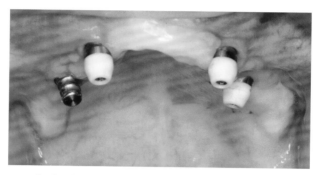

图 16-2-5　术后 6 个月可见上颌 4 枚颧种植体周围角化软组织宽度不足

　　术后 6 个月复查发现 4 枚颧种植体周附着龈较窄(图 16-2-5),而附着龈是抵御感染,防止附着丧失的屏障。为保障种植体周健康,预防种植体颈部发生骨吸收,对颧种植区进行了游离龈移植。常规消毒后进行术区麻醉,临床可采用传导阻滞麻醉或术区四周浸润麻醉,但勿使麻药注射至受植区(图 16-2-6)。

　　受植区准备:沿膜龈联合行水平切口,勿切透骨膜,长度由所涉及的种植体数目和范围决定。锐性分离切口根方牙龈,保留骨膜和部分结缔组织于骨面上,将半厚瓣推向根方,将其边缘缝合固定于根方骨膜上,形成受植区创面,并用浸有生理盐水的纱布覆盖创面,预备供区(图 16-2-7)。

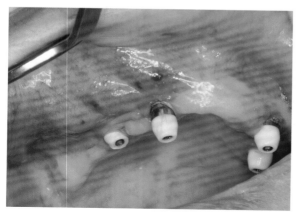

图 16-2-6　术中行局部浸润麻醉,右侧 2 枚颧种植体颊
侧基本无附着龈包绕

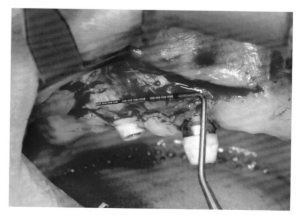

图 16-2-7　右侧 2 枚颧种植体受区颊侧制备半厚瓣后
推向根方,形成受植区创面

供区取龈组织：选择上颌前磨牙至第一磨牙腭侧的角化牙龈，在距龈缘 2~3mm 处锐剥离切取龈组织，厚度以 1~1.5mm 为宜，切取组织包括角化上皮和下方少许结缔组织（图 16-2-8）。注意勿取过厚组织以免不利于获得术区营养，且造成供区过深的创面。若切取游离龈过厚，应进行适当修整，除去组织上带有的腺体和脂肪组织（图 16-2-9）。

移植和缝合：将获得的游离牙龈组织移植并缝合于受植区。缝合前注意清除受植区的血凝块，尽量使供区龈组织与受区组织紧贴利于愈合。推荐使用 5-0 缝线进行缝合，首先将游离组织两端定点固位缝合于受植区冠方端骨膜处，随后使用连续加压缝合使两者紧密贴合（图 16-2-10），用湿纱布轻压组织 1~2 分钟，排除组织下方积血和空气，可放置牙周塞治剂以减少患者术后疼痛和局部出血。

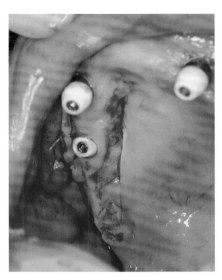

图 16-2-8 在供区获取角化龈的范围

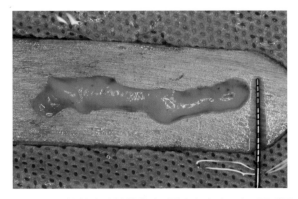

图 16-2-9 修整移植瓣的长度、厚度和宽度，以匹配受区

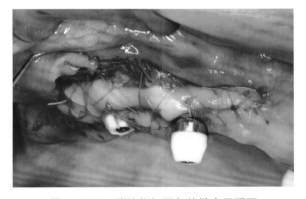

图 16-2-10 移植物加压包扎缝合于受区

术后 3 天应避免唇颊侧的剧烈运动，以免移植的组织移位妨碍愈合，同时建议患者 48 小时内通过冰敷来预防术后水肿。

术后 10~14 天拆线，必要时可再重复放置非可吸收型牙周塞治剂 7 天，拆线时检查口腔卫生，清除局部菌斑、软垢，并指导患者保持良好的口腔卫生（图 16-2-11~ 图 16-2-14）。

（三）颧种植患者常规种植体周游离龈移植病例

患者，女性，32 岁，因全口牙列松动影响进食前来就诊。口腔检查全口牙周组织已经严重破坏，多数牙松动Ⅲ度，全景片显示全口牙槽骨广泛吸收达根尖区（图 16-2-15）。经多学科联合会诊及与患者充分沟通，考虑口内牙列无法保留，行全口余留牙拔除术 + 上颌双侧单颧联合前牙区常规种植修复 + 下颌种植固定修复（图 16-2-16，图 16-2-17）。终义齿修复完成后，随访发现双侧颧种植体周角化软组织较窄，遂行上颌双侧游离龈移植，以减少种植体周生物学并发症隐患（图 16-2-18~ 图 16-2-26）。

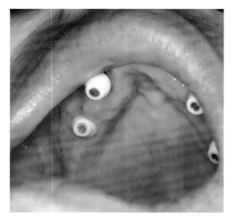

图 16-2-11 术后 14 天供区愈合情况

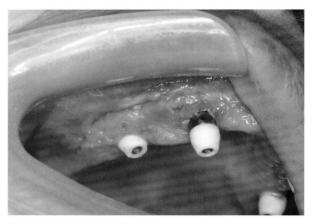

图 16-2-12 术后 14 天拆线时受区软组织愈合情况

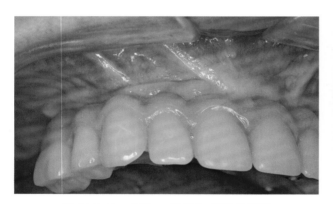

图 16-2-13 术后 16 周复查,颧种植颊侧
黏膜宽度显著增宽

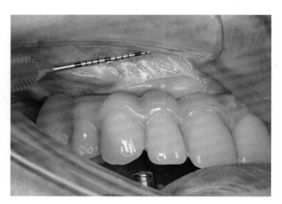

图 16-2-14 术后 26 周复查,增加的角化软组织宽
度较为稳定

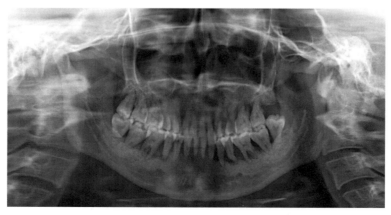

图 16-2-15 术前全景片显示全口牙槽骨广泛吸收达根尖区

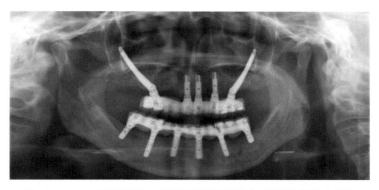

图 16-2-16　上颌颧种植、下颌常规种植固定修复后拍摄的全景片

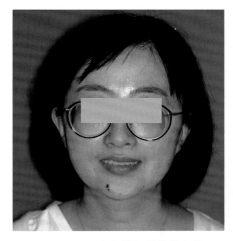

图 16-2-17　患者戴入最终修复体
后正面照

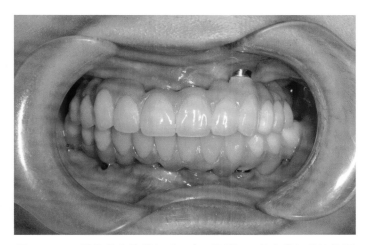

图 16-2-18　最终修复体戴入后口内正面照,23 位点常规种植体颊
侧颈部角化软组织宽度不足

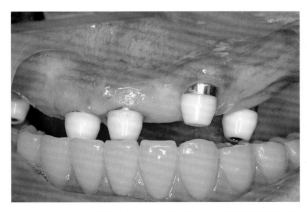

图 16-2-19　术前可见 23 位点常规种植体周围附着龈窄,
常规种植体位置偏向牙槽嵴顶颊侧

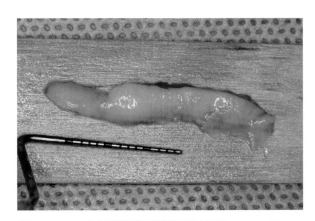

图 16-2-20　左侧腭部获取游离龈组织约 5mm×25mm

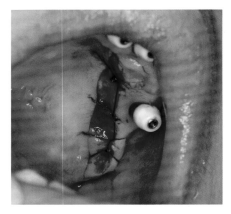

图 16-2-21　供区创面缝合止血

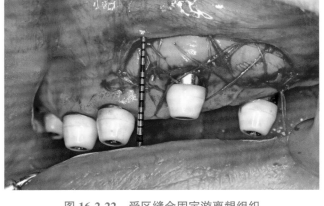

图 16-2-22　受区缝合固定游离龈组织

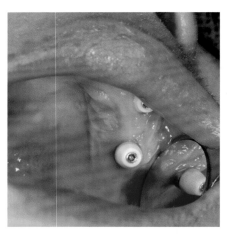

图 16-2-23　术后 8 周腭部供区软组织
愈合良好

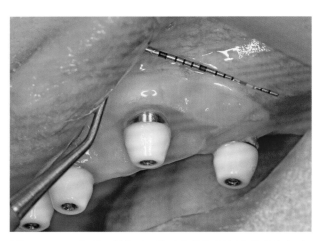

图 16-2-24　术后 8 周复查,供区种植体颊侧角化软组织宽
度增加显著

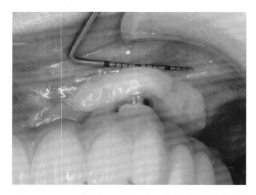

图 16-2-25　术后 24 周复查,种植体周角化软
组织宽度稳定

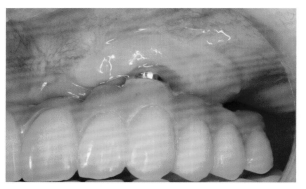

图 16-2-26　术后 38 周复查,种植体周角化
软组织宽度稳定

二、"围巾移植"技术

"围巾移植"技术是指从患者腭部获取一条带蒂的结缔组织,在种植体近中牙槽骨区域钻一小孔,利用缝线穿孔将结缔组织固定于腭侧龈瓣,使其如同围巾一样紧密包裹于种植体颈部(图 16-2-27～图

16-2-32）。该手术的目的是通过增加种植体颈部的软组织量，来保护颊侧牙龈软组织免受种植体压迫，防止牙龈退缩等并发症的发生。通过无牙颌患者的病例来进一步介绍"围巾移植"技术（图16-2-33～图16-2-44）。

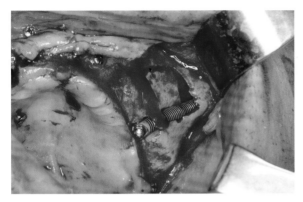

图 16-2-27　颧种植体颈部颊侧无牙槽骨

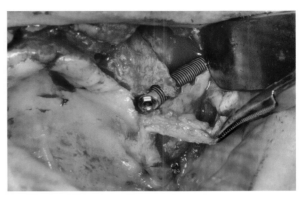

图 16-2-28　从种植体同侧腭部区域切取一条带蒂结缔组织，长度足够覆盖种植体的颈部区域

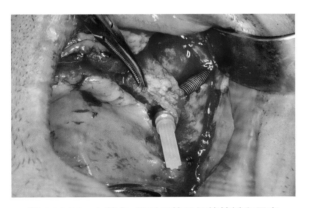

图 16-2-29　上基台，更利于软组织的转瓣和固定

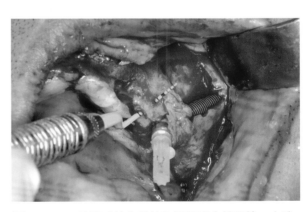

图 16-2-30　使用球钻在种植体颈部近中骨面钻一小孔，用来固定带蒂的结缔组织

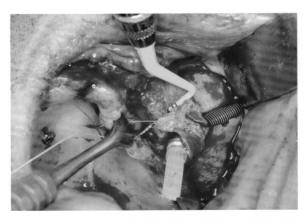

图 16-2-31　使用可吸收缝线将带蒂结缔组织的游离段通过牙槽嵴上的小孔，固定于腭侧龈瓣

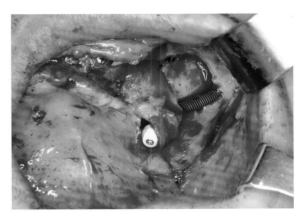

图 16-2-32　严密缝合，使带蒂龈瓣如同围巾一样紧密包裹于种植体颈部，达到增加唇侧软组织厚度的目的

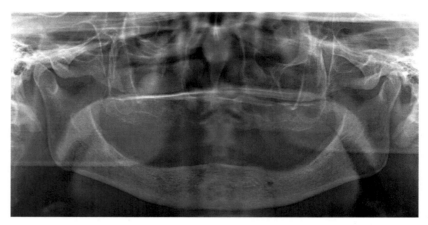

图 16-2-33　无牙颌患者,上颌呈现 Cawood & Howell Ⅳ类骨吸收

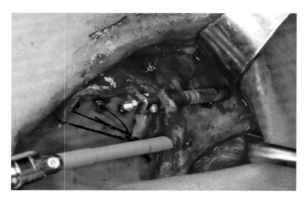

图 16-2-34　术中可见上颌剩余牙槽嵴菲薄,一侧植入 2 枚颧种植体

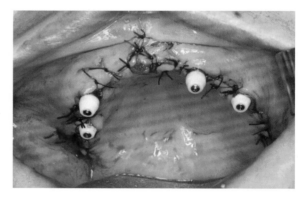

图 16-2-35　术中关闭创面,左侧近中颧种植体颈部有软组织包绕

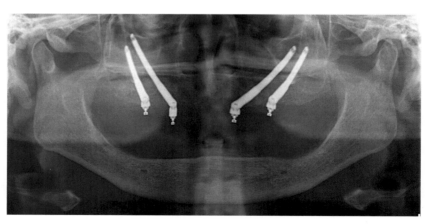

图 16-2-36　术后全景片

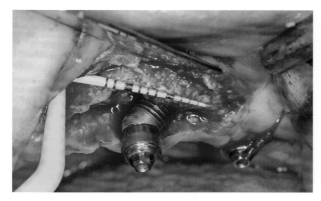

图 16-2-37 术后 3 个月,左侧近中颧种植体出现探诊出血及深袋,翻瓣见原有菲薄牙槽嵴出现吸收,种植体颈部无骨包绕

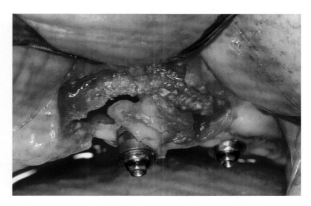

图 16-2-38 腭侧供区取上皮下结缔组织移植物,采用"围巾技术"覆盖于种植体颊侧颈部

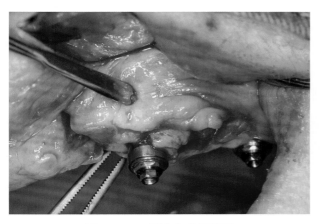

图 16-2-39 冠向复位唇侧瓣

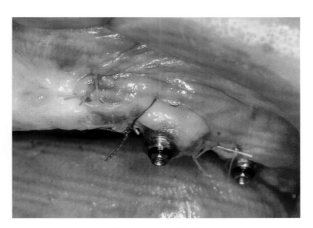

图 16-2-40 缝合

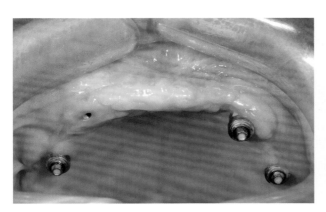

图 16-2-41 术后 2 周拆线,左侧近中颧种植体颈部有足量角化软组织包绕

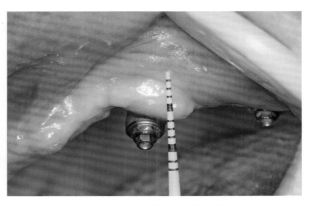

图 16-2-42 术后 1 个月复查,见角化软组织的宽度约为 6mm

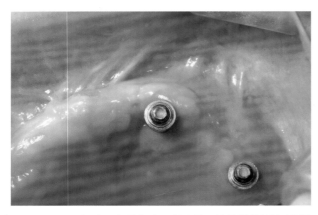

图16-2-43　术后1个月复查,骀面观可见种植体颈部周围有足量角化软组织包绕

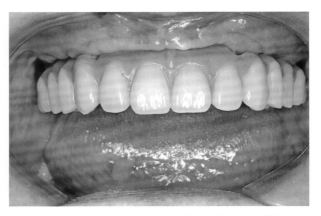

图16-2-44　最终修复体戴入后正面观,可见4枚颧种植体颈部都预留了可进行种植体周清洁的间隙

三、上皮下结缔组织移植技术

上皮下结缔组织移植技术是指采用带蒂瓣覆盖游离的结缔组织移植物。这种技术源于治疗单颗或多颗牙宽而深的牙龈退缩。该技术同样适用于种植体周包括颧种植体周软组织缺损达一定程度,需要进行软组织增量的患者(图16-2-45)。将取自于自体腭侧的结缔组织瓣移植覆盖于暴露的种植体颈部螺纹表面,使用可吸收缝线围绕种植体颈部进行缝合固定,颊侧龈瓣冠向复位,完全覆盖结缔组织移植物,进行严密缝合。

临床观察发现,随着手术后随访时间的延长,采用上皮下结缔组织移植技术进行种植体周软组织增量的术区,其唇侧软组织的厚度显著增加,同时也可以增加种植体周围角化黏膜的宽度。

(一)手术目的

上皮下结缔组织移植技术是针对颧种植体颈部唇侧完全位于牙槽嵴外侧,骨增量效果不明确的患者。通过从患者腭部移植一块上皮下结缔组织,覆盖暴露的种植体螺纹区域,增加此部位软组织的厚度防止远期唇侧软组织的退缩,从而实现受植区域和邻牙软组织的协调,该手术可与种植体植入同期进行或二期完成。

(二)手术方法及步骤

按照种植计划,将颧种植体植入指定位置。从供区取上皮下结缔组织,获得足够大小的腭侧游离牙龈瓣,用锋利的刀片片去上皮层,获得上皮下结缔组织移植物(图16-2-46~图16-2-50);或者同样选择上颌前磨牙至第一磨牙腭侧距龈缘2~3mm处做一字形、L形或U形切口,在腭侧的上皮下方切割,抽取获得上皮下结缔组织移植物。然后,将从腭侧获得的结缔组织移植物覆盖于种植体颈部,使用可吸收缝线或固位钉将上皮下结缔组织固定于种植体表面,颊侧龈瓣彻底松弛,使用悬吊缝合等技术将游离的上皮下结缔组织移植物和其表面提供血供的软组织瓣进行固定(图16-2-51~图16-2-59)。

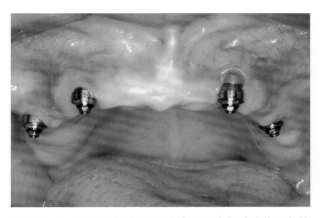

图 16-2-45 双侧双颧种植后,左右侧近中颧种植体颈部软
组织缺损,角化黏膜不足

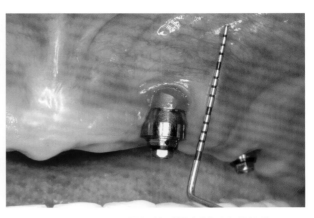

图 16-2-46 用牙周探针测量左侧近中种植体
颈部软组织缺损量

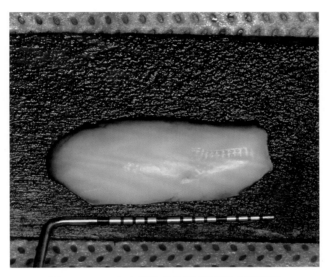

图 16-2-47 在上颌结节牙槽嵴顶取全厚黏膜

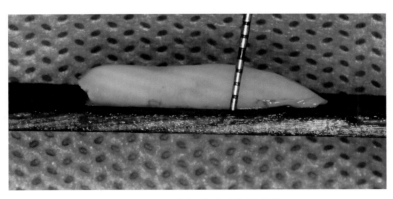

图 16-2-48 初始获得的移植物厚度约 3mm

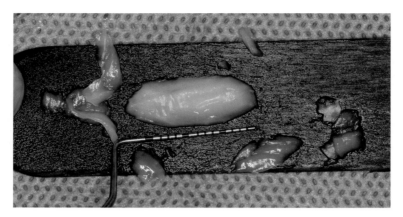

图 16-2-49 用锋利的刀片片去上皮层，获得上皮下结缔组织移植物

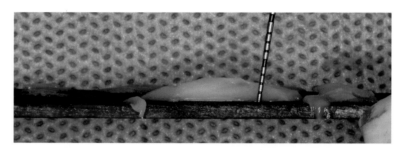

图 16-2-50 去上皮层后结缔组织移植物厚度约 2mm

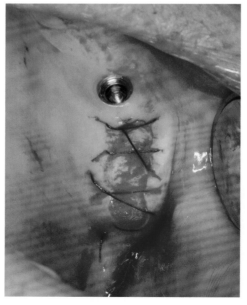

图 16-2-51 供区创面缝合

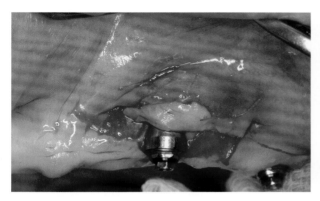

图 16-2-52　将从腭侧获得的结缔组织移
植物覆盖于种植体颈部

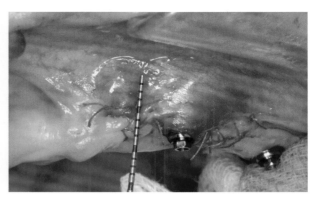

图 16-2-53　使用可吸收缝线将移植物固定于种植体表面，
颊侧龈瓣彻底松弛，使用悬吊缝合将游离的上皮下结缔组
织移植物和其表面提供血供的软组织瓣进行固定

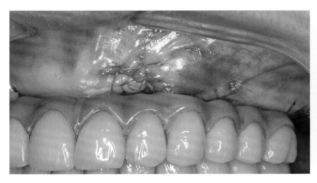

图 16-2-54　术后戴入上部修复体

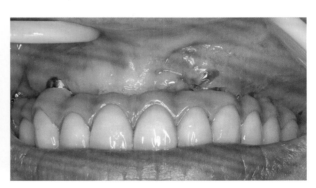

图 16-2-55　术后 2 周拆线，受区创面愈合情况

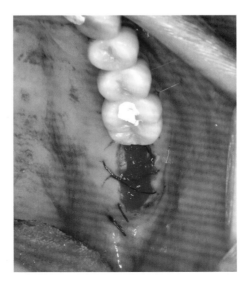

图 16-2-56　术后 2 周拆线，供区创面愈合情况

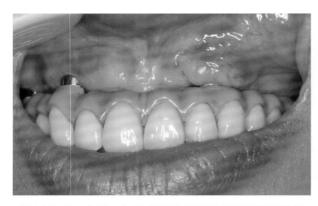

图 16-2-57 术后 2 个月，移植物区域软组织厚度显著增加，种植体周围出现角化黏膜

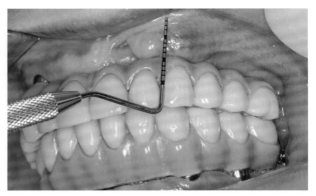

图 16-2-58 测量角化黏膜宽度约为 2mm

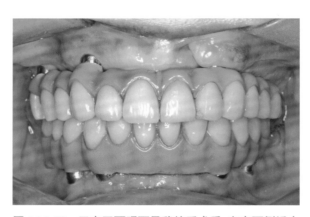

图 16-2-59 口内正面观可见移植手术后，左右两侧近中种植体周围软组织质和量的明显差异

（李超伦　周子超）

▶ **参考文献** ⋯⋯⋯⋯⋯⋯⋯⋯⋯⋯⋯⋯⋯⋯⋯⋯⋯⋯⋯⋯⋯⋯⋯⋯⋯⋯⋯⋯⋯⋯⋯⋯⋯⋯⋯⋯⋯⋯⋯

1. SCHNITMAN P A, SHULMAN L B. Recommendations of the consensus development conference on dental implants. J Am Dent Assoc, 1979, 98 (3): 373-377.

2. APARICIO C, MANRESA C, FRANCISCO K, et al. Zygomatic implants: Indications, techniques and outcomes, and the zygomatic success code. Periodontol 2000, 2014, 66 (1): 41-58.

3. AL-NAWAS B, WEGENER J, BENDER C, et al. Critical soft tissue parameters of the zygomatic implant. J Clin Periodontol, 2004, 31 (7): 497-500.

4. MOMBELLI A, LANG N P. Clinical parameters for the evaluation of dental implants. Periodontol 2000, 1994, 4: 81-86.

5. de ARAÚJO NOBRE M, MALÓ P, GONÇALVES I. Evaluation of clinical soft tissue parameters for extramaxillary zygomatic implants and conventional implants in All-on-4 hybrid rehabilitations: short-term outcome and proposal of clinical recommendations for intervention in recall appointments. Implant Dent, 2015, 24 (3): 267-274.

6. MALÓ P, NOBRE MDE A, LOPES I. A new approach to rehabilitate the severely atrophic maxilla using extramaxillary anchored implants in immediate function: A pilot study. J Prosthet Dent, 2008, 100 (5): 354-366.

7. LANDES C A, PAFFRATH C, KOEHLER C, et al. Zygoma implants for midfacial prosthetic rehabilitation using telescopes: 9-year follow-up. Int J Prosthodont, 2009, 22 (1): 20-32.

8. OUAZZANI W, AREVALO X, SENNERBY L, et al. Zygomatic implants: new surgery approach. J Clin Periodontol, 2006, 33 (suppl)(second part): 128.

9. APARICIO C, OUAZZANI W, APARICIO A, et al. Extrasinus zygomatic implants: three year experience from a new surgical approach for patients with pronounced buccal concavities in the edentulous maxilla. Clin Implant Dent Relat Res, 2010, 12 (1): 55-61.

10. APARICIO C, LÓPEZ-PIRIZ R, ALBREKTSSON T. ORIS criteria of success for the zygoma-related rehabilitation: the (revisited) zygoma success code. Int J Oral Maxillofac Implants, 2020, 35 (2): 366-378.

11. BAQAIN Z H, MOQBEL W Y, SAWAIR F A. Early dental implant failure: risk factors. Br J Oral Maxillofac Surg, 2012, 50 (3): 239-243.

12. OH S L, MASRI R M, WILLIAMS D A, et al. Free gingival grafts for implants exhibiting lack of keratinized mucosa: a prospective controlled randomized clinical study. J Clin Periodontol, 2017, 44 (2): 195-203.

13. APARICIO C, ANTONIO S. Zygoma anatomy-guided approach "scarf graft" for prevention of soft tissue dehiscence around zygomatic implants: technical note. Int J Oral Maxillofac Implants, 2020, 35 (2): e21-e26.

14. BERTL K, PIFL M, HIRTLER L, et al. Relative composition of fibrous connective and fatty/glandular tissue in connective tissue grafts depends on the harvesting technique but not the donor site of the hard palate. J Periodontol, 2015, 86 (12): 1331-1339.

15. ZUCCHELLI G, MELE M, STEFANINI M, et al. Patient morbidity and root coverage outcome after subepithelial connective tissue and de-epithelialized grafts: a com-parative randomized-controlled clinical trial. J Clin Periodontol, 2010, 37 (8): 728-738.

16. 孟焕新. 牙周病学. 4 版. 北京: 人民卫生出版社, 2013.

17. GRIFFIN T J, CHEUNG W S, ZAVRAS A I, et al. Postoperative complications following gingival augmentation proce-dures. J Periodontol, 2006, 77 (12): 2070-2079.